U0592086

集刊

集人文社科之思　刊专业学术之声

医疗社会史研究

International Medical Historical Review

Vol. Ⅷ, No. 2, December 2023

第十六辑

主　　编 张勇安

特邀主编 维罗尼可·布东－米洛（V. Boudon-Millot）
闵凡祥　杨李琼

社会科学文献出版社
SOCIAL SCIENCES ACADEMIC PRESS (CHINA)

学术委员会

编　委

·专题：东西互鉴与古代医学的“起源”·

·专题论文·

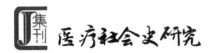

·学术述评·

专题：东西互鉴与古代医学的“起源”

从希腊到中国

——全球视野下东西方医学史对话

〔法〕维罗尼可·布东-米洛

应上海大学张勇安教授和南京大学闵凡祥教授的邀请，我有幸担任《医疗社会史研究·东西互鉴与古代医学的“起源”》专辑的特邀主编。两位教授给予我充分的信任，让我能够自由邀请关于各个文明的最优秀的学者。

此次合作源于我和我的中国学生杨李琼的一次交谈。她来巴黎攻读博士学位，由弗洛伦斯·布莱特-埃斯塔波勒（Florence Bretelle-Establet）教授①和我共同指导，该研究计划属于法国索邦大学共同体与中国国家留学基金管理委员会签署的合作项目，她的博士学位论文致力于探讨“古代希腊医学和中医学中环境和疾病的关系：比较研究《希波克拉底文集》和《黄帝内经》”。在指导论文的过程中，我产生了拓展东西方②文明之间新型对话③的

① 工作单位为法国国家科学研究中心（CNRS）、巴黎西岱大学（Université Paris Cité）科学史和科学哲学研究所（UMR7219，SPHERE）；研究领域：清代中医学、西医东传、中医文献学等。

② 关于东西方二分法的由来，参见李永斌《“东方”与“西方”二分法的历史渊源》，《光明日报》2017年2月27日，第14版。——译者注

③ 关于该领域的代表作，参见 G. E. R. Lloyd and Nathan Sivin, *The Way and the Word: Science and Medicine in Early China and Greece*, Cambridge: Cambridge University Press, 2004; Shigehisa Kuriyama, *The Expressiveness of the Body and the Divergence of Greek and Chinese Medicine*, New York: Zone Books, 1999; Paul U. Unschuld, *What Is Medicine? Western and Eastern Approaches to Healing*, California: University of California Press, 2009。此外，像本辑这样邀请各领域的学者就同一主题进行写作也很常见。例如，1976~1998年，在日本和韩国举办了“东西方比较医学史国际研讨会”（International Symposia on the Comparative History of Medicine-East and West），关于历届会议主题和论文集信息，详见 http://www.ihp.sinica.edu.tw/~medicine/ashm/lectures/20031104/Sakai-ft.pdf。又如 R. J. Hankinson《预测、预言、预后：古希腊罗马占卜与医学对未来的认识》，黄君艳译，《法国汉学》丛书编辑委员会编《古罗马和秦汉

想法，试图探讨促使古代主要文明早期医学知识发展的条件。本辑主要讨论巴比伦、埃及、希腊、罗马、叙利亚、阿拉伯、希伯来、亚美尼亚、印度和中国等文化区域的古代医学，① 但是，欧亚大陆上的古代医学远远超过本辑所讨论的内容，原定计划和实际约稿结果略有出入。受我个人的学术交流网络所限，本辑聚焦欧亚大陆，希望将来有机会和其他领域的学者开展对话合作，特别是亚洲其他地区、非洲、② 美洲③和大洋洲④的医学。需要注意的是，每位学者有自己的表达习惯，译者也对此表示尊重，但本辑

中国——风马牛不相及乎》，中华书局，2009，第 305~317 页；廖育群《疾病的预言与预后》，《古罗马和秦汉中国——风马牛不相及乎》，第 318~328 页；Susan Brownell ed., *From Athens to Beijing: West Meets East in the Olympic Games*, Vol. 1, *Sport, the Body, and Humanism in Ancient Greece and China*, New York: Greek. Works. Com., 2013; Peter Adamson ed., *Health: A History*, Oxford: Oxford University Press, 2019; Florence Bretelle-Establet, Marie Gaille and Mehrnaz Katouzian-Safadi eds., *Making Sense of Health, Disease, and the Environment in Cross-Cultural History, Arabic-Islamic World, China, Europe, North America*, Berlin: Springer, 2019。最后，关于科学史比较研究的综述和探索，参见 Lewis Pyenson, "Comparative History of Science," *History of Science*, Vol. XI (2002), pp. 1-33; Jeremy Tanner, "Ancient Greece, Early China: Sino-Hellenic Studies and Comparative Approaches to the Classical World: A Review Article," *The Journal of Hellenic Studies*, Vol. 129 (2009), pp. 89-109; Karine Chemla ed., *History of Science, History of Text*, New York: Springer, 2004; G. E. R. Lloyd and Jingyi Jenny Zhao eds., in collaboration with Qiaosheng Dong, *Ancient Greece and China Compared*, Cambridge: Cambridge University Press, 2018。——译者注

① 推荐阅读阿尔图罗·卡斯蒂廖尼：《医学史》（上），程之范、甄橙主译，译林出版社，2014。该书译自 1947 年出版的英文版（*A History of Medicine*, trans. and ed. by B. Krumbhaar, 2nd edition），以内外史结合的视角详细介绍了诸多古代医学的起源和发展，内附大量插图。——译者注

② 参见 Rebekah Lee, *Health, Healing and Illness in African History*, London: Bloomsbury Academic Press, 2021。为了重建前殖民时期非洲的医学史，作者查阅了丰富的原始资料，包括考古文物、语言考古资料、口述传统资料、阿拉伯文记录、葡萄牙游记、伊斯兰律法记录和基督教传教士记录。——译者注

③ 当西班牙人在 16 世纪初入侵拉丁美洲时，他们毁坏了前哥伦布时期与医学相关的大部分著作。要重建早期历史，学者们必须依靠人类遗骸、陶器、考古发掘出的医疗工具和征服者的书写，也有学者对土著的医疗实践进行研究。此外，《印第安人的药用草药小书》（*Libellus de Medicinalibus Indorum Herbis*，又被称为 *codex badianus*，纳瓦特尔文和拉丁文译文）是前哥伦布时期最古老的美洲药用植物著作，它于 1552 年由两位阿兹特克人编写而成，书中描述了 200 多种植物。在几个世纪的漫长岁月里，它都被遗忘在西班牙王室图书馆。1902 年，它成为梵蒂冈图书馆的财产。1929 年，该著作被美国历史学家查尔斯·厄普森·克拉克（Charles Upson Clark）重新发现，后被翻译成现代语言。——译者注

④ 关于澳大利亚土著对疾病的认识和治疗，参见 Philip Clarke, "Aboriginal Healing Practices and Australian Bush Medicine," *Journal of the Anthropological Society of South Australia*, Vol. 33 (2008), pp. 3-38。——译者注

旨在讨论古代医学，比如，当我们在书中谈到埃及或希腊时，均指代古埃及或古希腊，谈到语言时也是如此。

对于一个项目而言，我们必然不能忽视更不能低估其工作方法上固有的困难。剑桥大学杰弗里·劳埃德（G. E. R. Lloyd）教授在古代希腊和早期中国科学领域进行过开创性的研究，正如他所言，我们应当谨慎使用“起源”（origins）与“科学”（science）这样的概念和词语。相较于一个最初且严格界定的时刻，惯常使用的“起源”一词主要是指，在一个给定的时间和空间中对激发或抑制系统性研究的要素进行整体的鉴定。① 同样地，相对于被文化和历史赋予了太多内涵的“科学”一词，我们更加倾向于使用“知识”（savoir）一词来限定所有传统上被称为医学的治疗理论和实践。此外，杰弗里·劳埃德教授还强调了此类研究的极端复杂性，因为它既涉及“现实的社会构建问题”，又关乎“文化与认知的关系”。② 在这种情况下，医学在古代中国和其他文化（特别是希腊-罗马文化）背景下是否有不同的发展轨迹？如果是不同的，为何会出现此种情形？要回答这一问题，很显然，我们不能在此处，也无法在其他地方找到简单的答案。问题的复杂性要求我们必须保持谦虚谨慎的态度，然而，这并不足以使我们逃避对其进行反思或确定与之相关的主要方法。在方法论问题中，杰弗里·劳埃德教授首先指出了“对古代希腊和中国科学整体进行任何形式的概括”的风险，他认为，适用于天文学和数学的不一定适用于医学或其他科学。

第二个困难在于所考察的时期内发生的转变及发展的重要性：在本专辑中，有 3000 年或 2000 年前就已存在的巴比伦、印度、埃及和中国医学，公元前 5 世纪古希腊时期诞生的希波克拉底学说和罗马时期出现的盖伦学说，延续到 13 世纪甚至 15 世纪的叙利亚—阿拉伯—希伯来—亚美尼亚的医学传统。

另外一个难点也被杰弗里·劳埃德教授强调过，即在每一种文化中并不只存在一种独特的医学传统：

---

① G. E. R. Lloyd, “On the ‘Origins’ of Science,” *Proceedings of the British Academy*, Vol. 105 (2000), pp. 1-16, 特别是第 14 页，“We need to focus on, not so much the ‘origin’ of science, as the factors that stimulated or inhibited systematic inquiry”。

② G. E. R. Lloyd, “Cognition et culture: science grecque et science chinoise,” *Annales. Histoire, Sciences Sociales*, 51ᵉ Année, N. 6 (1996), pp. 1185-1200.

> 长期以来，古典学家已经认识到《希波克拉底文集》的多样性。同理，现代汉学家们也认识到《黄帝内经》各传本之间的差异：《太素》、《素问》和《灵枢》，以及这些版本与马王堆汉墓出土医书之间的差异。在古希腊和中国这两个社会中，除了属于文化精英的医生之外，还有其他边缘化的医生群体：在中国，包括庸医和俗医，更不用说巫（或巫医）了；在古希腊，包括切根的人、药剂师、助产士和各种神庙医学实践者。①

但我们还是应该更加谨慎，因为乍看上去古代希腊医学和中医学之间存在惊人的相似之处，比如在诊断技术方面，或在一定程度上利用个人身体和宏观世界的类比方面。但是，如果我们考虑到脉搏学或解剖学，我们会发现，中医医生注重于“脉诊、气的运动和变化”，相比而言，“从事解剖的希腊医生对理解身体恒定的组织结构更感兴趣”，但是在中国，解剖往往被用在司法环境中以确定死因。

在此情况下，面对不同传统医学史料的惊人差异以及阐释本身的难度，再加上史料的匮乏，任何比较研究都只会显得非常草率。在各种探寻不同文化背景下“治疗知识”的方法中（考古遗迹、医学著作、考古病理学分析），在考虑到口头传统重要性的同时，我们选择关注最广义上的医学话语，换言之，包括任何与治疗行为相关的书面记录——无论其行为者的确切身份和所涉行为的确切性质如何，只要该行为是出于治愈目的而实施的即可，无论是对其描述、记录、编纂、证明、合理化、批评或谴责，还是从整体上对其实践进行反思。本专辑收录12篇专题论文的目的不在于给出明确的结论，甚至不冒险提出简单的假设，而是旨在以一种谦虚的姿态，基于我们所拥有的文献，尽可能准确且诚实地“呈现”那个特殊的时刻，并“提供新的信息”。那时，人们（此处是指学者）首次将“治疗知识”（医疗实践或药方，在很多情况下尚未被称为“医学”）以书面形式记录下来，稍后，人们开始反思这些相同的举措，探索什么与之相关或相反，证明

① G. E. R. Lloyd, “Cognition et culture: science grecque et science chinoise,” *Annales. Histoire, Sciences Sociales*, 51e Année, N. 6 (1996), p. 1187.

其是否合理，以便将其纳入同一知识领域或排除在外，希波克拉底学派的医生首次将其命名为“医学技艺”。

实际上，尽管有许多不同的看待世界的方式，尽管可以用多种方式来构建关于这个世界的知识，但是，无论时代、国家、语言和文化如何，对痛苦和疾病的感知是人类的普遍经历。因此，本专辑的主要目的是：了解不同古代文化理解疾病的不同态度，以及减轻全人类固有痛苦的主要对策。文章以最新研究和考古发现为基础，以一个不严格按照时间或地域划分的框架为前提，邀请读者领略从公元前3000年到古代晚期人们对待疾病的不同看法，首先我们将目光投向中国和美索不达米亚，再描述埃及、希腊和罗马的情况，然后再转向叙利亚、阿拉伯、犹太医学和印度。

在关于神医扁鹊的文章中，李建民教授思考了“起源”这一概念，并试图提供理解历史真相的钥匙，而这些历史真相极易被我们忽视，因为通常服务于重建史实的文献，无论是传世书籍还是考古资料，它们本身都有不同的解读方式。以此为视角，通过研究扁鹊名下的著作与名为《黄帝内经》文本（其中一部分是在扁鹊医学中进行选择的结果）之间的关系，李建民教授讨论了先秦两汉时期中国古代医学。根据最近的考古发现，尤其是2012年7月至2013年8月在四川省老官山出土的西汉墓群（考古学家在其中发现了930余支竹简和完整人体经穴髹漆人像），李建民教授试图阐明扁鹊医学对中医的原创性贡献，特别是关于不同经络系统的起源及其与人体四肢的对称性，以及它们在确定穴位时的重要性。通过研究这些不同但几乎同时存在的文本的传播路径，以及它们可能遭受的伪造过程，李建民教授回到了中文术语“抄本”的含义上，中文“钞字之义，今古不同，今云钞者，意谓誊写，古则意谓摘取”。因此，李建民教授总结说，抄写一本书可能意味着删除某些段落，而不是逐字复制原文。此外，他还提出了很多具有启发性的问题。

马克·盖勒（Markham J. Geller）教授的研究领域涉及巴比伦医学、犹太医学和叙利亚医学，他在文中探讨了处于巫术与医学之间的巴比伦医学及其复杂性。在公元前20世纪时，巫师（*ashipu*）和医生（*asû*）各自的角色看起来相对分离，但到了公元前10世纪时，巫师和医生之间的活动界限开始变得模糊，但并未混同，最近出版的关于巫师和医生的楔形文字泥板就说明了这一点。但是，尽管巫师通常避免使用医生的药物配方，医生也不采用巫术咒语，我们仍然难以辨别出真正的巴比伦医学理论。然而，盖勒教授提醒道，不应该太快得出结论，他认为这种理论（或者更准确而言是“这些理论”）从未存在过。简而言之，将理论原则写成文字并不是巴比伦的传统，传统上而言，这些理论的教授是口头陈述的主题。历史学家可以根据仅存的解剖学（身体部位）或植物学（植物名称）词表来重建这些知识。

几乎在同一时期（公元前 14 世纪），埃及医生被派往赫梯接受咨询，或者外国人来到尼罗河向他们请教。根据希罗多德的说法，在公元前 6 世纪，波斯国王仍然传唤埃及专家治病。玛丽-伊莲娜·玛利格纳（Marie-Hélène Marganne）教授向我们介绍了这种悠久的观察和治疗传统，其历史至少可以追溯至古王国时期（约前 2686~前 2181），在高度集权的国家，经由专业的抄写员之手，早熟的书写系统确保了这一传统的持久性。在高度仪式化的埃及医学中，医生、祭司、巫师甚至尸体防腐师间的界限也常常很模糊。基于一些主要的埃及莎草纸文献（主要是关于医学实践的书籍），玛丽-伊莲娜·玛利格纳教授试图分析埃及医学的影响，这种医学由专科医生实践，其知识主要是基于经验主义、宗教和法术。尽管直到拜占庭时期仍在使用埃及神职人员的疗法，然而，埃及医学对希腊医药和随后亚历山大里亚医学（在希腊和罗马时期）的影响可能有限。在公元前 6 世纪后半叶，波斯国王大流士经常向一位名叫戴谟凯代司的希腊医生求助。[①]

然而，正如我的老师雅克·乔安纳（Jacques Jouanna）教授所写，在公元前 5 世纪后半叶，医学文献和医学技艺才得以真正“诞生”。实际上，在这一时期，医学被称为一门“技艺”（*technè*），这个古希腊词包含了两个概念——技艺和科学，当时二者仍然是不可分割的。医生们已不再满足于描述疾病、预测疾病的演变和提出治疗方式，他们开始反思医学的目的和方法，以及其相对于其他技艺和科学所处的位置。今天，在由不同作者撰写的约 60 部论著中（汇集在“医学之父”希波克拉底的名下），我们发现了这些激烈辩论的回响。回顾这位来自科斯岛的阿斯克勒庇俄斯家族的著名

---

① Hérodote, *Histoires* Ⅱ, 129-130. 本辑内所有的译文，除非特别说明，均为各位作者个人的翻译。

医生（即希波克拉底），将读者导向希波克拉底医学的原创性和多样性。这种医学涉猎的主题更加丰富，因为希腊医生是全科医生，而不是像埃及医生一样是专科医生。正是这种明显的多样性产生了一种深层的统一，这是基于一种被称为希波克拉底主义的各种原则的集合体：拥有卓越的观察能力；制定一种不仅可以预测未来，而且可以推测过去和现在（诊断）的合理方法；避免偶然和神圣的解释；寻找理性的原因；在医疗实践中践行“提供帮助，至少不伤害病人”的道德要求。

希波克拉底的遗产仍然存在于西方文化中，它的理性和道德要求没有受到质疑，当代医生在学业结束时都要诵读希波克拉底誓言，这种不可思议的持久性在很大程度上归功于2世纪的盖伦。维罗尼可·布东-米洛（Véronique Boudon-Millot）教授谈到了这位出生于帕加马（位于今土耳其境内）的希腊医生，他曾先后在今伊兹密尔、科林斯和亚历山大里亚学习，他是角斗士的医生，其职业生涯主要在罗马度过，他在那里为马可·奥勒留、康茂德和塞普蒂米乌斯·塞维鲁皇帝提供医疗服务。他是那个时代最伟大的医生，也非常长寿，其作品规模宏大。在参考版本所保存的20000余页史料中，盖伦毫不犹豫地声称自己可以拥有双重头衔——“优秀的医生和最好的哲学家”。基于希波克拉底医学——他自诩唯一真正与合格的继承人，他建立了一个名副其实的可包括所有医学知识分支（解剖学、病理学、治疗学、卫生与摄生、药理学、外科学、预后、脉搏学或脉学）和非医学知识分支（哲学、逻辑学、伦理学、文学、词汇学）的系统。盖伦对所有重要的希波克拉底著作所作的注疏以及他对广博的追求为他在后世赢得了地位，从古代晚期到17世纪末，盖伦学说是东（今近东和中东地区）西方医学中不可撼动的权威。

在古典时期，对波斯人和后来的罗马人而言，好的医生都是希腊医生。毫无疑问，从公元前3世纪末开始，希腊医学已经在罗马享有盛名。菲利普·穆德里（Philippe Mudry）教授没有对这一事实表示质疑，而是探讨了在经历了起始时期的青睐和迷恋之后，罗马社会对希腊医学表现出的排斥。传统罗马医药由经验疗法和民间药方组成，有时是巫术，为了阐明前者与希腊医生的做法之间的文化冲突程度，基于老加图（前234～前149）和老普林尼（23～79）所描述的材料、植物、矿物和动物，菲利普·穆德里教授主要研究了古意大利和本土医学药材和配方。但是，罗马最终还是接受了希腊遗产并以拉丁文赋予其新的精神，也就是凯尔苏斯在其论文集《医术》（1世纪上半叶）中提倡的“中间路径”。此后不久这一理念也出现在斯克利波尼乌斯·拉尔古斯的著作《论药物》中。

在随后的几个世纪里，基督教的出现为医学史提供了一个新的框架。格里高利·凯塞尔（Grigory Kessel）教授研究了在基督教的背景下，叙利亚文化在希腊医学传播到阿拉伯世界过程（6~9世纪）中所起到的作用，这通常被简化为翻译活动。共同使用叙利亚语的人们（阿拉米人、伊朗人、阿拉伯人和其他人）分散居住，这非但没有限制推广，还反过来促进了以该语言写就或译出的文本的广泛传播（从今天的叙利亚到波斯湾甚至远及印度）。这不仅促进了希腊医学在东部地区的渗透，还推动了地区性医学传统的传播，只是学界对后者的研究较少。引领这一运动的有两个主要人物：拉斯艾因的塞伽斯①和侯奈因·伊本·伊斯哈格②。诸如埃德萨和尼西比斯这样的教育中心也发挥了重要的作用。在对此进行介绍的基础上，格里高利·凯塞尔教授强调了亚历山大里亚学院③及其注释传统（一直延续到古代晚期）对叙利亚医学的贡献。他还强调，用叙利亚文撰写的原创作品（论著、百科全书、手册等）也得到了较好的传播，很多被翻译成阿拉伯文或希伯来文，这也是少数叙利亚文著作能留存至今的原因。盖伦的影响在叙利亚最广博的医学著作《叙利亚医学之书》④ 中显而易见，其中大部分内容是对两本盖伦专著的汇编，其中也有美索不达米亚的元素。最后，在中国西安发掘的石碑铭文（建于781年）中，有一小部分是叙利亚文，这证明

---

① Sergius de Rēsh ‘aynā，于536年逝世。

② Ḥunayn ibn Isḥāq，于873年或877年逝世。

③ 在古希腊语中，Ἀκαδημία（Akadēmía）和σχολή（scholē）均指教育机构，但在内涵上存在一些差异。Ἀκαδημία（Akadēmía）音译为阿卡德米阿，最初专指柏拉图传授哲学的学园，后来成为专注于哲学等知识的学院的代名词，强调追求更深的知识探索。σχολή（scholē）最初指“闲暇”，后来演变为“学习场所或机构”。scholē的含义比Akadēmía更宽泛，涵盖了知识和技能的各个分支。σχολή（scholē）也指闲暇时的“讨论”，并进一步演变为“学派”。本辑原文中Academy/Académie一词统一译为“学园”，school/école根据具体语境分别译为“学院”或“学派”。——译者注

④ E. A. W. Budge, ed., *Syrian Anatomy, Pathology and Therapeutics*, or *the Syriac Book of Medicines*, the Syriac Text, edited from a Rare Manuscript, with an English Translation, etc., London: Oxford University Press, 1913.

了叙利亚与中国在唐朝时已有了联系。

罗伯特·阿莱西（Robert Alessi）教授试图呈现贝都因医学在受叙利亚、希腊、萨珊和印度文化影响之前的早期阶段，他通过查阅最早可追溯到13世纪的资料来探索前伊斯兰时期阿拉伯医学的开端，其难度可想而知。在先知穆罕默德离世（632）后不到一个世纪，穆斯林对世界的征服从西班牙迅速蔓延至印度河谷。在接下来的时期，以750年阿拔斯王朝哈里发时代的到来以及762年巴格达的建立为标志，叙利亚文本在阿拉伯医学的发展中起着主导作用。在阿拔斯王朝哈里发时期，翻译成叙利亚文和阿拉伯文的作品数量也大幅增加。这不应掩盖阿拉伯医学的特殊情况，即翻译活动和原创活动并存，一些作者在两个领域均有涉足，例如，侯奈因·伊本·伊斯哈格既是原始汇编著作的作者，也是大量希腊医学文本的叙利亚文或阿拉伯文翻译者。还有拉齐，[①] 他著有《关于盖伦的种种疑问》[②] 和《医学集成》[③]，后一本书集合了叙利亚人、波斯人和印度人的贡献。

伦纳特·莱姆豪斯（Lennart Lehmhaus）博士试图研究医学在犹太传统中的地位，这充满挑战。他的文章囊括了大量文本，包括《希伯来圣经》和伪经、斐洛和弗拉维乌斯·约瑟夫斯[④]的作品、死海古卷[⑤]以及重要的拉比文献，力求寻找犹太医学关于身体表征、健康或疾病的观念，或者摄生方面的指导。虽然，从根本上而言，它始终基于宗教背景，但由于不同认识论模型的相互交织，其涵盖的主题会因语境和时代的不同而异。以庞杂的信息为出发点，伦纳特·莱姆豪斯博士描绘了一幅引人注目的图景，即中世纪前的犹太医学是如何建立起关于身体生理学、解剖学和治疗知识的，当身体按照律法行事时，就成为神圣意志和创造力的体现。因此，在解剖学列表中，关于身体部位相对准确的描述似乎是为了满足与各种世俗原因或宗教习俗相关的经验或理论知识的需求。

让-皮埃尔·马艾（Jean-Pierre Mahé）教授勾勒了一幅横跨十个世纪的

---

① al-Rāzī，拉丁名为 Rhazes，10世纪。

② O. Kahl, *Sur les doutes au sujet de Galien, Kitāb al-shukūk ʻ alá Jālīnūs.*

③ O. Kahl, *The Sanskrit, Syriac and Persian Sources in the Comprehensive Book of Rhazes, Islamic Philosophy, Theology, and Science*, Vol. 93, Leiden: Brill, 2015.

④ Philon et Flavius Josèphe.

⑤ 发现地为昆兰（Qumrân），为目前最古老的《希伯来圣经》抄本。

亚美尼亚医学图景，这同样令人印象深刻。这项细致的研究从较晚的希腊医学文本翻译开始，他首先将读者带到幼发拉底河流域（7~10世纪），然后来到奇里乞亚亚美尼亚王国（12~14世纪）。10~15世纪，亚美尼亚的医生前往叙利亚—阿拉伯医学院学习。为了接近这种自起源以来就忠实于体液理论和盖伦学说的医学，同时也为了了解其演变，让-皮埃尔·马艾教授强调了科学环境和制度环境的重要性。作者不仅深入研究了亚美尼亚医学的代表作（《选集》和《四体液和里拉琴四琴弦论集》），还涉及对匿名文献（药典、医疗占星术）的探索。在亚美尼亚医学知识形成之前，让-皮埃尔·马艾教授以更加鲜明的方式阐明亚美尼亚文化的体质理论是如何受到希腊和阿拉伯医学的影响进而发展的，以及亚美尼亚医学是如何保持“关于人的研究”① 和基督论特征相融合的特点的。

在古代印度，医学和宗教之间也有着古老而复杂的联系。公元元年前后，古印度诞生了《妙闻集》和《遮罗迦集》这两本伟大的医学集，二者均源自阿育吠陀（又名生命吠陀），这是一个可追溯到公元前1500~前1000年印度关于体质、健康和医学的知识体系。这两本庞大的医学集是印度最早专门关于医学的著作，虽然被认为是神圣的起源，但实际上是独立于吠陀宗教的圈子而形成的。此外，它们也是大量文献的起源，并且取得了巨大的成功，这无疑掩盖了早期的医学文献。皮埃尔-西尔万·菲利奥扎（Pierre-Sylvain Filliozat）教授正在以其渊博的学识努力重现这些可追溯至远古的文献，正如词语变化对此的证明，在吠陀梵语中，医生是“*bhiṣaj*”，在更早的阿维斯陀语中，我们能找到它的对应词“*baēšaza*”，因此，该词源自前吠陀时代。与西方所重视的灵魂/身体二分法形成鲜明对比，在印度思想中，有生命的人由四部分构成；人体就像宇宙一样，由五个“基础元素”（*mahābhūta*）组成，阿育吠陀将这五个“基础元素”重组为七种其他元素，称作“身体构成元素”（*dhātu*，它们彼此相生），阿育吠陀的一般方法是恢复“身体构成元素”和其他受干扰的构成元素的平衡。但是，正如皮埃尔-西尔万·菲利奥扎教授所言，某些印度医学论著——例如遮罗迦的著作——包含了重要的理论部分、对学科进行的认识论反思，并对医生的思想活动

① 根据格里高利·凯塞尔教授和让-皮埃尔·马艾教授的建议，本文避免使用“人类学”这一过于现代化的翻译，此处为“anthropological”的直译。——译者注

有着浓厚兴趣，滋养了使它们更接近希波克拉底论著的雄心。

在这幅全景图的尽头，即使任何尝试性的总结似乎注定会受到指责，我们仍然试图进行一些思考，但并不声称已穷尽本专辑所汇集的研究成果，甚至超越这些医学知识的所谓趋同或明显的多样性，试图确定某些路径。

首先，至少从某种程度上而言，这些不同的传统医学知识均有药方，它主要是由植物、矿物或动物成分制成，其功效是基于医学共有的原理，即疾病可被具有相反性质的元素治愈，特别是巴比伦、埃及、希腊—罗马和犹太医学，但毫无疑问不局限于这些医学。这些不同的药典还具有相同的成分，例如枣或大麦，后者用于制备著名的大麦茶（即花草茶的前身）。那么希腊药物是如何（由七十多种成分组成的解毒剂，其中包括鸦片和毒蛇肉）在尼禄统治期间的罗马流行，并且声名远扬至中国的呢？从广义的生活卫生角度而言，各种古老的医学传统还有一个共同点，即它们在很大程度上与摄生有关，旨在调整饮食、作息和运动来达到保持健康和治疗疾病的目的。

不出所料，宗教与医学之间的联系在医学知识建构中往往起着决定性的作用，虽然其性质因文化而异：从《希波克拉底文集》中对疾病神圣起源的否定到犹太医学强烈的宗教决定论；这种联系至少在亚美尼亚医学初始阶段也存在，尽管程度较轻；阿育吠陀医学被认为是神圣的起源，但独立于吠陀宗教。同样，在希腊—罗马、犹太、印度和中医学文献中，微观/宏观（小宇宙/大宇宙）理论之间表面的相似性实际上掩盖了不可简化的独特性。

至于体液（血液、黏液、黄胆汁、黑胆汁）理论以及对热、冷、干、湿的重视，它们是西方古代医学的基础，这显然被巴比伦医学所忽视（巴比伦医学也忽视了放血的做法）。同时，即使我们有时力图在中医中找到可能的对应物，但事实上，与在埃及或印度一样，在中国，气在人体的运动过程中发挥主要作用。

实际上，在对人体的观察中，与其说这些不同文化背景的医生持相同或相反的理论或学说，不如说应该考虑的是他们看待人体的方式。例如，在美索不达米亚和希腊—罗马，医生“从头到脚”（*a capite ad calcem*）进行诊断，相对而言，在犹太传统中，医生根据反映类似优先顺序和重要性的愿景，选择从下肢（脚和腿）移到上肢（手臂和手），随后观察身体中部，然后到达上半身（头部和颈部），最后到达心脏和生殖器官。西方认为人体由两部分（即身体与灵魂）构成；而在印度医学中，人体则是由五个“基础元素”和两个灵魂所构成；中医则认为人体可划分为与许多穴位相对应的经络。在美索不达米亚、希腊和拉比的传统中，也许只在以下观念上达成一致：女性身体被视为“容器”。

古代“照顾者”本身有着不同的形象，从埃及的专科医生到《希波克拉底文集》中的全科医生，从盖伦代表的哲学家医生到阿拔斯哈里发时期的基督教医生（其社会地位让穆斯林医生黯然失色）。至于患者，他的声音通常只通过医生传达给我们，关于患者用来描述疾病这种普遍经历的词语，我们知之甚少。

因为孤立地考察这些要素并没有太大的意义，每次都需要将其置于具体的历史和文化背景中，这就需要最优秀的学者进行精细的学术研究。只有在医学史、宗教史、哲学和文学的交会点上，在不同方法（尤其是语文学、历史学和社会学）的碰撞中，才有望解开在不同文化里起作用的不同认识论层面的交织，并为找到它们之间的异同提供新的思路。

唯有此时，也许我们才能自问，从知识、学说和治疗的角度而言，在多大程度上能够建立起一个基本上不同于所有其他模式的原始医学模式。就像菲利普·穆德里教授对罗马医学的看法那样，这些不同的医生专注于他们的技艺，不管相似或相去甚远，这仍然是独一无二的，也许我们有理由问，在哪种程度上谈论巴比伦、埃及、希腊-罗马、叙利亚、阿拉伯、犹太、亚美尼亚、印度或中国的医学仍然是合理的。

最后，感谢各位作者贡献的高质量论文，许多史料是首次被编订或翻译成现代语言。对泥板文书、纸草卷、铭文、简帛和写本①等资料中文本的校勘和翻译是作者的学术成果之一，在法文版的编辑过程中，我们将尽可能向读者展示原文本。本专辑还为大家呈现了早期医学知识的图景，并展

① 本辑中的“manuscript”一词有三种不同的翻译，即“手抄本”、“手稿”或“写本”，视具体情况而定。它可以指作者亲自书写的手稿，但在写本时代，大量的“manuscript”其实是抄本。因为作者的时代是确定的，一般不需要通过手稿来判定其撰写年代。要鉴定的，是作者身后几百年甚至上千年中所制作的抄本书的“书写年代”，并以此来判定其文本的相对可靠性。本辑中“写本”包括“手抄本”和“手稿”。——译者注

现了从事相关研究的路径。[①] 首先，重视原始文献，让文献说话我们方能获得更多的信息，部分一手资料已经被数字化了，作者或编者分享了相关的下载链接或查阅途径。其次，选取高质量校勘本和现代语言译本，其中一些近现代印刷本也已经被数字化了，[②] 读者可免费阅读或下载。最后，梳理

① 例如，关于古希腊医学史的研究，"欧陆"和"盎格鲁-撒克逊"的学术传统有所不同，前者侧重于语文学，后者侧重于从社会文化史视角进行分析。关于社会文化史视角的研究，参见 Vivian Nutton, *From Democedes to Harvey: Studies in the History of Medicine*, London: Variorum Reprints, 1988; Vivian Nutton, "Healers in the Medical Market Places: Towards a Social History of Graeco-Roman Medicine," in Andrew Wear ed., *Medicine in Society Historical Essays*, Cambridge: Cambridge University Press, 1992, pp. 15–58; Ph. J. Van Der Eijk, H. F. J. Horstramnshoff and P. H. Schrijvers eds., *Ancient Medicine in Its Socio-Cultural Context*, Amsterdam-Atlanta: Rodopi, 1995。关于医生和病人、其他医生的关系，参见 D. Gourevitch, *Le trangle hippocratique dans le monde Gréco-Romain, le malade, sa maladie et son médecin*, Rome: École française de Rome, 1984。关于社会背景对《希波克拉底文集》中治疗措施（特别是预测）的影响，参见 L. Edelstein, *Ancient Medicine, Selected Papers of Ludwing Edelstein*, O. and C. L. Temkin, eds., translations from the German by C. L. T, Baltimore: John Hopkins Press, 1967。比较医学史的视角，参见 G. E. R. Lloyd, *Magic Reason and Experience: Studies in the Origin and Development of Greek Science*, Cambridge: Cambridge University Press, 1979; G. E. R. Lloyd, *Science, Folklore and Ideology*, Cambridge: Cambridge University Press, 1983; G. E. R. Lloyd, *The Revolutions of Wisdom: Studies in the Claims and Practice of Ancient Greek Science*, Berkeley: University of California Press, 1987; G. E. R. Lloyd, *Methods and Problems in Greek Science*, Cambridge: Cambridge University Press, 1991; G. E. R. Lloyd, "The Definition, Status, and Methods of the Medical Technē in the Fifth and Fourth Centuries," in A. C. Bower ed., *Science and Philosophy in Classical Greece*, New York, London: Garland, 1991, pp. 249–260; G. E. R. Lloyd, *Adversaries and Authorities: Investigations into Ancient Greek and Chinese Science*, Cambridge: Cambridge University Press, 1996。关于修辞学在医生确立个人声望中的运用，参见 Jacques Jouanna, "Rhétorique et médecine dans la Collection Hippocratique," *Revue des Études Grecques*, Tome 97 (1984), pp. 26–44; Paul Demont, "Die Epideixis über die Technē im V. und IV. Jahrhundert," in W. Kullman and J. Althoff, eds., *Vermittlung und Tradierung von Wissen in der griechischen Kultur*, Tübingen: G. Narr, 1993, pp. 181–209; Ph. J. Van Der Eijk, "Towards a Rhetoric of Ancient Scientific Discourse," in E. J. Bakker, ed., *Grammar as Interpretation, Greek Literature in Its Linguistic Context*, Leiden: Brill, 1997, pp. 77–129。关于希腊化时期的诊治和服务，参见 Natacha Massar, *Soigner et servir. Historie sociale et culturelle de la médecine grecque à l'époque hellénistique*, Paris: De Boccard, 2005。——译者注

② 特别是本辑多次提到的法兰西健康图书馆（BIU Santé）官网。截至 2022 年 1 月 18 日，医学数字化图书馆（Bibliothèque numérique Medica）项目已经数字化了 24007 份医学文献，由法国诸多医学史研究所分工协作完成，且附有各领域专家的综述性介绍。还可在该网站访问其他数据库中的 310009 份医学资料，涉及法语、英语、德语、意大利语、古希腊语、拉丁语和阿拉伯语等语言，均可免费阅读并下载全文。每份文档有详细的目录，内容包括

13个方面。(1) 参考文献：在线医学词典（基于17~20世纪450多卷已被数字化的医学词典，法国学者正在开展"多语言医学元词典"项目 Métadictionnaire médical multilingue，旨在研究不同时期词义的变迁等）、1743~1981年部分医学期刊、1798~1975年的巴黎医学论文、《同名疾病辞典》等。(2) 医学杂粹：实习医生相册，J.-B. 贝利耶尔（J.-B. Baillière）出版社刊行的医学著作，莱瑞斯（Lairesse）、比德卢（Bidloo）和考珀（Cowper）的解剖学著作和插图，高迪（Gautier d'Agoty）、雅克·法比安（Jacques Fabien）、琼恩·拉德米勒（Joannes Ladmiral）和医学著作彩色雕版印刷的开端，18~20世纪的医学仪器，18~19世纪医者小传、讣告或报告（共672则），针对特殊文本的数字化修复尝试，1500~1600年的法文医学文献（共312份），1601~1700年的法文医学文献（共752份），近代科学革命的医学背景，从古典时期到启蒙运动时期的医学人类学著作（共106部），17~19世纪西方世界对东方医药的接受史著作（共66部），医学类歌曲和名医会诊集等杂文汇编资料（共1577份），1904~1913年医学事迹及著作汇编，原版医学插图，霍恩（Van Horne）和萨基姆伦（Sagemolen）关于肌肉的研究手稿。(3) 医学史及其机构：1395~1977年巴黎医学院和图书馆的研究手稿，1669~1930年关于医学史的著作（共104份），女性从医史资料（女性医学教育、女医师协会、女医师学术期刊、女医师著作等），18世纪末法国皇家医学会手稿。(4) 医学学术著作：法国旧制度时期的医学博士学位论文（共4318份），法国旧制度时期的外科博士学位论文（共241份），附带图片的外科博士学位论文，巴黎医学院毕业考试和竞争性考试的论文（共949份），19世纪的医学博士学位论文（共632份），1764年至1914年巴黎药学博士学位论文及其综述（共916份），与医学科研职称和活动相关的资料（共2636份）。(5) 古代医学文集：阿米达的埃提乌斯（Aetius d'Amide）、特拉雷斯的亚历山大（Alexandre de Tralles）、阿波罗尼乌斯（Apollonius de Citium）、卡帕多西亚的阿莱泰乌斯（Arétée de Cappadoce）、塞利乌斯·奥雷利安努斯（Caelius Aurelianus）、凯尔苏斯（Celse）、迪奥斯科里德斯（Dioscoride）、埃罗提安（Erotianus）、盖伦（共311份），希波克拉底（共278份），马塞勒斯（Marcellus）、尼坎德（Nicandre）、大马士革的尼古拉乌斯（Nicolas de Damas）、奥利巴西奥斯（Oribase）、埃伊纳的保罗（Paul d'Egine）、菲劳斯特莱特（Philostrate）、普里西安（Priscianus）、以弗所的鲁弗斯（Rufus d'Ephèse）、昆图斯·赛莱努斯（Quintus Serenus）、斯克利波尼乌斯·拉尔古斯（Scribonius Largus）、索兰纳斯（Soranos d'Ephèse）、雅典的斯蒂芬（Stephanus）、辛奈西斯（Synésius）、西奥芬尼·诺努斯（Theophanes Nonnus）、西奥菲勒斯（Théophile），其他医学家的著作集，希波克拉底传统和盖伦主义。(6) 古代博物学家以及与医学相关的著作：阿佛洛狄西亚的亚历山大（Alexandre d'Aphrodise）、亚里士多德、阿特米多鲁斯（Artémidore）、狄奥克勒斯（Dioclès de Caryste），埃米萨的奈美修斯（Némésius）、老普林尼、泰奥弗拉斯托斯（Théophraste）。(7) 马医学和古代兽医学：佩拉格纽斯（Pelagonius）、维盖提乌斯（Végèce）等人的著作。(8) 中世纪医学：中世纪医学手抄本和编订本（涉及 Avenzohar，Ugo Benzi，Guy de Chauliac 等人），阿拉伯医学手抄本和编订本（涉及 Avicenne，Razi，Majūsī，'Alī ibn al-'Abbās，Ibn Msawayh，Yahy Ab Zakary，Lucien Leclerc 等人）。(9) 医生、药剂师和学者：路易斯·托马斯·热罗姆（Louis Thomas Jérôme）、巴伊鲁（Guillaume de Baillou）、让-路易·波德洛克（Jean-Louis Baudelocque）、克劳德·伯纳德（Claude Bernard）、泽维尔·比查特（Xavier Bichat）、达伦伯格（Charles Victor Daremberg）、乔治·德门伊（Georges Demenÿ）、欧仁-路易·多恩（Eugène-Louis Doyen）、保罗·费迪南·加歇（Paul Ferdinand Gachet）、加斯顿·吉布特（Gaston Guibourt）、盖伊（Guy de la Brosse）、路易斯·弗朗西斯克·莱鲁特（Louis Francisque Lélut）、文森特·马学术史的脉络。各位作者均列出了阅读书单，并介绍了学界最新的研究动态。

本专辑的发行离不开诸多中国同人的支持和帮助。如果没有闵教授的提议，就不会有本次合作，也感谢闵教授帮我邀请李建民教授和四位译者。正如我们所见，法国学者钟爱于用法文写作，比利时和瑞士法语区的学者也是如此，谢谢我的学生杨李琼邀请到多位法文译者。此外，她对本辑中的译文进行了初校，法国社会科学高等研究院（EHESS）拜占庭专业谷操博士和上海大学文学院历史学系黄薇老师对译文进行了再校，在难以邀请到知识背景和主题完全契合的译者的情况下，这显得尤为重要。本专辑涉及十几种语言，感谢杨李琼、黄薇老师和闵凡祥教授对文稿格式的编辑。关于书中的网络链接，最后的访问日期均为 2022 年 6 月。本辑中的很多引用为丛编著作，书名后列出了丛编名和卷号，因为涉及众多语言，为了与书名相区分以方便读者查阅，也为了和作者原文保持一致，本辑中的丛编名和卷号基本上不使用斜体。此外，本辑中，外文（英文、法文、德文、意大利文和西班牙文等）脚注均采用各种语言中的某一种引用规范并一以

拉卡恩（Vincenzo Malacarne）、艾蒂安-朱尔斯·马雷（Etienne-Jules Marey）、乔治·马特（Georges Mathé）、奥尔菲拉（Orfila）、安布罗斯·帕尔（Ambroise Paré）、尼尔斯·史腾森（Niels Steensen）、安德雷亚斯·维萨里（André Vésale）、费利克斯·维克·达吉尔（Félix Vicq d'Azyr）、雅克-贝尼涅·温斯洛（Jacques-Benigne Winslow）等人的著作。（10）流行病、病症和疾病：1831 年至 1913 年关于霍乱的手稿，1871 年至 1941 年关于战争与医学的著作、图片和手稿，1586 年至 1915 年关于忧郁症、相思病和精神病等疾病的著作（共 112 份），1655 年至 1907 年关于偏头痛的著作（共 113 份），1480 年至 1911 年法国和意大利关于瘟疫的书信、公告、政策、医学论文和绘画等，1815 年至 1908 年法国关于流感和伤寒的观察和研究，1801 年至 1921 年法国关于疫苗的讨论。（11）医学学说和相关领域的著作：1525 年至 1893 年关于炼金术的著作，1482 年至 1921 年解剖学手稿和著作（共 326 份），比较解剖学、病理解剖学、外科手术资料（共 185 份），皮肤科的开拓者资料（共 124 份），药用植物学、老年医学、体操、催眠术、动物磁气学、法医学、实用医学、医疗咨询文献、兽医学资料（共 375 份），神经科学史、16～18 世纪的法国牙医文献（共 152 份），眼科、耳鼻喉科在法国的诞生和发展，古病理学、颅相学、精神病学资料（共 252 份），19 世纪法国和德国心理学著作和教学资料（共 236 份），放射学，血压学等。（12）药物学著作或手稿：化学（调香指南、矿物学课程、植物和动物化学课程、有机化学课程、化学百科全书等），文艺复兴时期的美容学，药材（药典、词典等），医药广告和传单图片资料（共 148 份），食谱和药方。（13）关于药学史及相关机构的著作：巴黎药学院及其图书馆藏书（共 464 份），巴黎药学院（1570 年至 1789 年）线上图书馆，药学史法律、判决书、药方专利和互助会章程等（共 139 份），药剂师的历史、巴黎医院名录和药学系等资料（共 165 份），巴黎高等药学院奖项（自 19 世纪中期以来获得该奖项的 200 多篇论文），等等。见 https://www. biusante. parisdescartes. fr/histoire/medica/index. php。——译者注

贯之。本辑中引用了大量的古代文献，均采用国际通用格式，并标注了卷、段、节或页码等信息。在书写编辑的过程中，我时刻在心里想着本辑的受众，一代代学者潜心投入古代医学史的研究，但是该领域很多基础性的工作尚未完成，古代医学史的研究队伍需要更多年轻人加入，我希望本辑对没有医学史或古代语言背景的年轻学者来说也是友好的。根据读者的反馈，我们大致了解大家想对哪些内容有更深入的探讨或者在何处需要更多的背景知识介绍，因此，我邀请杨李琼以编者的身份在脚注中进行补充和解释。当然，"译者注""编者注"和作者原文严格区分。遗憾的是，因字数所限，我们未能在期刊结尾列出关键词索引。

我还想感谢所有的译者，将这些专业性很强的文章翻译成中文充满挑战。有时我们无法用现代语言准确表达古代医学术语所包含的概念，很多概念本身也是流动的，如何将这些术语翻译成中文本身就是值得研究的重要议题。年轻的译者将诸多原文附在译文后以备读者检审，这种严谨的风格值得赞扬。感谢首都师范大学世界古代史专业的晏绍祥教授、上海中医药大学科技人文研究院的王兴伊教授和曼彻斯特大学张蒙研究员，他们审阅了全辑，给我们提出了宝贵的意见。感谢所有参与本辑编辑的中国同人，特别是上海大学文学院历史学系的各位学者——张勇安、黄薇、郑彬彬、舒健、刘招静、黄运、叶鹏、屠含章和王三义等的建议非常具有启发性。感谢巴黎西岱大学医学哲学专业梁文博博士和 NONO 同学，他们提出了细致的修改建议。作为古代医学的阅读者，当大家看到一些词时需要保持警惕，即它们在不同时期、不同文化中的内涵可能是有差异的，我们无法对每个词进行详细的注解，敬请谅解。虽然我们做了大量的校订和审阅，但仍恐有不当和错误之处，尚希读者指正。

法国学界也需要这样一本著作，我有幸获得张勇安教授的同意，本专辑的法文版将随后由法国古典学界享有盛名的美文出版社（Les Belles Lettres）出版。历时三年，本辑终于要和中国读者们见面了，我也期待和中国学者开展更多的合作！

杨李琼　译　　谷操　校

［维罗尼可·布东-米洛（Véronique Boudon-Millot），
法国国家科学研究中心（CNRS）研究员，
索邦大学（Sorbonne Université）古代史教授；
杨李琼，法国索邦大学古典学博士研究生；
谷操，南京师范大学社会发展学院暨西欧研究中心讲师］

（责任编辑：舒健）

专题论文

扁鹊与中国医学史的起源

李建民

摘　要　本文思考“医学的起源”不同面向，探讨中国早期医学风格及相关技术的差异起源。在“抄本时代”，中医如何利用同样一批砖头（家族史料）重构不同的房子（新书）？可被重复的医学文献如何找到诞生的时间？本文认为出土医书与传世文献有关系，但是属于不同范畴。出土医书也有真伪的问题，古医学伪书必须与其同时代古书严格区分。此外，十二脉有着复数的奇异起源。是否存在及为什么存在起源的事实？中医早期的“色”有何洞见？本文旨在研究起源史的转折曲喻（mise en abyme），以及早期医学历史“分期”的多种变化。

关键词　扁鹊　出土佚书　手三阴脉　新身体史

书写必须传达“与远处生命的亲密接触”的印象。①

一　那里，曾是如此（cela a été）

这篇论文是具体回应维罗尼可·布东-米洛（Véronique Boudon-Millot）教授所出的题目：什么是“古代医学的起源”？在她构想中的诸古文明医学起源史，包括古叙利亚、希伯来、亚美尼亚等的不同文明史比较医学起源。然是否讨论先秦医学史即“起源”？中医从何而来？起源是否有个奇点（singularity）？我感兴趣的是中医史的一种差异起源。系谱学的起源，由新出土文物及传世医书辨识不在场的差异，重新开启中医史事件的关键时刻。

什么是中医史病症式的起源？起源的虚构，如雅克·朗西埃（Jacques

① 〔美〕露思·贝哈：《伤心人类学》，黄佩玲、黄思霖译，群学出版社，2010，第10页。

Randiére）认为的历史即“那里曾是如此”。在哪里的一种曾是？2012年至2013年，四川成都市老官山西汉初期M3墓葬出土“部分极有可能是已失传的中医扁鹊学派经典书籍”，及独一无二的“经穴人体医学模型”教学用具。① 哈罗德·罗浩（Harold D. Roth）将中国20世纪下半叶相继出土的考古发现，称为“文献革命”。② 而这一大批文献、史料也改写了中国文化史、学术史（特别是技术科学史）。有哪些可以互证的扁鹊地下材料？叶国良指出各种史料的应用：“应先确定地下材料为真品，乃可进行。”③ 地下材料未必全然可靠。什么是出土文物的一种“原件性”？扁鹊书籍是否是汉代人之托作？而对历史学者来说的“双重缺席”（double absence），即处于“不在场的过去与未来结合在一起的两种时间状态”④ 的思考。起源（Genése）的故事不仅只有一种写法，即伟大的名医们及几本大家熟读的医学经典的历史研究。

曾经有学者将《黄帝内经》与西方医学之父希波克拉底（Hippocrates）的著作进行比较。⑤ 这是不适当的起源。现存的《希波克拉底文集》（*Hippocratic Corpus*）有五十多篇论文。大多数文献出自公元前5世纪末或前4世纪，有些更晚，有些作者是希腊智辩家。⑥ 已经有学者将今本《内经》包括《五色》篇等二十多篇改归为扁鹊医论。⑦ 也就是，我们所阅读的《内经》原文原来大量改编自扁鹊之文。顾炎武《日知录·窃书》特别指出“汉人好以自作之书而托为古人”。⑧ 为何不是战国之人之造伪书？王国维以“非

① 谢涛、索德浩：《成都天回老官山汉墓》，国家文物局主编《2013中国重要考古发现》，文物出版社，2014，第85页。

② 〔美〕罗浩：《原道：〈内业〉与道家神秘主义基础》，严明等译，学苑出版社，2009，第1页。

③ 叶国良：《二重证据法的省思》，叶国良等主编《出土文献研究方法论文集·初集》，台大出版中心，2005，第18页。

④ 〔法〕朗西埃：《历史的形象》，蓝江译，华东师范大学出版社，2018，第5~6页。这本书使用的最主要史料是电影。

⑤ 龙伯坚：《黄帝内经概论》，上海科学技术出版社，1980，第60~63页。

⑥ 〔英〕G. E. R. 劳埃德：《早期希腊科学——从泰勒斯到亚里士多德》，孙小淳译，上海科技教育出版社，2004，第49页。（关于《希波克拉底文集》的卷数，学者们看法不一。——编者注）

⑦ 黄龙祥：《经脉理论还原与重构大纲》，人民卫生出版社，2016，第391~399页。

⑧ 黄汝成集释《日知录集释》，岳麓书社，1994，第669页。

当时写本”指“古文”。[①] 老官山汉武帝时期墓葬的当时写本竹书即可认定是扁鹊医籍吗？而墓葬若干看似不太重要（a-signifiants）的残片，又如何与起源史的悬置及讨论形成历史？所有汉代医学文本都可以找到春秋战国学派归属吗？钱穆考证赵简子的生卒年，以为“史公于简子世载扁鹊事，其语荒诞，可以不论”。[②] 谁又是中医史“一连串事件最初的参与者”?[③] 史官、乐师、方士、儒生……扁鹊长达四百年的异质性事件，是否如雅克·朗西埃所说“由时间错位构成”?[④] 如何理解各种扁鹊历史的复数虚构（muthos）?

相对于大写的黄帝一统的医学起源，如何解释《史记·扁鹊仓公列传》提及的“传黄帝、扁鹊之脉书”[⑤] 的异源？《黄帝内经》典范历史形成之后，探索扁鹊医学的选汰历程是否成为不可能？也就是医学文本是黄帝或扁鹊的，还是历来重要整理者加上的？谁的扁鹊？哪个医学？历史一词与“历险”（picaresque）的相近性有多少？意大利的思想家吉奥乔·阿甘本（Giorgio Agamben）讨论的奇遇史，引用了希波克拉底的格言，解释医术的五个概念，包括时机易逝、经验常谬、判断难矣[⑥]的医学特质。而有多少个扁鹊，就有多少个奇遇史，有必要重写整体中医早期史。

二 “我们的现实（actualité）到底包含什么？”[⑦]

为什么是扁鹊？如上一节钱穆的研究，正史中的扁鹊史实都无法核实，那么出土文物中相似的文献等如何认定？根据司马迁《史记·扁鹊仓公列传》所述，扁鹊为河北任丘人，其“为医或在齐，或在赵。在赵者名扁

---

① 金德建：《经今古文字考》，齐鲁书社，1986，第254页。

② 钱穆：《先秦诸子系年》，东大图书股份有限公司，1986，第102页。

③ 〔美〕斯图尔特·休斯：《历史学是什么?：科学与艺术之争》，刘晗译，北京师范大学出版社，2018，第98页。

④ 朗西埃：《历史的形象》，第62页。

⑤ 王利器主编《史记注译》（四），三秦出版社，1988，第2219页。

⑥ 〔意〕吉奥乔·阿甘本：《奇遇》，尉光吉译，西南师范大学出版社，2018，第23页。“什么是扁鹊医学的奇异性（avventurosità）?”

⑦ 〔法〕阿兰·巴丢：《圣保罗》，董斌孜孜译，漓江出版社，2015，第3页。

鹊”。[①] 也就是扁鹊行医的地域甚广，有时在齐国，有时在赵国。他在赵国行医有“扁鹊”之称。[②] 这位赵国扁鹊有其他不同的名字，历来读《史记》的人多有疑惑。例如元代李治即以为：“顷读道藏经、轩辕本记，乃始知扁鹊已为前世名医。”[③] 扁鹊是“黄帝时代”之医。刘敦愿指出，扁鹊氏是鸟图腾崇拜的行医集团。[④] 无疑，这并不是中医史起源。

周学海在讨论古代“脉法失传”的历史时论及扁鹊脉法：“今皆莫能用之，诸书亦无发明，独《脉经》引扁鹊论脉之文，偶露此义。”[⑤] 从公元前2世纪，直至3世纪《脉经》书成，这之间的扁鹊脉法是“断裂”的。哪一类脉法是原初的起源？不晚于汉代，包含战国时秦越人的《难经》第十六难列举了多种脉诊，并提问：“现在距离古圣已经久远了，医生们对自己的诊法都自以为是。究竟应该怎样辨别呢？”[⑥] 什么是扁鹊诸脉法？

扁鹊与脉诊的联系是十分矛盾的。如何确定一份文献在时间上有多接近它所要反映的医学事实？《史记》有一段微妙的记载。裘沛然针对此写道：“如既说扁鹊‘特以诊脉为名’，又说‘至今天下言脉者，由扁鹊也。’其言岂非自相矛盾！”[⑦] 司马迁说的其实是扁鹊医学的两个不同阶段、两个不同风格。而“至今天下”指的是战国时代到汉初。《内经》早期传本也是战国之书。山田庆儿认为，司马迁编写扁鹊医案曾参考了他那个时期还存在的“扁鹊学派的论文”。[⑧] 也就是扁鹊后学的作品，年代又比上述的两个阶段更晚些。对熟读今本《黄帝内经》的现代研究者来说，《史记》中的扁鹊长篇医论包括医学术语都难以理解。借用保罗·韦纳（Paul Veyne）的话：“不同类型的历史事件并非同样容易感知。”[⑨] 如何合理地感知扁鹊式早

---

① 光明中医函授大学主编《古代汉语》，光明日报出版社，1986，第270页。

② 《古代汉语》，第272页。

③ 李治：《敬斋古今黈》，中华书局，1995，第46页。

④ 刘敦愿：《扁鹊名号问题浅议》，收入氏著《美术考古与古代文明》，允晨文化实业股份有限公司，1994，第406页。

⑤ 《脉简补义》，收入郑洪新、李敬林主编《周学海医学全书》，中国中医药出版社，1999，第587页。

⑥ 凌耀星主编《难经语译》，人民卫生出版社，1990，第27页。

⑦ 裘沛然：《历史学家的猎奇——从扁鹊洞垣一方说起》，收入氏著《壶天散墨》，上海科学技术出版社，1990，第212页。

⑧ 〔日〕山田庆儿：《中国古代医学的形成》，东大图书股份有限公司，2003，第390页。

⑨ 〔法〕保罗·韦纳：《人如何书写历史》，韩一宇译，华东师范大学出版社，2018，第349页。

期的预测性知识?[①]

扁鹊有长达四百年甚至更长的行医传说，其文本可以进行分期吗？汉代墓葬的医学文物很多，但主要集中在“脉书”及病方等较实用的文本。墓葬史料具有局限性，如李学勤指出的：“不是所有的人类历史上的东西都能够保存进入地下的。”[②] 出土文献也有“伪书”存在吗？当然。今本《内经》有许多医论皆不见于出土佚书之中，也就是目前所有出土文献的医学记载都有强烈的实用倾向。有意思的是，《灵枢·卫气行》涉及至少三种不同的对人体“卫气”运行的推算方法。[③] 今本由三篇原本不同文本编辑而成。《灵枢》有四十多篇有关卫气的论述，全都不见于出土文物。老官山医学文物可以发现多早扁鹊及弟子间的“对话”体裁？柯马丁（Kern Martin）讨论“伪作”古籍，认为真书是“不被系于某一特定人物的文本”。[④]

曹禾《医学读书志》（1852）即提问：“今《难经》中有‘经云’，而《素问》《灵枢》所无者，殆诸经之文欤?”[⑤] 扁鹊医经之文有多少种形式？思想家廖平以为，许多相似的文本乃不同的技术所寄托。例如廖氏长篇考证的“诊皮”技术，诊断皮肤部位的技术术语后来都移作脉诊。有经验的医生观察病人皮肤的颜色（如黄色），同时将其与脉的变动联系起来。这无疑是极重要的发现：可从中探究“古法湮没，诸诊不讲”的各种历史。[⑥]

为什么是扁鹊医学的起源？“我们的现实（actualité）到底包含什么?”如阿兰·巴丢（Alain Badiou）的提问：人体的运动的机制（institution）在哪里？生命力如何表现其活动力？手举重物，腿跑步……人的四肢运动的力量从何而来？到底是什么使人体活动？老官山经脉人模型身上的左、右二腿窝各有一个“奚”（溪、谿）字。这个字是我第一个读出的。在这个医学教具的左手、右手内侧肘窝也有一模一样的字。四肢关节为何有这四个相同的字?《素问·阴阳应象大论》将气穴与“谿谷”并举：“气穴所发，

---

① 〔德〕H. 赖欣巴哈：《科学哲学的兴起》，伯尼译，商务印书馆，1991，第177~192页。

② 李学勤：《穿越与反思——我们为什么以及怎么样探索古代文明》，陈鼓应主编《道家文化研究》第30辑，中华书局，2016，第66页。

③ 王玉川：《〈灵枢·卫气行〉释疑》，《北京中医学院学报》1992年第6期，第1~5页。

④ 〔德〕柯马丁：《〈史记〉里的“作者”概念》，收入柯马丁、李纪祥主编《史记学与世界汉学论集续编》，唐山出版社，2016，第33页。

⑤ 曹禾：《医学读书志　医学读书附志》，中国中医药出版社，2015，第20页。

⑥ 廖平：《廖平医书合集》，天津科学技术出版社，2010，第125页。

各有处名。豁谷属骨，皆有所起。"[①] 人体脉气的能量部位一开始集中（所发、所起）在何处？

"奚"为何出现在人体教具手、足的这三处？孙诒让《名原》指出，许多象形字来自动物之造型。[②] 叶德辉认为"奚"这个字由"鸡"的首、身及下肢等部位所组成。[③] 奚分布于四肢的关节。周振武《人身通考》（成书于1851年，1882年刊行）指出"肉之小会曰豁。谓二肘、二膝、四腕"。[④] 也就是奚是表现身体肌肉的八个活动关节。中医较早期的《内经》传本之一《太素》,[⑤] 即提到"四支（肢）、豁之朝夕也"。[⑥] "八豁"是肘、膝等八个部位。人体四肢活动、动力的来源，有能量主要的出入地点："人有大谷十二分、小豁三百五十四，名小十二关，此皆卫气之所留止，邪气之所容也。"[⑦] 什么是"小十二关"？即是手、足的十二个核心腧位（刺激点）。

《素问·大奇论》是《素问》成书最早的篇目之一。[⑧] 提及诊脉"浮揣切之益大"，用手揣摩病人之脉愈来愈大的时候，"是十二俞之予不足也，水凝而死"。[⑨] 十二俞（腧）位在何处？为何这十二个核心腧位气血不足，最后会导致死亡？古代医者寻找可以治疗的效应点。黄龙祥质问："或者是一个腧穴控制多个部位？还是一组腧穴控制一个部位？"[⑩] 早期中医身体史腧位及脉分合不定，其位置往往是相对的。

可否从手、足的十二关（或俞）重新思考十二脉系统的起源？老官山经脉人教学用具，同时存在十一脉及十二脉两种系统，不是由十一脉转变为十二脉。[⑪] 如何用一具只有 14 cm 大小的模型同时表现两种以上的脉说？多元十二脉的起源是什么？拿起这个出土文物临近观看（vue proche），研究者与视觉性的主体产生关系。即如吉尔·德勒兹（Gilles Deleuze）写道：

---

① 崔为：《黄帝内经·素问译注》，黑龙江人民出版社，2003，第 30 页。
② 孙诒让：《名原》，齐鲁书社，1986，第 6 页。
③ 叶德辉：《叶德辉文集》，华东师范大学出版社，2010，第 66 页。
④ 周振武：《人身通考》，人民卫生出版社，1994，第 28 页。
⑤ 何爱华：《黄帝内经书证》，黑龙江中医学院，1984，第 55~56 页。
⑥ 李克光、郑孝昌：《黄帝内经太素校注》（下），人民卫生出版社，2005，第 576 页。
⑦ 李克光、郑孝昌：《黄帝内经太素校注》（下），第 577~578 页。
⑧ 龙伯坚、龙式昭：《黄帝内经集解》，天津科学技术出版社，2004，第 614 页。
⑨ 龙伯坚、龙式昭：《黄帝内经集解》，第 625 页。十二俞皆在背部。
⑩ 黄龙祥：《黄龙祥看针灸》，人民卫生出版社，2008，第 49 页。
⑪ 余自汉等：《内经灵素考辨》，中国中医药出版社，2012，第 14 页。

“激烈的手属性空间。”[①] 你看到一个正在运动、充满力量的老官山经脉模型身体。

老官山模型上十二脉的线用阴刻，比较清晰。另外十一脉系统以红色呈现，有些线条肉眼看不清楚。红脉时代在先，白脉在后。两种脉都刻有点状的腧位。值得注意的是，这个老官山人体模型脉的路线循行非对称。例如白脉系统手太阴、手厥阴脉，左、右手循行不一样。红脉系统的足阳明脉，左足偏离得非常严重。又如，白脉的手厥阴脉及手太阴脉在两手的交叉，一高一低，并不像日后成形的二十脉路径一样是对称的。[②] 这些不对称的脉，如何造成了同一脉循行偶微偏（clinamen）现象？[③] 手太阴脉与心脉在起源上有一些交叉。刘澄中认为将两种脉系统放在同一个教具身上，是为了观察脉的走向不规范的变化：“白脉刺激俞位的选取，就是要探讨偏离红脉路线时，白脉的循行路线有什么变化。”[④] 也就是以十二脉为主，同时了解相关脉循行的可能路线。刘澄中的问题是：人体四肢手足经脉的对称性是怎么产生的？汉初应有不少探索性的医学实验作品。而这种种创作，为什么不可在好古、好奇的原动力之下依托于扁鹊？因此，老官山经脉教具并没有王惟一《铜人腧穴针灸图经》（1026）“创铸铜人为式”[⑤] 标准化的企图。老官山医学模型只是一种现成物（readymade）。

“四肢”的感知是身体史最为重要的课题。由洞见四肢能量的变化，可深及内脏及人体远端处的观察。董仲舒论及导引之术：“猿之所以寿者，好引其末（四肢也），是故气四越。天气常下施于地，是故道者亦引气于足。”[⑥] “末”者，由手、足引发的肢体运动。四肢又称为“四体”，象征事物的最核心。郑玄指出：“体，手足也。”[⑦] 来自四肢的各种痛苦经验，“医

① 〔法〕德勒兹：《法兰西斯·培根：感官感觉的逻辑》，陈蕉译，桂冠出版社，2009，第168页。

② 邱科等：《从西汉出土经穴髹漆人像看手厥阴经脉的循行演变》，《中国中医基础医学杂志》2016年第10期，第1373页。

③ 朱元鸿：《偶微偏：一个古老偶然的当代奔流》，《文化研究》2007年第5期，第87~118页。

④ 刘澄中：《论老官山脉穴木人的白脉循行系统——兼评“经穴髹漆人像初探”》，《中国针灸》2018年第2期，第201页。

⑤ 黄竹斋重订《重订铜人腧穴针灸图经》，人民卫生出版社，1957，第3页。

⑥ 苏舆：《春秋繁露义证》，中华书局，1992，第449页。

⑦ 张舜徽：《郑学丛著》，齐鲁书社，1984，第297页。

学上指称四肢麻痹瘫痪的‘不仁’”，[①] 而孟子所说道德“四端”的作用与人体四肢的“仁”的痛苦雷同。人体手、足多与四时等相类比。刘师培即指出中国上古之政教主要在“四行”而非五行。[②] 我们必须关注四行（四肢）的身体史。四行学说的起源，与太少阴阳四脉的关系是什么？

人体的“四肢”的活动、变化也是最核心的。《灵枢·邪客》讨论邪气入侵人体的不同部位，其中“天有四时，人有四肢”；[③] 而人的四肢的枢要之处有“两肘”、“两腋”、“两髀”（股胯部）及“两腘”（膝后弯曲部）等，这八个部位如有不适，则称为“八虚”之证。[④] 手、足以“谿”命名的腧，例如太谿、阳谿等，[⑤] 都可治疗人体其他部位的病证。1959 年出版，具有典范教科书意义的《针灸学》指出了手、足肘膝腧穴的地位：“某些腧穴不独能治局部疾患，并且主治远距离部位的疾患，如在四肢尤其肘膝以下的腧穴。”[⑥] 从“四关”体会人体手足经络至全身的远距离病痛关联性，明朝医学家张介宾写道：“周身经络，皆不出于四关，而十经之要穴，皆不离于手足。”[⑦] 手、足的络腧，可探知深及内脏病变的情况。

医学具体知识的来源有哪些途径？战国的《周礼》记载管理马政的“巫马”一职设置医者四人。《周礼·兽医》载，兽医治疗马疾，灌药后观察马的行走、跑步，“以动其气，观其所发而养之”。[⑧] 相同的，医者也观测到人体脚部的活力，如气街穴、承山穴及脚踝关节上下部位等气、脉的变化。[⑨] 人体的局部与病证有直接联系，而后腧穴与脉有所联系。出土的老官山木人教具也有“冲脉”等描绘，如黄龙祥指出此“腹主动脉”现象，可

---

① 〔美〕杜维明：《道·学·政：儒家公共知识分子的三个面向》，钱文忠、盛勤译，三联书店，2013，第 68 页。

② 刘师培：《经学教科书》，陈居渊注，上海古籍出版社，2006，第 22 页。“由是五行之名成，四行之名灭。”

③ 南京中医学院中医系编著《黄帝内经灵枢译释》，上海科学技术出版社，1994，第 418 页。

④ 《黄帝内经灵枢译释》，第 426 页。

⑤ 黄民德：《针灸腧穴之命名涵义及其代号》，中国文化学院针灸药物研究所，1976，第 22、52 页。

⑥ 江苏省中医学校针灸学科教研组编著《针灸学》，江苏人民出版社，1959，第 76 页。该书是针灸学经典，可惜没有再版。

⑦ 张介宾：《类经图翼　附：类经附翼》，人民卫生出版社，1965，第 136 页。

⑧ 孙诒让：《周礼正义》，中华书局，2013，第 340 页。“气谓脉气，即行之，乃以脉视之，以知所病。”

⑨ 《黄帝内经灵枢译释》，第 332 页。

触及脉的大跳动。[①] 冲脉的能量也与人体脊肉的力量来源相通。莫枚士以为中“脉以冲名者，取经隧四达，表里交通之义”，而“伏行背膂之下，始称伏冲，亦日伏膂”。[②] 人的背膂肌肉的能量是手、足主要活动力量来源之一。另外，冲脉同时联系着足背上的动脉。[③]

人体的足部曾有“三焦之脉”吗？一般三焦脉指的是手部三焦之脉。而《太素·本输》在叙及手阳经之后，接着提到有“足三焦”。[④] 清人顾观光《灵枢校勘记》以为“足三焦，谓三焦俞之在足者耳”。[⑤] 也就是中医早期有手及足并存三焦的二种三焦之脉。马继兴教授因而推论：在十一脉与十二脉系统之外，曾经有十三脉系统。[⑥] 为什么是十二脉？余自汉等指出“《素问》则直言十二脉”，不是十一脉向十二脉发展。[⑦] 也就是十二脉早自成一系。而黄龙祥以为十一脉是“扁鹊医派”的特征，成都老官山医书有意将其改编为“十二脉文本”则是失败的。[⑧] 为什么？M3 墓主的“自作之书”（顾炎武语），也是当时十二脉写本之一。

恽铁樵主张“当以怀疑的眼光读《内经》”，因为“各种古书，当以医籍为最不可究诘”。[⑨] 医籍之可疑处，必须与其他古书之存疑严格区别。也就是医书的写作只存在托作、造伪更严重的情况。扁鹊传说的年代，与老官山部分疑似扁鹊医籍的年代之间有差距。顾颉刚以为“《庄子·天下篇》只说‘百家之学’，而扁鹊医学也不是一个‘派’”；“凡是战国时人后求被人拉做道家的，他们各个之间原没有相互认做同派”。[⑩] 老官山医书与传世文献“各个之间”的巨大差异也表明它们不是同一学派。

是否曾存在多个私人十二脉系统？如何利用《灵枢》各种十二脉的内容，重新理解中医早期史。刘笑敢以为对多样的出土简帛，“假设不同人、

① 黄龙祥：《任脉、冲脉概念的形成与演变》，《中国针灸》2002 年第 8 期，第 531 页。
② 莫枚士：《研经言》，邢玉瑞、张丹、朱岳耕注释，上海浦江教育出版社，2011，第 55 页。
③ 《黄帝内经灵枢译释》，第 257~258 页。
④ 李克光、郑孝昌主编《黄帝内经太素校注》（上），第 306~307 页。参唐人杨上善注文。
⑤ 陆拯主编《近代中医珍本集·医经分册》，浙江科学技术出版社，1990，第 633 页。
⑥ 马继兴：《“三焦有二”说的启示》，收入陈彤云主编《燕山医话》，北京科学技术出版社，2005，第 25 页。
⑦ 余自汉等：《内经灵素考辨》，第 14 页。
⑧ 黄龙祥：《老官山出土汉简脉书简解读》，《中国针灸》2018 年第 1 期，第 108 页。
⑨ 恽铁樵：《群经见智录》，张家玮点校，福建科学技术出版社，2005，第 9 页。
⑩ 罗根泽主编《古史辨》第 4 册，海南出版社，2003，第 324、340 页。

不同时期的思想必然按某种后人认定的逻辑顺序前后有序地发展是不成立的”。[①] 亦即，不同时期相似的扁鹊文献并存，不必按学者所认定的发展顺序而先后排列。

十二脉说因而存在各种“别本”？顾实论古书各本“篇次”“详略”都不同，“别本而异名”，[②] 类似的内容甚而改动书名。3世纪皇甫谧收集当时的三种黄帝医书——《素问》《九卷》《明堂》，将三书原文中的“若人异则重复更名字”。[③] 也就是按照各传本中对话体例（黄帝、雷公等），将其他医家名字讨论的相同主题的篇章，改编为各种的“别本”。或者有扁鹊之文本（人异）更名字。例如，《灵枢·经脉》之后，又编辑为《经别》[④] 一篇。在战国两汉的“抄本时代”，没有同样的抄本。吕思勉写道：“钞字之义，今古不同。今云钞者，意谓誊写，古则意谓摘取。”[⑤] 抄书以删取，并不是原文逐字照录。别本可托其他名医之名而更名字为百家扁鹊。我们拥有扁鹊时代留下的只字词组吗？吕氏也论晋武帝时出土古书，所留者“悉皆伪物”。[⑥] 伪书的创作（authoring）是一种幽微的“自主而不受认可的知识”。[⑦] 这背后有充满力量及冲突的知识史。而同样一种“书”会有变体（variant）。如伯纳德·赛奎利尼（Bernard Cerquiglini）所说的没有所谓的“定本”。[⑧] 各种十二脉的定本之说，可能迟至宋代以后。

例如，经脉学说一般皆以手脉较之足六脉晚出。特别是“心主”脉或手厥阴心包经又最晚发现。邱科的力作《老官山汉墓经穴髹漆人像六阴经循行特点研究》仔细地分析了老官山经脉人身上的上肢内侧手三阴脉，并

---

① 刘笑敢：《出土简帛对文献考据方法的启示（之一）：反思三种考据方法的推论前提》，收入刘笑敢主编《中国哲学与文化》第6辑，广西师范大学出版社，2009，第31页。

② 顾实重考《重考古今伪书考》，大东书局，1926，第29页。此书“重考”子类尤详也。

③ 皇甫谧：《针灸甲乙经》，中国医药科技出版社，2011，序例。

④ 所谓“经别”，是“十一脉模式的十二脉内容遗存”。参见赵京生《经别求是》，《中国针灸》2008年第9期，第695页。

⑤ 吕思勉：《两晋南北朝史》，上海古籍出版社，2005，第1225页。在吕氏的几部断代史中，我喜欢这一部。

⑥ 吕思勉：《两晋南北朝史》，第1306页。

⑦ 〔澳〕麦克·怀特、〔新西兰〕大卫·艾普斯顿：《故事·知识·权力：叙事治疗的力量》，廖世德译，心灵工坊，2018，第66页。这本书主张“问题”与人分开，人不受问题所控制。

⑧ Bernard Cerquiglini, *In Praise of the Variant: A Critical History of Philology*, Baltimore: Johns Hopkins University Press, 1999.

指出传世文献中二条心脉二而一的合并现象：“《灵枢·本输》与《灵枢·阴阳系日月》则是由于将手少阴与手厥阴合并的原因。”① 换言之，手厥阴脉疑早已存在。合并之心脉，表达心主脉似不晚出。由于多种异本《内经》的形成，《灵枢》的重要性多被忽略。汉初名医淳于意的病案，即叙及全身大热的脉象：“重阳者，逿心主。”这里的“逿”（音唐），是脉象并影响病人心的功能感知。徐广解释道：“谓病荡心者，犹刺其心。”②

手脉中的心脉附近，其中一曰“神门”的腧位靠近脉动部位。大约成书于西汉末至东汉延平年间的《黄帝明堂经》载其部位：“在掌后兑骨之端陷者中，手少阴脉之所注也。”③ 兑（锐）骨之端即靠近小指的高起的骨头。锐骨端是观察心脏病变的指标之一。这个部位其实是脉动点。黄龙祥即指出：“《内经》手少阴本在‘兑骨之端’，当‘神门’、‘阴郄’之间脉动处。”④ 也就是“八谿”之部位。在出土的医书如马王堆汉墓医书中，在神门一带，其实有手厥阴心包经的循行。而且，有二条手脉与“心”脏直接相连。心脉的早期概念为何？也即手三阴脉及相关病症，如何变化？刘峰写道：“在《帛书经脉》中，手阴经有两条——臂巨阴（臂泰阴）、臂少阴，但是仔细研究其循行的文字和相关症状，则缺少的反而是《灵枢》中记载的手太阴肺经或者手少阴心经，手厥阴经循行路线赫然列于其中。”⑤ 在十二经脉的脉与脏腑配合定型前，古人对诸心脉能量的探索是非常深刻的。后汉《太平经·修一却邪法》论“守一”之法，“四肢之一者，手足心也”。⑥“一”者守神、气之法，四肢及心之气流通。心脏与多条脉的尝试联系（手太阴、手少阴、手厥阴），也就是其根本性及多种派生性的变化历史。

如果帛书脉书早已出现了“手厥阴经”，手六脉（相对于足六脉）应不晚出。心为君主。王玉川诠释扁鹊最主要的“尸厥”的病案，指出这则案例的气血“循环”模式：“手足六阴脉”之气血由五脏流入四肢，再下行至

---

① 邱科：《老官山汉墓经穴髹漆人像六阴经循行特点研究》，硕士学位论文，成都中医药大学，2016，第43页。

② 张永臣等校注《齐鲁针灸医籍集成（战国、西汉）》，科学出版社，2017，第59页。

③ 黄龙祥辑校《黄帝明堂经辑校》，中国医药科技出版社，1988，第150页。

④ 黄龙祥：《中国针灸学术史大纲》，华夏出版社，2001，第202页。

⑤ 刘峰：《经络白话讲记——逐字逐句破解经络密码的24堂课》，人民军医出版社，2016，第94页。

⑥ 王明：《太平经合校》，中华书局，1992，第13页。

四肢末端后与手足六阳脉交接。[①] 由六阴脉流向六阳脉。这是十二脉早期学说之一。手少阴之脉与“腧”的关系，显示心脉一分为多（三）。肖珙认为：“手少阴不仅有心主之脉及其俞穴，复另有心脉”。[②] 哪一条是别于手少阴、手心主的心脉？而不同的十二脉系统，如何重新安排不同走向的“心脉”？《甲乙经》即提出“心不病乎”的质疑，而有“经脉病”及“脏腑病”未必相关的可能：“其外经脉病而藏不病。故独取其经于掌后兑骨之端。”[③] 手内侧兑骨之端，即上述的“神门”附近。如果脉呈现病象而内脏还没有病状的话，取神门治疗。

古代的医生已经注意可以观察到的患者症状与脉象不一定相符合。《难经》第二十一难提出：“人形病，脉不病。”[④] 也就是动脉搏动是正常的，但患者外形已有病兆出现了。而在《灵枢·经脉》篇各脉之下，列有“是动”病及“所生病”两大类与经脉病变病名。这两大类病候历来有各种解释，而各家之说皆无法令人信服。这两种病症的确定，“是动”中的“是”指全身可触的动脉失常，而“‘所生（产）病’理应是某条经脉的动脉搏动虽正常而仍可出现的病证”。[⑤] 这一时期的病痛已脱离与“部位”的对应。除了体表局部可预测的病候，古代医者逐渐更关心“涉及内脏”[⑥] 引发的各种病变。

人体内脏及远距离部位间的相互作用。我们再看老官山经络人模型的背部有明显五脏的名称，其中“心”列为首位。从人体背部可以诊断（透视）内脏的病变？背部与内脏的病理关联是如何建立的？《史记·扁鹊仓公列传》明确表达，扁鹊技术不是诊脉而是能隔墙见人——“以此视病，尽见五藏症结，特以诊脉为名耳”。[⑦] 特者，“只是”之意；“视背”可提早诊及已经深入内脏的末期病象。而与老官山医学模型背部文字相对的，胸前

① 王玉川：《〈扁鹊传〉“尸厥”新解》，《北京中医学院学报》1993 年第 3 期，第 8 页。

② 肖珙：《〈内经〉、〈难经〉中十二经脉与十一经脉学说的并存》，《山东中医学院学报》1980 年第 3 期，第 35 页。

③ 张灿玾、徐国仟主编《针灸甲乙经校注》上册，人民卫生出版社，1996，第 628 页。

④ 凌耀星主编《难经校注》，人民卫生出版社，2013，第 40 页。

⑤ 彭坚：《帛书〈脉法·相脉之道〉初探》，《中华医史杂志》1993 年第 2 期，第 104 页。

⑥ 郭兵权：《从马王堆汉墓医帛谈经络及“是动”、“所生”病候》，《山东中医学院学报》1980 年第 4 期，第 19 页。

⑦ 王利器主编《史记注译》（四），第 2213 页。

两乳之间有一个“虚”字。虚其心，养其身。虽然两者的部位相近，这个字并不是传世医籍（今本《内经》只出现一次，《难经》无“虚里”一词）的“虚里”。虚里的部位不是一个“点”，而是包括心尖搏动，连同脐下、胃周围搏动的现象。[①] 古代医者对体表可视、可触的各类搏动特别感兴趣。人左胸有心脏，而其右无对称的脏器，而是虚空之形的胸腔（Mediastinum）。而前“虚”而后“心”的这个人体模型，“代表了一种时定的‘心神’状态”。[②] 以“心”网络为中心的脉及脏腑观，如赵京生所说心脏为核心的全身病证：“身体远端位置的腧穴，多具有主治近心范围（全身性）病症的特点。”[③] 因此，不是头痛医头、脚痛医脚，脱离局部“腧”位的界限，而是形成前后相贯的预测性医学。

为什么早期中医史足以说明（being about）当下的医疗环境？北宋元丰间（1078~1085）高承《事物纪原·医书》之“原”：“《黄帝内传》：帝升为天子，针经脉诀，无不备也。”[④] 中医政治（天子之书）的起始为何？为什么任应秋以为早期“实际上‘黄帝脉书’和‘扁鹊脉书’都是没有的？”[⑤] 张登本指出：“《史记·扁鹊仓公列传》首先将‘黄帝’与医药知识联系在一起。”[⑥] 汉初医学一开始即托名“黄帝”。什么是异于（what is other than）[⑦] 黄帝医书的文本？最后黄帝医书的定本出现，其他异说无存。人类对自身身体及无数疾病的认识，其“事后”（ex post facto）的历史提示我们：预后及生病中过的日常生活，以及不可思议的治疗故事所启发的是，我们没办法从以前发生的任何事情预测新的事物的诞生。[⑧] 文献存而技术亡，价值犹在。

---

① 马守宽：《〈内经〉“虚里”辨疑》，《甘肃中医》2000年第5期，第5~6页。

② 匡调元：《太易心神学：〈黄帝内经〉核心思想探研》，中国中医药出版社，2018，第161页。

③ 赵京生：《另一种对称——论腧穴部位与主治关系的规律》，《中国针灸》2005年第5期，第368页。

④ 高承：《事物纪原》，中华书局，1989，第394页。

⑤ 任应秋：《中医脉学十讲》，华联出版社，1985，第2页。

⑥ 张登本：《〈黄帝内经〉二十论》，中国中医药出版社，2017，第106页。

⑦ 〔美〕C.S.皮尔士：《皮尔士论符号》，徐鹏译，上海译文出版社，2016，第62页。

⑧ 〔美〕汉娜·阿伦特：《人的条件》，竺乾威等译，上海人民出版社，1999，第180页。

三 多个西土扁鹊？

研究扁鹊是寻求医者早期的“他者”。我们追寻医学史上的失踪者。扁鹊确曾有其人（personae），但如何确定那些文本出自扁鹊手著？张尔田写道，“伪对真而言，必以本人所作者为真也”；“则今日所存之古书，孰是亲见本人所自著者？”① 既然本人不自著，扁鹊后学留有哪些直接性文本？作品与作者授权之间的关系有哪些？意大利古典学家阿纳尔多·莫米利亚诺（Armaldo Momigliano）写道：“约 180 年，一个盖伦（Galen）那样的人可能走进书店，结果只是发现，它们所售卖的，是他本人讲座未经授权的版本。”② 哪些医学文本可认为是扁鹊的？

我读过《史记·扁鹊仓公列传》无数次。例如其中赵简子昏迷不醒的故事，也出现在《史记·赵世家》。赵国的祖先与秦国的同源。赵国祖先的形象是“人面鸟噣”。③ 这不就正是扁鹊在汉代画像石神医人面鸟嘴的造型？这个病案主要是涉及赵国及秦国很久以后将发生的事情。如伊曼纽尔·列维纳斯（Emmanuel Levinas）关于重新联结的建议：“重新与未言、未思之物连结的可能性。”④ 这件病例特别提到了秦穆公，为何又在《史记·封禅书》再提一次？顾颉刚指出与扁鹊有关的这个疾案是正史中的第一个预言事件。扁鹊仿如先知术士，预言赵简子的病程。扁鹊的预言是伪造的。这个政治预言指出：赵简子的后代必定占领赵国北方的代国，而赵国将改革“胡服骑射”并吞并其他的国家。⑤ 司马迁撰写这则扁鹊故事的史料，可能即得自自杀而死的赵国史官董安于。史官的知识资源与医学知识生产有何关联？这是战国的故事。《韩非子·十过》述秦穆公用兵，“畴骑二千”辅

① 孙文阁、张笑川编《中国近代思想家文库·张尔田、柳诒徵卷》，中国人民大学出版社，2014，第 198 页。

② 〔意〕阿纳尔多·莫米利亚诺：《论古代与近代的历史学》，晏绍祥译，北京大学出版社，2015，第 110 页。

③ 杨钟贤、郝志达主编《全校全注全译全评史记》第 3 卷，天津古籍出版社，1997，第 225 页。

④ 〔法〕艾玛纽埃尔·勒维纳斯：《上帝·死亡和时间》，余中先译，三联书店，1997，第 136 页。

⑤ 顾颉刚：《顾颉刚古史论文集》卷三，中华书局，2010，第 315 页。

助重耳返回晋国。[①] 公元前4世纪的赵国骑兵改革是历史大事。古代以预言形式如天帝预示合理化政改是普遍的。中国用骑兵自晋文公始[②]或稍晚。

扁鹊的行医活动时间，李伯聪认为扁鹊与孔子大约同时代，也就是约公元前6世纪后期。[③] 司马迁"如何取得该故事?"如唐·库比特（Don Cupitt）的不在场观点："一个叙述本身假设我们当时不存在且也不能存在（现场）的观点。"[④] 那么，《史记》载扁鹊约于公元前310年至公元前307年（秦武王在位间）被秦国太医令使人刺杀，如何理解这段"缺席"时段?

有秦国之扁鹊吗?日本学者林克认为，所谓扁鹊只是复数名医的假托。[⑤] 秦医在春秋时代如《左传》多有记载。战国文献《尸子》佚文提及"秦之良医"。[⑥] 战国晚期的医学中心在西土秦国。陈邦贤甚至主张，秦国医学相较东方一枝独秀："战国时扁鹊虽死，而秦医独盛。"[⑦] 各家式微，西土医学最后独盛的局面如何形成?《左传》中记载的秦国名医医和、医缓者，张骥的《左氏秦和传补注》认为"皆扁鹊一人"。[⑧] 也就是秦医可称为扁鹊。"秦扁鹊"是一统化时代医师的幕后之师（éminence grise）。班固编写的医学史系谱载："中世有扁鹊、秦和。"[⑨] 两人是同时代的秦代名医?而刘向《新序·杂事》载扁鹊三见齐桓侯之后，"扁鹊已逃之秦矣"。[⑩] 确有秦扁鹊存在。更重要的是，据李今庸的考证，《黄帝内经》是在战国后期秦国成书的。[⑪] 首次出土的扁鹊医籍为什么在四川成都发现?后晓荣写道："成都，原为蜀地，为秦较早置县。"[⑫] 秦、蜀医学为西土医学之主流。与《内经》篇幅相当的《吕氏春秋》多有医学的内容。《吕氏春秋·不二》提到一位医

---

① 陈奇猷校注《韩非子新校注》，上海古籍出版社，2000，第234页。
② 蒙文通：《周秦少数民族研究》，龙门联合书局，1958，第53~54页。
③ 李伯聪：《扁鹊和扁鹊学派研究》，陕西科学技术出版社，1990，第51页。
④ 〔英〕唐·库比特：《故事哲学》，南神出版社，2016，第190页。
⑤ 〔日〕沟口雄三、丸山松幸、池田知久主编《中国思想文化事典》，东京大学出版社，2001，第506页。
⑥ 汪继培辑《尸子》，华东师范大学出版社，2009，第61页。
⑦ 陈邦贤：《中国医学史》，商务印书馆，1955，第26页。
⑧ 张骥：《左氏秦和传补注》，成都义生堂药号，出版年不详，"自叙"。
⑨ 陈国庆编《汉书艺文志注释汇编》，木铎出版社，1983，第233页。
⑩ 刘向撰，赵仲邑注《新序详注》，中华书局，1997，第56页。
⑪ 李今庸：《〈黄帝内经〉的成书年代和成书地点考》，收入氏著《读古医书随笔》，启业书局，1986，第1~9页。
⑫ 后晓荣：《战国政区地理》，文物出版社，2013，第277页。

者——“阳生贵己”。[①] 如同秦始皇的方士有“侯生”“卢生”之称，“阳生”应该是通方术、医药的方士。所谓以“己”为贵己的技术近乎道家者流。医学思想如徐复观写道：“离开了《吕氏春秋》，即不能了解汉代学术的特性。”[②] “养个人之生，在《吕氏春秋》全书中，占有很重的分量。”[③] 这里的统治者养生，带有浓厚的政治特性。

医学知识有哪些来源？如其他技术书籍，“宦学事师”（《曲礼》），医学有出于官府。[④] 故《汉书·艺文志》以“方技”（医学）乃王官之职守。[⑤]《国语·周语上》载，虢文公谏周宣王重视农耕，引述史官之言。古时太史顺时观察土地，在立春土气开始充盈升腾：“古者，太史顺时覛土，阳瘅愤盈，土气震发，农祥晨正，日月底于天庙，土乃脉发。”[⑥] 其中“覛”（音密），视也，是一种史官的视力，而土地与人体相似，有脉在其间流动。学者将史官理解为“数的技术者”。[⑦] 也就是对“数”（四时等）进行推算及运用的人。《国语·周语下》述乐官州鸠回答周景王问音律。由乐理定百事之法则，以律管得出六个标准音，相配成十二乐律：“百官轨仪，纪之以三，平之以六，成于十二，天之道也。”[⑧] 十二之数，同时也表现为人体的十二经脉。顾颉刚以为：“乐官所用材料出于史官。”[⑨] 也就是十二脉自成一系。

经脉学说有两种起源。李学勤论“脉数”，“《脉书》是十一脉，《经脉》则增加到十二脉”。[⑩] 这种说法有待商榷。医学知识有政治的起源，来自史官系统等。南开大学孙立群教授在“央视·百家讲坛”讲演《史记·扁鹊仓公列传》指出，扁鹊的故事“包含了许多社会意义和政治意义”。[⑪]

---

① 王利器：《吕氏春秋注疏》第3册，巴蜀书社，2002，第2087页。
② 徐复观：《两汉思想史》卷二，学生书局，1993，第1页。
③ 徐复观：《两汉思想史》卷二，第34页。
④ 郑良树：《论兵家的起源及其学术领域的开拓》，收入氏著《诸子著作年代考》，北京图书馆出版社，2001，第76页。
⑤ 马晓斌译注《汉书艺文志序译注》，中州古籍出版社，1990，第84页。
⑥ 韦昭注《国语》，汉京文化，1983，第15页。
⑦ 〔日〕小南一郎：《史の起源とその职能》，《东方学》1999年第98辑，第12页。
⑧ 韦昭注《国语》，第132页。
⑨ 顾颉刚：《春秋三传及国语之综合研究》，香港中华书局，1988，第88页。
⑩ 李学勤：《简帛佚籍与学术史》，时报文化，1994，第30页。
⑪ 孙立群等：《千古中医之谜》，脸谱出版社，2009，第23页。该书为演讲稿结集。

《汉书·艺文志》即提到"原诊以知政"的医学起源。十二脉有多种政治起源。

整体来说，汉代的医经题名最多的并不是黄帝、扁鹊医经，而是《白氏内经》、《外经》及相关的《旁经》，其卷数之多远远超过前二种之书。[①]"白氏"为何人？是否如前述的"吕氏"春秋应有其人？秦穆公名将白乙丙，秦国信仰"白帝"。而从姓氏的历史来说，东汉末王符《潜夫论·志氏姓》述秦国之姓即有"白"氏。[②] 与黄帝崇拜相对的秦白帝，留下数量最多的医经。白氏医学是否也是中医多元起源之一？张舜徽认为现存医书"都是汉初人撰集的，所以现在研究中医古籍，只能从汉人的写作谈起"。[③] 哪些经文曾是公元前6世纪的扁鹊遗文？李锐指出："把异时性材料当作共时性材料，故而缺少说服力。"[④] 扁鹊医学缺乏异时性材料，也就是在不同时段如老官山医书一样丰富的史料。相对于扁鹊活动年代，所有医书都是"晚书"。[⑤] 大量扁鹊异家遗文出现于《脉经》也是可疑的。老官山医书无疑也是汉初人的作品。而汉初医书，以黄帝医书为多。据统计，《汉书·艺文志》以黄帝，以及其臣、相、史为书名、作者的作品共31家约589篇（卷），而医书之冠亦属黄帝。而扬雄有"尚白"（空言）之说："子徒笑我玄之尚白，吾亦笑子之病甚，不过俞跗与扁鹊也。"[⑥] 俞跗之手术医学亦中医史之起源？

扁鹊的病案中，如东汉名医张仲景所说以"望齐侯之色"，[⑦] 最令人印象深刻。扁鹊见齐侯三次，其病况一次比一次病况严重。齐侯最终以不治之症病死。扁鹊没有解释死症由浅至深而"望见桓侯而退走"的原因。[⑧] 这里的"望见"是扁鹊拜见了君王，但远远望见齐侯之"色"就逃走了。不把脉也不近看，扁鹊的技术的原理为何？齐侯的病已是末期，扁鹊预知齐

---

① 刘宗汉：《〈白氏内经〉考》，中华书局编辑部编《文史》第33辑，中华书局，1990，第379~381页。

② 汪继培：《潜夫论笺》，汉京文化，1984，第422页。

③ 张舜徽：《讱庵学术讲论集》，岳麓书社，1992，第148页。

④ 李锐：《新出简帛的学术探索》，北京师范大学出版社，2010，第425页。

⑤ 廖名春：《出土简帛丛考》，湖北教育出版社，2003，第179~195页。

⑥ 林贞爱校注《扬雄集校注》，四川大学出版社，2001，第138页。

⑦ 张仲景：《伤寒论》，山西科学技术出版社，2015，第6页。

⑧ 此病案亦见《韩非子·喻老》。

侯无药可救。我们参考《灵枢·五变》所载的望诊平行史料，如观察患者脸部的骨骼、肌肉等："其地色殆然，不与其天同色，污然独异，此其候也。"[①] 地色者，指的面部特定部位（下巴），与天色（面部上方）不一致，看起来污垢且无神色。淳于意的25则病案纪录里，有11个涉及预测死期或痊愈，其中有四个案例涉及色诊。如病案之六预测："后五日死者，肝与心相去五分。"[②] 早期医学对疾病"末期"的预测予以关心。在病人脸部的什么部位是"肝与心"的距离？"五分"的距离预测"五日"内死亡。所有疾病有早、中、晚期的过程，如何预测"晚期"？在《素问·刺热》与《灵枢·五色》两文中的"色"，与扁鹊望色属同一个扁鹊学派吗？

《史记·扁鹊仓公列传》在前述齐侯病案之后，紧接着话锋一转即写道："使圣人预知微，能使良医得蚤（早）从事。"[③]"微"如各种占卜学的预测。[④] 这里不是"预防"医学，而是预测医学。如同"圣人"般的患者能自知尚未显露的病兆，而且愿意让良医及早治疗。同时医者也预告疾病的末期。所以，疾病的责任主要在病人。病人有最大的自主权。末期病人可以决定做什么或不要做什么。研究《扁鹊传》最好的现代学者朱维铮敏感地指出《扁鹊传》是为统治者宏大（grandiose）叙事："司马迁在这里所称'圣人'，非指别人，正是指在位的汉武帝。"[⑤] 太史公借扁鹊故事批评一位有权力的末期病人。扁鹊讨论的医—病关系，后者必须为大部分后果负责。汉武帝已处于生命的末期吗？死亡是如何发生的？它是一种过程，多久会发生？在一个追寻不死、生命不长的年代，医学的预测内容会是什么？司马迁借着医学人物言说的政治神话，不只是抵抗政治，也是召唤新政治来临。

古代医者（"良医"）具备一种"a long-term diagnosis"[⑥] 的预测病人

---

① 《黄帝内经灵枢译释》，第289页。

② 王利器主编《史记注译》（四），第2225页。

③ 王利器主编《史记注译》（四），第2218页。

④ 一种"未来预测"技术。参见〔日〕馆野正美『中國醫學と日本漢方——醫學思想の立場から』岩波书店、2014、37-67頁。

⑤ 朱维铮：《历史观念史：国病与身病——司马迁与扁鹊传奇》，收入《朱维铮史学史论集》，复旦大学出版社，2015，第71页。

⑥ Lu Gwei-Djen and Joseph Needhan, "Records of Diseases in Ancient China," in Don Brothwell and A. T. Sandison eds., *Diseases in Antiquity*, Springfield: Charles C. Thomas, 1967, p. 231.

死期技能。这也是“圣人”才有的禀赋。《素问·移精变气论》将人类疾病的环境分为三期：“上古”、“中古”及“今世”。愈后期也就是今世技术愈发达然疗效却不好。其中，回溯“色”及“脉”的起源：“上古使僦贷季理色脉而通神明。”[①] 什么是“通神明”？也就是“圣人预知微”的预测能力。推算预设的死亡，是预知禀赋。医学的起源是圣王、良医二而一的。[②]

色、脉合一与对“络”的物质理解极密切（interplay）有关。司马迁引述其所见的扁鹊医论：“上有绝阳之络，下有破阴之纽，破阴绝阳，色废脉乱。”[③] 人体有多种形式的“络”。“络”在《内经》出现了 331 次。络病是早期医学的重点之一。[④] “络”包括人体局部静脉形态。黄龙祥《走出中医看中医》以比较医学史的角度，指出，“相对于中医，西医解剖很不重视静脉的研究”，而中医对静脉形态及色的病变有很仔细的观察。“中医还注意到不同年龄间静脉形态的差异，以及这种差异与疾病的关系。”[⑤] 中医特别关注不同年龄的静脉病理反映点。除了运行气的气络之外，马继兴解释上述的“纽”是“红色的络脉”，[⑥] 亦即可以目视的所谓赤脉。中医大量图像并不描绘“络”。“色废”是多处之络病变的后果。而《内经》记载许多“大络”的生理、病理说法。重新解释“络”的身体史，是整理经脉史的第一步。其中，大络尤为重要。

大络是“脉”的一种类型？《灵枢·邪气藏府病形》中有一条非常关键的史料，三焦病可以观察足太阳脉外侧的“大络”：“大络在太阳、少阳之间，亦见于脉，取委阳。”[⑦] 医者观察到异常的“脉”（大络），而取腿部膝窝的委阳穴治疗。大络是人体四肢手足阴脉、阳脉循环交流核心部位。《灵枢·动输》：“夫四末阳阴之会者，此气之大络也。”[⑧] 位于手、足四肢的

① 崔为：《黄帝内经·素问译注》，第 74～76 页。

② 周策纵：《古巫医与“六诗”考》，联经出版事业公司，1986，第 71～82 页。笔者认为这是讨论古巫医最佳的一本书。

③ 王利器主编《史记注译》（四），第 2217 页。

④ 吕晓东、庞立健：《络病理论与肺脏病治疗》，人民卫生出版社，2018，第 11～16 页。

⑤ 黄龙祥：《走出中医看中医》，收入陶御风编选《中医好文选》第 1 辑，中国中医药出版社，2017，第 7 页。

⑥ 马继兴：《出土亡佚古医籍研究》，中医古籍出版社，2005，第 211 页。

⑦ 刘衡如校《灵枢经》（校勘本），人民卫生出版社，2013，第 18 页。

⑧ 刘衡如校《灵枢经》（校勘本），第 145 页。

“络腧”，成为联系经穴、脏腑以及病位、病变等的物质基础。我将老官山经脉模型手、足四处的“奚”字，也视为大络。熟读《内经》的张介宾诠释大络的病理作用，也指明四肢各脉在人体气血循环的重要性：“凡邪之中人，多在大络，故络绝则径通、及邪已行而四末解，彼绝此通，气从而合，回还转输，何能相失？”① 邪气入侵人体之大络之部位，而当四肢邪气解除后，手、足的脉道可保持运行不息。

淳于意教授医学，其一即为“经脉高下及奇络结，当论俞所居”。② 所谓“奇络”及“俞”有何关系？这里已经出现“经脉”的术语。而人体的上下及那些络、俞如何分布？人体的“所生病”，即沿经脉高下的疾病现象。手、足之脉二而一，例如张锡纯在《少阳为游部》中写道：“所谓游部者，其手足二经，一脉贯通。”其部位不在一处。③《史记·扁鹊仓公列传》言扁鹊通晓女性医学，“即为带下医”。④ 这里指的是带脉一类的妇女病。为何八脉奇经系统只提及带脉？为何老官山经脉模型的腹、背同时有三条“带脉”循行？这个阶段的脉学，没有区分“正经”、“奇经”（八脉）等不同系统。

淳于意之弟子都是汉初齐国的有司、职官。淳于氏的生活与扁鹊相似，即在各诸侯国之间（不只在齐国）游历，“不以家为家，或不为人治病，病家多怨之者”。⑤ 淳于意得罪病人。汉文帝十三年（公元前167）被告送押至长安。淳于氏有五个女儿，小女儿自愿入宫为官婢以赎父刑罪。淳于意骂曰：“生子不生男，缓急无可使者！”⑥ 为什么他不将医术传授给女儿？而中医的女医何其少？⑦ 圣地亚哥·拉蒙·卡哈尔（Santiago Romón y Cajal）论及科学研究有益的“社会因素”，最重要的是科学家的家庭因素。⑧ 然扁

---

① 张介宾：《类经》，人民卫生出版社，1994，第246页。

② 王利器主编《史记注译》（四），第2236页。

③ 张锡纯：《中医论说集》，学苑出版社，2007，第25页。

④ 王利器主编《史记注译》（四），第2219页。

⑤ 王利器主编《史记注译》（四），第2219页。

⑥ 王利器主编《史记注译》（四），第2220页。

⑦ 例如，陈邦贤辑录前四史中医学人物，女医只数人。参见陈邦贤辑录《二十六史医学史料汇编》，中医研究院中国医史文献研究所，1982，第8~73页。

⑧ 〔西〕圣地亚哥·拉蒙·卡哈尔：《研究科学的第一步》，程树德译，究竟出版社股份有限公司，2000，第179~192页。

鹊与“不以家为家”的淳于意都是“所谓走方郎中”。[①] 早期游医形态与医学传授的女性歧视有关。在战国至汉初有很多医者都是游医。汉初思想家陆贾特别指出“药不必出扁鹊之方”。[②] 扁鹊的医学地位虽极高，当时之日有扁鹊后学以外，各家（白氏等）之医方。

扁鹊在秦国被官医暗黑集团所刺杀，实在是中医史起源的一件大事。司马迁写道：秦医“自知伎不如扁鹊也”。[③] 我们可以想见，医学不同的权力集团（扁鹊医派内部）间为他们自己的统治制度而持续地斗争。秦医自认其医术不如扁鹊，而进行政治性谋杀。叙述者有其不为人知的意图。其中，如李伯聪所说，“‘黄帝’‘侵夺他人发明权’的故事”[④] 也再一次在秦医们身上发生。西扁鹊是无从指认的不在场。黄帝医经一统化事件暗示中医的政治性面向。如何决定中国医学发生的初始条件？扁鹊被暗杀后，启动了医学暴力。秦医们所掌握的各类伪（spurious）扁鹊文本为何？司马迁对扁鹊被暗杀事件感叹：“老子曰‘美好者不祥之器’，岂谓扁鹊等邪？”[⑤] 他用一个“等”（等同）字，再一次表达异质性事件的时间错位。

除“古先道遗传”之书外，同时大量依托“白氏”的学说兴起。各样的相似黄帝医论羼入古书群体。杨春梅《去向堪忧的中国古典学——“走出疑古时代”述评》写道，“整部伪书在特定时代以特定方式‘羼入’到流传着的古书群体中来，这种现象也不罕见”；“只有回避甚至取消整部‘伪作’现象，才能使一些伪书借着‘对古书形成和流传过程的新认识’还魂”。[⑥] 今本《黄帝内经》无疑保存一些伪作。在古医书形成的过程，有刻意的受控的改动及附益。也就是各种黄帝托作的集合。古医书多为伪书，在古书群体很不概然（very improbable）。不是“走出疑古”，而是选择地（自由）成为一种委身式怀疑异端（heresy）的书写进路。[⑦]

---

① 吴考槃：《医学求真》，中国医药科技出版社，1996，第 85 页。

② 王利器：《新语校注》，明文书局，1987，第 44 页。

③ 王利器主编《史记注译》（四），第 2219 页。

④ 李伯聪：《关于扁鹊、扁鹊学派和中医史研究的几个问题》，《医学与哲学》1994 年第 3 期，第 32 页。

⑤ 王利器主编《史记注译》（四），第 2236 页。

⑥ 杨春梅：《去向堪忧的中国古典学——“走出疑古时代”述评》，收入杨庆中、廖娟编《疑古、出土文献与古史重建》，漓江出版社，2012，第 161 页。

⑦ Peter L. Berger, *The Heretical Imperative*, Garden City: Anchor, pp. 25-26.

老官山 M3 汉墓出土了大量医学文物，借用邓嗣禹对河间献王刘德搜集书籍贡献的评价，[①] 在四川一地医学“以言得书多于汉廷”。也因此，在两汉时期见于正史的，也只有东汉时涪翁、程高及郭玉等三代师徒群体，活跃于四川一地。[②] 其中，郭玉成为东汉和帝的太医丞。四川无疑是汉代医学中心之一。西扁鹊佚书出土于四川，不是偶然的。而此地十二脉系统的首次出现，如王雪苔写道：“经络学说在战国时代已经是完备了。”[③] 之后，各种十二脉及经络学说竞出并行，其中《灵枢·经脉》一支约成书于西汉末年。

司马迁说的扁鹊历史，因着诸起源的差异而构成真正的医学事件。赵国扁鹊、秦扁鹊及蜀地的扁鹊后学遗书等，中国早期医学史因着原初的差异而不断地被重新思考。扁鹊的地位，由最初的客馆的主人，到了陶弘景的《真灵位业图》与庄子并列，两人之师同为神仙“长桑公子”的学生。[④] 扁鹊传说及后来留传的各种扁鹊书有分、合变迁。早期扁鹊医书篇幅不长，如同时代留下的各类“语”的文本。[⑤] 名臣、史官的言论或为教学之用的“语”书。老官山医学语书即一类深奥的（esoteric）文本，秘传的、限定在一定群体阅读的教学文献。其与传世文本仍然有相当的差异。陈胜前《思考考古》提问：“究竟什么是考古材料呢?”[⑥] 如何判断考古文献改动的程度？只有当考古证据是决定“真正发生的事”的唯一标准时，历史才服膺真实。“不相信科学的考古学家，总是在问有谁真的回到了过去?”[⑦] 对起源的探究（sleuth），即“亲身地在那里”。[⑧] 而扁鹊之语、依托扁鹊之书以及历代的扁鹊医书等，形成中医的大历史。

传世医书经由公开化、正典化的程序。例如 3 世纪的《脉经》《甲乙经》的形成。而埋入墓中的文物其用途并不为流通使用。所以，我们在 8

① 邓嗣禹：《河间献王生卒年代考及其与中国文化之关系》，收入黄培、陶晋生主编《邓嗣禹先生学术论文选集》，食货出版社，1980，第 234 页。

② 杨士孝注《二十六史医家传记新注》，辽宁大学出版社，1986，第 44~45 页。

③ 王雪苔：《雪苔针论》，人民卫生出版社，2008，第 73 页。

④ 王家葵校理《真灵位业图校理》，中华书局，2013，第 135~136 页。

⑤ 俞志慧：《古“语”有之——先秦思想的一种背景与资源》，华东师范大学出版社，2010，第 46~51 页。

⑥ 陈胜前：《思考考古》，三联书店，2018，第 45 页。

⑦ 陈胜前：《思考考古》，第 246 页。

⑧ 〔德〕胡塞尔：《几何学的起源》，收入雅克·德里达《胡塞尔〈几何学的起源〉导引》，钱捷译，桂冠出版社，2005，第 185 页。

世纪发现的敦煌卷子（P. 3481）只残存“心脉”抄本，同时也出现在《灵枢》卷一第四篇、《太素》卷十五“五脏脉诊”以及保留扁鹊之文的《脉经》卷三等各书中。如何理解早期心脉的多种起源？

古书没有通行本。余嘉锡指出所谓“定本”以前的文本情况：“古人著书不自收拾，往往甫得一二篇，即由学者传录，故无定本。”[①] 成书为谜的《中藏经》全书保存三条“扁鹊曰”的色诊遗文，皆不同于其他题名扁鹊的传世之文。[②] 出土文献的“一二篇”，如何结合如乔治·马尔库什（György Márkus）所形容的考古出土的“一组发现”，而在整体的早期医学起源“再现了这些所涉对象在原初设计中的用法”？[③]

扁鹊之书是多样而丰富的。司马迁当时所见的是迟至3世纪重编的医书，以及古墓遗蕴。它们都在人体内长期寻找释放能量（exergonic）的穴位，也在寻找身体“动”脉的点、线的各种分合。《淮南子·泰族训》写道：“所居神者得其位也。”[④] 人身的“神”所居，何以在四肢及各处得到适当的功能？

四　起源的诸医学问题——敬答布东-米洛教授

什么是“医学起源”的起源史？杰弗里·劳埃德（Geoffrey Lloyd）在一篇《论科学的“起源”》的论文指出：“‘起源’这一不可能有确定答案的历史命题。”[⑤] 我们寻寻觅觅却徒劳，不会得出确定的答案。什么是（what is）“末期医学”之所是？扁鹊式医学“能够是，或不能够是什么”（what can be and not）的技术是什么？黄帝的、白氏的、扁鹊的医书都是托作之先河。可以没有起源吗？而本文是怀疑的诠释螺旋。[⑥] 扁鹊医学及相关各类古

① 余嘉锡：《古书通例》，丹青图书有限公司，1987，第115页。

② 谭春雨整理《中藏经》，人民卫生出版社，2007，第22、23、25页。

③ 〔匈牙利〕马尔库什：《语言与生产——范式批判》，李大强、李斌玉译，黑龙江大学出版社，2011，第68页。

④ 刘文典：《淮南鸿烈集解》卷二十，文史哲出版社，1985，第58页。

⑤ 〔英〕杰弗里·劳埃德：《论科学的“起源”》，赵洋译，《自然科学史研究》2001年第4期，第291页。

⑥ Ray L. Hart, *Unfinished Man and the Imagination*, New York: Herder and Herder, 1968, pp. 52–68.

书的复制的伦理是有差距的。

中医史起源只不过是“很久很久以前”。马伯英不同意以《黄帝内经》作为中医的一个起源。① 为什么？中医晚出的起源并不是“ére”（这是与基督有关的历史分期概念）。中医史没有真正的起点。起源并不是编年史轴上的开始。大写的起源的意外发现（serendipity of Origins），常常并不为人所知。探索起源让写作的人身处在反思的起源之中。② 我们不得不以怀疑的态度慎重思考医学起源。古中国医学史与古希腊医学史的差异起源，为什么可以开始对话？

[李建民，“中研院”历史语言研究所研究员]

（责任编辑：舒健）

① 马伯英：《中国医学文化史》，上海人民出版社，1994，第 178 页。

② Réné Roussillon, “Le paradoxe de l'origine,” dans *Hypnose et psychanalyse: Réponses à Mikkel Borch-Jacobsen*/par N. S. Avtonomova, Y. Mouraviov, Jean Bergeret et al. , Paris: Dunod, 1987, p. 126. 感谢索邦大学博士研究生杨李琼提供信息。

古巴比伦医学起源新解*

〔英〕马克·盖勒

摘　要　由于巫术在医学和治疗中不甚明确的作用，人们对巴比伦医学的起源知之甚少。主要有两种职业会对疾病进行治疗："巫师"（*āšipu*, exorcist）和"医生"（*asû*, physician），这两种职业都有各自的治疗策略，包括咒语和医疗处方。公元前第2千纪最早的证据表明，这两种互补的治疗方法之间存在着明显区别。到公元前第1千纪，巫师和医生治疗行为的区别却开始变得模糊，巫师所接受的训练往往包含医学知识，而医生的处方经常包含咒语。然而，最近出版的有关巫术（*āšipūtu*）和医术（*asûtu*）的楔形文献表明，各类治疗方法代表了独立的学科，在各自特殊的治疗理论下使用咒语或处方。例如，巫术疗法采用诸如熏蒸之类的仪式，但避免使用医疗处方，而医学疗法则使用非巫术性质的咒语，这些咒语实质上是对疾病起源或由自然事件引起的疾病的病因学解释。这种情况表明，即使来自不同的专业领域，都包括诊断和预后，任何医者在治疗病人时都可以自由研究或加以运用。

关键词　巴比伦医学　巫师　医生　咒语　医疗处方

---

* 本译文系国家社科基金冷门"绝学"和国别史等研究专项"亚述帝国都城尼尼微出土医药文献整理与研究"（项目批准号：19VJX169）成果之一。

本文的研究是在欧洲研究理事会高级资助项目的支持下进行的，项目编号为 323596 BabMed。本文使用的缩写如下。数据库中的资料均可免费浏览，而且列出了延伸阅读的文献，部分专著可在线下载。MSL = Material for the Sumerian Lexicon/Materialen zum sumerischen Lexikon. BAM = Die babylonisch-assyrische Medizin in Texten und Untersuchungen; BAM 7 = Markham J. Geller, *Renal and Rectal Disease Texts*, Berlin: De Gruyter, 2005. PBS = Publications of the Babylonian Section of the University Museum of the University of Pennsylvania (http://onlinebooks.library.upenn.edu/webbin/book/lookupname? key=University%20of%20Pennsylvania%2E%20University%20Museum%2E%20Babylonian%20section) DCCLT = Digital Corpus of Cuneiform Lexical Texts (http://oracc.museum.upenn.edu/dcclt/index.html) TDP = René Labat, *Traité akkadien de diagnostics et pronostics médicaux*, Paris & Leiden: Brill, 1951. YOS 10 = Albrecht Goetze, *Old Babylonian Omen Texts*, New Haven: Yale University Press, 1947.

古巴比伦医学本质上是基于外部可观察到的症状而形成的一种以制药或药物为基础的治疗系统，几乎没有外科手术。医疗干预主要包括口服药物、直肠灌肠、外用绷带和按摩，同时结合佩戴护身符、熏蒸和其他以心理为导向的程序。没有发现古巴比伦医学有静脉切开术的证据，其也没有希腊模式的体液理论。然而，巴比伦对疾病的治疗不局限于药物及其使用，还可能涉及咒语和巫术仪式。在实践中，这些职业参与了治疗措施的管理，包括身体接触和参与旨在影响病人心理状态的活动。与希腊、中国或阿育吠陀医学不同，很难辨别出任何具体的巴比伦医学理论，部分原因是巴比伦的抄写文化没有以书面形式传播理论的传统，因为这类话题是学者间口头评论的主题。但这绝不意味着巴比伦人没有医学理论，只是他们的医学理论必须从类似涉及治疗、诊断和预后等多种不同形式的大量文献资料，以及人体结构学和药理学的学术著作中推断出来。正如我们将在下面看到的，在某些情况下人们甚至必须查看两河流域晚期的资料和语言才能重建该地区的医学理论。

为了便于比较，重要的是从医学“体系”的角度来思考古代世界的医学，我们可以将古代世界的医学主要划分为几大类，例如希腊-罗马医学、两河流域医学、[①] 埃及医学及后来的阿拉伯医学。一个古老的医学体系通常由子集组成，例如希波克拉底论著或狄奥克勒斯（Diocles）医书、希腊医药哲学学说（例如方法论者、经验主义者、教条主义者）以及达到顶峰的盖伦的著作，其内在的相似性使我们将这些视为一个综合医学系统的组成部分。然而，到目前为止，还没有人提出类似独特的巴比伦医药“哲学”或理论方法，可以与这些相互竞争的希腊学派相媲美，这可能是我们资料来源的性质所致。尽管现代对巴比伦医学的观点很大程度上是单一的，但基于医者实践的导向，巴比伦医学实际上综合了截然不同的疗愈和治疗方法。[②] 一个潜在的冲突领域是神明与其他神力（包括恶魔和鬼魂）在诊断和

① 我们使用两河流域医学（即美索不达米亚医学）这一词统称该地区以苏美尔语、阿卡德语、赫梯语、阿拉米语和叙利亚语其中任何一种语言记录的医学，而巴比伦医学特指以阿卡德语记录的医学。

② 如果没有任何对其医疗能力的第三方的评估，或者甚至没有医生对手之间的辩论性评论，评估巴比伦医学知识的竞争性理论或相互竞争的思想流派几乎是不可能的，尽管这些理论很可能存在。

治疗上的对抗作用，这似乎是合理的，“神之手”这样的措辞在医学语境下可能意味着个人保护神对病人健康的干涉，[①] 尽管学者可能仅将此措辞作为与疾病相关的技术术语。[②] 鬼魂在病人耳边咆哮也是如此，既可以从字面上解释，也可以作为焦虑或精神疾病的隐喻，通常需要巫术干预。[③] 巫师（*āšipu*）和医生（*asû*）这两种治疗职业也代表着不同的治疗方法，主要是祈求神的帮助与技术（处方）的差异，这两种传统的治疗方法后来都受到了基于星座或者行星对身体和疾病产生影响的占星医学的挑战。

巴比伦医学的特殊优势在于其对资料缜密且系统的安排，这意味着尽管缺乏仪器或技术，巴比伦医生仍获得了有限的技术知识。这一点在巴比伦人的解剖学知识中表现得最为明显，他们的解剖学知识是最基本的，尤其是内部解剖学。他们对诸如心脏（被认为是一种认知器官）[④] 以及大脑（通常被视为骨髓）这类器官的功能知之甚少，而且几乎没有证据表明巴比伦人将肺与呼吸联系起来。然而，巴比伦学者普遍了解泌尿道的组成部分和功能，这可能是基于对动物结构学的研究——几乎没有证据表明巴比伦有尸体解剖或病理解剖学的研究。另外，除了公元前 3 世纪亚历山大里亚的一段短暂时期外，[⑤] 希腊医学也反对尸检。当然，这条规则的例外是埃及的

---

① Nils P. Heeßel, *Babylonisch-assyrische Diagnostik*, Münster: Ugarit Verlag, 2000, pp. 49-54.

② 参见 Karel van der Toorn, *Sin and Samnction in Israel and Mesopotamia*, Assen: Von Gorcum, 1985, p. 199; Eric Schmidtchen, *Mesopotamische Diagnostik: die diagnostisch-prognostische Standardserie Sakikkû als ein Kernbereich des Beschwörungseperten sowie eine Neuedition des zweiten Kapitels*, Ph. D. Dissertation of Freie Universität, 2018, pp. 211-219。

③ 有关示例请参见 JoAnn Scurlock, *Magico-medical Means of Treating Ghost-induced Illnesses in Ancient Mesopotamia*, Leiden and Boston: Brill, 2005, p. 14。具体处方请参见 BAM 503 I 20'-23'（JoAnn Scurlock, *Sourcebook for Ancient Mesopotamian Medicine*, Atlanta: SBL Press, 2014, p. 369）：“如果一个男人受到‘鬼魂之手’的影响，（那么）他的耳朵就会咆哮：捣碎 *murru*，砷（?）（*ašgigû*）（和）孔雀石（?）（*ešmekku*），用一团羊毛包裹（它们），把（它们）撒到雪松树脂（字面意思是‘血液’）里，背诵咒语……”目前我们尚不清楚这种情况被认为是人身攻击的结果，还是由神经系统的疾病引起的，这种治疗方法类似于巫术（现代术语），但采用的是医学处方的形式。

④ Joan G. Westenholz and Marcel Sigrist, “The Brain, the Marrow, and the Seat of Cognition in Mesopotamian Tradition,” *Le Journal des Médecines Cunéiformes*, Vol. 7 (2006), pp. 1-10.

⑤ 归因于希罗斐鲁斯（Herophilus）和埃拉西斯特拉图斯（Erasistratos），参见 Heinrich von Staden, *Herophilus: The Art of Medicine in Early Alexandria*, Cambridge: Cambridge University Press, 1989。

木乃伊制作，但由于制作木乃伊是作为一种丧葬行为而不是作为医学研究来对待的，所以目前尚不清楚埃及医生通过木乃伊制作过程获得了多少解剖学知识。然而，没有解剖并不妨碍巴比伦学者对解剖学进行详细的学术研究，这些研究保存在那些罗列着人体器官和疾病的词表上。

一　解剖学词表

这类词表被称作 UGU. MU①，其特点在于，它们与医学处方和诊断文本中的解剖学术语有很多不同之处。可以推测这些词表代表的是学术的或“理论”解剖学，与医学处方中的实践解剖学不同。这些词表展示出人们对解剖学的早期兴趣，许多例子都来自学校的课本，这些课本主要来自两河流域的文书中心尼普尔以及赫梯首都哈图沙。② 能够表明学术词表和医学文本之间关系的例证如下：③

kir$_4$. mu = ***ap-pi*** **“我的鼻子”**

pa. an. ta kir$_4$. mu = ***na-pi-iš ap-pi-ia*** “我的鼻子的呼吸”④

pa. úg kir$_4$. mu = *na-hi-ir ap-pi-ia* “我的鼻子的鼾声”⑤

im kir$_4$. mu = *ša-ar ap-pi-ia* “我的鼻子的吸气（字面意思是：风）”

sag kir$_4$. mu = ***re-eš ap-pi-ia*** “我的鼻尖”

šà kir$_4$. mu = ***li-ib-bi ap-pi-ia*** “我的鼻子的中间”

① UGU. MU 的字面意思是“我的头盖骨/大脑”，参见 MSL 9，pp. 49-73 和 Miguel Civil，*The Lexical Texts in the Schoyen Collection*，Bethesda：CDL Press，2010，pp. 148-161。该解剖学词表以苏美尔语单语和苏美尔—阿卡德双语的格式来翻译苏美尔解剖学术语。

② Yoram Cohen，“The Ugu-mu Fragment from Hattuša/Bogazköy KBo 13. 2，” *Journal of Near Eastern Studies*，Vol. 71，No. 1（Apr. 2012），pp. 1-12.

③ MSL 9，p. 67.（本文引用的是原文的拉丁转写，转写时有三种转写方法，分别是原文转写、规范转写和合并转写。原文转写中原文音节拼写用短线相连，词符用该词的读音表示。规范转写中用单词的形式拼写单词，不写连字符。音节右下方的数字越大表示这是使用频率越低的音节，下方引文中的长横线表示泥板上的横线。——编者注）

④ 在 Miguel Civil，*The Lexical Texts in the Schoyen Collection*，p. 155（4：5）中，这个短语读作 *na-hi-*[*ir ap-pi-ia*]，意思是“我的鼻子的鼾声”。

⑤ 或者：按 CAD N/1 136 的解释是鼻子的鼻孔，但西维尔（Civil）的释读是首选（Miguel Civil，*The Lexical Texts in the Schoyen Collection*，p. 155）。

bùru kir$_4$. mu = *pi-li-iš ap-pi-*[*ia*]“我的鼻孔（字面意思是：针孔）”

sı́g kir$_4$. mu = *ha-an-zar-ar-ti ap-pi-ia*“我的鼻涕（字面意思是：绿色的羊毛）”①

[bad] kir$_4$. mu = *du-ur ap-pi-ia*“我的鼻壁”

以粗体标记的术语表示医疗处方中出现过或可能出现的阿卡德短语，其他术语则很可能是外来的，因此只会在特殊情况下出现在处方中。这种模式在整个 UGU. MU 的文本中重复出现，其中许多术语在医药处方中并不常见。

令人惊讶的是，在公元前第 1 千纪，解剖学词表似乎已从学术兴趣中消失了。然而，以苏美尔语单语和苏美尔—阿卡德双语两种形式存在的类似的疾病词表却并非如此，仍在尼尼微的阿舒尔巴尼拔皇家图书馆中得以复制和研究。② 同样的模式③也出现了，这些词表保留着一些无法从医学处方中得知的罕见或不寻常的疾病名称，此外，疾病词表的目的是将阿卡德语所表述的疾病与苏美尔疾病术语相匹配，这是一项语言学工作，而不是医学工作。如下所示：④

giš. giš. g[íd] = [*pa*]*-ṣa-du*“捣碎”

gìri h[um] = [*ha*]*-ma-šu*“打断”（脚）

gìri tag = *še-pa ha-miš-tu*“变形的脚”⑤

gìri. gú ba. an. du = (*še-pi*) *i-te-eq-lip-pu-u* (*neqelpû*)“我漂浮的脚”⑥

---

① Miguel Civil, *The Lexical Texts in the Schoyen Collection*, p. 149 (10) 中翻译的苏美尔语是“我的鼻毛”，但阿卡德语“*haṣartu*”的翻译是绿色的羊毛，并引申为黏液。然而，《巴比伦塔木德》(Gittin 69a) 提供了一个治疗流鼻血的处方并建议，“让一个人把一簇羊毛黏成一缕 (*ptylt'*=阿卡德语 *pitiltu*)”插入鼻孔。可能 UGU. MU 中的这行原本是指流鼻血的治疗方法，之后这种治疗方法也纳入对鼻子的描述。

② MSL 9, pp. 90-102，目前尚不清楚为什么在疾病名称仍然令人感兴趣的情况下，解剖词表不再被复制，尽管我们不能排除尚未找到公元前第 1 千纪样本的可能性。

③ “同样的模式”指的是这两类清单都包含罕见或不寻常的名称，而这些名称在医学处方中是找不到的。此外，这两类清单似乎都侧重于将描述性的阿卡德语疾病术语与对应的苏美尔语术语比照阐述，这表明它们更侧重于语言学和文字学研究，而非医学。——译者注

④ MSL 9, p. 95 以及 DCCLT。

⑤ PBS 12, 13.

⑥ MSL 9 78: 110, 95: 103. “*neqelpû*”一词的意思是“漂流或者顺流而下”，这是一个文学术语的例子，偶尔会出现在症状中，但只有在特殊情况下才会出现，参见 CAD N/2 173。

níg. na. me. eš（变体为 a）e_{11}.（变体为 ge_6）. da（变体为 ba. TU. dè）= *mim-ma i-li-a-šum*“使它上升的任何东西（复数）”[①]

gìri al. g[ilim] =（*še-pa*）[*i*]*t-te-né-gi-ir*“脚崴了”

gìr [$peš_6$. $peš_6$] = *še-pa ub-bu-ṭa-tu*“肿胀的”（脚）

[gìr …] =（*še-pa*）*nu-pu-ha-tu*“发炎的”（脚）

[gìr du. du. ur]. hi. =（*še-pa*）*na-mu-ši-ša-tu*“坏死的”（脚）

与上述 UGU. MU 的摘录一样，这份词表提供了另一个病理描述的例子，这些病理描述几乎不会作为医学症状出现，而且这份词表很可能不是基于医学文献制作的。整个疾病词表似乎是针对医疗条件和残疾的独立的非治疗性研究。[②]

二 植物与矿物词表

对于药用植物、药草和药用矿物质的学术研究，也可以提出类似观点，以 Uruanna 开头的一系列词表则更为复杂。这些词表可以被看作后来泰奥弗拉斯托斯（Theophrastus）和迪奥斯科里德斯（Dioscorides）更广泛著作的前身。不过，Uruanna 词表仍包含了大约 400 种两河流域治疗处方中常用药物成分的宝贵信息。除了给出名称和简短描述之外，Uruanna 文本中还提及有关污物药剂（*Dreckapotheke*）或污物成分（如动物粪便）药方的信息，而实际大多是普通植物的秘称：[③]

25（注释：无）“果”-植（注释：其他）绰号：人睾丸
（注释：男性）

26（注释：2）“地”-植（注释：土块） 绰号：山 *galgaltu*[④]

---

① MSL 9, p. 77.

② 假设这样的词表是书吏学校讨论的主题，是学术活动的起点而非最终产物。

③ Markham J. Geller, “Encyclopaedias and Commentaries,” in J. Cale Johnson ed., *In the Wake of the Compendia*, Berlin: De Gruyter, 2015, pp. 39-40, 43.

④ 可能是一种昆虫。

27（注释：2）骆驼刺（*ašāgu*） 绰号：同上，驴胯[1]

28 *illūru*（阿卡德语注释） 绰号：臭虫

29"牧羊杖"（注释：苏美尔语） 绰号：［人］股骨（注释：苏美尔语）

这份植物词表的目的是解释秘称（*Deckname*，绰号），这些秘称通常带有一点情色意味，实际不过是非常普通的成分，或许是为了防止非专业人士或门外汉复制医学处方。譬如，处方中的"人睾丸"实际指一种无害的"果"植，或者可能只是一种作为药方成分的常见水果。一株"地"植实际指的是田地中的一个土块，可以用来抵消医学症状中的湿气，但这也可能是昆虫的别名——"山中饿棍"（mountain hunger），此别名反映出这类害虫的贪婪活动。类似的注释"驴胯"，可能是一种常见荆棘植物的别名，或者是与这种独特牲畜相关的昆虫或寄生虫的另一个秘称。另一个类似的术语臭虫（*išid bukāni*）指的是红色的 *illūru*-植物，而处方中令人生厌的人骨成分实际上是指一种被称为"牧羊杖"的常见植物。

最后，植物和矿物词表常常附有被称作是"Šammu šikinšu"和"Abnu šikinšu"（字面意思分别是："一种植物——它的属性"和"一种矿物——它的属性"）的注释，用以描述药用植物和矿物的固有特性和用途。[2] 这类文献并不一定由医生撰写，而是广泛地保留在图书馆和档案馆中，这说明：对医药相关主题进行独立研究并非严格限于医生，就如同后来的希腊哲学家（包括亚里士多德），他们在研究自然和宇宙时也会用到医药知识。例如：[3]

① 很可能是另一种昆虫。

② 有关矿物质应用于巫医的全面研究请参见 A. Schuster-Brandis, *Steine als Schutz-und Heilmittel. Untersuchung zu ihrer Verwendung in der Beschwörungskunst Mesopotamiens im 1. Jt. v. Chr.*, Münster: Ugarit Verlag, 2008。

③ 参见 Henry Stadhouders, "The Pharmacopoeial Handbook *Šammu šikinšu*—An Edition," *Le Journal des Médecines Cunéiformes*, Vol. 18 (2011), p. 25; Henry Stadhouders, "The Pharmacopoeial Handbook *Šammu šikinšu*—A Translation," *Le Journal des Médecines Cunéiformes*, Vol. 19 (2012), p. 11 [IIIa 5]。

šammu šikinšu kīma urnê inibšu kīma ašāgi ṣalim šammu šū murru šumšu ana šuburri damiq arqūssu ana šuburrīšu tašakkanma iballuṭ

这种植物——性质像 *urnû*-薄荷，果实像荆棘一样黑：这种植物的名字叫 *murru*。对肛门有疗效，你应该在它新鲜的时候将其放入患者直肠，患者应该会好起来。

这句简洁的陈述告诉我们，一种名为“*murru*”（意思是苦的）的药用植物具有薄荷的特性，它的果实像荆棘一样呈黑色（或暗色）。由于这种药物对直肠疾病有效，医生应在新鲜时采摘并将之放入病人肛门。

有关药物学（*materia medica*）的 *Šammu šikinšu* 注释并不是药物解释词表的唯一例子。类似的解释性词汇文本——一种治疗手册是这类指南中的典型，如下：①

ú^{šim}gúr. gúr. /ú *a-ši-i*/šu. bi. [aš. àm]

ú^{šim}gúr. gúr ^{šim}li ^{ú}áb. duh $^{ú\ d}$nin. urta ^{ú}hab ^{ú}numun ki. ^{d}iškur

pap ú$^{hi.a}$ šeš *ina* ì. giš šub *ina* izi šeg$_6$-*šal* kúm-*su* sag-*su* šéš. meš

ú áb. duh/ú *ši-biṭ* im/súd *ina* ì. giš šéš

kukru-植物/一种医生治疗疾病的药物/同上（可能捣烂并揉入脂肪里）

植物：*kukru*、*burāšu*-刺柏、*kamantu*、*nikiptu*、*hûratu*、*qudru*-种子

把这些植物都放进油里，在火上烧，趁热将其擦到他头上。

kamantu-植物/一种用于肠胃胀气的药物/捣烂并揉入脂肪里

这个手册的目的是将几种资料合成一个词表，确定哪些药物对哪些疾病有用（在第二栏），最后在处方中暗示药物特有的制备或使用方法。一个重要的区别在于是单方（*simplicia*，单一药物用于治疗单一疾病），还是使用多种药物治疗疾病的复方。

① BAM 1. 参见 Annie Attia et Gilles Buisson, “BAM 1 et consorts en transcription,” *Le Journal des Médecines Cunéiformes*, Vol. 19 (2012), p. 27, ii 7-8。

处方同样有两种不同的形式。它可以是针对单一症状开出的单一药物组成的单方（*simplicium*），也可以是含有多种成分的复方，类似罗马医药中的制剂。单方可以反映出理论药理学和制药学知识。① 以下是在肾脏疾病中发现的单方例子：②

植物成分：

ajar-kaspi	“银莲座［状］”植物（“silver-rosette”-plant）
baluhhu	（香树）（与压榨油混合）
imhur-līm	“治千种（疾病）的”植物
hašû	百里香（?）
irrû	黄瓜
karān šēlibi	“狐藤”（fox-vine）
kasû and *mê kasî*	一种（园林植物）或植物本身的汁液
kurkānû	（植物）
lišān kalbi	“狗舌头”植物
maštakal	（在直肠疾病文本中混入啤酒里使用）
murru	“苦”植（混入酒坊啤酒里）
uhhahu	荆棘
zēr bīni	柽柳种子
šaman erēni	雪松油（混入醋里）
šammu peṣû	“白色植物”

由于只有相对较少的单方可以用现代植物学名称来辨识，因此很难评估这些成分的价值，尤其是我们对个体情况的用量和剂量几乎一无所知。然而，一旦整个巴比伦药典被重建，下一个重要的阶段将是对单方与其他医学体系（如希腊和阿拉伯医学）中使用的类似物质进行比较，以确定古代的治疗体系是否存在连续性。

① 在巴比伦医学背景下，单方的使用从未得到研究，但是这类研究的结果会很有前景，因为它可以突出哪些药物是针对特定疾病复方中的有效成分。

② BAM 7, pp. 4-5.

三　被称作《诊断手册》的文献

另一个系统性思考的例子可以在被称作《诊断手册》的文献中看到，这是一个按从头到脚的顺序列出的、由数千个个体症状组成的冗长词表。① 这个症状词表的格式和结构基于标准的占卜因果逻辑，即“如果 P，那么 Q”，② 如下：

> 如果病人头热，他太阳穴的血管、手脚一起颤抖，他的脚冷到了小腿，他的鼻尖变黑，手指上的痣发黄，眼睛中间有黄白点，两个眼睑都被感染……鼻腔呼吸感染，（然后当）呼吸离开他的口，便将死亡带入他的生命……③

这些症状指标与希波克拉底医学中已知的情况相似，人体解剖的某些部分被标记为热或冷，有色（黑色、白色、黄色）或脉动，所有这些都被用作即将死亡的诊断指标。其他段落涉及病人的身体是潮湿还是干燥，例如同一文本中的以下摘录：④

---

① 《诊断手册》被认为是巫师（*āšipu*）的作品，这在一定程度上解释了为什么这个文献描述的症状常与医生（*asû*）的医学处方所描述的症状不相符。（关于《诊断手册》，参见刘昌玉《埃萨吉尔—金—阿普里与古代两河流域的医学传统》，张勇安主编《医疗社会史研究》第 6 辑，中国社会科学出版社，2018，第 133～142 页；王俊娜《两河流域医学：巫术与医药的矛盾统一体——评〈古代两河流域医药文献〉》，张勇安主编《医疗社会史研究》第 6 辑，第 243～250 页。——编者注）

② 有关这种标准的征兆格式的讨论，参见 Francesca Rochberg, *In the Path of the Moon*, Leiden and Boston: Brill, 2010, pp. 376-382 以及 C. Uehlinger, "From 'Heaven' to 'Nature': Some Afterthoughts," in K. Schmid and C. Uehlinger eds., *Laws of Heaven—Laws of Nature, Legal Interpretations of Cosmic Phenomena in the Ancient World*, Orbis Biblicus et Orientalis, Vol. 276, Freiburg and Göttingen: Academic Press Fribourg, 2016, p. 163。（如果 A，那么 B，表示规律性或巧合或定期间隔）弗朗西斯卡·罗奇伯格（Francesca Rochberg）清晰地回顾了如果-短语及其在征兆文献中的含义，但是她的讨论中没有包括诊断或医学征兆。参见 Francesca Rochberg, *The Heavenly Writing*, Cambridge: Cambridge University Press, 2004, pp. 58-60。

③ TDP III, 61-62; JoAnn Scurlock, *Sourcebook for Ancient Mesopotamian Medicine*, Atlanta: SBL Press, 2014, p. 15, p. 21, l. 61-62; Matthew T. Rutz, "Threads for Esagil-kīn-apli. The Medical Diagnostic-Prognostic Series in Middle Babylonian Nippur," *Zeitschrift für Assyriologie und vorderasiatische Archäologie*, Vol. 101, No. 2 (2011), p. 301.

④ TDP XXII 33. 参见 Nils P. Heeßel, *Babylonisch-assyrische Diagnostik*, p. 254 以及 JoAnn Scurlock, *Sourcebook for Ancient Mesopotamian Medicine*, p. 187。

> 如果一个人的上腹部完全干涸，上腹部疼痛但不灼热，他小便流血，那么这个人就是“腹泻”并患有 *li'bu*-热病。

此外，《诊断手册》开头的两块“泥板”（或章节）仿照了经典的占卜程序，列出治疗师在去探视病人的途中可能看到的好兆头或坏兆头，例如看到孕妇或者黑猪。① 实际上，《诊断手册》中的症状特征是否代表诊断理论是值得商榷的，因为它们并不反映医学处方中的实际症状。②《诊断手册》和医学处方之间的另一个关键区别是，前者收集的症状往往可以预测病人是否可能活下来、死亡或患慢性病，反映出症状作为预兆的占卜本质；与此形成鲜明对比的是医学处方很少提供预后，但常常认为病人会康复。有意思的是，这些症状数据是如何收集并被使用的呢？两河流域科学习惯于将占卜观察（条件从句）与一个可能的结果或者对符号或预兆的解释结合起来（结论主句），虽然解释的实际依据往往不清楚，而预兆解释的标准也不同于各类型的占卜。确定各类主要征兆（动物内脏、天体运动、奇事和陆地预兆，或梦）的预兆和符号的标准各不相同，对征兆的现代理解也因缺乏任何古代解释该系统的指南而受阻。这种情况同样适用于诊断预兆或症状，尽管可能有一些修改但在某些方面仍类似于占卜。虽然一般征兆的条件从句与结论主句之间的逻辑关系常常不清楚，③ 但涉及症状的预兆具有

① 参见 Andrew R. George, “Babylonian Texts from the Folios of Sidney Smith. Part Two: Prognostic and Diagnostic Omens, Tablet I,” *Revue d'Assyriologie et d'Archéologie Orientale*, Vol. 85, No. 2 (1991), p. 142f。该文出版了《诊断手册》中这段文字的楔形文字注释，它表明即使是古代抄写员也很难理解为什么这些类似于其他类型的征兆被用来介绍诊断症状。

② 肾脏疾病的处方提供了丰富多彩的比喻来描述尿液的性质，将其与驴的尿液，或者啤酒或者葡萄酒残渣，或者透明的油漆进行比较，颜色为黄色或白色等（BAM 7, p. 71），表明所有“排泄”或相关疾病的迹象。另外，《诊断手册》提供了对尿在标准条件从句中的更直接的描述，例如“如果（他的）尿液是红色/黑色/堵塞/像水/像酒”等，每个条目都伴随一个预测患者是生还是死的结论句（BAM 7, p. 251）。处方和《诊断手册》中的这些条目的不同表明这些文本是在不同的场所撰写的。

③ 例如从畸形胎儿或流产（人类和动物）得出的 Šumma izbu 预兆：“如果一个女人生了孩子，（胎儿）右边有两只耳朵，左边没有耳朵——那么生气的神会回到土地上，这片土地将会祥和。”［3: 18，翻译见 Nicla De Zorzi, “The Omen Series *Šumma Izbu*: Internal Structure and Hermeneutic Strategies,” *KASKAL*, Vol. 8 (2011), p. 53］条件从句和结论主句之间的逻辑关系的重建是不确定的。

一定的明显优势。首先，两河流域的知识体系认为诊断和相术预兆的类型是密切相关的，[①] 这意味着两河流域对人体的所有身体特征和行为都进行了系统化、详细观察和记录。其次，可以通过经验对导致预测特定结果（如死亡或慢性疾病）的症状进行检查，而其他类型的预兆不一定如此。

虽然相术预兆的逻辑仍然不清楚，[②] 但是有关疾病进程或其预后的症状收集的结果，可能会受到几代医生及治疗师观察发热、感染甚至疼痛模式的广泛经验的影响。此外，症状词表也产生了一个理论要素，该理论区分了身体的热、冷、湿、干的部分，或者反映了红、白、黑、黄四种诊断颜色，这些标准偶尔也被运用到无法观察到的内脏器官。

例如，从头到脚排列的具有高度系统性的症状词表是充分利用症状进行的疾病症状学的研究，但这些词表显然并不是作为现代意义上的诊断工具而设计的。一方面，这些症状不是来自特定的病史，而是来自众多患有特定疾病的病人。与此同时，我们不禁要问为什么古代学者从未想过记录特定疾病的个体症状，以便更好地识别它们。根据《诊断手册》中的排序，每一种疾病症状将根据其影响的身体部位而被安置在列表中，而不是作为一个病人的症状集合。虽然从我们的角度来看，整个系统看起来很烦琐且不切实际，但是也许它值得我们回到过去，搞清《诊断手册》以这种方式被创建的原因。首先，似乎很明显，《诊断手册》（和希波克拉底同行一样）处理的是危重疾病，而不是普通感冒。因此，每种症状都被认为是病人是活还是死的预后的潜在决定性因素。其次，两河流域所有的占卜和预测均基于单一的征兆预测，而不是可以确定将来会发生什么的不同预兆的组合。最后，《诊断手册》的最终使用者可能会用心熟记文本，不管怎样，如果根据人体解剖学列出症状，他们知道在哪里可以找到。在任何情况下，在没有仪器（温度计或显微镜等）的世界中，基于人体解剖学的症状更容易被检测和评论，而基于疾病的症状学可能无法提供更准确或可靠的诊断，因为病人在年龄、总体健康状况以及他们可能患有的疾病方面存在差异。实际上，《诊断手册》的优点是中性的和可观察的，它是将特定症状指定给身

---

① Ulrike Steinert, *Assyrian and Babylonian Scholarly Text Catalogues: Medicine, Magic and Divination*, Berlin: De Gruyter, 2018, p. 4.

② 例如，妻子的死亡、变富或变穷等。

体的一部分而不是一种假定的疾病。因此，从现代医学的角度来看，医学上看似无用的努力可能具有实际用途，这也为古代疾病提供了理论视角。

四　古老的《阿舒尔医学目录》

我们对巴比伦医药的主要知识来自大量的处方或医方，这些处方或医方分布在一些特定主题的具体论文或“系列”楔形文字泥板中。大部分关于含有医方的文本整体结构的信息来自一个古老的医学目录，这是一个源于阿舒尔城[①]的公元前 8 世纪至公元前 7 世纪的泥板，现在可以从纽黑文（耶鲁）和芝加哥（东方研究所）的泥板碎片中得知。这个由亚述和巴比伦人编纂的约 90 篇医学论文的古代目录广为人知，其标题以从头到脚的顺序排列，并列出了普通病理学内容，与解剖学没有具体关联。《阿舒尔医学目录》（*Assur Medical Catalogue*）的正面定义了身体的 12 个部位或区域，这些部位或区域成了医学著作的主题，它们被方便地贴上了如下标签：

“颅骨”涉及头部疾病，由五块泥板（或“章节”）组成。

“眼睛”涉及眼部问题和疾病。[②]

“耳朵”（单个泥板论文）涉及耳部疾病。[③]

“颈部”可能包括六块涉及主要由“鬼魂”引起的颈部问题的泥板。

“鼻衄”的泥板支离破碎，只有一份手稿的末页幸存下来。[④]

“牙齿”由至少两块治疗口腔疾病的泥板组成。[⑤]

---

① “亚述”更多表述为国家名，此处具体指阿舒尔城。——编者注

② 参见 Annie Attia, “Traduction et commentaires des trois premières tablettes de la série IGI,” *Le Journal des Médecines Cunéiformes*, Vol. 25（2015）, pp. 1-120。翻译和评论来自一位法国的眼科专家，他也是巴比伦医学的权威，他发表的重要文献版本是基于尼尼微的三篇大的手抄本整理的。Markham J. Geller and Strahil Panayotov, *Mesopotamian Eye Disease Texts*, Die Babylonisch-assyrische Medizin in Texten und Untersuchungen, Vol. X, Berlin: De Gruyter, 2019.

③ JoAnn Scurlock, *Sourcebook for Ancient Mesopotamian Medicine*, p. 387ff.

④ JoAnn Scurlock, *Sourcebook for Ancient Mesopotamian Medicine*, p. 388ff.

⑤ JoAnn Scurlock, *Sourcebook for Ancient Mesopotamian Medicine*, pp. 398-405. 包括蛀牙的咒语。

“支气管”由六块治疗呼吸道和肺部疾病的泥板组成。[①]

“胃”由五块治疗消化问题的泥板组成。[②]

“上腹部/腹部”可能包含多达八块泥板，涉及胸部和腹部疾病。

“肾脏”可能包含三块泥板，涉及肾脏和泌尿问题，包括肾结石和男性性功能障碍。[③]

“肛门”由五块涉及直肠问题和痔疮的泥板组成。[④]

“残疾”可能包括至少四块泥板，涉及腿部和脚部问题。[⑤]

虽然这些文本涉及影响人体结构特定领域的疾病，但《阿舒尔医学目录》背面的另一份清单提供了与任何特定身体器官无关的疾病文本的首行（开始）。这些疾病涉及“皮肤”损伤，“危险”（例如被狮子袭击、癫痫、中风、瘫痪），“邪恶力量”（表现为抽搐或失语症），“神的愤怒”（其表现是严重焦虑等），“神谕”（医学预测不佳），“精神疾病”，“阳痿”和“性功能障碍”，“怀孕”和“分娩”，最后是“兽医学”。[⑥] 疾病的一般分类与后来希腊罗马医学中发现的分类有不同的方向，部分原因是两河流域传统上把癫痫、中风和神经紊乱等疾病归因于神的愤怒。[⑦] 然而，在《阿舒尔医学目录》中，除了遥远的天神安努（Anu）之外，神并不是疾病的主要原因。天神安努在巫术和医学中没有明确的角色，提到安努神的愤怒实际上是对一般神明愤怒的隐喻。

值得注意的是，公元前 7 世纪由阿舒尔巴尼拔（Assurbanipal）的皇家书吏为其尼尼微图书馆编辑的医学文库，似乎坚持了《阿舒尔医学目录》

① JoAnn Scurlock, *Sourcebook for Ancient Mesopotamian Medicine*, p. 469ff.

② 一篇未发表的博士学位论文对该文本进行了编辑，并将之翻译成法文。参见 Danielle Sandra Cadelli, *Recherche sur la médecine mésopotamienne: la série Summa amelu sualam marus*, Thèse de Doctorat, l'Université Paris 1, 2000。即将出版 J. C. Johnson 的增订本和译文。

③ BAM 7.

④ BAM 7.

⑤ Sona C. Eypper, “Diseases of the Feet in Babylonian-Assyrian Medicine. A Study of Text K. 67+,” *Le Journal des Médecines Cunéiformes*, Vol. 27 (2016), pp. 1-58.

⑥ Ulrike Steinert, *Assyrian and Babylonian Scholarly Text Catalogues: Medicine, Magic and Divination*, pp. 203-291.

⑦ 在《希波克拉底文集》中，癫痫被指定为“神圣的疾病”，这可能反映了希腊较早的前希波克拉底医学中一些类似的古老态度。

的组织原则的特征。然而，医疗处方也有一个独特的组织模板，例如以下来自乌鲁克的晚期巴比伦文本：①

DIŠ NA（=*šumma amēlu*）*mišitta pāni išu iṣappar urra u mūši urtattū la ittana'al ina dišpi u himēti pānišu muššuda la ikalli maštakal balu patān ītanakkalma iballuṭ*

ÉN（难懂的术语）之后是 TU_6. ÉN

KA. INIM. MA *šumma rābiṣu appu amēli uṣṣabbit*

DÙ. DÙ. BI *eper sūq erbetti ana mê būrti tanaddima appašu imessi u šipta imtananni*

如果一个男人的脸上有中风（的症状），他眨眼，（他的眼睛）日夜盯着看，他无法睡觉，他应该不停地用蜂蜜和酥油按摩他的脸，他应该继续空腹吃 *maštakal*，他将会改善。

咒语……

背诵咒语（来自文学作品）"如果一个男人的鼻子被一个恶魔抓住了"

它的仪式（医疗手段）：他应该将十字路口的灰尘放入井水中，（用）水洗他的鼻子并背诵咒语。

在阿卡德语治疗文本中经常出现的四个苏美尔语词：DIŠ NA、ÉN、KA. INIM. MA 和 DÙ. DÙ. BI（或 KÌD. KÌD. BI），都用于标记包含医疗处方的

① SBTU I No. 46, p. 57.

特定的治疗功能。

五 医疗咒语和仪式程序（ÉN 和 KA. INIM. MA）

巴比伦医学的一个特点是经常出现“咒语”，这给医史学家的印象是巴比伦医学的本质是巫术而非医学（通常与希波克拉底的著作相比）。医学文本中的“咒语”的显著特征是它们与其他文献类型的咒语有很大不同，其他类型的咒语通常呼吁保护受苦的患者和病人免受恶魔攻击，同时恳求恶魔与受害者保持一定的距离。[①] 这种模式与医学咒语完全不同，医学咒语往往提供对疾病的寓意性解释或暗示其自然原因，这与非医学咒语的恶魔和愤怒的神形成鲜明对比。医学咒语的例子经常出现在眼疾文本中，例如以下摘录：

> 咒语：睁开的眼睛是凝视的眼睛，睁开的眼睛凝视着，红眼是一只深红色的眼睛，睁开的眼睛是深红色的。睁开的眼睛是困倦的，睁开的眼睛很脆弱，睁开的眼睛受到伤害。哦，浑浊的眼睛、模糊的眼睛（视力）。[（眼睛）的血管]是多孔的。眼睛像一只被屠宰的绵羊一样充满了鲜血，它们（眼睛）有斑点，就像一个带有藻类的污水池的（泥泞）水，它们（眼睛）有斑点，就像一个盖着薄膜的醋罐。[②]

这段眼疾处方中的经文（标有 ÉN，“咒语”）的重点是它提供了与疾病的症状或体征不完全相符的额外的或附带的病理数据。在这种特殊情况下，眼睛被描述为凝视、充血、困倦（“嗜睡”）或视力模糊，这些特征可以通过与被屠宰的绵羊、混浊的水或薄膜覆盖的容器的比较来解释。这段

① 参见 W. Schramm，*Bann, Bann! Eine sumerisch-akkadische Beschwörungsserie*，Göttingen：Seminar für Keilschriftforschung，2001，pp. 76-77。“你（魔鬼）不应该靠近我的身体，不应该围住我的脸，也不应该回到我的身后。你不应该去我去的地方，你不应该进入我进入的地方，你不应该接近我的房子，你不应该爬上我的屋顶。在咒语中，（奉）埃阿（Ea，神）的话，愿恶不能靠近我，也不要伤害我的身体。我向诸神发誓，你（鬼）出去了。”

② IGI I 89'-92'. 参见 Markham J. Geller and Strahil Panayotov，*Mesopotamian Eye Disease Texts*，Berlin：De Gruyter，2020，p. 81。

表述几乎没有任何神奇之处，但医学咒语提供了对病理学而非治疗症状的非技术性描述的深入见解。

六 医疗处方

首先是处方本身，通常以典型的格式开始，例如“如果一个人患有……”[①]，之后可能有第二个或第三个从句，提供有关症状或疾病性质的进一步描述性的数据。如上所述，治疗文本中的症状描述与《诊断手册》中从头到脚的症状描述（也在 *šumma*“如果”的条件从句中呈现）并不相同。人们可能会认为，为了经济利益，医疗处方会简单地复制诊断预兆中的症状描述，而二者对症状描述的不同这一事实告诉我们两件事：(1) 医疗处方和《诊断手册》源自两种不同的职业公会或从业人员，他们可能不经常交流。(2) 处方代表了对病人的医学实践（应用医学），而《诊断手册》更多的是一项理论工作，探讨了与疾病相关的预后和诊断的所有可能性，而没有具体提及个体患者。

（一）处方案例

治疗脾脏疾病的处方是一个重要的主题，因为这个处方是公元前1世纪中期一份医学评论的主题。以下摘录保存在公元前7世纪阿舒尔城的两块楔形泥板上，[②] 进一步的医学评论的信息来自尼普尔。[③]

BAM 77（BAM 78 变体）：

如果一个人的脾脏[④]疼痛，日夜无法入睡，身体发热，喝啤酒和吃

---

① 使用“如果一个人”这样的表述是在仿照类似法条汇编（如《汉谟拉比法典》）或者预兆汇编的“如果”句式。症状（甚至疾病）就是以这种特有的方式确定的。

② BAM 77，78. 参见 JoAnn Scurlock, *Sourcebook for Ancient Mesopotamian Medicine*, p. 532。

③ Miguel Civil, “Medical Commentaries from Nippur,” *Journal of Near Eastern Studies*, Vol. 33, No. 3 (Jul. 1974), p. 336.

④ 韦斯滕霍尔茨（Westenholz）认为这个器官应该是胰腺而不是脾脏。参见 Joan G. Westenholz, “The Tale of Two Little Organs: The Spleen and the Pancreas,” *Le Journal des Médecines Cunéiformes*, Vol. 15 (2010), pp. 2-24。但是这个观点并不完全令人信服，因为她没有考虑到干燥脾脏的必要性。胰腺在希腊解剖学中并不常见。

面包的量减少，通过寻求"马尔杜克圣地"，他的情况可以改善。把……*tarmuš*、黑曜石、柽柳种子和明矾捣在一起，（把它们）混入山蜂蜜搅拌，空腹舔食。把牛肝烘干、捣碎并放进酒坊啤酒中［煎煮］，他应该趁热咀嚼它。把……放进一升啤酒中和苦西瓜脂……他应该大便，然后把油和啤酒倒（入他的肛门），他的情况会得到改善。

这个处方列举了与脾脏疾病相关的主要症状，包括失眠、发热和食欲不振，但异常地增加了一个无关痛痒的注释，即当病人寻找"马尔杜克圣地"（*ašrat Marduk*）时，他可能会好转。即使对于古代医生而言，这种注释也很难理解，来自尼普尔的一则晚期评论也引用了这段经文并添加了一个注释：

^{d}SAG. ME. GAR：ŠÀ. GIG：*ṭu-li-mu*，
"木星"=黑色的（内部的）器官="脾脏"

根据这一解释，木星是与马尔杜克神相关的行星，它影响着"黑色的"（或病的）内脏器官，即脾脏。① 这个注释可能的意思是对病人脾脏疾病的正确诊断可以在星相医学（木星对脾脏的力量）中找到，而意识到这一点可以帮助病人好转，甚至是在服用药物或治疗之前。

这个处方的第二个有点奇怪的地方是病人应该"舔"（*unaṣṣab*）这种药物，这种药物由碾碎的矿物（黑曜石、明矾）和有机物质（例如柽柳的种子）放入山蜂蜜中混合而成。正如我们将在下面看到的，由于脾脏处方的一个目的是使脾脏变干，通过口服用药可能被认为会适得其反，因此建议是"舔"。

如果一个人的脾脏疼痛并且它（疼痛）经常存在，② 干燥、压碎并

① Erica Reiner, *Astral Magic in Babylonia*, Philadelphia: American Philosophical Society, 1995, pp. 58-59.

② 参见 Joan G. Westenholz, "The Tale of Two Little Organs: The Spleen and the Pancreas," *Le Journal des Médecines Cunéiformes*, Vol. 15 (2010), pp. 6-7。韦斯滕霍尔茨将这个短语翻译为"不断地站起来/突出"，她解释说这是指一个扩大的器官，在检查腹部时可以触摸到。

筛滤出一个田间土块,[①] 将它放进运河水中搅拌并让他持续空腹饮用，他的症状应该会改善。

如果一个人的脾脏疼痛并且它（疼痛）经常存在，则将一只狗（或）鼬鼠的脾脏煮了，其绰号是“恢复原状”（*tašlamtu*），让他空腹吃（它）三天并喝掉（煮狗或鼬鼠的）汤,[②] 他应该会好转。

如果一个人的脾脏疼痛并且它（疼痛）经常存在，［你应使］一只黑狗（和）*induhallātu*-沙漠蜥蜴的脾脏［变干］——其绰号是“恢复原状”（*tašlamtu*），你应将 *šumuttu* 捣碎并混进它的血液中，煮沸这些脾脏，他应空腹吃 3 天。

如果同上，干燥并捣碎一只 *induhallātu*-蜥蜴（的脾脏），用啤酒煎煮它，他应该趁热咀嚼它。[③]

［如果一个人的脾脏］存在，［你应使］一只黑狗的脾脏（或）*induhallātu*-沙漠蜥蜴的脾脏［变干］——其绰号是“恢复原状”（*tašlamtu*），捣碎……并混入它的血液中，去除（脾脏）并煮沸（混合物），他应该会变得更好。

同上，使 *induhallātu*-草原蜥蜴（的脾脏）变干并捣碎，让他在酒馆的啤酒中煎煮（混合物）并趁热咀嚼（残留物），他会变得更好。

同上，［你应煮一只黑狗的脾脏］（和）*anduhallātu*-［草原上］的蜥蜴的脾脏，其绰号是“恢复原状”（*tašlamtu*），［放入啤酒中?］让他空腹吃或喝它［3 天（?）］。你……在空腹的时候吃……（并）去壳，

① “田间土块”作为医疗成分，可能是一种干燥剂。

② 煮的结果。

③ 本文出现了好几次“*ba-a-a-ri*”一词，它放在动词“咀嚼”（*kasāsu*）之前，这个文本中它被引申为“未经加工的皮革”（Scurlock），但是解决这个难题最简单的办法是假设该词是常见术语“*bahrû*”（热的）的一个不常见的正确拼写。

让他趁热咀嚼它。

这组处方都涉及用沙漠蜥蜴或鼬鼠的脾脏来治疗病人，在这些脾脏可能无法获得时，狗的脾脏也是一种有用的替代品。具有奇特绰号的蜥蜴或鼬鼠为病人提供了来自沙漠环境的替代脾脏，病人吞食它可以相应地干燥自己的脾脏。

这个处方表明巴比伦医学治疗的多层次性质，其中包括从矿物质、植物和动物内脏中提取的物质。然而，巴比伦医学治疗背后的逻辑并不明确，巴比伦医生也没有给我们留下解释性的指导方针，因为药物背后的基础理论观念从未在处方中解释过（人们也不指望它们会被解释）。因此，我们不得不在楔形文字医学文本之外寻找解释，很幸运的是我们在《巴比伦塔木德》（*The Babylonian Talmud*）和《叙利亚医学之书》（*Syriac Book of Medicine*）中发现了有关脾脏疾病的讨论，而两者都基于早期的阿卡德处方。

（二）《巴比伦塔木德》和《叙利亚医学之书》中的处方

《巴比伦塔木德》中的阿拉米语处方令人联想到阿卡德语的原型：

> 对于（病变的）脾脏：让人将黑孜然①（泡到）水中在阴凉处晾干②并让他（病人）就葡萄酒每天喝两次或三次（那个水）。
>
> 如果没有③，让人拿上一个处子④的脾脏，把它涂在烤箱上，让他站在它附近，并让他说，“就像这个脾脏被烤干一样，希望某某的脾脏也烤干”。
>
> 如果没有，让人把它涂在一座新房子的砖层之间。
>
> 如果没有，让人寻找一个在安息日过世的人的尸体，让他自己抬起他的手并放在他的（即尸体的）脾脏上，说，“就像这样变干了，希望某某的脾脏也变干”。

① “*Black cumin*”，通常的翻译是七只水蛭（seven leeches），尽管没有确凿的证据。

② 转借自阿卡德语“*ina ṣilli tubbal*”，意思是你在阴凉处把它晾干。

③ 相当于阿卡德语处方中的“同上”。

④ 阿卡德语“*unīqu lā petītu*”，字面意思是“一个没有被打开的孩子”。

从《巴比伦塔木德》的文献中可以清楚地看出，病变的脾脏是潮湿的，它需要干燥以便问题得到解决。[①] 对此，《巴比伦塔木德》的策略是选用一种药物并使其干燥，然后进行研磨（未提及）并用葡萄酒饮用。另一种方法是取一只山羊的脾脏，在烤箱中烘干，作为一种交感仪式行为。无论哪种情况，其总体策略都类似于阿卡德处方，该处方要求干燥并捣碎一种典型的沙漠生物——蜥蜴或壁虎的脾脏，用于制备药物。这些处方的基本观点（在替代性处方中强调）是无论这些生物是什么，它们都会对病人的脾脏产生干燥作用。

《巴比伦塔木德》和阿卡德处方之间的另一个可比较之处，是《巴比伦塔木德》中引用的与脾脏疾病有关的下一个阿拉米语处方：

> 如果没有，让人拿一种生物并在熔铁炉中烤它，让他（病人）就锻造的水吃它，让他喝下锻造的水。某只山羊正在喝锻造的水，屠宰时，它的脾脏没有被发现。

病人应在锻造的废水中将动物成分（未明确指出）煮熟后食用，之后病人应该喝掉废水（在拿走该生物之后）。然而，预期的结果是在一只山羊身上检验的，这只山羊喝了锻造的废水后，人们没有在它身体中发现脾脏，这是一个积极的迹象。

这个关于山羊脾脏的趣闻说明阿卡德语文本尚未被完全理解的一个方面。阿卡德短语“*šumma amēlu ṭulīmšu ittanazzaz*”通常翻译为“如果一个人的脾脏持续站立”，但没有清楚地描述“站立”（standing）的含义。[②] 类似的表达也会出现在通过检查动物内脏得到的预兆中。[③] 然而，如果动词

---

① 脾脏是“潮湿”的这一观点可能与这个器官充满血液从而对血液进行过滤的功能有关，尽管这一功能在古代并不为人所知。同时，人们还注意到脾脏的颜色是暗色的。

② 脾脏是“存在”（present）或“站立”（standing）可能反映出由腹部肿胀提示的脾脏病理，这从外部看是显而易见的。

③ 方便请参见 CAD Ṭ 124，它引用了古巴比伦肝脏预兆的一段话“*šumma ṭulīmum ina imitti karšim ittaziz*”，意思是“如果脾脏存在于胃的右边”（YOS 10，41：15）。肝镜检查中看到的脾脏的其他描述是它是拉长的（*ītarik*）或者扩大的（*irabbi*），参见 CAD Ṭ 124，表明脾脏的大小可以表示其是否异常，即使在动物中也是如此。亦见 Ulla Jeyes, *Old Babylonian Extispicy, Omen Texts in the British Museum*, Leiden: The Netherlands Institute for the Near East, 1989, pp. 79，170-173。

“*izuzzu*”的意思是“在场”（to be present）以及“站立”（to stand），那么根据《巴比伦塔木德》中的山羊趣闻，这个意思就更容易理解了。脾脏的存在［其符号为 uzu ŠÀ. GIG，字面意思是“黑色的（内部的）器官”，在词汇表中转写为“*irru ṣalmu*”，即“黑肠”］，本身被认为就是一个不好的预兆。治疗的目的不是治愈脾脏，而是让它消失，这实际上可以解决这个问题，而使脾脏干燥的治疗可能是为了让脾脏萎缩。① 由于错误的原因，古代医生可能已经得出这样的结论：如果身体里不再有病变的脾脏是最好的，今天的医生大多也这样认为。②

《叙利亚医学之书》的最后一部分（567：15-568：9）证实了《巴比伦塔木德》中的信息。除了以植物为基础的治疗外，叙利亚处方还要求吃兔子的脾脏，或用狐狸的脾脏熏蒸病人。与《巴比伦塔木德》最相似的操作是“把一个干燥的脾脏在他的左侧悬挂三天，第四天放下来并挂在灶台上，当它干燥时，脾脏也会干燥”。《叙利亚医学之书》的另一篇评论提及乌鸦的肺，认为吃它会使脾脏变干（SBM 592：22）。这个想法再次表明不健康的脾脏是潮湿的，使它干燥是治疗这种情况的最佳方法。此外，《叙利亚医学之书》的一项操作指南涉及喝掉葡萄酒中的燕子血，“如果他把所有的血酒都喝了，他的（即病人的）脾脏不再有任何东西”，这强化了这样的观点，即处方的目的是让脾脏消失或不再存于体内。如上文所述，这可能反映了阿卡德语文献中的症状即病变的脾脏总是“存在”的。

阿拉米语和叙利亚语的处方与早期阿卡德医学之间的相似之处提出了关于楔形文字存续的重要方法论问题，以及古代晚期，即与《巴比伦塔木德》或《叙利亚医学之书》同时代时，阿卡德语是否仍然清晰可辨。由于最后一批有日期的楔形文字泥板是在 1 世纪晚期创作的（而不只是复制品），因此可以合理地假设，楔形文字书写至少持续了埃及象形文字持续的那么长时间，直到 4 世纪，这为阿拉米语和叙利亚治疗师提供了充足的与专

① 上文讨论的疾病词汇列表（MSL 9，p. 93：65）中的一个条目写道，šà. bur. šu. ná. a = *e-ri-a mu-ri-im*，“相对‘*mūru*’而言是赤裸的”。“*mūru*”一词与脾脏没有特别的联系，这个器官相对应的苏美尔语是 uzu. mu-ru mur，它很可能是指肝脏或类似的器官（CAD M/2 110）。这个“*mūru*”器官的缺失（*erû*，直译为“naked”）被认为是一种疾病，这与对脾脏的假定相反，因为脾脏不在时是最好的。

② 除了脾脏切除术外，目前没有治疗脾脏的方法，现代医学也没有完全了解脾脏的实际功能。

家见面和交谈的机会——他们仍可阅读巴比伦古文字。

结 论

由于混淆了巫术在医学和治疗中的作用，人们对古巴比伦医学的起源知之甚少。在古巴比伦，能治疗疾病的主要有两种职业，即“巫师”（*āšipu*）和“医生”（*asû*），每种职业都有各自包括咒语和医疗处方的治疗策略。从大量处方编撰成的重要医学专著中可以管窥古巴比伦医学的实践，它依赖于以人体结构、本草和症状研究为基础的理论框架，以科学清单（*Listenwissenschaften*）的格式与一些幸存的评论保存在一起，这些代表了两河流域的科学遗存——主要通过口授进行。然而，在某些情况下，巴比伦诊断和治疗的理论基础可以从后来的阿拉米语医方中重建，这些医方由早期的阿卡德原始药方发展而来，结合两河流域早晚期的医学资料的进程可以对这一地区的医学体系有更全面的认识和理解。

王俊娜　译；杨李琼、谷操　校

［马克·盖勒（Markham J. Geller），英国伦敦大学学院（University College London）希伯来语和犹太研究院教授；
王俊娜，山西师范大学历史与旅游文化学院副教授；
杨李琼，法国索邦大学古典学博士研究生；
谷操，南京师范大学社会发展学院暨西欧研究中心讲师］

（责任编辑：黄薇）

传统与创新：医学在埃及的起源与演变

〔比利时〕玛丽-伊莲娜·玛利格纳

摘　要　埃及医学以其古老和卓越著称，那么，埃及医学是否曾对西方医学产生过影响呢？若答案是肯定的，它又是在哪些方面、以何种方式对西方医学产生影响的呢？公元前332年，当希波克拉底开创的古希腊医学随着亚历山大征服被带入埃及时又发生了什么？为了回答以上问题，我们首先将对埃及、希腊医学文书记载和尼罗河流域、希腊国家的医学实践进行比较。随后，除了那些使得亚历山大里亚医学学派称为典范并长期无法被超越的文献外，我们将考察不断从埃及的沙砾中出土的希腊纸草文献（公元前4世纪或前3世纪至7世纪）以及其他一些考古所得资料。

关键词　埃及　亚历山大里亚医学学派　纸草医书　经验主义　希波克拉底

埃及一直以它的药品、油膏、香料以及卓越的医学而闻名。[①] 在史诗

① 古埃及医学是法老传统的医学，由埃及人用其语言实践，并以埃及文字书写。埃及地区医学指代不同时期在埃及的医疗实践：它可能属于法老传统，或者属于古希腊人征服埃及后的古希腊传统，后者也由埃及人实践，但在实践中使用古希腊语，并用古希腊文书写。关于古埃及医学史的研究，推荐阅读 S. H. Aufrère and Marie-Hélène Marganne, "Encounters between Greek and Egyptian Science," in K. Vandorpe ed., *A Companion to Greco-Roman and Late Antique Egypt*, Oxford: Wiley-Blackwel, 2019, pp. 503-520; Th. Bardinet, *Les papyrus médicaux de l'Égypte pharaonique. Traduction intégrale et commentaire*, Paris: Fayard, 1995; Th. Bardinet, *Médecins et magiciens à la cour du pharaon. Une étude du papyrus médical Louvre E* 32847, Paris: Éditions Khéops, 2018; R. Germer, *Handbuch der altägyptischen Heilpflanzen*, Philippika: Altertumskundliche Abhandlungen, Band 21, Wiesbaden: Harrassowitz, 2008; M. D. Grmek, "Ancienneté de la chirurgie hippocratique," dans Ph. Mudry éd., *Formes de pensée dans la Collection hippocratique. Actes du IVe Colloque international hippocratique (Lausanne, 21–26 septembre 1981)*, Genève: Librairie Droz, 1983, pp. 285-295; J. Jouanna, "Médecine égyptienne et médecine grecque," dans J. Leclant et J. Jouanna éd., *La médecine grecque antique. Actes du 14 ème colloque de*

《奥德赛》中，荷马就曾称赞这片土地："长谷物的大地也给她生长各种草药，混合后有些对人有益，有些有毒素。那里人人皆医师，医术超越所有的其他民族，因为他们是派埃昂的子孙。"① 公元前 5 世纪中期，历史学家希罗多德到访埃及后也提到："在他们那里，医生的分工是很细的。每一个医生只治一种病，不治更多种的病。国内的医生是非常多的，有治眼的，有治头的，有治牙的，有治肚子的，还有治各种隐疾的。"② 老普林尼曾记载：

la Villa Kérylos à Beaulieu-sur-Mer le 10 & 11 *octobre* 2003, Cahiers de la Villa Kérylos, Vol. 15, Paris: Académie des Inscriptions et Belles-Lettres, 2004, pp. 1-21; K. S. Kolta, D. Scharzmann-Schafhauser, *Die Heilkunde im Alten Ägypten. Magie und Ratio in der Krankheitsvorstellung und therapeutischen Praxis*, Sudhoffs Archiv. Beihefte. Heft, Vol. 42, Stuttgart: F. Steiner, 2000; Marie-Hélène Marganne, *L'Ophtalmologie dans l'Égypte gréco-romaine d'après les papyrus littéraires grecs*, Studies in Ancient Medicine, Vol. 8, Leiden: Brill, 1994; Marie-Hélène Marganne, "La médecine dans l'Égypte romaine: les sources et les méthodes," dans W. Haase et H. Temporini éd., *Aufstieg und Niedergang der römischen Welt (ANRW)*, Part II, Vol. 37, 3, Berlin and New York: Walter de Gruyter, 1996, pp. 2723-2724; Marie-Hélène Marganne, "Links between Egyptian and Greek Medicine," dans *Forum*, 3 (5), Genova: Scuola Internazionale di Oncologia e Medicina, 1993, pp. 35-43; Marie-Hélène Marganne, *La chirurgie dans l'Égypte gréco-romaine d'après les papyrus littéraires grecs*, Studies in Ancient Medicine, Vol. 17, Leiden: Brill, 1998; J. Nunn, *Ancient Egyptian Medicine*, London: University of Oklahoma Press, 1996; T. S. Richter, "Toward a Socio-historical Approach to the Corpus of Coptic Medical Texts," in M. F. Ayad ed., *Studies in Coptic Culture. Transmission and Interaction*, Cairo and New York: The American University in Cairo Press, 2016, pp. 33-54; H. Von Deines, H. Grapow and W. Westendorf, *Grundriss der Medizin der alten Ägypter*, Vol. I-IX, Berlin: Akademie-Verlag, 1954-1973; W. Westendorf, *Erwachen der Heilkunst. Die Medizin im alten Ägypten*, Zürich: Artemis and Winkler, 1992; W. Westendorf, *Handbuch der altägyptischen Medizin*, Handbook of Oriental Studies. Section 1. The Near and Middle East, Vol. 36, Leiden, Boston and Köln: Brill, 1999; Marie-Hélène Marganne, "Bibliothèques et livres de médecine dans l'Égypte gréco-romaine," *Livret-Annuaire de l'École pratique des hautes études, Section des sciences historiques et philologiques,* Vol. 17, Paris: La Sorbonne, 2003, pp. 342-353。[关于纸草学研究，可参见 Papyri. info 网站，它转录了大量原始文献，并汇集了诸多纸草文献库中的材料。该语料库涉及古希腊语、古埃及科普特语、阿拉伯语、拉丁语、古高地德语、叙利亚语、古埃及世俗体等，少数文本有英译文本，还详细描述了每份文献除文字外的其他信息，均可免费浏览（https://papyri. info/）。此外，比利时列日大学纸草文献学研究中心（Centre de Documentation de Papyrologie Littéraire, CEDOPAL）的研究员负责识别、校勘和译注医学纸草文献，在该研究中心的网站上，读者可找到实时更新的纸草文献资料和参考书目。——编者注]

① Homère, *l'Odyssée*, IV, 229-232.（该段译文引自荷马《奥德赛》，罗念生、王焕生译，上海人民出版社，2014。派埃昂是荷马时代的医神，后来与阿波罗、阿斯克勒庇俄斯等混同。——编者注）

② Hérodote, *Histoires*, II, 84.（本文中《历史》选段译文引自《希罗多德历史 希腊波斯战争史》，王以铸译，商务印书馆，1997。——编者注）

“埃及人声称医学是在他们中间被发现的。”[①]

同样，位于底比斯伊布依[②]（Ipoui）墓穴的壁画记录了墓群工地上的几次事故与相关医学救助：一位工人好似把他的锤子砸到了另一位工人脚上；好似又有一人在治疗一位眼睛进了异物的工人；还有一人正在处理工人受伤的胳膊，可能是在治疗其脱臼的肩膀。早在遥远的公元前14世纪，埃及医学便已颇负盛名，如埃及医生会被派往米坦尼王国（Mitanni）或是赫梯问诊；同时，很多其他地方的人也会专程前往尼罗河流域寻医问药。在底比斯内巴蒙（Nebamon）墓群17号墓（la tombe thébaine）遗址中发现了一幅名为《王的书吏与医生》[③] 的壁画，其中记录了约公元前1387年至公元前1350年阿蒙霍特普三世（Aménophis III）统治期间一位叙利亚王子正让人向医生献礼以示感谢，或是在支付医生治病的酬劳。直到公元前6世纪，波斯国王依旧召见埃及医生为其治病。[④]

然而几十年后，情形却发生了转变，正如曾有一位拥有更高明医术的希腊医生使其埃及同行被波斯宫廷辞退那样。大流士一世（Darius I）从马背上跳下时扭伤，但他的埃及医生无法将他治愈，更糟糕的是，他们强硬式的复位治疗加重了大帝的伤势。正如希罗多德写道：“国王痛得七天七夜不得入睡，在第八天的时候，他的伤势已经是很重了；大流士一世便命令把这个戴谟凯代司[⑤]立刻召来……戴谟凯代司使用了希腊的疗法，他不像埃及人那样使用粗暴的手段而是使用十分温和的疗法，他先使国王能够入睡，而在很短的时期内便把大流士一世自己认为无法恢复的脚伤完全治好了。”[⑥]此类故事——因为戴谟凯代司行医事迹并不止于此次波斯宫廷中的治疗——在很大程度上反映出了公元前6世纪晚期，相对于疗效更佳并逐渐兴起的希腊医学，埃及医学从此衰落的事实。

---

① Pline, *Histoire Naturelle*, VII, 196.

② Deir el-Medineh，217号墓，埃及第二十王朝，公元前1186~前1069年。

③ «Scribe et médecin du roi».

④ Hérodote, *Histoires*, III, 1.

⑤ Démocédès de Crotone，活跃于公元前6世纪前后。

⑥ Hérodote, *Histoires*, III, 129-130.

一 文献记载中的埃及医学

如果说埃及医学史建立在考古学（遗址、建筑、绘画、马赛克砖、物件、骨头和木乃伊等人体残骸）和文字记录之上，那么，文字记录无疑对埃及医学有着最真实、详细且准确的还原。

埃及医学是长期临床观察和治疗实践的产物，其历史可以追溯至埃及古王国时期（约前2686~前2181），甚至更久远的年代。它之所以能在一个有着悠久历史的中央集权国家延续和传承几千年，靠的正是那些专业抄写员所做的早期文字记录。虽说今日为人所知的大部分埃及医学纸草手稿出土于新王国时期（约前1570~前1085），但其中一些措辞的确证明了它们是从埃及古王国时期的论著中摘抄而来的。成文的医学记载相较于口述传播显示出了巨大优势，后者难免受到容量、空间和时间的限制，正如我们在古风时期的希腊文化等其他文化中所见到的那样。事实上，如果不计《荷马史诗》（前8世纪）中几个或多或少被传奇化的医学阐述，希腊医学的最早文字记载应出现在使用腓尼基字母几世纪之后的古典时期（前5~前4世纪）。它们与埃及医学文书有着截然不同的理念。希腊医学脱胎于古典时代初期产生的人的科学，其因用推理论证构设人体内肉眼不可见的部分而显得理性，然而埃及医学实践却向往高度的仪式化，并与宗教和法术紧密相连，在尼罗河流域，它们直到被罗马攻占（公元前30年）前都占据着科学的地位。另外，在埃及医学中，医生、祭司、巫师甚至尸体防腐师间的界限常常也很模糊。[①] 近期研究表明，古埃及医学概念和表达深受当时宗教及处理尸体过程中观察所得的影响。

埃及纸草医书本质上是记载医学实践的文书。它们以病例描述、处方、咒语和密语的合集的形式呈现。其中具有代表性的有：包含药方、解剖方法论摘要、病理阐述及诊断，并结合有咒语、法术作为治疗方案的 P. Ebers[②]；

① 关于古埃及医学和巫术的关系，参见〔加〕托马斯·施耐德《古埃及的医学与巫术：重估两者的关系》，庄奇译，张勇安主编《医疗社会史研究》第6辑，中国社会科学出版社，2018，第143~160页。——编者注

② 第十八王朝早期，约公元前1550年。［遵循作者意愿，文中所有纸草卷专属名称代号保留不译。P. 是 papyrus（纸草卷）的缩写，有的后接人名，如埃伯斯（Ebers），艾德温·史密

运用一幅从头到脚的人体图解以判断外伤、脱臼及骨折相应治疗方案的 P. Edwin Smith（同一时期或更早）；部分治疗方案已出现在以上纸草医书中，较埃伯斯纸草稍晚出现的 P. Hearst；囊括一个药方合集，并包含了一节血管相关论述的 P. Berlin 3038①；记载有药方、法术的伦敦纸草卷②；最古老却十分残损，包含了妇科和兽科节段的 P. Kahoun③；主要涉及眼疾与产前预测相关的 P. Carlsberg VIII④；以及集合了肛门感染治疗方案的 P. Chester Beatty VI⑤。

早在金字塔时期便已消失的远古引用、语法表达和须加注解的老旧词语出现在以上文书当中，这表明它们似乎是从更古老的原件中誊写而来，其中某些源头甚至可追溯至古王国早期。除了以上这些为人熟知的医书，我们需要再加入那些近期被发现并编订的纸草文献作为补充。它们有些早至法老时期，如使用法术和医学结合法治疗肿瘤的 P. Louvre E 32847⑥；有些可追溯到至塞伊—波斯时期⑦，如专于耳部感染的 P. Brooklyn 47.218.49，与疾病预防相关而尤其针对嘴部感染的 P. Brooklyn 47.218.87，与产科相关的 P. Brooklyn 47.218.2；有些属于托勒密时期（前 305～前 30），如含治疗咳嗽处方的 P. Berlin inv. 10456（papyrus Rubensohn），与蛇及其咬伤症状和相应药物加法术疗法相关的 P. Brooklyn 47.218.48/.85，包含妇科治疗残篇

斯（Edwin Smith）、赫斯特（Hearst）；有的后接纸草发现地点或所藏图书馆，如维也纳国家图书馆（Vindob）、法国东方考古研究所（IFAO，l'Institut Français d'Archéologie Orientale）。——译者注］“可以在人身体任一部位进行治疗的文辞。我曾跟随大神庙众贤，走出赫里奥波里斯。众贤有庇佑之能，永世称尊。我也曾跟随众神之母，走出塞易斯。众神赐我护佑之法。（因此）宇宙之主所创散诸般邪作之语，由我尽得。可避神祇灵通，驱亡灵祸祟。譬如灾邪降于吾之头、颈项、肩、皮肉乃至周身，（我凭所赐之语）可惩办诋毁之神，此众邪之主令我肉体不畅，蚀我身躯，潜人吾之肉体、头、肩、皮肉乃至周身。我是拉神（Rê）臣属。他曾说：‘我护他周全，不受敌害。托特（Thot）做他向导，化文成语，编纂医书，授智者医者本领，而他们以后亦可解救（病患）。神爱之人，神亦保其安康。我是神垂爱之人，必得安康。’如果有人身体任一部位抱恙，在此处涂抹药物时，可诵读此段文辞。已被试验过百万次，灵验之至。”Th. Bardinet, *Les papyrus médicaux de l'Égypte pharaonique. Traduction intégrale et commentaire*, pp. 39-40.

① 第十九王朝，公元前 13 世纪。

② P. British Museum 10059，第十八王朝晚期，约公元前 1350 年，伦敦大英博物馆藏。

③ 中王国，第十二王朝中期，约公元前 1850 年。

④ 第十九或第二十王朝，约公元前 1200 年。

⑤ 第十九王朝，约公元前 1300 年。

⑥ 阿蒙霍特普二世统治时期，公元前 1424 年至公元前 1398 年。

⑦ Époque saïto-persane，第二十六王朝至第三十一王朝时期，公元前 7 世纪至公元前 4 世纪。

的 P. IFAO inv. H48 recto；最后，还有罗马时期成文的文献，例如曾属于特布提尼斯鳄鱼神索贝克神庙（dieu-crocodile de Tebtynis）祭司或神庙图书收藏室的埃及世俗体和希腊纸草医书，2 世纪后半叶的 P. Vindob. inv. D 6257 处方合集（见下文）。这些近期被发现的纸草卷通常比那些大型法老纸草医书更趋碎片化。但正得益于此，我们才得以评估埃及地区医学从起源到法老时期，再到波斯占领（前 525）时期，继而经历希腊占领时期①，直至罗马占领（前 30）时期的变革历程。这些埃及文字资源，尤其是其中的铭文，也让我们认识了数百位医生。

埃及地区医学主要建立在经验主义、宗教和法术基础之上，这与西方思维方式相去甚远。就当时的技术手段来看，埃及人对临床症状的观察无疑十分优异，且预后也卓有成效，但除了制作木乃伊外，其对身体内部结构的准确知识却十分匮乏。解剖学借助类比的方法提出：除了具备中枢作用的心脏之外，同时还存在着输送血液、黏液、尿液、精液和用于流通从外界被吸入人体的气体的各类管道。（埃及的）很多疾病通常不以名词命名，而是得名于其症状。根据埃及医生的说法，这些疾病主要来源于神灵、恶魔、亡灵这些人体以外的超自然力量。除骨科手术和外伤以外，（埃及医学）对疾病的治疗基本采取法术与药物相结合的方法。由于他们相信实施医疗的人同样会遭受危险病源的威胁，所以其中一部分内容与行医者自我保护相关。

埃及纸草医书中包含了大量治疗多种疾病的处方，如头、眼、耳、齿、胸、腹、四肢等处痛疾。这些处方的组成成分不尽相同。其中矿物质包括雪花石膏、明矾、琥珀、炉甘石、玛瑙、铜、铁、方铅、青金石、磁石、孔雀石、黄/红赭石、天然碳酸钠、雄黄、土、砂、盐、燧石等；植物有刺槐、蒜、莳萝、小麦、泻根、芹菜、黄瓜、香菜、孜然、椰枣、乌木、双粒小麦、蚕豆、刺柏、杜松、香豌豆、树胶、石榴树、灯芯草、枣树、岩蔷薇、亚麻、莲花、草木樨、蜜瓜、辣木、没药、乳香、大麦、纸草、西芹、松树、韭葱、除虫菊、葡萄、各类树脂、蓖麻、芦苇、杨柳、无花果等；动物有公牛、羱羊、麋羚、羚羊、黇鹿、河马、豹、狗、猫、猪、公

① 亚历山大东征及随之而来的希腊化时代，其于公元前 332 年占领埃及，后埃及进入托勒密王朝时期。

羊、山羊、驴、刺猬、老鼠、蝙蝠、鹅、鸽子、鹌鹑、鸢、朱鹭、燕子、苍鹭、鸵鸟、鲶鱼、象鼻鲟、贻贝、鳄鱼、蜥蜴、乌龟、青蛙、眼镜蛇、蝎子等和甲虫、苍蝇等各类昆虫，同时还有它们的附生产品，如奶、蜂蜡、蜂蜜、珍珠；液体如露水、葡萄酒、啤酒、油；还有最后一类不洁物质，如排泄物、胎盘、精液、指甲屑、老茧等。而在这些药方中，尤其是与植物相关的翻译，仍存在许多不准确之处。

二 埃及地区医学及其与周围世界的联系

随着时间推进，埃及地区医学是否同样得到了发展？它又是否曾受到过外来医学的影响？古往今来，乍一看人们会倾向于给出否定答案。例如公元前1世纪时，西西里岛的古希腊历史学家狄奥多罗斯断言：由于受到死刑的威胁，埃及医生在行医时无法摆脱经由名医们在更早时期所立下的文规。[①] 又比如，埃及古物学者乔恩·弗朗西斯·纳恩（J. F. Nunn）医生总结说：从古王国到第二十六王朝晚期，即公元前2600年至公元前525年，传统埃及医学在模式和内容上都未曾显现出大的改变。[②]

然而，以上观点可能源于埃及人自认为的和想要让他人认为的对他们历史以及技艺的解释。事实上许多迹象表明，埃及医学对外来医学的态度比我们想象中要开放。尤其自新王国后，它不仅从其他医学中汲取经验，同时也发生过一次变革。例如我们在P. Hearst第170段中发现的“迦南病”(maladie cananéenne)，这个名称很可能指的就是麻风病。在P. British Museum 10059第32段中留下了一个配方，显然是来自克里特岛针对同样疾病的处方。P. Ebers第28段中引用了“克里特豆”，同时还提及“由一位从比布鲁斯（Byblos，位于今黎巴嫩）来的亚洲人带来治疗双眼的不同方法”。而在P. Louvre E32847中则记录着闪米特人对医学的古老认知。此外，随着时

① “医生收入有赖国家社会，他们以古时众多名医的书面文字为准则，据此向病患行医施药。如果在遵循圣书中的准则后未能挽救病人，他们会被判定无罪，不会受到任何指控。但是，如果他们未按书中所写行事，则会有被判处死刑之险。立法者认为，极少有医生可以比那些最好的医生长久以来所采用的药方更加明智。”Diodore de Sicile, *Bibliotheca historica*, I, 82, 3.

② J. Nunn, *Ancient Egyptian Medicine*, p. 206. 书中展示了大量图片，包括纸草、木乃伊、雕像、墓画和石棺等。

间发展，来自巴勒斯坦和其他一些地区的药草也被成功引进或移植到埃及。从几何陶时代[①]晚期开始，埃及与希腊世界的联系日益紧密。普萨美提克一世（Psammétique Ier）统治期间（前664~前610），伊奥尼亚雇佣兵就曾安营在三角洲地区，且在受到阿玛西斯（Amasis）[②] 法老的邀请后一度安营孟斐斯。米利都人（Milésiens）在公元前650年前后建立的城市诺克拉提斯（Naucratis）在两个民族间的往来，尤其在贸易方面发挥了重要作用。公元前525年，冈比西斯大帝对埃及的成功占领进一步促进了双方交流，同时也推动了埃及对波斯和近东外来物的借用进程。

那么，埃及医学是否曾对希腊医学产生过影响呢？对此，我们还远没有结论。在深入研究后，我们发现了一些相同之处，而这些共同点表现为词汇上的借用，但有时也仅仅是巧合或对史料的误解。

根据上文提过的《荷马史诗》推测，希腊人很早便开始使用埃及药品。可以肯定的是，其中一部分是由腓尼基水手引进爱琴海国家的。以下三个语言学现象颇能说明问题。其一，很多与药品名称相关的希腊词都产生于对埃及词的借用，例如枯茗（ami，le cumin）、蓖麻（kiki，le ricin）、树胶（kommi，la gomme）、西腓（kyphi，一种可用于熏香的繁复制剂）、泡碱（nitron，le natron）、方铅矿和后来的辉锑矿（stimmi，la galène，la stibine）、硫酸黑土（sory，一种被分解的硫酸铁）。[③] 其二，希腊医典中使用的很多药被认为来源于埃及，如《希波克拉底文集》中出现的某种藏红花、刺槐、豆、橡子、油、软膏、香精、盐、纯碱。其三，我们不确定任何关于疾病、体征衰弱和病征的希腊词汇来自埃及。

此外，对约公元前9世纪迈锡尼时期希腊骨骼进行的古病理学研究结果表明，《希波克拉底文集》中记载的一些外科手术技巧在当时已被掌握。那么，在古典时期，埃及人是否已开始在希腊世界行医，并因此使当地同行受到其理论与实践的启发呢？这个问题现在很难回答。被后世命名为《伦敦匿名纸草》的希腊医书文本第九纵列的末尾（37~44行），提到了主要是早于公元前4世纪的医学和哲学观念，其中有名字缺失后半部分的埃及人尼

① 约公元前900年至公元前700年。

② 公元前570年至公元前526年在位。

③ 括号内是药品的古希腊文名和法文名。——编者注

纽（“Niny［］”）：

“Ὁ δὲ Αἰγύπτιος Νινυ[|

埃及人尼纽□□|

συγγενικὰ γί(νεσ)θ(αι) πάθη. [|

病变彼此关联□ □|

καὶ τὰ μ(ὲν) συγγενικὰ [|

而且那些□□关联□□|

εἶναι. Ὑπὸ δὲ ἄλ(λης) αἰ(τίας). [|

是。随后另一因□□|

τὰς νόσους τρόπωι τ[οιούτωι|

疾病（发生?）以如下方式□□|

ἡ τροφὴ ληφθεῖσα μὴ[|

所留食物未□□|

ἀλλ' ἐμμείνη ἡθερμό[της] πλεί[ω] χ[ρόνον|

但热气存留更久□□|

ἐξ αὐτῆς ἀπογεννᾶι[

由此而生□□①

然而，这位生活在公元前5世纪晚期前后的人却并不为人知晓。他真的是一位医生吗？如果是，他又曾在何处行医？我们对此一无所知。一方面，我们确实缺少埃及医生曾在希腊世界行医的明证；但另一方面，埃及药剂

① *Anonyme de Londres*（P. Lit. Lond. 165，Brit. Libr. inv. 137，公元1世纪后半叶），colonne IX，37-44。｛该纸草卷现藏于伦敦大英博物馆，是目前存世最长的（3.5米）希腊医学纸草文献。该纸草卷中引用了诸多医生和哲学家的著作，包括 Euryphon de Cnide、Hérodicos de Cnide、Hippocrate、Hippon de Crotone、Dexippe de Cos、Aigimios d'Élis、Polybe de Cos、Platon 等人，还有一些在其他史料中从未被提及的医生。在该段文本中，“σ̣”等下方的点表示该字母的读法不确定；| 表示换行；…表示难以被识别的字母，但可大致确定字母的数量；［］表示阙文，且无法确认字母的数量，中文翻译部分用□□表示；［ 表示句尾缺文；［της］表示手稿校勘者根据上下文补充恢复的文字；（νεσ）表示校勘者补充的缩写内容。包括本文作者在内的多位学者对该人名的释读意见不一，而该释读会直接影响到尼纽具体身份的确定。参见 *L'Anonyme de Londres: un papyrus médical grec du Ier siècle après J.-C.*，texte établi et traduit par A. Ricciardetto，Paris：Les Belles Lettres，2016。——编者注｝

师和制香师又的的确确出现在了希腊文学中，其中具有代表性的便有阿里斯托芬和其他一些喜剧家的几部作品，及希佩里德斯（Hypéride）的一份辩护词（前4世纪晚期）。

希腊—罗马时代的埃及为双方人民的文化交流提供了有利的时空条件。公元前332年，亚历山大大帝一举攻克了尼罗河流域的国家，并在那里建立起了典型的希腊城市亚历山大里亚。就在他去世后不久（公元前323），埃及便落入了托勒密统治者手中。他们在新首都建立了一些诸如博学园、图书馆等领先的文化机构，同时引进了许多知识渊博的智者。其中包括一些鼎鼎大名的医生，如来自迦克墩、被视为科学解剖奠基人的希罗斐鲁斯（Hérophile de Chalcédoine）；[①] 来自凯阿岛的埃拉西斯特拉图斯（Érasistrate de Céos），及其兄弟——与之同一时期的解剖学家、生理学家克莱奥芬特（Cléophante），其学生斯特拉顿（Straton）；解剖学家欧德姆（Eudème）；来自西代（土耳其古城）的，应“施惠者”托勒密三世要求从其故土带来详尽注解版希波克拉底《论流行病（三）》的姆奈蒙（Mnémon de Sidé）；还有孟斐斯的阿波罗尼乌斯（Apollonios de Memphis）[②]；以及来自卡里斯特，作为“爱父者”托勒密四世（公元前222~前204年在位）御医，于公元前217年拉菲亚战役中牺牲在其帐篷中的希罗斐鲁斯学派医生安德里亚斯（Andréas de Caryste）。

三　亚历山大里亚医学

解剖在亚历山大里亚施行的时间不超过50年，却因希罗斐鲁斯和埃拉西斯特拉图斯的贡献在很长时间内成为医学界一座无法逾越的高峰，这在很大程度上得益于他们通过人体解剖（甚至活体解剖）在解剖学和生理学上实现的突破。他们的教学吸引来不少学生，并且这些学生随后又自创学派。如来自科斯，于公元前3世纪中期创立了经验学派的希罗斐鲁斯派医生腓里努斯（Philinos de Cos）。就这样，在有了更加精进的解剖学知识后，机

① 约公元前325年至公元前255年。

② 埃拉西斯特拉图斯学派医生，斯特拉顿的学生。

械学（la mécanique）和空气动力学[①]（la pneumatique）的发展又使亚历山大里亚外科医生得以尝试各不相同的全新治疗方法：

> 尽管医术的这一部分（即外科学）最为古老，在希波克拉底之前的医家却并未深耕于此，他们的表现也不如这位医学之父。之后，外科学和其他分支学科（即营养学和药物学）分离，开始出现自家的医学宗师，在埃及亦有所发展，尤其得益于菲洛克塞诺斯（Philoxène），他以极其细致的笔触在几卷书中描述了这一医学分支。此外，高尔吉亚、索斯特拉图斯、希罗、两位阿波罗尼奥斯、亚历山大里亚的哈蒙[②]以及其他的著名外科学家都有自己的发现。至于罗马，也有精良的师资，尤其近年来，有老特吕风、艾维勒比思图斯和学识最渊博的梅杰斯，[③] 我们从他的著作中可以看到：他们通过某些改进对这一医学分支学科做出了贡献。[④]

这类外科医生（organikoi）用自己开发或从工程师那借来并加以改进的工具治疗骨折和脱臼。但这些方法也因使患者受到痛苦而遭批评。与此同时，在贸易往来扩大的有利环境下，大量药品及香料得以被引进，从而促进了药理学的发展。包括毒理学在内的实验研究，时而与希波克拉底医学及其体液理论所代表的传统相融，时而又与之相悖。同时，实验研究还与知识的保存和传播联系在一起，后者不仅通过教学实现，还通过基于文献研究和图书馆藏的文本实现。很有可能是在亚历山大里亚，一系列并非总是真正的希波克拉底著作才首次被系统地收集起来，直至日后编纂成《希

---

① 参见 Gilbert Argoud, "Héron d'Alexandrie et les Pneumatiques," dans Gilbert Argoud et Jean-Yves Guillaumin éd., *Sciences exactes et sciences appliquées à Alexandrie* (*IIIe siècle av. J.-C.-Ier siècle ap. J.-C.*), *Actes du colloque international de Saint-Étienne* (6–8 *juin* 1996), Saint-Étienne: Presse universitaires de Saint-Étienne, 1998, pp. 127–146（这是关于亚历山大里亚科学知识的专题论文集）。——编者注

② Gorgias, Sostrate, Héron, les deux Apollonios, Hammon d'Alexandrie.

③ Tryphon le Père, Évelpiste et Mégès.［关于这些自然哲学家或医生中的大部分人，我们知之甚少。参见 F. Köckerling, D. Köckerling, C. Lomas, "Cornelius Celsus-Ancient Encyclopedist, Surgeon-Scientist, or Master of Surgery?," *Langenbecks Arch Surg*, Vol. 398, No. 4 (2013), pp. 609-616。——编者注］

④ Celse, *Médecine*, VII, *Préambule*, 2–3.

波克拉底文集》；也在同一时期，希罗斐鲁斯及其门生等一行人开始对这些文本进行首批注解及评论工作。在近千年的实践中，文献学方法引来了众多批评。典型代表有公元前 2 世纪中期游历埃及的希腊历史学家波里比阿；[①] 以及来自季蒂昂、极力抨击希罗斐鲁斯学派缺乏外科工具使用经验及手术操作能力的阿波罗尼奥斯（Apollonios de Citium）；[②] 还有提出“外科研究虽依靠文献学，但由于其本质依然为经验性的诊断及治疗，因此要避免学生在学习初期就偏离外科根本”[③] 的经验学派医生拉奇比奥斯（Archibios）。而就在中埃及[④]的俄克喜林库斯纸草集[⑤]中有一封信的背面详细记录了一份与外科相关的问卷调查，内容涉及外科组成的不同板块，及相关专业术语，这一发现在现存的所有医学文献中绝无仅有。但另一方面，这也暴露了他们在外科理论上做过分钻研的事实，从而佐证了侧重实践的经验派所持的批评观点。

从希腊化时代早期至被阿拉伯人攻占（641）为止，即古希腊语作为埃及行政与科学用语的整个时期，亚历山大里亚的医学教学久负盛名，以至许多外地医生都声称在此学习或旅居过。例如曾向某任托勒密国王[⑥]敬献过《论关节》（*Des articulations*）这部希波克拉底手术摘要的、来自季蒂昂的阿波罗尼奥斯，就曾在亚历山大里亚学习经验学派佐皮莱（Zopyre）的学说。根据《苏达辞书》（*Souda*），[⑦] 来自以弗所的鲁弗斯（Rufus d'Éphèse）[⑧] 和索兰纳斯（Soranos d'Éphèse）[⑨] 同样在埃及居住过。受到因马里努斯（Marinus）、昆图斯（Quintus）和努美西阿努斯（Numisianus）推动而得以复兴的解剖研究吸引，盖伦[⑩]也在亚历山大里亚学习过五年之久（约 153～157）。其

---

① Polyb, *Histoires*, XII, 25 d4-e5.

② *Des articulations*, I, 3.

③ BKT 3. 22-26，1 世纪末期。

④ 埃及中部地区（Moyenne-Égypte），从今丹德拉（Qena Dendérah）到法尤姆（Fayoum）。——译者注

⑤ P. Oxy. 74. 4972，2 世纪或 3 世纪初。

⑥ 于公元前 80 年至公元前 58 年统治塞浦路斯的托勒密十二世奥勒忒斯（Aulète）或他的兄弟。

⑦ 这是由拜占庭学者编纂的一本百科全书式的辞书，以古希腊文写成，可在网上免费浏览。Ada Adler ed., *Suidae Lexicon*, Leipzig: Teubner, 1928-1938.——编者注

⑧ 1 世纪末 2 世纪初。

⑨ 2 世纪初。

⑩ 129 年至约 216 年。

他一些名气较小的医生亦被证实与亚历山大里亚之间存在关联。比如多若西奥斯（Dorothéos）①，在他位于帕纳塞斯山的提托莱埃（Tithorée dans le Parnasse）的墓碑上刻有："多若西奥斯，异乡人。这位葬于此地的智者是位因年老逝世的医生。他出生于亚历山大里亚，在尼罗河沐浴，并在那学习医术。"又如狄奥斯库若斯（Dioscoros），他位于米兰（4 世纪或 5 世纪）的墓志铭上写着："他的故乡是神圣的埃及。"4 世纪末，在游览了埃及后，拉丁文作家阿米阿努斯·马尔切利努斯（Ammien Marcellin）描写亚历山大里亚及那里的老师和在那孕育起来的学科时说道："在我们的生活方式中经常感觉到对医学的需要，（因为）我们的生活既非轻简又无节制，（那里的）医学研究与日俱增，以至即使医生的实践本身已经证明其医术，为了彰显其技艺的声望，一个医生必须说他在亚历山大里亚接受过训练。"② 拥有塞浦路斯的芝诺（Zénon de Chypre）、萨第斯的伊奥尼克斯（Ionicos de Sardes）、尼西比斯的马格努斯（Magnus de Nisibis）等医学大家的亚历山大里亚医学派曾荣极一时。引用尤纳普③的话，在亚历山大里亚为马格努斯开设了新的专业学校，众多学生从海外蜂拥而至接受他的教育。来自帕加马的奥利巴西奥斯（Oribase de Pergame）④，即尤利安皇帝的好友兼御医，去往小亚细亚行医前曾在亚历山大里亚求学。拥有类似情况的还有来自阿米达的埃提乌斯（Aetius d'Amida），他后来成为查士丁尼一世的御医，并在约 6 世纪中期编写过一部著名的医学百科全书。此外，生活于 7 世纪，来自埃伊纳的保罗（Paul d'Égine），⑤ 即另一部著名医学百科全书的作者，也曾在亚历山大里亚行医。古代晚期，一种基于希波克拉底的，尤其是盖伦著作精选的严谨教学方法逐渐发展壮大，它被称作亚历山大里亚式典范。无论是以怎样的形式被采用，它在往后长时间内引导着西方及阿拉伯医学的演化进程，但同时这也导致了后来除百科知识和实践医学教科书外，人们对几乎所有非亚历山大里亚医学历史的遗忘。

---

① 公元前 1 世纪。

② Ammien Marcellin, *Histoires*, XXII, 18.

③ Eunape, *Vies de philosophes et de sophistes*, 497-499.

④ 约 320 年至 400 年。

⑤ 阿米达，今土耳其迪亚巴克尔；埃伊纳，位于今希腊萨龙湾。——编者注

亚历山大里亚学院医生编写的那些有名且数量庞大的医学著作，只有很少一部分被保留了下来。能够作为补充的只有一些零星片段。它们有的存在于古希腊和拉丁后期或阿拉伯医学文献所引片段中，有的则留存在迄今于埃及发现的350份希腊医学纸草①中。虽说亚历山大里亚和三角洲也许因过于潮湿不曾留下什么，但这些在腹地被发现的纸草医书无疑很多都受到了亚历山大里亚医学的影响。它们是亚历山大里亚医学一面可能的镜子，尤其是关于亚历山大里亚医学著作（希罗斐鲁斯、埃拉西斯特拉图斯、经验学派等）的传播，和那些在亚历山大里亚发展起来的学科，如希波克拉底和盖伦文集的编辑和注解，以及外科、眼科、解剖学、妇科及药理学。亚历山大里亚以南300公里的俄克喜林库斯（Oxyrhynque）发掘出了大量古罗马时期的希腊文纸草医书，见证了当时主要以此地、亚历山大里亚和罗马之间为轴心的学术交流。此时期尤其具代表性的有比提尼亚的阿斯克莱比亚德（Asclépiade de Bithynie）、特拉雷斯的塞萨洛斯（Thessalos de Tralles）② 以及曾出现在罗马皇帝尼禄时期（54～68）的首都并盛极一时的方法论派医学。

四　埃及地区医学：传统与创新之间

那么，亚历山大里亚医学在历史上是否受到过来自埃及的影响呢？当时，只有极少数希腊人掌握古埃及的语言和文字，此为最大障碍；同样，只有受教育程度最高的一小部分埃及人懂得古希腊语。

在希腊方面，制作木乃伊促成了人体解剖上的突破。约公元前3世纪中期，经验学派在亚历山大里亚建立。它提倡回归远古医学获取知识的方法，似乎与传统埃及医学有着更相近的思维方式。将数种诸如河马或鹮等埃及动物当作外科操作和医疗程序创始者的观点可能也源于埃及：

> 但是正如荷马所写……埃及人也会使用植物和其他疗法。此外，

① 此处“papyrus”指文献载体，这些纸草大小不一，取决于其保存的状态。有时我们有幸能发现纸草卷，但大部分是纸草残片。

② 比提尼亚和特拉雷斯均位于今土耳其。——编者注

正是由于在防腐过程中解剖死尸，人们才认为外科学中使用的诸多疗法是由早期医生发明的。据说，还有一些是在偶然的情况下想出来的，比如治疗患有白内障病人的眼球穿刺术，这是因为遇见了一只患有白内障的山羊，而这只山羊在一片尖尖的灯芯草插入眼中以后恢复了视力。又比如灌肠术据说也是通过观察朱鹮而发明的，朱鹮将海水或尼罗河水灌满了颈部皮肤，好像一个针管容器，然后从后面用鸟喙将水注射进去。①

而埃及方面，文学、纸草文书、铭文和考古学资料表明，其传统医学在当时依然活跃。上文中我们曾详细谈道，据西西里岛的狄奥多罗斯②所说，由于埃及医生受到死刑威胁，于是只得在行医时遵从早期名医制定好的规则。这些掌握了埃及文字的医生势必都属于神职阶层。据亚历山大里亚基督徒作家克莱蒙叙述，埃及神庙的藏书包括：

四十二卷绝对不可或缺的秘典，其中的三十六卷囊括了所有埃及哲学；它们的作用则是指导上文提及过的［诵经祭司、占星家、圣意书写祭司、审判祭司、先知］等神职人员。其余六卷涉及圣像守护祭司的医书则与人体结构及相关疾病、器官及其治疗方案、眼疾和妇科相关。③

在法尤姆的几处聚居地，我们找到了数百份埃及（僧侣体和世俗体）以及希腊医学纸草。它们主要与神庙中的神职人员相关，尤其是那些敬献给鳄鱼神索贝克（Soukhos）④ 者。药理学和香料学中，指“墨角兰”的名词“*sampsouchon*”⑤ 恰恰来自埃及表达中的“herbe（sem，草）de Soukhos”。

① Pseudo-Galien, *Le médecin*. Introduction, I, 2. Galien, tome III, *Le médecin. Introduction*, texte établi et traduit par Caroline Petit, Paris: Les Belles Lettres, 2009, p. 2; pp. 14-16; p. 3; pp. 1-10.

② Diodore de Sicile, *Bibliotheca historica*, I, 82, 3.

③ Clément, *Stromates*, VI, 4, 35-37.

④ 或称“Sobek”“Soknebtunis”，索贝克为特布提尼斯（Tebtynis）之神。

⑤ Dioscoride, *Matière médicale*, III, 39.

上文提到过的维也纳世俗体纸草医书（P. Vindob. inv. D 6257）很有可能来自法尤姆[①]供奉鳄鱼神索贝克神庙中的藏书馆。如果说其成文可追溯到2世纪下半叶，内容囊括了不同主题和不同时期的医学著作，这些内容似乎早在托勒密时期（前3世纪或前2世纪）就已经被确定下来。我们能在其中找到治疗各种疾病的处方。虽然它确实与法老时期大型医学文集（尤其是Ebers纸草）有着明显的渊流关系，但其中一些植物与矿物名称是用世俗体埃及语音译希腊文而来的事实，也证明了希腊对其产生过影响。在特布提尼斯，意大利考古人员发现了两个可能曾属于鳄鱼神庙或其中某位祭司的地下藏书遗址，其中就包含了一些希腊纸草卷：它们有的是某医学论著的组成部分，另一些则是医疗处方。由于在祭司住处时常可发现盛有软膏和粉末的小木钵，可以确定祭司在当时是行医的。在特布提尼斯神庙的档案室中藏有数百卷纸草医书，大多为世俗体，还有部分是僧侣体、圣书体或古希腊文。其中很多书卷，尤其是20世纪90年代修复遗址时被重新挖掘出来的，仍未编订出版。当中最漂亮的一卷要数保留下二十余张卷轴残片的希腊植物绘卷。[②] 医书中每一栏都首创性地在植物标题名称上方附有彩色图片，图片下方则有与其主要药性相关的简介。另一些罗马时期的文献中甚至保存有双语药方。如来自那尔穆提斯（Narmouthis）的希腊—埃及世俗体双语陶片（OMM n. 155）和从卢克索（Louxor）购得的 O. Strassb. 1. 619（inv. n° Gd. 71，2世纪）。[③]

如果说这些残片上的文字证明了希腊影响的存在，或是对古希腊语词汇的借用，抑或至少是在翻译工作上做出的努力，那么与之形成对比的是，古罗马时期其他世俗体纸草医书仍严格遵守埃及传统，而不曾显示出任何受到希腊影响的痕迹。如 P. Tebt. Tait 18[④]、P. Tebt. Tait 19[⑤] 和 P. Tebt. Tait 20+P. Carlsberg 230[⑥] 等。近期研究显示，存在着众多祭司的重要神庙，是

---

① 希腊名为“Crocodilopolis”或“Arsinoé”。

② P. Tebt. 2. 679 和 P. Tebt. Tait 39-41，2世纪。

③ 那尔穆提斯，今埃及梅迪内特-马迪（Medinet Mâdi）；卢克索，与底比斯古城相邻。——编者注

④ 药方，约200年。

⑤ 医疗法术（iatromagique），3世纪上半期。

⑥ 药草集，2世纪下半叶。

我们之所以能在法尤姆的几处旧址发掘出数量庞大且内容多样的文书的原因。实际上，祭司们代表了埃及的知识精英阶层，而且往往是掌握希腊—埃及双语的人。他们与希腊哲学及思想保持着密切联系，因而他们便成为希腊和埃及文书在法尤姆最主要的所有者。

在药理学方面，不少在罗马帝国早期被希腊[①]和拉丁[②]医书作者传播的药方据说都来自埃及，尤其是孟斐斯、亚历山大里亚和克诺珀斯这些地方。这些药方要么制作于孟斐斯的赫淮斯托斯（l'Héphaistieion）等神庙中，要么被神庙中人传播到了其他地方。在这些药方中，一些是用像伊西斯（Isis）之类神明的名字命名的，还有一些则用宗教里神圣的形容词直接命名。西腓（kyphi）同样源于埃及圣职，依迪奥斯科里德斯所说，[③] 这种常被埃及祭司用于取悦神灵的香料可作为某些解药或哮喘药剂的成分。引用塞尔维乌斯·达摩克拉泰[④]诗篇中所言，继迪奥斯科里德斯之后，西腓的配方来自普鲁塔克[⑤]和盖伦[⑥]。而根据《苏达辞书》，门德斯的埃及大祭司曼涅托（Manéthon de Mendès）[⑦] 才是《西腓的制备》（*La préparation des kyphis*）一文的作者。这些治疗方案起源于宗教的事实并不足为奇。因为在被征服后的希腊罗马时代的埃及，神庙依旧是智力生活的中心，那里不仅配备有藏书室，同时还有实验室。如位于埃德富并重建于希腊时期的荷鲁斯神庙（le temple d'Horus à Edfou），制备软膏和香料的人当时便在此组织并聚集，以便满足宗教仪式及到访者、朝圣者的需求。克诺珀斯城（Canope）则因在塞拉比斯（Sérapis）神殿[⑧]中，或在其近郊米诺西斯（Ménouthis）的伊西斯神

① 卡帕多西亚的赫拉斯（Héras de Cappadoce）、小阿斯克莱比亚德（Asclépiade le Jeune）和克力同（Criton）。

② 凯尔苏斯和斯克利波尼乌斯·拉尔古斯（Celse, Scribonius Largus）。

③ Dioscoride, *Matière médicale*, I, 25.

④ Servilius Damocrate，活跃于尼禄和韦斯巴芗时期的罗马。

⑤ Plutarque, *Isis et Osiris*, 80, 383 E-384 C.

⑥ Galien, *Des antidotes*, II 2=Kühn, XIV, 117-119.

⑦ 约公元前3世纪（?）。

⑧ “克诺珀斯城有塞拉比斯神庙，极受尊崇。因为神庙常有病人治愈，甚至有身份显赫人士对此深信不疑，前来安睡以求治愈，或者其他人代替他们来如此行事。有些人甚至将治愈之事用文字记录下来，其他人则写下此处神谕灵验的各种证据。” Strabon, *Géographie*, XVII, 1, 17, C 801.

殿[①]中施行神奇疗法而闻名。

在已搜集到的考古证据中，从考姆翁布（Kôm Ombo）出土的医用器具浮雕（2 世纪末 3 世纪初）就足以表明当时医学和宗教的融合。理由是：它们是罗马时代真正的医疗和外科手术器械，饰以荷鲁斯之眼的创造、净化场景，以期通过荷鲁斯这位眼科医神及众神守护者获得欧西里斯（Osiris）的保护。同样，那些希腊医学—法术纸草文献和个别石凹雕也证明了希腊医学与埃及宗教、法术的融合。

从 4 世纪开始，基督教在埃及的扩张尤为明显，这无疑是君士坦丁于 313 年颁布米兰敕令的结果。它导致了基督教书目传抄数目的不断增加，但与此同时，这并未导致希腊文献的消失，至少对那些教学经典（荷马、欧里庇得斯、米南德、伊索克拉底等）[②] 和符合在拜占庭世界中非常重要实用观念的作品（尤其是医学作品）来说是如此。那些来自埃及祭司的治疗方案依然不断地被编入如奥利巴西奥斯、阿米达的埃提乌斯、特拉雷斯的亚历山大（Alexandre de Tralles）[③]、埃伊纳的保罗等医学家的作品中。然而，对埃及传统文字的掌握能力却逐渐消失了：最后一篇圣书文镌刻于 394 年。

此后，埃及人开始使用科普特字母来书写他们的语言，该字母是由希腊字母与六个到七个从埃及文字借用来的字符所组成的。并且，对包括医书在内的所有书籍，他们放弃了源于埃及的卷轴形式，转而采用集张装订成册、页面绕轴翻动的册子本（codex）。这项罗马发明也立刻被基督徒采纳，用于《圣经》的制作。埃及人有时甚至还会用皮纸[④]（parchemin）代

① “埃及人说伊西斯创造了很多有益健康的疗法，且在医疗知识方面有极丰富的经验。因此，伊西斯得到永生后，尤其乐于向人施医。有人向她求医，她便会在入眠状态向人显露自己的独特法身，也会向有需要□□的人展示仁慈。沉睡时，事实上，她会站在求医者旁边，给病人提供治疗他们疾病之法，那些听从她的人便出乎意料地被治愈了。很多人早已因为医生对他们的恶性疾病束手无策而深陷绝望，他们却被伊西斯拯救了。很多完全失明或是某个其他身体部位丧失功能的人，在求得伊西斯女神庇佑之后，便会恢复如初。”Diodore de Sicile, *Bibliothèque historique*, I, 25, 2-5.

② Homère, Euripide, Ménandre, Isocrate, etc.

③ 6 世纪下半叶。

④ 传统上译为“羊皮卷”，但不够妥当。一来，制作皮纸的材料包括各类兽皮；二来，在早期的用法中，它主要指书写材料的质料，与写本的形制不一定有必然的联系。参见〔英〕C. H. 罗伯茨、T. C. 斯基特《册子本起源考》，高峰枫译，北京大学出版社，2015，第 2 页译者说明。——编者注

替具有尼罗河国家象征性的纸草制成的纸张作为书写材料。顾名思义，皮纸这个名称表明它的制作工艺是在帕加马（Pergamum，于公元前 133 年归入罗马统治）趋于成熟的。以处方合集形式出现的科普特文医学著作远非理论陈述，其有别于埃及医学传统，而更接近希腊医学传统。从此，古希腊语成为埃及的正式医学用语。641 年，埃及被穆斯林攻占，阿拉伯语继而又取代古希腊语，成为其正式医学用语。

王樱谕 译；杨李琼、谷操 校

［玛丽-伊莲娜·玛利格纳（Marie-Hélène Marganne），
比利时列日大学（Université de Liège）古代科学史系讲席教授；
王樱谕，法国索邦大学语言学博士；
杨李琼，法国索邦大学古典学博士研究生；
谷操，南京师范大学社会发展学院暨西欧研究中心讲师］

（责任编辑：叶鹏）

希波克拉底与西方医学技艺的诞生*

〔法〕雅克·乔安纳

摘　要　本文分析了公元前5世纪后半叶的希腊医学史，那时出现了第一批希腊医生撰写的著作，并以“医学之父”希波克拉底之名流传于世。在这一时期，医学尚属于“技艺”（technè）范畴，“technè”一词涵盖了技艺和科学这两个在当时不可分割的概念。当时的医生已不再满足于描述疾病、预测疾病发展和提出治疗方式，他们开始自我反思医学的目的和方法，以及其在技艺和科学领域所处的位置。公元前5世纪后半叶，在古希腊掀起了一场涉及所有领域的激烈的知识碰撞。本文将把该阶段医学文献的蓬勃发展置于这一背景之下，来展示医生提出的问题的多样性、人们参与论战的活跃性以及产生的各种或对立或趋同的答案。例如，气候和体液平衡在合理解释疾病中的作用，或医生正确解读体征的重要性，以便了解疾病的性质，预测疾病的发展，更好地进行治疗。希波克拉底医学最显著的特征在于：对医生在社会中的作用的高度认识，即为患者保密以及永远以“提供帮助，至少不伤害”作为医疗行为的指导前提。

关键词　古希腊医学　希波克拉底　阿斯克勒庇俄斯　理性医学　医学伦理

---

* 关于该研究，亦见 J. Jouanna, *Hippocrate*, Paris: Les Belles Lettres, 2017（共 719 页+9 张图，法语第一版于 1992 年由 Fayard 出版，英译版：*Hippocrates*, M. B. DeBevoise trans., Baltimore and London: The Johns Hopkins University Press, 1999）；E. Craik, *The Hippocratic Corpus: Content and Context*, London and New York: Routledge, 2015；H. Flashar, *Hippokrates Meister der Heilkunst, Leben und Werk*, Munich: C. H. Beck, 2016；P. E. Pormann ed., *The Cambridge Companion to Hippocrate*, Cambridge: Cambridge University Press, 2018。［关于希波克拉底生平和作品的近三十则史料（希腊文、拉丁文、叙利亚文、阿拉伯文和希伯来文）的全文校勘本、法文译文和研究综述，参见 Hippocrate, tome I, 1ère partie, *Introduction générale, Vie selon Soranos. Presbeutikos ou Discours d'ambassade. Épibômios ou Discours à l'autel. Décret des Athéniens. Lettres I et II*, texte établi et traduit par Jacques Jouanna, Paris: Les Belles Lettres, 2020。——编者注］

一 医学技艺产生的条件

公元前5世纪下半叶是西方医学思想的关键阶段，这既是医学文献的诞生期，又是医学技艺的诞生期。然而，“诞生”这一概念，我们应如何理解？

这一时期是医学文献的诞生期。人类现存最早的希腊医学著作可以追溯到此，它们被归在希波克拉底名下传播。但这并不是西方人对医学最早的探索。类似于历史、悲剧、修辞等出现在公元前5世纪的文学体裁，称希罗多德为“历史学之父”，而称希波克拉底为“医学之父”。事实上，这位来自希腊科斯岛的医生被认为是阿斯克勒庇俄斯（Asclépios）的后代，他的祖父可能已写过一些医学专著。[①] 在必要时，希波克拉底名下的论文会参考更古老的传统。[②] 最著名的例子是《论急性病的摄生法》（*Régime dans les maladies aiguës*），书中多次提到“之前的诸位作者”，尤其是《克尼德语录》（*Sentences cnidiennes*）[③] 的诸位作者。因此，与其说公元前5世纪是西方医学的诞生期，不如说这是其第一次充分发展期。

我们是否该认为，这次发展是西方医学从口头到书面的过渡？诚然，希波克拉底同时代的人的确对这一时期所涌现出的大量医学论著感到震惊。公元前4世纪初，色诺芬曾言：“医者书之甚多。”[④] 而一篇希波克拉底名下的外科论著的作者，曾强调记叙手术的难度，这说明写作的传统尚短，还不足以媲美口头教学。[⑤] 但是，从口头过渡到书面的革命这一过于简单化的

---

① *Souda* sous le nom d'Hippocrate I. ［根据《苏达辞书》，伟大的希波克拉底的祖父不仅是一名医生，同时也著有医学著作。盖伦在《评注〈论急性病的摄生法〉》中声称：“根据一些人的说法，希波克拉底的祖父——诺斯迪科斯（Gnosidicos）之子——什么也没写，根据另外一些人的说法，他只写了两本著作，即《论骨折》和《论关节》。”参见 J. Jouanna, *Hippocrate*, p. 633。——编者注］

② 作者这里的意思是，希波克拉底名下的论著有时会援引比其更早的医学论述。——译者注

③ Hippocrate, *Régime dans les maladies aiguës*, c. 1. （《克尼德语录》被认为是克尼德学派的著作，也是《希波克拉底文集》的重要文献来源。学者们曾试图基于《论急性病的摄生法》中对《克尼德语录》的批评辑录出其内容，但是我们所掌握的资料过于零碎和模棱两可。参见 Hippocrate, tome VI, 2e partie. *Du régime des maladies aiguës-Appendice-De l'aliment-De l'usage des liquides*, texte établi et traduit par R. Joly, Paris: Les Belles Lettres, 1972, pp. 36–37。——编者注）

④ Xénophon, *Mémorables*, IV, 2.

⑤ Hippocrate, *Articulations*, c. 33.

看法应被摒弃，因为在医学文献蓬勃发展的同时，口头交流仍被广泛应用。《论古代医学》(*Ancienne médecine*) 的作者属于希波克拉底学派，他批判了当时的某些医学趋势，当时的竞争对象既包括那些口头表达者，又包括写作者。① 相反，在公元前 5 世纪下半叶发展期之前，书面医学文献已经出现。早在现存的医学文献之前，《克尼德语录》这部集体作品已经出版，甚至再版过。②

另外，如果将医学视为一种技艺，那么用“诞生”来形容是合适的。正是在这一时期，医学成为一门“技艺”(*technè*)。“*Technè*”③ 是古希腊语，原意是技艺与科学，这两个概念在当时是密不可分的。医生不仅满足于记录疾病症状、预测发展趋势并提出治疗办法，他们还探究这门“技艺”的目的，思考它的实现方法，寻找它相对其他技艺或科学的位置。这些问题的答案有的趋同，有的矛盾。关于医学的目的，所有人都同意医疗干预必须对病人有帮助，或至少不造成伤害。至于“医生应收治任何患者，还是只治疗他认为可治愈的患者”这一问题，则存在着多方对立的答案。对于医学操作方法，最初的文献显示所有医学技术都有方法可循，但不同的医生对方法的含义有各自的理解。有些人主张有必要采用新方法，而有些人则坚持经历过时间考验的传统原则。当谈到医学在科学与技艺中的位置，医生们认为医学属于以人为客体的技艺类别，但是，关于人的科学是医学的先导还是终端这一问题，彼此在观念上存在分歧。

只有把这些讨论置于公元前 5 世纪下半叶那场涉及人类活动全部领域的思潮中，我们才能真正理解当时的医生对这门技艺进行思考时所提出的问题的多样性及论辩的活跃性。毫无疑问，早在公元前 6 世纪，伊奥尼亚米利

---

① Hippocrate, *Ancienne médecine*, c. 1; cf. c. 20.

② Hippocrate, *Régime dans les maladies aiguës*, c. l.

③ 现代英语中缺少与“*Technè*”具有相同语义范围的单词，不同语境下的译文分别有 craft、technical understanding、productive knowledge、productive understanding、art。在“*Technè*”拉丁语译文“*ars*”的影响下，传统上将其译为“art”，但今天的“艺术”往往与具有审美价值的物体联系在一起，如“美术”，而“*Technè*”在许多情况下与制作和工具的使用有关；“craft”(手工艺)在这方面更贴切，但不太适合那些更具理论性的“*Technè*”(例如政治)，也不适合产品不那么有形或功利性较弱的“*Technè*”(例如医学)。参见 Thomas Kjeller Johansen ed., *Productive Knowledge in Ancient Philosophy: The Concept of Technê*, Cambridge: Cambridge University Press, 2021, p. 1。——编者注

都（Milet）学派的哲学家们已唤醒了科学精神，如泰勒斯（Thalès）、阿那克西曼德（Anaximandre）和阿纳克西美尼（Anaximène），但他们主要对宇宙学感兴趣。萨摩斯的毕达哥拉斯（Pythagore de Samos）前往意大利南部的克罗顿（Crotone），在大希腊传播了伊奥尼亚人的哲学。无疑，从那时开始，除了宇宙学，毕达哥拉斯还对人类的灵魂和肉体的存在方式产生了兴趣。毕达哥拉斯甚至和克罗顿医学派有所关联。直到公元前5世纪中期，在智者派、史学家、民族志学家和医生的推动下，对人的思考成为关注的焦点。希腊人发现了自身理性的力量，当他们在异乎寻常的知识狂热的氛围中发现理性的那一刻，便对其提出质疑，因而开始定义科学知识的原则。从公元前5世纪下半叶到公元前4世纪初，出现了一系列定义技艺规则的作品，涵盖了诸多领域：公共演讲、医学、营养学、烹饪、体操、摔跤、马术、建筑、雕塑、绘画和音乐。[①]

但是，伴随着这些技艺的诞生，也经常有对关于其存在或至少其应用方式的热烈讨论。智者派对此并不陌生，作为他们的先驱，阿布德拉的普罗泰戈拉（Protagoras d'Abdère）写过一部著作，直到柏拉图（约前427~前347）时代仍然流行，其中记录了对专家们——他们或为全才或精于某一领域——的反对意见。[②] 毫无疑问，医学也受到了质疑。但是，这些来自“以贬低技艺为业者”[③] 的反对意见间接促进了医生们的反思：他们需要找寻用来回应这些质疑的答案。

所有这些条件都解释了公元前5世纪下半叶医学的形成，但若是没有一个即便生前声名已远超同时代所有医生的人物的存在，那些数量众多的医学文献也很难流传至今。正是围绕着希波克拉底的名字，那些共同促成了西方医学诞生的医学著作凝结在一起。尽管如此卓越的希波克拉底只是造就了希腊医学第一次兴盛期的众多医生中的一位，但不论如何，他之前和之后的著作都未得存世。可以说，他的名字是希腊古典医学得以幸存的直接原因。

---

① A. J. Festugière, *Ancienne médecine*, Paris: Klinksieck, 1948, p. 32.

② Platon, *Sophiste*, 232 d-e.

③ Hippocrate, *Art*, c. 1.

二 在传说与现实之间的希波克拉底

可以肯定的是，希波克拉底在生前已经名声大噪。彼时尚为青年的柏拉图称其为“当时医生的代表人物，正如雅典的菲狄亚斯（Phidias）和阿尔戈斯的波留克列特斯（Polyclète d'Argos）被视作卓越的雕塑家一样”。[①] 希波克拉底以教学法和医学理论闻名。[②] 亚里士多德也曾说：“希波克拉底的伟大，不在于其身型之大，而在于其天赋之高。”[③]

希波克拉底的生平没有太大的探讨价值，因其传记所依据的史料皆来自后代，质量良莠不齐，混淆了事实和传说，难以鉴别真伪。[④] 我们既要避免轻信这些史料，也没必要过于怀疑。并非所有的传记都像人们所说的那样是虚构的，有时我们会惊喜地从一些最古老的铭文中找到佐证。

公元前460年，希波克拉底出生于一个位于当时属于雅典同盟的科斯岛上的一个贵族医学世家，据说是阿斯克勒庇俄斯的儿子波达莱伊理欧斯（Podalire）的后代。阿斯克勒庇俄斯家族有三个支系：波达莱伊理欧斯曾参与特洛伊战争，凯旋途中搁浅在了卡里亚地区（Carie）的士麦那（Syrna），[⑤] 之后其家族以此为核心扩展到科斯岛、克尼德半岛和罗德岛。但是，罗德岛的分支已经消亡，只有科斯岛和克尼德半岛的支系仍享有盛名。[⑥] 希波克拉底继承了其亦名为希波克拉底的祖父和其父亲赫拉克雷勒达斯（Héracléidas）的医学，他先在科斯岛上将家学发扬光大，后来离家去色萨利（Thessalie）继续弘扬发展医学，直到逝世。

自罗马时代以来，希波克拉底的一些逸事广为流传。其一为希波克拉底诊断了阿布德拉的德谟克利特（Démocrite d'Abdère），该患者凡事皆笑，其他人以为他疯癫了；另一则是阿尔塔薛西斯一世（Grand Roi Artaxerxès I）

---

① Platon, *Protagoras*, 311 b-c.

② Platon, *Phèdre*, 270 c.

③ Aristote, *Politique* VII, 4 (1326 a 15).

④ J. Rubin-Pinault, *Hippocratic Lives and Legends*, Leiden: E. J. Brill, 1992.

⑤ 今土耳其巴依尔市（Bayir）。

⑥ Galien, *Méthode thérapeutique* I, 1.

用丰厚的条件利诱希波克拉底前往波斯帮助平息蛮族军队的瘟疫，被其拒绝。这是最著名的两则逸事，因为所谓的《希波克拉底书信》[①] 而广为人知。这两个故事也给作家和画家们带来了灵感：法国诗人让·德·拉·封丹（Jean de La Fontaine）曾写过一篇关于希波克拉底接诊“疯癫”的德谟克利特的寓言；[②] 伦勃朗的老师彼得·拉斯特曼（Pieter Lastman）在其画作中再现了希波克拉底与德谟克利特见面的场景；吉罗代（Girodet）曾描摹过希波克拉底拒绝波斯国王使节赠礼的场面。据信这两则逸事发生在希波克拉底职业生涯的初期，当时他仍在科斯。

另外两个故事发生于希波克拉底职业生涯的第二阶段，当时他在希腊北部。一则说，希波克拉底被马其顿国王佩尔狄卡斯二世（Perdiccas II）传召，后者被认为在其父亚历山大一世去世后得了肺痨，据说希波克拉底诊断出这位年轻国王患上了对其父亲的情妇的相思病。类似的故事也曾被放在希腊化时期的伟大医生埃拉西斯特拉图斯（Érasistrate）身上。另一则说，希波克拉底第二次拒绝了医治野蛮人的请求，这次是有关靠近希腊北部的野蛮人、伊利里亚人和培奥尼亚人，他们是某次瘟疫的受害者。但是，在拒绝野蛮人使节的同时，他用计谋获取了一些必要的气候信息，用以推断疾病在希腊传播的可能和对应的治疗手段。据说，他派儿子和学生前往希腊北部去拯救那里的希腊人；在治疗了色萨利人后，他亲自取道德尔菲前往雅典和伯罗奔尼撒。人们对这个瘟疫是否存在表示怀疑，它与修昔底德描述的

---

① Les *Lettres* attribuées à Hippocrate. [共 24 封信，是希波克拉底写的、给希波克拉底的或和希波克拉底相关的信件，它们被分为两大类。第一类，信 1~9，事关波斯国王阿尔塔薛西斯对希波克拉底的邀请和希波克拉底的拒绝。第二类，信 10~21 和信 23，事关希波克拉底和阿布德拉的哲学家德谟克利特，这类信件要长得多。阿布德拉的人们请希波克拉底来治疗德谟克利特，他们认为德谟克利特是个疯子。希波克拉底确信德谟克利特没有妄想症，但却写下了关于疯癫的著作。希波克拉底和德谟克利特成为朋友，并互通信件。信 22 和信 24 不属于以上任一组，在其中一封信中，希波克拉底向他的儿子泰萨鲁斯（Thessaos）推荐学习对医学有用的几何学和算术。另一封信是希波克拉底寄给马其顿德米特里国王（Démétrius，公元前 3 世纪在位）的，是关于保持健康的戒律。这些信件并不见于埃罗提安（Erotianus）的列表中，然而，其中一些信件在 1 世纪上半叶已经存在，因为相关的纸草文献最早可以追溯到这一时期，第一组中的信 3~6 见于俄克喜林库斯纸草 IX 1184，第二组中的信 11 见于 *BKT* III 5-9 和 *BKT* III 9 +IX 38 纸草。参见 J. Jouanna, *Hippocrate*, pp. 555-556。——编者注]

② Démocrite et les Abdéritains VIII, 28.

雅典“瘟疫”在路线和日期上都不相同。① 然而德尔菲的两块铭文记录下了这一事件。其中一块篆刻了希波克拉底在德尔菲的行程，另一块则显示他的家人在德尔菲享有宗教特权，这是关于这则瘟疫故事最古老的史料证据。②

这些传记资料提供了关于希波克拉底在色萨利时期的信息，而希波克拉底医学文献本身保存的信息对此也有所补充。在名为《论流行病》（*Épidémies*）的一系列论著中，可以找到医学史上最早的关于患者病情进展的病例档案，有时甚至是每日记录。病例中有时也会提到患者来自何处，借此便可知晓希波克拉底或者其随行医生的足迹分布。应该特别提及阿布德拉城邦和萨索斯岛（Thasos）。一般而言，经常被提及的是色萨利和希腊北部（马其顿、色雷斯和普罗庞提斯③）的城邦，这个区域以外的地方很少被提及。在希腊北部，希波克拉底学派的医生出现过的最远的城邦是位于

---

① 1564年，威廉·布林（William Bullein）在《一场对抗瘟疫的对话》（*A Dialogue against the Feuer Petilence*）一书中提到，在雅典瘟疫中，希波克拉底曾用火拯救雅典公民。他引用的史料是《就底野迦致皮索》（*Theriac to Piso*，相传由盖伦所作）。但是，根据修昔底德的记载，面对疾病时，医生们无能为力，他们经常首当其冲。这反映了古代人对瘟疫的认识和应对之策，即用火净化空气。关于该事件的构建，参见 Jody Rubin Pinault, *Hippocratic Lives and Legends*, pp. 35-60。——编者注

② 比较《使节演讲》（*Presbeutikos* ou *Discours d'ambassade*）及两块德尔菲铭文—— Inv. 2255 和 Inv. 6687 A et B +8131。关于第二块铭文，见下文注释。[何为《使节演讲》？据说在伯罗奔尼撒战争第二阶段，当科斯和雅典发生争端时，受其父亲的派遣，希波克拉底的儿子泰萨鲁斯在雅典公民大会上为科斯人民辩护而作了长篇演讲。演讲的主要部分回顾了科斯为雅典人所提供的四次帮助，前两次是由希波克拉底和泰萨鲁斯的祖先们提供的。第一次可以追溯到第一次神圣战争时期，在围攻基拉（Crissa）的过程中，科斯医生内布罗斯（Nébros）和他的儿子克里索斯（Chrysos）帮助了邻邦同盟（Amphictions），它为表示感谢，科斯岛的阿斯克勒庇俄斯家族在德尔菲神庙享有特权。第二次可以追溯到第一次希波战争时期，科斯拒绝参加波斯国王对希腊的远征，当时卡德摩斯（Cadmos，泰萨鲁斯的母亲的祖先）和希波洛丘斯（Hippoloque，泰萨鲁斯的父亲的祖先）是科斯的首领。随后，科斯岛被波斯人及其盟友蹂躏。第三次发生在上文中提及的瘟疫时期，希波克拉底派儿子和学生前往希腊北部去拯救那里的希腊人。第四次是泰萨鲁斯作为公共医生参加了雅典对西西里岛的远征，为期三年。随后，泰萨鲁斯要求雅典人不要对科斯使用武力，而要通过谈判解决争端。这种传记式的写作已经为埃罗提安所熟知，虽然演讲稿并不真实，但其中一些信息得到了铭文的证实，特别是关于阿斯克勒庇俄斯家族的男性后裔以及阿斯克勒庇俄斯家族和德尔菲之间的关系。关于《使节演讲》，可参考以下版本：Littré IX, 1861, pp. 404-428; Wesley D. Smith, *Hippocrates. Pseudepigraphic Writings. Letters-Embassy-Speech from the Altar-Decree*, Leiden: Brill, 1990, pp. 110-124; E. D. Nelson, Ph. D., University of Washington, 1992。参见 J. Jouanna, *Hippocrate*, pp. 542-543。——编者注]

③ Thessalie, Macédoine, Thrace, Propontide.

黑海西海岸的奥德萨（Odesse），今为保加利亚的瓦尔纳市（Varna）。[①] 在色萨利南部，他们的足迹远达雅典和萨拉米斯岛（Salamiis）、伯罗奔尼撒半岛的伊利斯（Elis）和科林斯（Corinthe），爱琴海的锡罗斯岛（Syros）和提洛岛（Délos）。然而值得注意的是，提到科斯岛的病例只出现在该作的一个段落中。[②] 这表明，整体而言，希波克拉底学派的临床著作可追溯到希波克拉底离开科斯岛后，而且这些著作的大量写就与希波克拉底及其学生在色萨利和希腊大陆的职业生涯息息相关。

虽然希波克拉底离开了家乡，但这位杰出的医生并未与家乡断了联系，相反，希波克拉底被认为是一位伟大的爱国者：根据最早的传记记载，[③] 在伯罗奔尼撒战争的结束阶段，他曾站在科斯岛的立场上对科斯岛和雅典的纠纷进行干预。在希波克拉底去世后，虽然他被安葬于色萨利——位于拉里萨（Larissa）和吉尔顿（Gyrton）之间，但他的故乡仍然保留着关于他的记忆，因为他被视为英雄人物。实际上，科斯岛每年都会在他诞辰周年纪念日举行正式的祭祀庆典活动并为其献上供品。除此之外，罗马时期发行于科斯岛的小铜币上仍印有希波克拉底的半身像或他坐着的全身像，这证明了岛上的居民将希波克拉底视为他们的荣耀之一。这一点也体现在保存于科斯岛博物馆的罗马时期的镶嵌画上，画中老年希波克拉底和一个岛民正在欢迎永远年轻的阿斯克勒庇俄斯来到岛上。

三 希波克拉底的医学教育和希腊城邦的医学学派

希波克拉底的声誉不仅来自他所从事的医学实践，还源于他的医学教育。随着城邦文明的到来，像其他活动一样，医学教育受限于城邦框架。据希罗多德记载，公元前6世纪最著名的医生多在意大利南部的克罗顿，其次是位于今利比亚（Libye）的希腊殖民地昔兰尼（Cyrène）。[④] 由于古希腊

---

① Hippocrate, *Prorrhétique I*, c. 72.

② Hippocrate, *Prorrhétique I*, c. 34.

③ 记载于《使节演讲》中。

④ Hérodote, *Histoires* III, 131. 令人惊讶的是，在当时那些著名的医学中心，希罗多德没有提到过科斯岛或是克尼德的医生。是否因为二者距离希罗多德的故乡太近呢？或许可以用地域间的敌对关系来解释这位历史学家的沉默。

没有城邦组织的医学教育机构，也不像现代一样对从事医疗活动的人进行资格授权，所以，城邦内的医学教育呈现明显的家族化和贵族化特点。与荷马时代相同，在希波克拉底时期，医学知识通常仅在家族内部传播。

在阿斯克勒庇俄斯在科斯岛的支系家族内部，希波克拉底接受了教育，又将这一家族医学传统延续给他的两个儿子泰萨鲁斯和德拉康（Dracon），二人亦如此教育后代，并各自为其子冠以祖父希波克拉底之名。希波克拉底这个名字如同传统一样早已在家族中传承，孙子继承了祖父（希波克拉底一世）的名字，成为伟大的希波克拉底（希波克拉底二世）。但在那之后，这个名字便仅剩下给其所有者的职业生涯带来一些声望的作用了。希波克拉底三世是泰萨鲁斯的儿子，希波克拉底四世是德拉康的儿子。希波克拉底不仅把医术传给他自己的儿子，同时也教授科斯岛上阿斯克勒庇俄斯家族其他家庭的孩子。尤其是辛布雷亚斯（Thymbraios），他给自己的两个儿子都起名为希波克拉底（希波克拉底五世和六世）。还存在一个希波克拉底七世，他是帕西亚纳克斯（Praxianax）的儿子，也是阿斯克勒庇俄斯家族的一员。综上，我们可以看到希波克拉底的教育对阿斯克勒庇俄斯在科斯岛家族的巨大影响：在他之前，家族自阿斯克勒庇俄斯和他的儿子波达莱伊理欧斯创建以来，只出了一个著名的希波克拉底，而在他之后，拜占庭的学者们统计出了五个，而最近在科斯岛上出土的铭文上又记载了第六个！①

希波克拉底不仅对科斯岛的阿斯克勒庇俄斯家族产生了深远的影响，他拥有数量众多的学生，这也为其教学成就增光添彩。医学知识传播中一场真正的革命推动了这种传播。最初，知识传播仅限于阿斯克勒庇俄斯家族内部，后来，教育逐渐向家族以外的学生们开放。盖伦评价道：“随着时间的推移，他不仅将这门技艺传承给自己的家族成员，而且还传给了外面的人，医学也因此被从阿斯克勒庇俄斯家族中解放出来。”② 若是一家之主没有从家族以外的学生那里得到保证，这种开放式教学便无法完成，这些

---

① 《苏达辞书》中收有词条“Hippocrates”，可找到对希波克拉底们的列举。关于该铭文，参见 J. Benedum, “Griechische Arztinschriften aus Kos,” *Zeitschrift für Papyrologie und Epigraphik* Vol. 25 (1977), pp. 272-274。

② Galien, *Pratiques anatomiques* II, 1.

保证被详细记录在著名的《希波克拉底誓言》（*Serment*）中。[①] 该誓言保证了特定的结社契约，显然并非由阿斯克勒庇俄斯家族的成员宣读。对于他们而言，父亲教育儿子是理所当然的事情，没有必要为此签订合同或是支付学费。当非阿斯克勒庇俄斯家族的学生决定接受希波克拉底的教育时，他们需要宣誓。这份契约详细记叙了新学员应该履行的职责，向老师做出道德上和经济上的保证。学生们支付学费，并承诺在其老师处于困境中时为其提供物质援助。这个保障甚至延伸到了老师的直系后裔身上，学生须承诺在必要时向老师的儿子们传授医学，且老师的儿子们不需要对此宣誓或是签订契约。相应的，新学员也因此能够接受老师的教育，并把他学到的知识免费传给自己的儿子。显然，《希波克拉底誓言》在维持医学世家的利益和特权方面起着至关重要的作用。把知识向外人开放，应该是因为家庭内部缺乏从事医学事业的后辈，或是因为这种高质量的家族式教育声誉良好，吸引了大量的外部学生前来求学。只有将其置于特定的社会和时代背景下，才能真正理解这一著名的誓言和其第二部分对职业道德的规定，以及它所具有的当之无愧的典范价值。最初仅限于家庭成员的医学院向外人开放，《希波克拉底誓言》与这一变革密切相关。

那么这一变革是何时发生的？根据盖伦对《希波克拉底誓言》的评论（仅存阿拉伯文译本），[②] 鉴于家庭内部继任者不足，为了延续科斯岛的医学传统，希波克拉底本人决定将医学教育对外开放。即使这在希波克拉底之前已经有迹可循，也是希波克拉底使这种开放达到一个前所未有的规模。柏拉图在他的对话录《普罗泰戈拉篇》（*Protagoras*）中证实说，人们可以自费向希波克拉底学医。[③]

在希波克拉底的所有家族以外的学生中，与他最为亲近的是波利比乌斯（Polybius）。他与希腊化时期的历史学家波利比乌斯（Polybius）同名，

---

① C. Lichtenthaeler, *Der Eid des Hippokrates. Ursprung und Bedeutung*, Cologne: Deutscher Ärzte-Verlag, 1984; J. Jouanna, *Hippocrate* I, 2e Partie. *Le serment. Les serments chrétiens*, Paris: Les Belles Lettres, 2018.

② 对相关史料的整理，参见 F. Rosenthal, "An Ancient Commentary on the Hippocratic Oath," *Bulletin of the History of Medicine*, Vol. 30 (1956), pp. 52–87；该阿拉伯文文献的部分手抄本已被发现，但是尚未被出版。

③ Platon, *Protagoras* 311 b-c.

在此请勿混淆。波利比乌斯与希波克拉底的女儿结了婚，并在希波克拉底离开科斯岛前往色萨利后，作为继任者成为科斯学派的领袖。① 希波克拉底的学生显然并非全部来自科斯岛，他还在科斯岛的时候接收了一名来自东方的学生——塞浦路斯的西内西斯（Syennésis de Chypre）。②

希波克拉底的学生众多且其中不乏功成名就者，给希波克拉底立传的作者们就提到过十几个，其中最著名的是科斯岛的德克西普斯（Dexippe de Cos），这些人组成的团体体现了“学院”（l'école）的传统含义。当时的教育团体不一定会衍生出某个学说团体，正如希腊化时期和罗马时期的医学流派一样。古典时期的医学尚未系统化，还仅仅是哲学知识。在公元前5世纪，学院指某位家主依循古老的家族传统，教育他的儿子们及外部的学生，据此在城邦内建立的中心。从该意义上讲，确实存在一个不同于克尼德学派（l'école de Cnide）的“科斯学派”（l'école de Cos）。

和科斯岛分支一样，在克尼德分支中，医学知识在家族内部由父亲传给儿子。克特西亚斯（Ctésias）是医生兼历史学家，他属于阿斯克勒庇俄斯家族在克尼德的分支，在一段非常有趣的段落中，他讲述在他祖父和父亲的时代使用嚏根草的危险，明确提到了这个家庭传统。③ 两个学派都有各自的权威人物：克尼德的欧瑞丰（Euryphon）和科斯岛的希波克拉底。但我们

① Galien, *Commentaire de la Nature de l'homme* (Préambule) et *Que l'excellent médecin est aussi philosophe*, c. 3.

② 亚里士多德记载，西内西斯来自塞浦路斯（*Histoire des animaux* 511 b 23 sq.），然而根据收藏于布鲁塞尔的《生平》（*Vie*），他来自科斯岛。相对来说，亚里士多德的记载更古老，更具有可信性。[除了希波克拉底著作中的描述，关于希波克拉底生平的自传式记载中最有名的当属索兰纳斯（Soranos）的《生平》，该传记采用了古老的史料，文中特别提到了希腊化时期亚历山大里亚图书馆馆长埃拉托斯特尼（Ératosthène de Cyrène）。关于希波克拉底的第二本传记是收藏于布鲁塞尔的《生平》，其知名度远低于前者。1847年，达伦伯格（Ch. Daremberg）在布鲁塞尔图书馆的一份拉丁文手抄本（Bruxellensis，1342－1350，13世纪）中发现了该著作。fol. 3是关于希波克拉底的作品目录，达伦伯格编辑了该目录。fol. 52是对希波克拉底生平的介绍，于1903年由H. Schoene出版。学者们认为其著述年代较晚，特别是因为它提及了希波克拉底到米底和埃及的两次旅行。但是，并不能排除它可能使用了更早的史料，而不仅仅是根据索兰纳斯写就的。参见Hippocrate，tome I，1ère partie. *Introduction générale*, *Vie selon Soranos. Presbeutikos ou Discours d'ambassade. Épibômios ou Discours à l'autel. Décret des Athéniens. Lettres I et II*, texte établi et traduit par Jacques Jouanna, p. CLXXIII。——编者注]

③ Oribase, *Collect. Medic.* VIII, 8. 关于医学教育，参见H. F. J. Hortsmanshoff and Cr. Van Tilburg eds., *Hippocrates and Medical Education*, Leiden: Brill, 2010。

不知道两个城邦的教育组织结构是否相同，因为在科斯岛没有流传出可以与《克尼德语录》媲美的集体作品。

关于两个医学群体之间的关系，保存下来的古代史料证明二者存在竞争关系，但可信度存疑。据说希波克拉底烧毁了克尼德的档案库，但没有证据能够证实。[①] 然而，来自克尼德分支的克特西亚斯曾明确对来自科斯岛分支的希波克拉底关于髋关节脱位的疗法提出批评，这一例证被盖伦保留了下来。[②] 通常当盖伦提到二者的竞争问题时，他都把这视为一种良性竞争，其中包括一些笔头论战。[③] 盖伦对此的解释是，《论急性病的摄生法》的作者与《克尼德语录》的作者们之间的论战，意味着希波克拉底本人和克尼德学派的较量。[④]

在 20 世纪下半叶，专家们掀起了关于医学学派问题的讨论，甚至有人质疑学派的存在。正是在这一时期，研究希波克拉底的专家们在德尔菲发现了刻有阿斯克勒庇俄斯家族的科斯分支和克尼德分支的铭文。[⑤] 从铭文中，我们第一次知道，存在一个科斯和克尼德的阿斯克勒庇俄斯家族“联合组织”（association，*koinon*）。有人据此对两个不同学派（科斯学派和克尼德学派）同时存在提出质疑。还有人认为，科斯学派仅仅是一个医生的专业“团体”，[⑥] 而该铭文旨在记录其家族在德尔菲享有宗教特权的宣誓，据此把拥有阿斯克勒庇俄斯家族血统的男性成员和外人分开，所以这一组织不属于专业团体。它是在医学院向公众开放之际，用来避免家族在德尔

---

① Andréas, *Généalogie des médecins*, dans la *Vie d'Hippocrate selon Soranos*.

② *Commentaire* aux *Articulations* d'Hippocrate IV, c. 40.

③ Galien, *Méthode thérapeutique* I, 1. 盖伦认为后世的批评——尤其是方法论学派的塞萨洛斯（Médecin méthodique Thessalos）对希波克拉底的贬责——是一种恶性竞争，相对而言，古时的竞争是良性的。

④ Galien, *Commentaire au Régime dans les maladies aiguës d'Hippocrate* I, 1.

⑤ 铭文 Inv. 6687 A et B +8131. 该铭文于 1956 年首次被发表，参见 J. Bousquet, "Inscriptions de Delphes (7 Delphes et les Asclépiades)," *Bulletin de correspondance hellénique*, 80 (Année 1956), pp. 579-591。该铭文在希波克拉底研究专家中非常有名，尤其是在 F. Kudlien 做了相关报告后，当时医学学派问题陷入讨论危机。F. Kudlien, "Bemerkungen zu W. D. Smith's These über die knidische Ärzteschule," in Joly éd., *Corpus Hippocraticum* (*Actes du IIe Colloque hippocratique, Mons*, 1975), Mons: Édition Université de Mons, 1977, pp. 95-103. 关于近年来的相关研究，参见 A. Jacquemin, D. Mulliez, G. Rougemont, *Choix d'inscriptions de Delphes, traduites et commentées*, Athens: École française d'Athènes, 2012, pp. 70-71 (Décret du *koinon* des Asclépiades de Cos et de Cnide)。

⑥ S. M. Sherwin-White, *Ancient Cos*, Göttingen: Vandenhoeck und Ruprecht, 1978, p. 257.

菲的宗教特权被家族之外的学生侵占的。

科斯学派名声大噪，不仅仅是在希波克拉底在科斯岛成立医学院时，事实上，其决定性阶段是在他离开科斯岛来到色萨利后。可以发现，希波克拉底著作完成时的地理位置与希波克拉底职业生涯的第二部分所处地区相对应。因此，在涉及希波克拉底时总是谈论科斯学派有些矛盾。把这一学派称为希波克拉底学派更为恰当。然而，真正的科斯学派并没有在希波克拉底离开科斯岛后消亡。特别是根据一些古希腊和古罗马时期的铭文，有迹象表明，在希波克拉底离开家乡后，阿斯克勒庇俄斯家族继续传播医学知识，科斯岛的医生也享有盛名。但科斯岛派系演变的细节我们无从得知，特别是在科斯岛西部的旧城阿斯提帕拉伊亚（Astypalaia）被东边新的希腊化城邦取代后。曾经对科斯岛的医学起了最重要推动作用的阿斯克勒庇俄斯家族在多大程度上持续地对科斯岛的医学产生影响呢，特别是在希波克拉底离开后？毕竟不是所有在科斯岛的医生都属于阿斯克勒庇俄斯家族，也并非所有医生都接受过阿斯克勒庇俄斯家族的医学教育。

无论如何，当小城邦让位于庞大的希腊化王国及其首都亚历山大里亚、帕加马时，科斯学派也失去了其主导性地位。希腊化时代两位伟大的医生——希罗斐鲁斯和埃拉西斯特拉图斯——都不属于科斯学派，而是在亚历山大里亚这一新的医学中心执业。从那以后，科斯学派的医生只与亚历山大里亚关系紧密，而非与马其顿保持紧密关系。科斯学派的普拉萨格拉斯（Praxagoras）是希罗斐鲁斯的老师，而希罗斐鲁斯又是科斯学派医生腓里努斯（Philinos）的老师。这象征着从科斯医学到亚历山大里亚医学的转变，医学史翻开了新篇章。但希波克拉底巨大的影响力仍继续存在，亚历山大里亚图书馆的学者们竭尽全力收集并评论他的论著。

四 “希波克拉底问题”和《希波克拉底文集》的编纂

一直以来，有六十多部用伊奥尼亚方言写就的医学著作被归入希波克拉底名下，这些可以在埃米尔·利特雷（Émile Littré）[①] 编辑的十卷本巨著

① 埃米尔·利特雷（1801~1881），法国语言学家、医史学家、哲学家和政治家，法兰西铭文与美文学术院院士，著有《法语词典》。——译者注

中读到（古希腊文校勘本和法译本）。① 学者将这些著作统称为《希波克拉底文集》。②

① E. Littré, *Œuvres complètes d'Hippocrate*, 10 Vols. , Paris: J. -B. Baillière, 1839-1861.（利特雷的十卷本中有一些错误，此后学者又发现了新的抄本，但该十卷本是至今最完整的版本，仍具有不可替代的地位。可在 BIU Santé 网站上免费下载全集，链接如下：https://www. biusante. parisdescartes. fr/histoire/medica/resultats/index. php? fille = o&cotemere = 34859。——编者注）

② 除了利特雷的十卷本，还有一些无希腊文文本、无注释的单行本和三大丛书中的《希波克拉底文集》。这三大丛书分别是德国柏林—布莱登堡科学院编辑的"古希腊医学文献集成"（Corpus Medicorum Graecorum），美国"洛布古典丛书"系列（Loeb Classical Library），法国"比代文库"（Collection Budé）。"古希腊医学文献集成"中的部分著作只有古希腊文校勘本，部分著作有现代语言译本（德译本、法译本和英译本），均可免费在线浏览或下载，见 http://cmg. bbaw. de/epubl/online/editionen. html。"洛布古典丛书"中的《希波克拉底文集》已被数字化，均包括希腊文校勘本和英译本（https://www. loebclassics. com/browse? t1 = author. hippocrates. of. cos）。法国"比代文库"中的《希波克拉底文集》均包括古希腊文校勘本和法译本，全部是当代古典学家的成果，尚未被数字化。Hippocrate, tome I, 1ère Partie. *Introduction générale, Vie selon Soranos. Presbeutikos ou Discours d'ambassade. Épibômios ou Discours à l'autel. Décret des Athéniens. Lettres I et II*, texte établi et traduit par Jacques Jouanna, Paris: Les Belles Lettres, 2020; Hippocrate, tome I, 2e Partie. *Le serment. Les serments chrétiens. La loi*, texte établi et traduit par Jacques Jouanna, Paris: Les Belles Lettres, 2018; Hippocrate, tome II, 1ère Partie. *L'Ancienne médecine*, texte établi et traduit par Jacques Jouanna, Paris: Les Belles Lettres, 1990; Hippocrate, tome II, 2e Partie. *Airs, eaux, lieux*, texte établi et traduit par Jacques Jouanna, Paris: Les Belles Lettres, 1996; Hippocrate, tome II, 3e Partie. *La maladie sacrée*, texte établi et traduit par Jacques Jouanna, Paris: Les Belles Lettres, 2003; Hippocrate, tome III, 1ère Partie. *Pronostic*, texte établi et traduit par Jacques Jouanna, Paris: Les Belles Lettres, 2013; Hippocrate, tome IV, 1ère Partie. *Épidémies I et III*, texte établi et traduit par Jacques Jouanna, Paris: Les Belles Lettres, 2016; Hippocrate, tome IV, 3e Partie. *Épidémies V et VII*, notes de Mirko Draïzen Grmek, texte établi et traduit par Jacques Jouanna, Paris: Les Belles Lettres, 2000; Hippocrate, tome V, 1ère Partie. *Des vents-De l'art*, texte établi et traduit par Jacques Jouanna, Paris: Les Belles Lettres, 1988; Hippocrate, tome VI, 1ère Partie. *Du régime*, texte établi et traduit par R. Joly, Paris: Les Belles Lettres, 1967; Hippocrate, tome VI, 2e Partie. *Du régime des maladies aiguës-Appendice-De l'aliment-De l'usage des liquides*, texte établi et traduit par R. Joly, Paris: Les Belles Lettres, 1972; Hippocrate, tome VIII. *Plaies*, *Nature des os*, *Coeur*, *Anatomie*, texte établi et traduit par Marie-Paule Duminil, Paris: Les Belles Lettres, 1998; Hippocrate, tome X, 2e Partie. *Maladies II*, texte établi et traduit par Jacques Jouanna, Paris: Les Belles Lettres, 1983; Hippocrate, tome XI, *De la génération-De la nature de l'enfant-Des maladies IV. -Du fœtus de huit mois*, texte établi et traduit par R. Joly, Paris: Les Belles Lettres, 1970; Hippocrate, tome XII, 1ère partie. *Nature de la femme*, traduit par Florence Bourbon, Paris: Les Belles Lettres, 2008; Hippocrate, tome XII, 4e Partie. *Femmes stériles-Maladies des jeunes filles-Superfétation-Excision du fœtus*, texte établi et traduit par Florence Bourbon, Paris: Les Belles Let-

希波克拉底名下著作繁多，记录他生平的史料却极为匮乏，现代学术界可能永远也无法消除二者之间的巨壑。尽管这些文献有不可否认的一致性，这主要是因为它们都基于一种摆脱了明显的巫术影响的医学精神，但是，著作不可能都是由同一个人写就的。持这种怀疑的理由有很多，对文集内容进行分析，我们会发现词语使用上的差异，有的甚至还存在医理上的矛盾。还有少数古代史料可以证明，一些篇幅并不出自希波克拉底笔下。亚里士多德在他的《动物志》（*Histoire des animaux*）中引用过一大段对于血管的描述，① 而且将之归于波利比乌斯，但事实上却是从希波克拉底名下的《论人的本性》（*Nature de l'homme*）一书中摘录的。因此，该著作应出自希波克拉底的学生兼女婿波利比乌斯而非希波克拉底本人之手。② 也正是这本书提出了著名的四体液学说，即血液、黏液、黄胆汁和黑胆汁。从盖伦开始，整个西方社会都把这一学说视为希波克拉底医学教育的基石。由此，学生的理论被归入老师名下。在亚里士多德的《动物志》这本书里，在同样的段落还引用了一小段塞浦路斯的西内西斯对血管的描写。③ 这段描写也被记载到了《希波克拉底文集》中。④ 正如我们所知，西内西斯也是希波克拉底的学生。也就是说，通过亚里士多德的《动物志》这一古老而可靠的文献，就可以确定有两段《希波克拉底文集》中的描述并非出自希波克拉底之手，而是属于他的学生们。

虽然必须从传统上将整部文集归于希波克拉底一人的幻想中解放出来，但也不能沉醉于简单的怀疑主义，即认为这些著作是在极其偶然的情况下将不同医生的作品放在了一起。一些主要作品无疑是出自希波克拉底及其追随者，也就是传统意义上的科斯学派，只是在这一原初的核心上加入了

---

tres, 2017; Hippocrate, tome XIII. *Des lieux dans l'homme-Du système des glandes-Des fistules-Des hémorroïdes-De la vision-Des chairs-De la dentition*, texte établi et traduit par R. Joly, Paris: Les Belles Lettres, 1978; Hippocrate, tome XVI. *Problèmes hippocratiques*, édition, traduction et notes de Jacques Jouanna et Alessia Guardasole, Paris: Les Belles Lettres, 2017; Hippocrate, tome VII, 1ère partie. *Sur les fractures*, texte établi, traduit et commenté par Jacques Jouanna, avec la collaboration d'Anargyros Anastassiou et Amneris Roselli, Paris: Les Belles Lettres, 2022. ——编者注

① Aristote, *Histoire des animaux*, III 3, 512 b 12–513 a 7.

② Hippocrate, *Nature de l'homme*, c. 11. 该段描述也出现于 Hippocrate, *Nature des os*, c. 9。

③ Aristote, *Histoire des animaux*, III 3, 511 b 23–30.

④ Hippocrate, *Nature des os*, c. 8.

其他来源于该学派之外的作品。

除了来源多样，这些著作的所属年代也不尽相同。当然，其中很多与希波克拉底同时代，但是，有的可以定位到亚里士多德时期，有的甚至更晚一些。文集的多样性还体现在其受众和内容方面。有一些更像是在专家和非专业公众面前进行的公开演讲，还有一些是主要面向专业人士的出版物。最后，有些作品是笔记和备忘录，最初是给医生们或医学院内部交流用的，还有些仅仅是人们将其他或保留或已遗失的论著编纂整理成的手册。毫无疑问，这些手册中最著名的当属《论医学格言》（*Aphorismes*）一书。至于所涉及的主题，因为希腊医生并不像埃及医生那样专攻一科，更多是全科医生，所以其种类更加丰富。但是，这并不意味着当时没有专科的论著，[①]《希波克拉底文集》中的两大门类分别是由关于外科和妇科的论著集合而成的。

《希波克拉底文集》的文稿从古希腊传承到中世纪，后者成为现代版本的基础，这期间的一些偶然性因素更加剧了文集间的不协调感。有些原是一个整体的作品被拆分成不同的文集，例如《论流行病（一）》和《论流行病（三）》（*Épidémies I*，*Ⅲ*）；相反，有些现今是一个整体和系列的文本其实是把原本不同的作品放在了一起，例如四卷本《论疾病》（*Sur les maladies*）。

为了对文集进行更好的梳理，学者们打算“去伪存真”。从古希腊时期直到现在，希波克拉底评论家一直关注的一个问题是：哪些作品由希波克拉底本人所作？就像“荷马问题”一样，也存在着“希波克拉底问题”。[②]古代的人们乐观地相信大部分著作都是希波克拉底写就的，而现在，人们对此表示怀疑。埃罗提安（Érotien）是尼禄时期的一名医生，也是《希波

① Hérodote, *Histoires*, II, 84.

② 关于“希波克拉底问题”的研究甚多，笔者列出部分20世纪后半期的出版物：R. Joly, “La question hippocratique et le témoignage du *Phèdre*,” *Revue des Études Grecques*, Vol. 74 (1961), pp. 69-92; G. E. R. Lloyd, “The Hippocratic Question,” *Classical Quarterly*, n. s. Vol. 25 (1975), pp. 171-192; W. Smith, *The Hippocratic Tradition*, Ithaca-Londres: Cornell University Press, 1979; V. Langholf, “Kallimachos, Komödie und hippokratische Frage,” *Medizin-historisches Journal*, Vol. 21 (1986), pp. 3-30。关于针对《希波克拉底文集》的评注，参见Peter E. Pormann ed., *Hippocratic Commentaries in the Greek, Latin, Syriac and Arabic Traditions, Selected Papers from the XVth Colloque Hippocratique*, Leiden: Brill, 2021。

克拉底辞典》(*Glossaire* hippocratique)的作者，他是第一个列出了希波克拉底作品目录的人。在当时，被鉴定为真正的希波克拉底的作品至少占现存版《希波克拉底文集》目录的三分之二。[①] 一个世纪后，盖伦写了一篇讨论希波克拉底作品真伪性的文章，可惜已经佚失。在 19 世纪，这种趋势发生了逆转。埃米尔·利特雷只将以下十一部著作归于希波克拉底名下，即《论古代医学》、《论预后》(*Pronostic*)、《论流行病(一)》、《论流行病(三)》、《论急性病的摄生法》、《论空气、水和地方》(*Airs*，*eaux*，*lieux*)、《论关节》(*Articulations*)、《论骨折》(*Fractures*)、《论整复》(*Mochlique*)、《希波克拉底誓言》、《论法则》(*Loi*)。现代学界怀疑之风更盛。1890 年，一部被后世命名为《伦敦匿名纸草》(*Anonyme de Londres*)的匿名手稿被发掘出来，这一发现使人重新开始思考关于《希波克拉底文集》作者的问题。该手稿在最后的分析中回溯到亚里士多德学派，并着重提及了一本埃米尔·利特雷没有列出来的希波克拉底的作品——《论普纽玛/气》[②](*Vents*)。这为希波克拉底理论的研究提供了新的线索。[③] 埃米尔·利特雷用来证明《论古代医学》的作者是希波克拉底的最早依据是柏拉图的《斐多篇》(*Phèdre*)，然而该书对真正由希波克拉底所著作品的辨认无法提供任何帮助。即使基于一些比柏拉图的作品更加明确的关于可能由希波克拉底所著作品［诸如克尼德的克特西亚斯与《论关节》、[④] 卡鲁斯图斯的狄奥克勒斯(Dioclès de Caryste)与《论流行病(一)》、[⑤] 希罗斐鲁斯与《论预后》[⑥] ］的古代史

---

① Nachmanson E. éd. , *Erotiani vocum Hippocraticarum collectio cum fragmentis*, Upsaliae: Appelbergs Boktryckeri a. -b. , 1918, 9, 1 sqq.

② 该篇古希腊文标题为“περὶ φυσῶν”，拉丁文标题为“De flatibus”。利特雷提出，该篇作者认为，百病皆有一因，即空气，或者更确切而言，是身体里的空气(φῦσα)。洛布版本英译名为“Breaths”，注释中指出，该翻译是对“φῦσα”非常不恰当的解释。法译名“*Vents*”(直译是《论风》)反映了体内气/体外气的双重含义，雅克·乔安纳(Jacques Jouanna)教授认为，“souffle”(πνεῦμα/pneuma)在体内为“vent”(φῦσα)，在体外为“air”(ἀήρ)，虽然称呼上有别，但二者在本质上是一回事，建议根据“souffle”的含义翻译该标题。中文名旧译有《论呼吸》和《论风》，最接近的中文概念是“气”。——编者注

③ *Anonyme de Londres*, Col. V, 35-Col. VII, 43 (*L'Anonyme de Londres: un papyrus médical grec du Ier siècle après J.-C.* , texte établi et traduit par A. Ricciardetto, Paris: Les Belles Lettres, 2016, pp. 7-9).

④ Galien, *Commentaire aux articulations d'Hippocrate*, IV, c. 40.

⑤ Galien, *Commentaire aux Épidémies I d'Hippocrate* III, 2 (=Dioclès, frag. 97 Wellmann).

⑥ Caelius Aurelianus, *Tardae passiones* 4, 8, 113 (= Hérophile, frag. 261 von Staden). Galien, *Commentaire au Pronostic d'Hippocrate* I, 4 (Hérophile, frag. 33 von Staden).

料，我们还是遇到了困难。因为对文集中术语的分析结果，可以排除他们属于同一作者的可能性，除非我们相信希波克拉底的文风出现过重大的演变，但这几乎是不可能的。据此，希波克拉底问题的讨论最终陷入僵局，人们倾向于推断这些作品是著作集，而并非属于同一作者。①

学者们努力用相对客观的标准对文集进行归类并尽可能地将之与我们所知的古代关于科斯岛和克尼德医学中心的证据相联系，但这种研究方式受到了质疑。由此出现了两种研究方法，二者原则上相互矛盾，实则相辅相成，被同时采用。一种旨在精细化判定可能源于希波克拉底学派的论文的标准，以此间接发现源于《克尼德语录》的克尼德学派的作品；另一种观点认为古代文献说服力不足，他们只研究文集本身而不考虑这些文集的来源。②

下面，笔者将对《希波克拉底文集》的内容进行概述。③ 首先要介绍的是所有传统上一直被认定为希波克拉底学派的文集。

这其中有一组是被明确定义为外科的专著，包括一些写得很好的论文。它们有的介绍了不同类型的头部创伤，特别是被投掷武器击伤的情况，以及相应的医治方法，其中包含对颅骨穿孔术的精准描述；有些熟练地阐述了如何在保证人的肢体形态的前提下，采用不同的方法缓解与治疗脱臼和

---

① 在这方面，戴西格雷贝尔（K. Deichgräber）的研究是经典之作。K. Deichgräber, *Die Epidemien und das Corpus Hippocraticum*, Berlin: Verlag der Akademie der Wissenschaften, 1933. 在1971年柏林第二版中，作者加入了结语和补充说明。亦见 A. Roselli, "*Die Epidemien und das Corpus Hippocraticum*: La ricerca sulle *Epidemie* ottanta anni dopo il libro di Karl Deichgräber," in J. Jouanna et M. Zink éd., *Hippocrate et les hippocratismes: médecine, religion, société* (XIVe Colloque international hippocratique), Paris: Peeters, 2014, pp. 5-22。

② 乔安纳（J. Jouanna）和格伦泽曼（H. Grensemann）分别在各自的书中（J. Jouanna, *Hippocrate. Pour une archéologie de l'école de Cnide*, Paris: Les Belles Lettres, 1974, 2009 年再版; H. Grensemann, *Knidische Medizin, Teil 1: Die Testimonien zur ältesten knidischen Lehre und Analysen knidischer Schriften im Hippocraticum*, Berlin: Walter de Gruyter, 1975）探讨过《希波克拉底文集》中的克尼德学派论著，二人尝试细化判定文集属于克尼德学派的标准，并通过对语录的研究分析这些文集之间的关系。而史密斯（W. Smith）则重新考虑了盖伦关于科斯学派文集和克尼德学派文集的论证，据此质疑区分二者这一方式是否有效［W. Smith, "Galen on Coans versus Cnidians," *Bulletin of the History of Medicine*, Vol. 47 (1973), pp. 569-578］。

③ 关于所有《希波克拉底文集》的详细介绍及各版本（古希腊文、拉丁文、法文、英文、德文、意大利文、现代希腊文）的参考书目，参见 J. Jouanna, *Hippocrate*, Paris: Les Belles Lettres, 2017, pp. 529-590。另见 E. Craik, *The Hippocratic Corpus: Content and Context*。

骨折，从而避免无意义的大型手术（比如断骨重接手术）。除了这些出版物之外，一些风格简洁的作品当时定是充当备忘录之用，比如《论医学诊所》（*l'Officine du médecin*）给医学诊所制定的手术和包扎的通用守则，还有《论整复》，[①] 这是一篇对《论骨折》和《论关节》进行了修订的摘要。

另一组是一系列连贯性很强的论著——《论流行病》，它们被认为是科斯学派所作。这些文集与希波克拉底和他的学生们在色萨利的活动息息相关。学界普遍将其分为三部分（卷一和卷三，卷二、卷四和卷六，卷五和卷七）。[②] 这些文集撰写于公元前 5 世纪最后十年到公元前 4 世纪中叶，成书年代各不相同，源于在不同城市居住了一年或以上的医生的经历。我们把《论流行病》的卷一和卷三视为一个整体，它完好地保存下来了一些原始的史料记录，当中逐年地记载了各地每个季节的气候和相对应的主要流行病，并通过对患者的临床观察和病情发展情况的严格记录，总结出普遍性结论。该部分还包括一些附属文集，比如《论体液》（*Humeurs*）[③]。

《论空气、水和地方》一书也是基于游方医生的活动框架而著，专门针对到陌生城市定居的医生。第一部分描述了医生需要观察的各种外部因素，以便了解、预测并成功治疗疾病。首先是风向和太阳运动方向，然后是居民用水状况，最后是一年四季的气候状况。作者随后对这一部分从人种学的角度进行了延伸，他把自己的医学理论应用到民族志研究中，对欧洲人和亚洲人进行了一个非常有名的比较，认为二者生理和心理上的差异主要由地理环境和气候的性质导致，其次是受到习俗和政治制度的影响。此外，作者拒绝任何神学角度的解释，因而创建了一种理性的民族志。这种对气候因素的重视和对神学解释的否定也出现在了另一部精短的论著中，即著名的《论神圣病》（*Maladie sacrée*）。这两本书的作者可能是同一个人。《论神圣病》的作者先通过记叙一场激烈的辩论，谴责了一些医生将所谓的

---

① 该标题 *Mochlique* 来源于古希腊语词"Μοχλικὸς"（杠杆），一种用来进行脱臼复位手术的器械。

② 《论流行病》的卷一和卷三约成书于公元前 410 年（*Épidémies I et III*, J. Jouanna éd., Paris: Les Belles Lettres, 2016）；卷二、卷四和卷六约成书于公元前 400 年（*Épidémies VI*, Manetti-Roselli éd., Firenze: distr. Opus Libri, 1982）；卷五和卷七约成书于公元前 350 年（*Épidémies V et VII*, Jouanna et Grmek éd., Paris: Les Belles Lettres, 2000）。

③ 关于《论体液》，参见 O. Overwien, *Hippocratis De humoribus*, Corpus Medicorum Graecorum I 3, 1, Berlin: De Gruyter Akademie Forschung, 2014。

“神圣病”（也就是癫痫）归因于不同的神灵，那些人声称可以通过巫术（禁术、净化和咒语）将病人治愈。随后他证明了这种疾病并不比其他疾病更为神圣，而是可以用自然原因来解释：危机的发生是由风的变化引起的。

气候因素对游方医生的重要意义不言而喻，同时，被叫到患者床边的医生必须知道如何解读症状，以了解疾病的性质并预测其发展，从而更好地进行治疗。这就是著名的《论预后》的主题：阐述在急性病患者中观察到的各种良性或恶性症状，其对患者病容和濒死面容的描述已成为经典（希波克拉底面容）。[①] 至于对急性病的治疗，则是《论急性病的摄生法》一书的主题，该书先是用大量篇幅讲解了大麦粥的用法，所以过去也把这本书叫作《论大麦粥》（*Sur la ptisane*），[②] 最后该书讲解了汤剂和药浴疗法。在整篇论著中，医生警告不要突然改变患者的饮食。

最后，许多作品采用了格言的写作形式，这使得希波克拉底的思想得以广泛传播。这些作品与所有的所谓的“科斯岛”的论文都有联系。《论医学格言》的开头便是那句整个文集中最有名的格言：“生命短暂，技艺绵长。”该书并无系统性排序，而是对医学的各个方面提出了大量建议，例如预测、季节和年龄的影响、诊断（饮食和排泄）。迄今为止，这是被阅读、引用、编辑和评论最多的希波克拉底著作。出版年代更晚些的《科斯预想》（*Prénotions de Cos*）是一部关于希波克拉底预后学说的百科全书。至于《希波克拉底誓言》，则源自医学院中那些需要签署契约交学费的外部学生。同时，《论法则》与《希波克拉底誓言》相辅相成，该法则适用于遵守《希波克拉底誓言》的学生或潜在门徒，向医学生指出了最佳的医学培训所需的条件。[③]

在希波克拉底和其追随者的文集中还有一部论著，人们有理由相信这源自克尼德学派。在《论急性病的摄生法》的序言中，首次提到了一部由克尼德医生群体纂写并修订的书籍，即《克尼德语录》。《论急性病的摄生法》的作者，无论是盖伦认定的希波克拉底本人，还是另一位希波克拉底

① 关于《论预后》，参见 J. Jouanna, A. Anastassiou, C. Magdelaine, *Hippocrate*, tome III 1ère partie, *Pronostic*, Paris: Les Belles Lettres, 2013。

② 《论大麦粥》是该论著在埃罗提安书中的标题，该标题也出现在一份古代抄本中：*Parisinus gr.* 2253, 11 世纪, sigle A。

③ 关于《论法则》和《希波克拉底誓言》，参见 C. Lichtenthaeler, *Der Eid des Hippokrates, Ursprung und Bedeutung*. J. Jouanna, *Hippocrate* I, 2e partie. *Le serment. Les serments chrétiens. La loi*。

学派的医生，在书中从几个方面对《克尼德语录》提出了批评：对病症的观察不足，以至无法推估出真实的预后；关于疾病的计数过于精确；整体治疗偏重于使用牛奶或乳清来进行排泄类药物治疗，而忽视摄生法。然而，好几部希波克拉底学派的文集中都有一些相似的段落，其全部或部分出自一个相同的模版，它们与《论急性病的摄生法》以及其他史料记录的《克尼德语录》或克尼德医学之间有着亲缘关系。[①] 我们在其中看到克尼德学派的或使用克尼德学派材料的论著并不稀奇，这种情况主要涉及的是关于疾病分类学的文集，例如《论疾病（二）》、《论疾病（三）》和《论内部疾病》（*Affections internes*）。饮用牛奶或乳清来通便的建议受到《论急性病的摄生法》作者的批评，却正好出现在《论疾病（二）》和《论内部疾病》中。[②] 对于克尼德人如何细分疾病种类，盖伦有着非常精准的说明，且这种分法与《论内部疾病》的内容相对应：该书区分了四种黄疸、四种肾脏疾病、三种破伤风和三种肺部疾病，和克尼德分法相同。[③] 在妇科类疾病的论著中也存在相同的情况，例如《论女人的本性》（*Nature de la femme*）[④]、《论妇女病（一）（二）》（*Maladies des femmes I*, *II*）合集及《论妇女不育》（*Femmes stériles*）等。[⑤] 这几本书之间的关联十分明显，尤其在行文结构方面，它们大部分或全部由一系列对不同疾病或疾病种类的阐述组成。这些介绍有固定的书写模式，包括三个基本内容：症状描述、预后和治疗。其

---

① 参见 H. Grensemann, *Knidische Medizin*, Teil 1, p. 1 sqq 以及 J. Jouanna éd., *Maladies II*, Paris: Les Belles Lettres, 1983, p. 29 sqq。

② *Maladies II* 2, c. 66, c. 68, c. 70 et c. 73; *Affections internes*, c. 3, c. 6, c. 13, c. 16 et c. 48.

③ *Affections internes*, c. 10（三种肺部疾病）; c. 14（四种肾脏疾病）; c. 35（四种黄疸）; c. 52（三种破伤风）。克尼德学派对疾病的分类记载于盖伦的书中：*Commentaire au régime des maladies aiguës d'Hippocrate* I, c. 7（七种胆汁疾病、十二种膀胱疾病、四种肾脏疾病、四种腹痛、三种破伤风、四种黄疸、三种肺部疾病）。

④ 与《论人的本性》不同，该书书名只是取自该书首行最靠前的几个字，谈论的内容为妇女所患疾病和相关的治疗方法。——编者注

⑤ 关于对上述论著的分析，参见 H. Grensemann, *Knidische Medizin*, Teil 1. H. Grensemann, *Knidische Medizin*, Teil 2, *Versuch einer weiteren Analyse der Schicht A in den pseudohippokratischen Schriften «De Mulieribus I und II»*, Stuttgart: Franz Steiner, 1987。这位学者将这些文章的作者分成三层（A、B、C），尤其要提到 C 层著作（最新的一层）的作者，这位医生不仅是一本妇科论著的作者（*Hippokratische Gynäkologie*, Grensemann éd., Wiesbaden: Franz Steiner Verlag, 1982），还撰写了《论生成》（*Génération*）、《论儿童的本性》（*Hippokrates, Über die Natur des Kindes, De genitura und De natura pueri*, F. Giorgianni éd., Wiesbaden: Franz Steiner Verlag, 2006）和《论疾病（四）》（*Maladies IV*）。

中几本书还附有治疗措施清单。这些疾病学论著不一定属于同一时期，因为通过对相似论著的比较可以发现，从一本到另一本总会有创新，尤其是在病原学方面。[①] 然而，这些和克尼德学派的论著密切相关的归于希波克拉底的论著整体上保持了非常接近的传统，它并不像《论流行病》那样，以游方医生的临床经验为导向。相对于关注患者个体，他们对从整体上编纂疾病的种类并进行细分更感兴趣。而这些疾病通常被描述为疾病实体，并且不受时间、地点甚至疾病性质的影响。这些论著也没有像科斯学派的论著那样包含着对方法和医学技艺的普遍反思，[②] 作者们不愿像智者派一样对医学技艺进行冒昧的批判。但他们对病症的描述是一丝不苟的，而且，一个名为雷奈克（Laennec）的法国医生从这些论著中发现了医学史上最早的关于直接听诊法的阐述。总体上说，相对于希波克拉底学派的论著而言，这组文集代表着一种更为传统的医学。

最后，一些独立的论著的存在使《希波克拉底文集》的内容更加丰富。这些论著大部分都未出现在埃罗提安的目录里面。其中最著名的是几部具有哲学性的医学专著，比如两本与希波克拉底同时代的论著——《论血肉》（*Chairs*）和《论摄生》（*Régime*）——并未被埃罗提安的目录所列出。书中断言理解人体构成是医学研究的先决条件，而人体的主要构成要素和宇宙中的元素是融为一体的。另一本书——《论星期》（*Semaines*）——的写作年代存在争议，但可以确定晚于希波克拉底时期，其特征是用数字“七”来解释生物和物质世界。[③] 还有两部论著强烈反对医学上的哲学倾向，它们诞生于希波克拉底时期，曾被埃罗提安记载。其中一本与希波克拉底关系紧密，是其学生兼女婿波利比乌斯所著的《论人的本性》。另一本是《论古代医学》，尽管它的内容和《论急性病的摄生法》相关，但它与传统上被认为属于科斯学派的论著并无直接联系。[④]

---

① J. Jouanna, *Hippocrate. Pour une archéologie de l'école de Cnide.*

② L. Bourgey, *Observation et expérience chez les médecins de la Collection hippocratique*, Paris: Librairie Philosophique J. Vrin, 1953.

③ 该书古希腊文版几乎全部遗失，还保存有阿拉伯文和古代拉丁文翻译版，由利特雷发现。W. H. S. Roscher, *Die hippokratische Schrift von der Siebenzahl in ihrer vierfachen Überlieferung*, Paderborn: F. Schöningh, 1913.

④ J. Jouanna éd., *Ancienne médecine*, pp. 22-85.

一些中世纪的手抄本①还记录了几部埃罗提安没有提及的论著，年代比

① 部分《希波克拉底文集》的手抄本已经被数字化，在东方和地中海研究所的网站上，读者们可查看约 109 份抄本扫描版的网络下载链接：https://www.orient-mediterranee.com/IMG/pdf/hippocrate.pdf。

关于《希波克拉底文集》的抄本藏书目录和查询建议，参见 Alain Touwaide ed., *Greek Medical Manuscripts Diels's Catalogue*, *tome* 2: *Corpus Hippocraticum*, Berlin: De Gruyter, 2021。关于和《希波克拉底文集》相关的纸草文献、早期抄本、晚期抄本和近现代校勘印刷本，参见 Jouanna Jacques, "l'Histoire textuelle du *Corpus Hippocratique*," *Journal des Savants*, n° 2 (2017), pp. 195-266。1972 年，路易·布尔吉（L. Bourge）教授和雅克·乔安纳教授在法国创办了希波克拉底研究国际会议，每三年举办一次。关于历届会议主题和论文集的详细信息（会议语言为法语、意大利语、德语、英语和西班牙语），参见 L. Bourgey, J. Jouanna dir., *La Collection hippocratique et son rôle dans l'histoire de la médecine*. Colloque de Strasbourg (23-27 *octobre* 1972), organisé par le Centre de Recherches sur la Grèce antique, avec le concours des Facultés de philosophie et des langues classiques, Université des Sciences humaines de Strasbourg, Travaux du Centre de Recherche sur le Proche-Orient et la Grèce antiques, Vol. 2, Leiden: Brill, 1975; R. Joly dir., *Corpus Hippocraticum. Actes du Colloque hippocratique de Mons (22-26 septembre* 1975*)*, Série Sciences humaines, Vol. IV, Mons: Ed. Universitaires, 1977; M. D. Grmek dir., *Hippocratica. Actes du Colloque hippocratique de Paris (*4-9 *septembre* 1978*)*, Colloques internationaux du Centre National de la recherche scientifique, Issue 583, Paris: CRNS, 1980; F. Lasserre, P. Mudry dir., *Formes de pensée dans la Collection hippocratique. Actes du IVe Colloque international hippocratique (Lausanne,* 21-26 *septembre* 1981*)*, Université de Lausanne, Publications de la Faculté des Lettres, Vol. XXVI, Genève: Droz, 1983; G. Baader, R. Winau dir., *Die hippokratishen Epidemien: Theorie, Praxis, Tradition. Verhandlungen des Ve Colloque international hippocratique*, veranstaltet von der berliner Gesellschaft für Geschichte der Medizin in verbindung mit dem Institut für Geschichte der Medizin der freien Universität Berlin (10-15 septembre 1984), Sudhoffs Archiv, Zeitschrift für Wissenschaftsgeschichte, Vol. 27, Stuttgart: F. Steiner, 1989; P. Potter, G. Maloney, J. Desautels dir., *La maladie et les maladies dans la Collection hippocratique. Actes du VIe Colloque international hippocratique (Québec,* 28 *septembre*-3 *octobre* 1987*)*, Québec: Ed. du Sphinx, 1990; J. A. López Férez dir., *Tratados Hipocráticos (estudios acerca de su contenido, forma e influencia). Actas del VIIe Colloque international hippocratique (Madrid,* 24-29 *de septiembre de* 1990*)*, Madrid: Universidad Nacional de Educación a Distancia, 1992; R. Wittern, P. Pellegrin dir., *Hippokratische Medizin und antike Philosophie: Verhandlungen des VIII. Internationalen Hippokrates Kolloquiums in Kloster Banz/Staffelstein (*23 - 28 *September* 1993*)*, Hildesheim: Olms Weidmann, 1996; I. Garofalo, A. Lami, D. Manetti, A. Roselli dir., *Aspetti della terapia nel Corpus Hippocraticum. Atti del IXe Colloque international hippocratique (Pisa,* 25-29 *settembre* 1996*)*, Firenze: L. S. Olschki, 1999; A. Thivel, A. Zucker dir., *Le normal et le pathologique dans la Collection hippocratique. Actes du Xe Colloque international hippocratique (Nice,* 6-8 *octobre* 1999*)*, 2 Vols., Nice: Publications de la Faculté des Lettres, Arts et Sciences Humaines de Nice-Sophia Antipolis, 2002; P. J. Van Der Eijk dir., *Hippocrates in Context: Papers Read at the XIth International Hippocrates Colloquium (University of Newcastle upon Tyne,* 27-31 *August* 2002*)*, Leiden/Boston: Brill, 2005; M. Horstmanshoff ed., C. Van Tilburg collab.,

希波克拉底在世时间晚一些。《论心脏》（*Cœur*）展示了比希波克拉底时期还精湛得多的解剖学知识，其对心脏描述的精准度直到16世纪仍未被超越。[①] 三部医学伦理学著作——《论礼仪》（*Bienséance*）、《论箴言》（*Préceptes*）和《论医师》（*Médecin*）——尽管问世较晚，仍倡导希波克拉底所提倡的医学伦理思想：不信庸医，尊重患者。其中一篇写道："有对人之爱的地方，就有对技艺之爱。"[②]

希波克拉底文集丰富多样，以至没有任何分类可以对其进行界定。本文把它分成三类[③]已经是较好的方式，因为这种分法最符合我们从该文集形成的历史中所瞥见的内容，其最古老的内核便来自希波克拉底和他的学生们。如果第三类在本质上是异质性的，那么，分别来自科斯岛和克尼德的前两类文集更具同质性。但是，这并不意味着详细界定所有文集的起源是件容易之事。

在《希波克拉底文集》所包含的医学著作中，无论是在医学实践上，还是在合理地探究疾病和疗法上，都出现了某种超越了对立、矛盾和差异的统一性。同样，在尊重差异或矛盾真实存在的前提下，为了方便起见，我们可以从广义上去谈希波克拉底，而无须预判"希波克拉底问题"。"希波克拉底"事实上有两重含义：首先，它指的是一个历史人物；其次，它也代表这个人名下的一系列作品。所以，在阅读该医学文集的整个历史中，歧义一直存在，很难摆脱这一问题，最重要的是要意识到这一点。

Hippocrates and Medical Education: Selected Papers Read at the XIIth International Hippocrates Colloquium (Universiteit Leiden/Boston, 24–26 August 2005), Leiden: Brill, 2010; Lesley Dean-Jones and Ralph M. Rosen ed., *Ancient Concepts of the Hippocratic. Papers Presented at the XIIIth International Hippocrates Colloquium (Austin, Texas, 11–13 August, 2008)*, Leiden-Boston: Brill, 2015; J. Jouanna, M. Zink dir., *Hippocrate et les hippocratismes: médecine, religion, société. Actes du XIVe Colloque international hippocratique (Paris, 8–10 novembre 2012)*, Paris: Académie des Inscriptions et Belles-Lettres, 2014。——编者注

① 关于年代问题以及对相关史料的考据，参见 M.-P. Duminil, *Hippocrate*, tome VIII. *Plaies, Nature des os, Cœur, Anatomie*, pp. 175–181。

② *Préceptes*, 6. G. Ecca éd., *Die hippokratische Schrift Praecepta*, Wiesbaden: Dr. Ludwig Reichert Verlag, 2016. 关于这几部医学伦理学著作，参见 D. Gourevitch, *Le triangle hippocratique dans le monde gréco-romain. Le malade, sa maladie et son médecin*, Rome: École française de Rome, 1984。

③ 即希波克拉底学派或科斯学派的论著、克尼德学派的论著、其他医生及其后时代的论著。——编者注

五 希波克拉底医学学说的基本特征

在本文的结尾处，笔者想总结出希波克拉底医学学说的一些主要特征：首先，医者须具有卓越的观察能力和细致记录观察结果的能力。正如我们所见，在西方医学史上，这一时期首次出现了逐日记录疾病从开始到结束整个过程的病历。

其次，在观察过所有症状后，希波克拉底学派的医生会尝试对疾病的治疗结果（生存或死亡）和持续时间（慢性病或急性病）做出预后判断。不仅对未来，甚至对过去和现在也进行推测，这有助于医生获得患者的信任，并在预后不良时保护自己免受指责。这尤其是一种节约时间的方法，以便医生尽快开始治疗，赢得与疾病的赛跑。

这种治疗方式是理性愿景的一部分。《论医学的技艺》（*Art*）这部著作把医学从最理论化的角度定义为一门与随机和偶然相对立的知识，其目的是了解疾病的病因，并通过治疗手段与之对抗。这种观点在其他文献中也有充分的体现，这类文献均谴责了无知者和行骗者，这两种人甚至比真正的医生还多得多。《论神圣病》的作者尤其抨击了那些通过将疾病病因归咎于神灵并意图靠咒语和净礼治疗疾病来掩饰其无知的人。但该作者并未因此而反对传统宗教，甚至小心翼翼地避免与埃皮达鲁斯①或雅典的阿斯克勒庇俄斯圣殿的同时代医学相争执。

希波克拉底医学学说最显著的特点在于对医生在社会中的作用的高度认识。《论法则》和《希波克拉底誓言》这两部短小的作品向学生指明了从事医生这一职业所有的必备要求：优秀的天赋、从童年起拥有的卓越的教育环境和持之以恒的努力；在成为名医后，做所有他应该为病人做的，且绝不允许做任何对患者不利的事，例如不下毒害人，拒绝为妇女堕胎，在患者居处举止端正，保护患者的隐私。在一些其他论著中，也有许多有名的关于医学技艺或医生地位的格言。最著名的要数上文已经提及过的《论医学格言》的开篇词：“生命短暂，技艺绵长。”另一句格言，记于《论流

① 埃皮达鲁斯（Epidauros）位于希腊半岛东南端，相传是医神阿斯克勒庇俄斯的出生地。——译者注

行病（一）》中，最简洁地定义了医生的职责："帮助，或至少不伤害。"这句话后来演变成拉丁语"Primum non nocere"，即"首先不伤害"。另外，在《论普纽玛/气》开篇，用一句话恰当地定义了医生艰巨而慷慨的任务："医生观看令人恐惧的场面，触碰令人作呕的东西，在别人的不幸之际为自己收获悲伤。"①这一定义对西方古代晚期的政治、哲学和宗教思想都具有重大影响。

尽管医学至今已取得了显著的进步，但希波克拉底已然成为医学的象征，以至在现代电影中，提到"希波克拉底"一词，便令人想起医生这一群体。

韩笑晶 译；杨李琼、谷操 校

［雅克·乔安纳（Jacques Jouanna），法国索邦大学（Sorbonne Université）荣誉退休教授；
韩笑晶，法国社会科学高等研究院医学史博士研究生；
杨李琼，法国索邦大学古典学博士研究生；
谷操，南京师范大学社会发展学院暨西欧研究中心讲师］

（责任编辑：刘招静）

① *Vents*, c. 1.

西方古代医学的巅峰：盖伦及其医学体系的建立

〔法〕维罗尼可·布东-米洛

摘　要　在生物医学、免疫疗法和纳米机器人学兴起之际，当代读者通过阅读2世纪希腊医生盖伦的著作，能够从中学到什么？本文通过研究盖伦在医学和哲学领域的双重训练和学说，并考察他从在帕加马担任角斗士的医生，到在罗马担任御医的从医生涯，试图了解盖伦如何通过其著作建立起一个全面的医学体系。在近15个世纪的漫长历史中，这一医学体系是东（今中东和近东地区）西方医学领域不可撼动的权威。

关键词　帕加马的盖伦　希波克拉底注疏　药理学　解剖学

1821~1833 年，莱比锡出版了由卡尔·戈特洛布·库恩（C. G. Kühn）编辑的《盖伦全集》双语版（古希腊文和拉丁文），他将 20000 余页著作划分为 20 卷，[①] 尽管该全集有不足之处，但至今仍被引用。当代读者可以从这个唯一

---

① 本文关于盖伦著作的所有引用，均参考 C. G. Kühn，*Galeni Opera omnia*，20 Volumes，Leipzig：Libr. Car. Cnoblochii，1821-1833，没有现代语言译文的部分均由我本人首次翻译。我们研究所已经将库恩版《盖伦全集》数字化了，读者可在网站上免费阅读并下载全文（http://www.biusante.parisdescartes.fr/histoire/medica/resultats/? intro=galien_vf&statut=charge&fille=o&cotemere=45674）。此外，还有一些翻译成现代语言的版本，主要有以下两个目录列表：*Corpus Galenicum. Verzeichnis der galenischen und pseudogalenischen Schriften*，2019/01 版（共 225 页），链接为 https://cmg.bbaw.de/fileadmin/Webdateien/Dateien/Galen-Bibliographie_2019-01.pdf；Véronique Boudon Millot，"Galen，" in Dee Clayman ed.，*Oxford Bibliographies in Classics*，New York：Oxford University Press，2017，链接为 https://www.oxfordbibliographies.com/view/document/obo-9780195389661/obo-9780195389661-0258.xml? rskey=HZrQNG&result=1&q=galen%20-%20firstMatch#firstMatch，DOI：10.1093/obo/9780195389661-0258。最后，向大家推荐英国医学遗产图书馆（The Medical Heritage Library），可在网站上免费浏览诸多医学史资料，包括从 14 世纪到 19 世纪关于盖伦的研究著作，链接为 https://archive.org/details/medicalheritagelibrary? tab=collection&and[]=mediatype%3A%22texts%22&and[]=Galen。（第 17 卷和第 18 卷各分为 a、b 两卷。继库恩编撰《盖伦全集》后，

完整的版本中学到什么呢？该著作文本为古希腊文，仅有拉丁文译本，且绝大部分内容尚未被翻译成现代语言，是什么好奇心驱使当代读者沉浸在成千上万页的古希腊著作中的呢？盖伦于129年[①]在帕加马（位于今土耳其境内）出生，但他的职业生涯主要是在罗马度过的，历经皇帝马可·奥勒留（161~180年在位）、康茂德和塞普蒂米乌斯·塞维鲁的统治时期（193~211），[②]

当代古典学家又发现了诸多新史料，并在校勘时参考阿拉伯文抄本，参见 Véronique Boudon-Millot, "Galen's *On My Own Books*: New Material from Meshed, Rida, Tibb. 5266," translated by Vivian Nutton, in Vivian Nutton ed., *The Unknow Galen, Proceedings of the International Symposium on the Unknown Galen: Galen Beyond Kühn*, Bulletin of the Institute of Classical Studies, Supplement 77, London: Institute of Classical Studies, 2002, pp. 9-18。由于德国的《古希腊医学文献集成》和法国比代文库的《盖伦文集》尚未完成，所以库恩编辑的《盖伦全集》仍具有不可替代的地位。——译者注）

① 关于盖伦的出生年份，学界曾有几种说法（128年说、129年说和130年说）。盖伦在《论亲著图书的顺序》中声称，自己在37岁时离开罗马回到家乡，在《论预后》（*Pronostic*, 9, CMG v 8, 1）一书中，他写道，自己离开罗马后不久，路奇乌斯·维鲁斯（Lucius Verus）从战场上回到罗马。根据史料记载（*Historia Augusta*, *Vita Marci*, 12, 13），伊尔伯格（Ilberg）教授认为，该事件发生在166年，所以一般认为盖伦出生于129年，这也是确定盖伦其他活动时间的基础。参见 V. Boudon-Millot, "Galien," dans *Dictionnaire des philosophes antiques*, Vol. 3, sous la direction de R. Goulet, Paris: CNRS-Editions, 2000, p. 440。以下关于盖伦生平的"译者注"均参考该文，括号内为史料出处。——译者注

② 我们不确定盖伦是否在罗马去世，或者像人们推测的那样他在家乡帕加马去世。此外，阿拉伯传统中还提到了两个可能是虚构的情节，分别将盖伦的死亡地点放在了埃及（al-Farama，在去上埃及研究鸦片特性后，盖伦在返回帕加马的途中去世）和西西里岛（在追随耶稣门徒的足迹前往圣城耶路撒冷的旅途中病逝）。长期以来人们认为盖伦于199年去世，这是根据1000年前后《苏达辞书》的记载，其中认为盖伦在70岁时去世。根据阿拉伯史料，比如9世纪的侯奈因·伊本·伊斯哈格（Hunayn ibn Işhāq）、11世纪的穆巴瑟（Al-Mubassir）和13世纪的伊本·阿比·乌塞比亚（Ibn Abi Usaybi' a）的记载，盖伦活了87岁，他的生平被划分为两个阶段，17岁以前是少年和学生时代，70年的学者生涯，其去世年份因此被定在约216年。此外，维维安·纳顿（V. Nutton）教授认为，根据10世纪阿拉伯作家阿西吉斯坦（Al-Sijistānī）的记载，应该将盖伦的死亡时间定在210年后，为210~213年，即《就底野迦致皮索》（*La thériaque à Pison*）一书完成后一年，如果这部作品确系他所作。根据研究《盖伦全集》年表的专家的成果，不少著作只可能写于塞普蒂米乌斯·塞维鲁统治时期（193~211），因此无论如何都要将传统上所认定的其死亡年份（即199年）推迟几年。根据拜占庭时期让·泽泽斯（Tzétzès）的记载（*Chiliades* XII 397），卡拉卡拉统治时期（211~217），盖伦仍在世。关于盖伦的个人生平，主要有以下史料来源：首先，他自己的著作，特别是《论亲著图书》《论亲著图书的顺序》《论身体各部分的用处》《就治疗方法致格劳孔》《论预后》等；其次，后世如奥利巴西奥斯（Oribase，约320~约400）等人对他的描写。关于盖伦生平最详细的论述、盖伦求学和行医足迹图以及盖伦125本传世著作的大概创作时间和可参考的版本，参见 V. Boudon-Millot, *Galien de Pergame. Un médecin grec à Rome*, Paris: Les Belles Lettres, 2012。——译者注

为何这位希腊医生[①]仍然值得人们关注呢？答案因读者的身份而异：医学生或古典文学专业的学生，历史学家、语言学家或哲学家，医生或药剂师，专家或非专家。答案也可能因时而异：从古代晚期开始，在整个中世纪和文艺复兴时期，基于不同的目的，东西方的学者、医生和哲学家一直阅读、翻译和注释盖伦的著作。然而，所有人都注意到盖伦的知识体系极其宏大，他们很容易将盖伦视为诸多医学学科之父。实际上，尽管当代人仍然将希波克拉底视为“医学之父”，但往往不会精确到具体的医学领域，盖伦却经常被誉为“解剖学之父”“实验生理学之父”“药学之父”，也被称为“运动医学之父”和“预防医学之父”，还有更出乎意料的称呼：“实验神经外科学之父”和“心理治疗之父”。[②]

实际上，盖伦在众多著作和注疏中所记载的大部分知识是从前几个世纪的成果中继承而来的，尤其是希腊化时期（从公元前 323 年亚历山大大帝的东征到罗马时期早期）。但是，盖伦的天赋在于将知识进行汇总和分类，并将其整合为一个庞大的文集，该文集如今已形成了名副其实的盖伦体系。因为盖伦是一部医学集成著作[③]的作者，其作品注定因为内容的多样性和广度而无与伦比。但是，盖伦不满足于搜集前几个世纪所积累的知识，他还知道如何丰富并完善这些领域的知识，最终在诸多学科中享有盛誉。最重要的是，他并不满足于仅仅将医学知识的不同分支并列在一起，而是

---

① 索邦大学保罗·德蒙（Paul Demont）教授认为，古希腊医学主要是指从公元前 5 世纪至公元 2 世纪盖伦时期用古希腊文书写的医学成果。在罗马帝国时期，盖伦用古希腊文写作，且其职业生涯主要是在罗马度过，所以他也被称为“罗马医生”或“在罗马的希腊医生”。但是，在罗马的经历不足以完整概述其从医经历。拉丁医生主要是指用拉丁文写作的医生，而不论其所处的时间和地点。因此，16 世纪的维萨里也可被称为拉丁医生（但是一般根据其所处的时代来称呼）。中世纪时希波克拉底和盖伦的学说仍占主导地位，拜占庭医生用古希腊文写作，拉丁西方的医生用拉丁文写作。本文中“希腊医生”泛指用古希腊文写作的医生，他们所处的年代横跨古希腊时期、古罗马时期和拜占庭时期。总之，医学、医生、医学著作的书写语言、从医地点、所处的时期等概念相互交织，又有所区别。语文学家倾向于根据作者创作时所使用的语言进行划分，历史学家倾向于按历史时期进行划分。——译者注

② 特别是在互联网空间，希波克拉底经常被称为“医学之父”和“现代医学之父”，甚至“实验医学之父”。所有关于盖伦的称谓都选自当代科学文章的标题，其中大多数以英文发表，读者们可以在互联网上轻松找到相关参考文献。

③ 在 50 多年的著作生涯中，盖伦平均每年写作 500 页论著。参见 P. Moraux, *Galien de Pergame. Souvenirs d'un médecin*, Paris: Les Belles Lettres, 1985, p. 29。——译者注

将它们整合到系统的框架结构中，以此来建立一个庞大的体系，这一贡献最近为他赢得了“系统医学之父”[①] 的头衔。经过一代代抄写员、译者和注疏者的不懈努力，通过不同的文本——古希腊文原文文本，叙利亚文译本、[②] 阿拉伯文译本、[③] 拉丁文译本、希伯来文译本[④]或亚美尼亚文译本——如今，我们有幸仍然可以阅读和研究盖伦的部分著作。尽管在希腊医学史上盖伦没有占据第一的位置，他自己也从未想过与希波克拉底相争，但他仍然是一个体系的开创者。在他去世后，盖伦学说几乎支配了东[⑤]西方医学近 15 个世纪之久。

在试图了解盖伦学说长盛不衰的原因之前，有必要先简要介绍下盖伦著作[⑥]的主要特征。

① A. Pasipoularides, “Galen, Father of Systematic Medicine. An Essay on the Evolution of Modern Medicine and Cardiology,” *International Journal of Cardiology*, Vol. 172 (2014), pp. 47–58.

② 关于叙利亚学者对盖伦著作的翻译和引用，参见 R. Degen, “Galen im Syrischen: eine Übersicht über die syrische Überlieferung der Werke Galens,” in V. Nutton ed., *Galen: Problems and Prospects*, London: Wellcome Institute for the History of Medicine, 1981, pp. 131–166。——译者注

③ 关于盖伦著作的阿拉伯文译本，参见 G. Bergsträsser, *Hunain Ibn Ishaq Über die syrischen und arabischen Galen-Übersetzungen*, Leipzig: F. A. Brockhaus, 1925; M. Steinschneider, *Die arabischen Übersetzungen aus dem Griechischen*, Graz: Akademische Druck-u. Verlagsanstalt, 1960。在《书函》(*Risala*，9 世纪）中，盖伦著作的阿拉伯文译者侯奈因·伊本·伊斯哈格列出了在他那个时代可见到的盖伦著作，以及关于每部著作的叙利亚文和阿拉伯文译者说明，侯奈因还专门写了一篇短文阐述了盖伦书目著作中未提及的作品。关于 10 世纪盖伦著作的传播情况，伊本·纳丁（Al-Nadim）在《群书类述》(*Fihrist*）中提供了目录列表。13 世纪，在关于盖伦的重要说明中，伊本·阿比·乌塞比亚引用了部分盖伦著作的标题。——译者注

④ 参见 M. Steinschneider, *Die hebräischen Übersetzungen des Mittelalters und die Juden als Dolmetscher*, Graz: Akademische Druck-u. Verlagsanstalt, 1956 (Berlin 1893); E. Lieber, “Galen in Hebrew: The Transmission of Galen's Works in the Mediaeval Islamic World,” in V. Nutton ed., *Galen: Problems and Prospects*, pp. 167–186; M. Zonta, *Un interprete ebreo della filosofia di Galeno. Gli scritti filosofici di Galeno nell'opera di Shem Tob ibn Falaquera*, Torino: S. Zamorani, 1995; G. Strohmaier, “Der syrische und der arabische Galen,” *Aufstieg und Niedergang der römischen Welt*, pp. 1987–2017。——译者注

⑤ 这是作者受“东方学”影响的习惯表达，本文中“东方”相当于现在的近东和中东地区。——译者注

⑥ 关于盖伦及其著作的介绍，参见 R. J. Hankinson ed., *The Cambridge Companion to Galen*, Cambridge: Cambridge University Press, 2008。

一　盖伦著作的起源问题

从一开始，盖伦著作就对其作者和读者构成了不小的挑战，主要有以下原因。盖伦的著作规模宏大，从荷马时代（约公元前9世纪至公元前8世纪）至公元2世纪流传于世的作品中，盖伦著作占据了总规模的1/8。盖伦的全部作品仅有1/3流传至今（或是古希腊文原文，或是译文），而且诸多著作从未被翻译成现代语言，但是，盖伦的天赋让可能的劣势变成了优势。

在著作中，盖伦描述了自己的成长经历。他出生于一个富裕家庭，从童年开始就跟随当时最好的老师接受优质的教育。同时，在仁爱的父亲①的悉心指导下，他从14岁开始研习哲学（主要是逻辑学），② 16岁开始学医。③在父亲去世后，19岁的盖伦就开始了游学生涯，他先后到过伊兹密尔④

① 盖伦本人从未提过自己父母的名字，在后世的两则史料中（*Souda*，“*Galenos*”和 Tzétzès, *Chiliades* XII 8），他的父亲名叫“尼康”（Nicon）。——译者注

② 盖伦的哲学老师：一个斯多葛主义者，是菲洛帕托（Philopator）的学生；一个柏拉图主义者，是盖欧斯（Gaios）的学生；一个漫步主义者，是阿帕西奥斯（Aspasios）的学生；以及一个来自雅典的伊壁鸠鲁主义者（*Du diagnostic et du traitement des passions de l'âme* 8: t. V）。关于哲学对盖伦医学思想的影响，参见 P. Moraux, “Galien comme philosophe: la philosophie de la nature,” in Vivian Nutton ed., *Galen: Problems and Prospects*, pp. 87-116; P. L. Donini, “Motivi filosofici in Galeno,” *La Parola del passato*, 35, 1980, pp. 333-370; P. L. Donini, “Galeno e la filosophia,” *Aufstieg und Niedergang der römischen Welt*, II 36, 5, pp. 3484-3504; R. J. Hankinson, “Galen's Philosophical Eclecticism,” *Aufstieg und Niedergang der römischen Welt*, II 36, 5, pp. 3505-3522。——译者注

③ 盖伦在帕加马的医学老师：艾希里翁（Aischrion），他是经验主义者（*De la faculté des médicaments simples* XI 24: t. XII, p. 365）；斯塔托尼科斯（Statonicos），他是萨比努斯（Sabinus）的学生，也是一个纯粹的希波克拉底主义拥护者（*Sur la bile noire* 4: t. V, p. 119）；萨提罗斯（Satyros），他是昆图斯（Quintus）的学生（*Procédures anatomiques* I 1: t. II, p. 217; *Sur l'ordre de ses propres livres* 3: t. XIX, p. 57）。萨提罗斯对盖伦的影响应该最大。这三位老师都是由盖伦的父亲而非他本人选择的。或许还可以加上艾菲亚诺斯（Aificianos）（*Commentaire aux Épidémies III* I 40: t. XVII A, p. 575, *Sur l'ordre de ses propres livres* 3: t. XIX, pp. 57-58），关于这位神秘人物，参见 P. Morax, “Ein unbekannter Lehrer Galens,” *Zeitschrift für Papyrologie und Epigraphik*, 53, 1983, pp. 85-88。——译者注

④ 可能在萨提罗斯的鼓励下，盖伦前往伊兹密尔跟随佩洛普斯（Pélops）学医（*Sur ses propres livres* 2: t. XIX, p. 16），盖伦视其为自己的第二个老师，地位仅次于萨提罗斯。佩洛普斯按照昆图斯的方式教学，佩洛普斯是努美西阿努斯（Numisianus）的学生。关于这些医

（Izmir，旧称士麦那 Smyrne）、科林斯①和亚历山大里亚③（这是古代著名的医学研究中心）。历经近 12 年的医学训练后，28 岁的盖伦回到了家乡，凭借其丰富的医学知识和经验，他从众多竞争者中迅速脱颖而出，成为一名角斗士医生，在当时，这是医生们梦寐以求的职位。③ 在大约四年的任期中，他完善了自己的解剖学知识，并针对伤口愈合提出了新的疗法，成为外伤治疗领域的专家。在这些成就的基础上，33 岁的盖伦决定去罗马试试运气，④ 在那里，他首先不得不面对如下境况：自己在帝国首都是无名之

生和学派，参见 V. Nutton, "Numisianus and Galen," *Sudhoffs Archiv*, 71, 1987, pp. 235-239; M. D. Grmek et D. Gourévitch, "L'École médicale de Quintus et de Numisianus," *Mémoires du Centre Jean Palerne*, 8, 1988, pp. 43-60; M. D. Grmek et D. Gourévitch, "Aux sources de la doctrine médicale de Galen: l'enseignement de Marinus, Quintus et Numisianus," *Aufstieg und Niedergang der römischen Welt*, II 37, 2, pp. 1491-1528。格尔麦克（M. D. Grmek）教授指出，据盖伦记载，昆图斯是那个时代最好的医生，但他没有著述医学作品，盖伦开始学医时，昆图斯可能刚去世（大约为 145 年）。昆图斯的学生包括：努美西阿努斯（大约于 151 年去世），他在该团体内部的地位仅次于昆图斯；萨提罗斯，他被认为是昆图斯最忠诚的学生；艾菲亚诺斯，盖伦仅提及他三次，我们甚至连艾菲亚诺斯这个名字都无法确定；安提根斯（Antigène），他是盖伦在罗马行医期间的竞争对手；莱科斯，他跟随昆图斯学习的时间不满一年，盖伦认为他对昆图斯学说的理解有误。——译者注

① 在公元 151 年前后，盖伦到达科林斯，他打算跟随努美西阿努斯学习，但不知道他是否真的找到了努美西阿努斯，或者努美西阿努斯是否已经回到了故乡亚历山大里亚（*Procédures anatomiques* I 1: t. II, p. 217）。虽然几乎所有的现代传记作者都认为盖伦见过努美西阿努斯本人，但没有确切的史料可以证实这一观点。——译者注

② 盖伦在亚历山大里亚的大部分时间都是在努美西阿努斯死后，他旁听了方法论主义学派医生朱利安努斯（Julianus）的课程（*De la méthode thérapeutique* I 7: t. X, pp. 51-57）。但盖伦从未将其视为自己的老师。盖伦住在努美西阿努斯的儿子赫拉克利厄斯（Heracleianus）家中（*Procédures anatomiques* I 1: t. II, p. 218, *Sur les médicaments composés selon les lieux* I 2: t. XII, p. 177, *Commentaire à la Nature de l'homme* II 6: t. XV, p. 136），赫拉克利厄斯嫉妒地守护着他父亲的作品。尽管盖伦做出了种种努力，但他永远无法接触到努美西阿努斯的解剖学著作（*Procédures anatomiques* XIV 1: t. I, p. 231）。——译者注

③ *Sur les médicaments composés selon les genres* III 2: t. XIII, p. 599. 在盖伦之前，担任角斗士的医生都比他更年长、更有经验。关于盖伦的这一经历，以下几点我们仍不清楚：第一，他何时开始担任这一职务的；第二，这项工作持续了多久；第三，为何中止这项工作。伊尔伯格（Ilberg）教授认为，盖伦在 158 年 4 月/5 月就职，即每年夏天在帕加马举行角斗士表演前夕。纳顿（V. Nutton）教授认为，盖伦极有可能在 157 年秋天就已上任。——译者注

④ 在罗马，他治愈了哲学家尤德摩斯（Eudème），尤德摩斯的家乡也是帕加马，尤德摩斯可能曾经在帕加马担任过盖伦的老师。此前，尤德摩斯看过其他医生，但其发热症状一直未能消除，而盖伦做出了出色的诊断和极佳的预测。尤德摩斯与塞尔吉乌斯·保罗（Sergius Paulus，很快成为罗马的行政长官）、前执政官弗拉维乌斯·博埃斯（Flavius Boéthus）等人交往频繁，盖伦的名声也因此在罗马名流中远扬（*Pronostic* 2: t. XIV）。与此同时，盖伦

辈，必须和对手医生激烈竞争。在他治愈了皇帝的几位近臣以及成功开展了一系列解剖讲座后，① 他确立了自己的地位，名声不胫而走，甚至传到了皇帝的内部圈子。

令人意想不到的是，仅仅过了四年（即 166 年），盖伦的美好前程就戛然而止了，他离开罗马回到帕加马。关于突然返乡的原因，盖伦给出了两种说法：或是在获得皇帝身边人的赞许，事业大获成功后，他担心其他医生因嫉妒而试图暗杀自己；② 或是因为不太光彩的原因，他害怕路奇乌斯·维鲁斯（他当时与马可·奥勒留共同担任帝国的首脑）的军队从东方带来的瘟疫，后者史称“安东尼大瘟疫”（实际上更有可能是天花）。

不论出于何种原因，在帕加马短暂停留两年后，③ 盖伦于 168 年/169 年

还治愈了哲学家格劳孔（Glaucon）的一个医生朋友，他的预测能力让人钦佩（*Des lieux affectés* V 8：t. VIII，p. 361）。随后，找他看病的人越来越多，一些病人本是无名之辈，也因此在史料中留下了记载，比如夏利兰佩斯（Charilampès）的奴隶、修辞学家迪奥米德（Diomède）、贾斯图斯的妻子（*Pronostic* 5：t. XIV，p. 624 sqq.）和弗拉维乌斯·博埃斯的妻子等。弗拉维乌斯·博埃斯送给盖伦 400 个金币作为报酬，而这远远高于一般因治病而获得的酬劳。——译者注

① 公元 163 年，应弗拉维乌斯·博埃斯的邀请，盖伦与大马士革的亚历山大（Alexandre de Damas）进行辩论，揭示了呼吸和发声的原理（*Pronostic* 5：t. XIV，p. 627 sqq.）。——译者注

② 对盖伦的嘲讽（*Sur les facultés naturelles* I 13：t. II，pp. 34–35）很快变成了愈加充满恶意的攻击（*Sur les différences du pouls* II 3：t. VIII，pp. 571–572）。盖伦的反对者们批评他似乎借由占卜来做出预测（*Pronostic* 4：t. XIV，*Commentaire au Pronostic* III 37：t. XVIII B，p. 300）。盖伦开始担心自己的生命安全，他的朋友尤德摩斯甚至警告别人不要试图毒害盖伦（*Pronostic* 4：t. XIV，p. 623）。163 年，也就是盖伦 34 岁时，他宣布自己放弃公开教学和解剖学演示，以免激怒对手（*Sur ses propres livres* 2：t. XIX，p. 19）。事实上，在盖伦刚到罗马的几个月，他曾跟尤德摩斯说自己想尽快回到家乡，并提到该计划面临的唯一阻碍是家乡正在发生内乱（*Pronostic* 4：t. XIV，p. 622）。在吩咐留下的仆人卖掉他的物品后，盖伦经阿皮亚大道（Via Appia）离开罗马，佯装要去坎帕尼亚（Campanie，像许多富有的罗马人一样，盖伦在那里拥有一座乡间别墅）（*Pronostic* 9：t. XIV，p. 648）。穿过坎帕尼亚后，他来到布林迪西（Brindisi），决心坐上最早的船出发。很快他就启程前往卡西奥普（Cassiopé），随后抵达科林斯。在那里，他和一位克里特岛的商人朋友决定用船把行李运到雅典，二人继续走陆路到雅典（*Sur le diagnostic et le traitement des passions de l'âme* 4：t. V，p. 18）。可以推测，他从雅典经海路回到小亚细亚。因此，盖伦像个罪犯一样离开了罗马，他担心自己的逃跑计划被发现，担心自己被皇帝的士兵抓住（*Pronostic* 9：t. XIV，p. 648）。——译者注

③ 盖伦声称自己在帕加马的这段时间“重操旧业”，可能他重新成为角斗士医生（*Sur ses propres livres* 2：t. XIX，p. 17）。——译者注

冬季被征召至阿奎莱亚[①]（Aquileia，位于今意大利北部）医治感染瘟疫的士兵。然后，他重返罗马，再续中断的职业，在习医的同时致力写作，直至高寿去世（3世纪初期）。不幸的是，在生命的最后几年里，他经历了一次可怕的事件（即192年的罗马大火），盖伦保存的所有图书和珍贵物品（制作药品的工具、一些稀有原料、收藏的药方、金银器和债务证明等）皆被付之一炬。[②] 因此，盖伦不得不在晚年重新撰写自己的部分著作，其中包括《根据类型论药物的构成》（*Médicaments composés selon les genres*，共7部）中的前两部。[③]

在生命晚期，盖伦撰写了两本目录学著作——《论亲著图书的顺序》

① 当时，马可·奥勒留和路奇乌斯·维鲁斯驻扎在阿奎莱亚，并为远征日耳曼做准备，没有证据表明盖伦此前与宫廷或两位皇帝中的任何一位有直接接触，由于随行人员的建议，他们才考虑让盖伦以军医的身份随征。盖伦对担任这一新职务并不积极，因为这使他面临许多危险，也有可能使他长期远离所钟爱的研究（*Sur ses propres livres* 2：t. XIX，pp. 17-18）。因为当地瘟疫流行，两位皇帝被迫返回罗马。169年初，路奇乌斯·维鲁斯在返回罗马的途中病死。盖伦离开阿奎莱亚并在罗马与马可·奥勒留会合，那时阿奎莱亚的情况已经很严重，他试图劝说皇帝不要带他出征（*Pronostic* 9：t. XIV，p. 650；*Des antidotes* I 1：t. XIV，p. 4）。盖伦还说阿斯克勒庇俄斯托梦禁止他参加远征（*Sur ses propres livres* 2：t. XIX，pp. 18-19）。在盖伦的著作中，我们在多处看到盖伦对阿斯克勒庇俄斯的虔诚（*Sur la méthode thérapeutique* I 4：t. X，p. 609）。最终，皇帝决定让盖伦留在罗马，让他担任宫廷医生一职，负责照顾其子康茂德的健康，当时康茂德年仅8岁，已注定会成为继承人（*Pronostic* 9：t. XIV，p. 650）。盖伦一直担心招致同行们的仇恨和嫉妒，他尽可能远离罗马，有时住在康茂德那里（Lorium、Lavinium、Tibur 或 Antium，这些都是皇帝及其家属通常的居住地），他几乎将所有的时间都用于创作（*Pronostic* 9：t. XIV；*Sur ses propres livres* 2：t. XIX，p. 19）。盖伦流传下来的大部分著作是在那一时期完成的，他过着一种近乎隐居的生活，也没有关于这一时期生活细节的描述，这和前期大量的自传性材料形成鲜明的对比。关于这一时期的经历，盖伦只提及了几件事，比如，他为马可·奥勒留治疗绞痛病。在马可·奥勒留远征日耳曼期间，盖伦曾为他配制底野迦（*Sur les antidotes* I 1：t. XIV，pp. 4-5）。在公元176年前，康茂德扁桃体发炎，盖伦对其进行治疗（*Pronostic* 12：t. XIV，p. 662）。马可·奥勒留返回罗马后召见了盖伦，并宣称他比其他医生更优秀（*Pronostic* 11：t. XIV，p. 658）。康茂德在位时并不服用底野迦，他去世后，塞普蒂米乌斯·塞维鲁取得皇位，他打算定期服用底野迦，而配制底野迦的任务又落到了盖伦肩上（*Sur les antidotes* I 13：1. XIV，p. 65）。——译者注

② 关于这场大火以及火灾对盖伦造成的损失，参见 *Ne pas se chagriner*，texte grec et traduction française par V. Boudon-Millot et J. Jouanna，Paris：Les Belles Lettres，2010。

③ Galien，*Médicaments composés selon les genres*（Kühn XIII，pp. 362-1058）.（此处指一部很大的书分成主题相近的几部小书，在形制上，7部书仍是一本书。在本文中，当提及盖伦著作时，视具体情况采用不同的量词。——译者注）

(*Sur l'ordre de ses propres livres*) 和《论亲著图书》(*Sur ses propres livres*)① ——主要讨论了他事业的起源和他的主要论著的写作情况。这两本充满秘闻逸事的著作有关于他的医学训练和职业生涯的描述，显然是经过精密规划和成熟思考的。盖伦想打击剽窃行为，因为他的首批著作很早就是剽窃行为的对象，他起草了一份自己的真作清单。同时，盖伦还向读者提供了通向他精心建造的医学大厦的钥匙。盖伦意识到自己的医学和哲学著作过于庞

① Galien, *Sur l'ordre de ses propres livres* et *Sur ses propres livres*, texte grec et traduction française par V. Boudon-Millot, Paris: Les Belles Lettres, 2007. [在此不得不提到 15 世纪"*Vlatadon* 14"抄本的发现过程，这被称为古希腊写本领域最重要的发现，是 21 世纪初最重要的语文学发现之一，对盖伦研究至关重要。2005 年，索邦大学博士研究生安东尼·皮特罗贝利（Antoine Pietrobelli）赴希腊塞萨洛尼基教父研究所查阅资料，该研究所也是弗拉塔德斯修道院的所在地。因为好奇心的驱使，他翻开了阅览室中的抄本目录［该目录于 1918 年由索普罗尼奥斯·尤斯特拉蒂亚斯（Sophronios Eustratiadès）发表］认为编号 14 的抄本中保留了盖伦的 23 本著作。该目录中包括《论亲著图书》这一关键著作，此前只在米兰保留了古希腊文孤本"l'*Ambrosianus gr.* 659（*olim* Q3 Sup.）"。据他所知，此前的编撰者都没有参考"*Vlatadon* 14"抄本。他将该发现告知自己的导师维罗尼可·布东-米洛教授，后者让他核查该抄本中盖伦著作的书目列表顺序，他发现排序和米兰抄本完全一致。二者源自同一传本体系，但历经了不同的传播过程。与米兰抄本相比，"*Vlatadon* 14"抄本更完整。9 世纪时，侯奈因·伊本·伊斯哈格在巴格达将《论亲著图书》和《论亲著图书的顺序》译为阿拉伯文，该译文的部分内容保存在两份阿拉伯文手抄本中，编号分别为"Rida Tibb. 5233"（12 世纪）和"Rida Tibb. 5214/1"（14 世纪）。和阿拉伯文手抄本相比，米兰抄本和"*Vlatadon* 14"抄本中有大量相同的省略书写和部分相同的断句错误。此外，该抄本中保留了很多被认为已经佚失的盖伦著作，雅克·乔安纳教授和维罗尼可·布东-米洛教授发现该手抄本实际上保留了 27 本盖伦著作。为何该抄本长期被盖伦研究者所忽视呢？首先，希腊文本编辑主要基于赫尔曼·迪尔斯（Hermann Diels）于 1905 年发表的手抄本目录，那时，该修道院的藏书目录尚未出版；其次，1840 年至 1843 年，米诺德·迈纳斯（Minoïde Mynas）曾对修道院的藏书进行了一次汇总盘点，提到了"*Vlatadon* 36"手抄本，其中有弗拉维乌斯·约瑟夫斯（Flavius Josèphe）的《犹太战史》以及色诺芬著作（《长征记》和《居鲁士的教育》）的文本，还提到一份手抄本中有 14 世纪的修昔底德《历史》文本（但此手抄本不见于尤斯特拉蒂亚斯的目录），但未提到和盖伦相关的第 14 号抄本。这是由于米诺德·迈纳斯的疏忽大意，还是因为该抄本当时不在修道院？不得而知。1869 年，修道院发生火灾，保存下来的抄本被安放在新修的石室中。二战期间，这些手抄本被移至阿索斯圣山伊维隆修道院，直到 1957 年，学者们仍无法接触到这些手抄本。1968 年，手抄本重新回到塞萨洛尼基。现在学者们可查阅该抄本的微缩胶卷，抄本保存状态不佳，工作人员提供的复印件上有不少水痕。参见 Véronique Boudon-Millot et Antoine Pietrobelli, "De l'arabe au grec. Un nouveau témoin du texte de Galien (le *Vlatadon* 14)," *Comptes rendus des séances de l'Académie des Inscriptions et Belles-Lettres*, 2005 (149-2), pp. 497-534; Antoine Pietrobelli, "Variation autour du *Thessalonicensis Vlatadon* 14: un manuscrit copié au *Xénon* du Kral, peu avant la chute de Constantinople," *Revue des études byzantines*, 2010 (68), pp. 95-126。——译者注]

杂，在他死后，未来的读者面对其丰富的著作将会不知所措。他的确渴望引导读者，因此他告诉后人自己每本著作的书写背景和目的，并且告诉后人阅读这成千上万页著作的顺序。为了更快地完成工作，他养成了向训练有素的誊写员口述著作的习惯，后者采用速记法。①

盖伦毕生表现出敏锐的传播意识，他竭力确保能最好地传播其著作。只要有可能，对于刚完成的新著，他都会制作一些副本存放在罗马的书房和坎帕尼亚（Campanie，意大利地区）家中，以及罗马世界的主要图书馆，并指示他在帕加马的学生和朋友们在小亚细亚的图书馆传播其著作。而且，如果他没有保留自己早期著作的手稿，他会试图从医生和朋友那里拿回（他最初是为这些人写作并将著作提供给他们）。尽管文本在传播过程中由于意外而不可避免地会造成遗失，但是盖伦的文集幸存了下来，这不是偶然的结果，在很大程度上得益于盖伦的努力。然而，确保佳作的持续传播还不足以保证作品的持久生命力，更不足以解释作者去世后作品获得近15个世纪的成功。

二　超越学派的哲人医生

毫无疑问，必须从别处寻找盖伦成功的原因，这植根于作品的起源，以及在“哲人皇帝”马可·奥勒留统治下罗马的时代背景。从公元前5世纪希波克拉底到盖伦，6个世纪内情况发生了变化，特别是在知识传播方面。正如盖伦本人所言，以前，阿斯克勒庇俄斯（Asclépiades）家族的孩子在家庭内部学习解剖，同时学习阅读和写作。在希腊化时期，距这一传统已相去甚远，对未来医生的招聘网络逐渐扩展到医学家族外部，在罗马时期，开始出现各种以著名大师为中心的医学学派。②

当33岁的盖伦到达罗马时，他描述了那里的医生团体，他们自称属于

① V. Boudon-Millot éd., *Sur ses propres livres*, p. 136; Galien, *Sur ses propres livres* (Kühn XIX, p. 11). 亦见 Galien, *Sur la saignée contre les Erasistratéens de Rome* (Kühn XI, p. 194, line 16); Galien, *Pronostic* 5; *Galeni Depraecognitione*, V. Nutton éd., Berlin: Akademie-Verlag, 1979, p. 194。

② 关于在罗马的医学学派，参见 Philippe Mudry et Jackie Pigeaud eds., *Les écoles médicales à Rome*, Actes du IIe colloque international sur les textes médicaux latins antiques, Genève: Droz, 1991。

不同的、互相竞争的医学学派：逻辑的、理性的或教条的、经验的和方法论的。这些医生在一个充满争论的环境中不断发展，为捍卫学派或老师的荣誉，他们毫不犹豫地进行激烈的对抗，有时甚至是谋杀，在我们看来是无谓的争斗。与此相反，盖伦不隶属于某一特定的学派，由于其父亲的开明思想，他接受了几位大师的训练——这些大师全都是经过精心挑选的——盖伦始终拒绝宣布自己支持某一学派，宁愿认为自己“超越学派”：[①]

> 在我看来，尤金尼阿诺斯（Eugenianos），你提议出版一本阐述阅读我的著作顺序的书，这是有道理的，因为我的这些著作并不都是为了一个单一的目的、效果或雄心。如你所知，其中一些是应朋友的要求写的，而这些书也只根据这些人的学识所写，另一些是为初学的年轻人口述的。而在这两种情况下，我都没有打算让它们在公众中流传，也没有打算让它们在我们死后被保存下来，因为我已经看得很清楚，即便是我以前的著作，也很少有人注意到它们。事实上，在医生和哲学家群体中，一个人会对另一个人表示钦佩，不是因为他遵循了另一个人的教导，也不是因为他实践了能使他区分假话和真话的科学理论，而是因为他们的父亲主张经验主义、教条主义或方法论，或者是因为他们的老师有此主张，抑或他们的朋友有此主张，又或者是因为在他们的城邦里这样或那样学派的一些成员受到了钦佩。同样，在哲学流派的成员中，一个人基于某种原因，另一个人基于另一种原因，使自己成为柏拉图主义者、漫步派学者（péripatéticien）、斯多葛主义者或伊壁鸠鲁主义者。在我们这个时代，由于哲学教席也已出现，因此，他们宣称自己是他们所受训练的流派的成员，特别是在他们缺乏其他生存手段的时候，这并不罕见。我相信，即使是缪斯女神亲自写的书，也不会比最无知的人写的书更受重视，我以前从未渴望过让我的任何作品在公众中流传。但是，它们在许多人手中流传，这并非我所愿，如你所知，我现在非常不愿意把我的任何作品提供给我的朋友。然而，

① Galien, *Sur les écoles* (Kühn I, pp. 64-105).

正如我所说的原因，我不得不再写一本书——《论最佳学派》（*Sur la meilleure école*）。这本书和前面许多医生和哲学家所写的书不同，他们点名称赞自己的学派，而我会在书中指出应该遵循的单一路径，以便构成一个在医学和哲学或其他技艺方面都是最佳的学派。这本书里有我上文提到的话，即那些希望成为各流派之间公正裁判的人必须接受过示范方法的指导。仅仅这样还不够，还必须把自己从激情中解放出来，以免像大多数人那样，出于对学派的爱或恨而对问题视而不见。如果一个没有这种缺点的人愿意按照科学的方法去寻找真理本身，或者在别人的话语之间作出决定，那么只有他才能发现最好的学派。①

由于从青少年时代就开始研习各派，并在前往地中海各地旅行的途中深化了自己的知识，在发现了各学派的错误之后，盖伦可以声称只保留了每一学派中最好的部分。这种叙述当然有一些吹嘘的成分，盖伦关于同时代医学的描述和历史现实之间存在一定的差距。但事实仍然是，盖伦活着的时候就享有盛名，这为他打开了通往皇宫的大门，将他带到了马可·奥勒留的病榻前，后者甚至授予他“杰出医生和最优秀哲学家”② 的称号。皇帝不可能对一个人给予更高的赞美了，在整个职业生涯中，盖伦不断宣称自己既是医生又是哲学家，并且在其所有著作中始终支持双重方法：启发（针对医生）和教育（针对医学生和非专家）。

三　盖伦：《希波克拉底文集》注疏者，希波克拉底的唯一合格继承人

实际上，从职业生涯初期开始，盖伦就愿意为一些人写作，包括那些不像他那么才华横溢的同学、医学初学者、水平高的医生和对医疗事务充

① Galien, *Sur l'ordre de ses propres livres* 1, texte grec et traduction française par V. Boudon-Millot, pp. 88-90.

② Galien, *On pronostic* (CMG V 8, 1), V. Nutton ed., Berlin: Akademie Verlag, 1979.

满热情的朋友们。[①] 在撰写这些早期著作时，他很早就加入了对《希波克拉底文集》进行注疏的行列。尽管盖伦主动借鉴前人，却并不总是愿意说出他们的名字，而且他更倾向于批评前人——除了他们中最著名的希波克拉底。[②] 实际上，尽管盖伦固执地拒绝加入任何学派，但他从未停止歌颂这位杰出的前辈，公开宣称自己是“希波克拉底主义者”（hippocratéen）。在一个几乎所有医生都仰仗希波克拉底声名的时代，这种姿态并不罕见。同样，早在盖伦之前，就已经存在一种给希波克拉底著作注疏的古老传统。这些注疏是专家为专家撰写的，形式简明扼要，并使用专业词汇，因此希波克拉底的著作艰涩难懂。尽管希波克拉底的著作很早就有注疏，[③] 但是，盖伦刻意使自己与早先的注疏者以及当时的医生区分开来，将自己塑造成为数不多能正确阅读和理解希波克拉底的人，接受过注疏和传播希波克拉底著作所必需的训练且具备相应的科学知识，摒弃了前人提出的错误解释。因此，如果他活得足够久，他希望可以对所拥有的所有希波克拉底著作进行注疏，他在很大程度上完成了这一计划，他撰写了 20 多部评论，其中一些

---

① 盖伦的首部医学汇编完成于 20 岁之前，当时他还是医学生。在盖伦第一次逗留罗马期间，他开始了自己真正意义上的写作，主要是一些为朋友或之前的信奉者书写的笔记或备忘录，盖伦并没有保存副本。在这些手稿的拥有者去世后，其中一些盖伦本不打算出版的著作或遗失或被一些无良医生篡改，他们把这些作品据为己有。当时罗马城中医学学派众多，一些著作是在其他学派提出争议时创作的。盖伦欣然承认，他的早期著作主要是为了自己的名誉而创作（*Sur ses propres livres* 1：t. XIX，pp. 12–14）。后来，盖伦发现学派之间的争论主要是在原理和方法层面，而不是在医疗实践方面，盖伦在创作中增加了认识论方面的知识，旨在证明科学观察和基于证明的推理的重要性。壮年后，盖伦宣称不是为了成名而写作，而是为了满足朋友们的要求，也是考虑到“健忘的晚年”为自己准备一份备忘录（*Sur la méthode thérapeutique* VII 1：t. X，p. 456）。这种对名利不屑的态度甚至导致他不在作品上提及自己的名字。但是，在得知出现以他的名字命名的伪作时，以及在他不知情的情况下其著作被人改写时，晚年他决定告诉世人哪些著作是他自己的作品（*Sur ses propres livres*，prol.：t. XIX，p. 10）。在第二次来到罗马期间，他还努力从朋友那里收回他没有保留副本的著作，以便对其进行修改，特别是那些他为学生们写的著作，即“致初学者”系列。在生命后期，除了重写在罗马大火中被烧毁的著作，他主要致力于注疏希波克拉底的重要论著（*Sur l'ordre de ses propres livres* 3：t. XIX，pp. 57–58）。此外，盖伦也创作了很多哲学著作。——译者注

② 关于希波克拉底和《希波克拉底文集》，参见 J. Jouanna, *Hippocrate*, Paris：Fayard，1992（再版 Paris：Les Belles Lettres，2017）。

③ D. Manetti et A. Roselli, “Galeno commentatore di Ippocrate,” dans *Aufstieg und Niedergang der römischen Welt* 37. 2, Berlin and New York：Walter de Gruyter, 1994, pp. 1529–1635.

评论被编成了几本书，[①] 对于那些流传下来的评论，在我们所参考的库恩版本中保存了六大卷（第 15、16、17/1、17/2、18/1、18/2 卷）。[②]

与单一作者的《盖伦全集》不同，现在被称为《希波克拉底文集》的 60 多部论著并不全是希波克拉底的作品，而是由活跃在公元前 5 世纪至公元前 4 世纪的几位医生的著作组成的。很早就存在“希波克拉底问题”（question hippocratique）及对它的辩论，在这场辩论中，盖伦本人针对希波克拉底著作的真实性发表过意见。在盖伦现已失传的著作——《论希波克拉底的真作和伪作》（*Sur les écrits authentiques et non authentiques d'Hippocrate*）——中，他试图根据风格和学说的正统性两个标准来进行判断。尽管这种方法是基于合理的原则，但有时也导致他将那些包含与他的希波克拉底形象不符的学说，或者充斥明显错误的著作称为伪作。通过对希波克拉底的某些理论赋予意想不到的重要性，盖伦在注疏中确实描绘了这个科斯岛医生（即希波克拉底）的形象——有时与历史上的希波克拉底大相径庭——以此来树立其正统地位（例如体液学说或先天热[③]），并将希波克拉底的观点加入自己的辩论来反驳他当时的对手。注释《希波克拉底文集》对盖伦的成功至关重要，与此同时，后代阅读希波克拉底的著作都是在盖伦的基础上进行的。例如，阿拉伯医生主要是通过盖伦的注疏来论述希波克拉底的著作，特别是在 9 世纪时这种情况更为普遍。盖伦引用的希波克拉底语录被称为“引理”（lemmes），希波克拉底著作的阿拉伯文译本绝大多数摘录自注疏中所包含的“引理”，在某种程度上成为“盖伦的希波克拉底”。[④]

盖伦是杰出的注疏者，也是皇帝认定的杰出哲学家，但让其流芳百世

---

① 即盖伦经常以几部著作的篇幅评论希波克拉底的某一本著作。——译者注

② 其中一些注疏实际上是文艺复兴时期伪造的，例如《评注〈论体液〉》（*Commentaire au traité des Humeurs*）和《评注〈论食物〉》（*Commentaire au traité de l'Aliment*）。

③ “La chaleur innée”，也译为“内在热”或“生命热”。盖伦认为希波克拉底已意识到生命不止一种热，热分为“内在热”和“外在热”，“内在热”是与生俱来的，而且随着人年龄的增长不断衰减，所以婴儿的体内最热。“内在热”无法被感官所感知，“外在热”可被人感觉到其灼热，“发热”属于后者，“内在热”无论如何也不会演变为“发热”。古希腊医学中的热病学说极其复杂，目前只有零星的研究。——译者注

④ V. Boudon-Millot, “Galen's Hippocrates,” in Peter E. Pormann ed., *The Cambridge Companion to Hippocrates*, Cambridge: Cambridge University Press, 2018, pp. 292-314.

的头衔是伟大的医生。作者有夸耀的倾向，建议读者们能意识到其中吹嘘的成分。但毫无疑问，盖伦拥有医生的所有技能，他可以进行精彩的解剖，并进行公开演讲，能够吸引重要的学者和公众人物，甚至罗马社会的统治阶层（执政官及皇室成员）。值得一提的是，盖伦在罗马中心和平神殿进行解剖学演示——那里是著名的医生和哲学家经常聚集辩论的地方——这让他声名鹊起，特别是他作为解剖学家的才能得以展现。实际上，无论是在盖伦职业生涯早期还是在他成名后，在他的训练和教学中，解剖学在其医学体系中都占有突出的地位。

四　盖伦的医学体系

如上所述，盖伦的著作涉及医学技艺的各个领域，但无论他对这些知识的每一个分支的兴趣如何，他从未停止宣称解剖学的重要性，因为这是其他所有医学知识的基础和依据。盖伦在该领域展现出的非凡技能及无与伦比的观察力与他在埃及亚历山大里亚的游学经历密不可分。他在埃及待了四年多，很快就找到了一些古代解剖学家的著作，尽管盖伦的所得“参差不齐”。[①] 与亚历山大里亚的解剖学家——迦克墩的希罗斐鲁斯[②]和与他同时代的凯阿岛的埃拉西斯特拉图斯（Erasistrate de Céos）最早解剖人的尸体——不同，到了盖伦时期，似乎是出于人道主义、卫生和认识论[③]的考虑，这种做法已被抛弃了。此外，尽管在亚历山大里亚能看到和研究人体骨骼——这让盖伦颇为欢欣，他建议所有想研究骨骼的学者来此游学——然而，在整个职业生涯中，盖伦不得不满足于解剖动物，诸如羊、猪、猴子，甚至蛇和大象的心脏。因此，他的解剖对象主要以动物——特别是猴子——为基础，并以此推拟人的情况，由此存在显而易见

① 有时他从以前的解剖学家的著作中学习到很多，有时他一无所获。比如，盖伦竭尽全力想获取努美西阿努斯的解剖学著作，该著作在其子赫拉克利厄斯手中。但是赫拉克利厄斯一直拒绝透露关于著作的讯息，甚至被认为在他自己去世前故意烧毁了其父亲的著作。

② Hérophile de Chalcédoine，约公元前 325～前 255 年。

③ （动物）解剖尤其受到教条主义者的捍卫，对于教条主义者而言，必须了解尸体的内部结构和功能，以对人体进行正确治疗。这与经验主义者的主张恰恰相反，后者认为，医生无法从死者的器官中学到任何东西来治愈生者。

的错误。[1] 但是，一般而言，盖伦是我们了解众多古代解剖学家的唯一资料来源，他们的著作均已佚失，如果没有盖伦的陈述，我们对此将一无所知。例如，盖伦为马里诺斯（Marinos，活跃于2世纪初）的20部著作编写了4部摘要，尽管后来马里诺斯的著作和盖伦的摘要均佚失了，但所幸的是，流传于世的盖伦《论亲著图书》[2] 中保留了对马里诺斯每部著作内容的详细说明。盖伦也为同时代的解剖学家莱科斯（Lycos）所著的19部著作编写了2部摘要，他在书中毫不留情地指出后者的重大错误。[3] 盖伦急于将解剖知识传给后人，为此撰写了一系列短小的导读，这是针对初学者所编写的入门级读物，旨在为他们开辟通向大部头解剖学著作的道路。[4] 例如，在专为初学者编写的《论骨骼》一书的开篇，他写道：

> 我认为，如果医生要正确治疗骨折和脱位，他必须知道每块骨头本身是怎样的，以及它是如何与其他骨头结合在一起的。的确，很明显，就像在医学的所有领域一样，人们必须以符合自然规律的东西为目标。不了解这一点的人既不会知道受影响的部分是如何偏离自然的，也不知道应该如何将它们恢复到自然状态。同样，他不能识别疾病，也不能正确地医治疾病。骨头是动物最坚硬和最干燥的部分，可以说是最具土质的部分。它们就像地基一样支撑着身体的其他物质。一切

---

① 查尔斯·维克多·达伦伯格（Ch. Daremberg）医生认为，盖伦没有意识到，他所描述的是一只“拇指不能与其他手指对握”的猴子手，以“执行拇指能对握的人手的功能”。还有一个例子：“为了解释人类足部运动，盖伦解剖猴子，对于猴子而言，下肢的这一部分是像手一样的抓握器官！” Ch. Daremberg, *Histoire des sciences médicales*, Paris: J. B. Baillière et fils, 1870, p. 218.

② 参见 Galien, *Sur ses propres livres c.* 4, V. Boudon-Millot éd., pp. 147–153。

③ 参见 Galien, *Sur ses propres livres c.* 4, V. Boudon-Millot éd., pp. 196–245。莱科斯的著作和盖伦的摘要都丢失了，但是盖伦的《反对莱科斯》一书流传下来了。*Contre Lycos* (Kühn XVIII, 1, pp. 196–245).

④ 关于盖伦给初学者书写的著作（主要论述了骨骼、肌肉和脉搏等领域的知识），参见 *Sur les os pour les débutants* (Kühn II, pp. 732–778); *Sur les muscles pour les débutants* (Kühn XVIII B, pp. 629–925); *Sur le pouls pour les débutants* (Kühn VIII, pp. 453–492); V. Boudon, “Les œuvres de Galien pour les débutants (*De sectis*, *De pulsibus ad tirones*, *De ossibus ad tirones*, *Ad Glauconem de methodo medendi* et *Ars medica*): médecine et pédagogie au IIe siècle après J. C.,” *Aufstieg und Niedergang der römischen Welt*, Band II 37.2, New York: W. de Gruyter, 1994, pp. 1421–1467。

都是在骨头上形成和固定的。在这些骨头中，有些很大，有非常大的空腔，里面充满了骨髓。其他的是小的、硬的和紧凑的，没有骨髓或任何可察觉的空洞。[①]

之所以解剖学对于盖伦如此重要，是因为它是所有生理学的基础，因此也是所有医学的基础。盖伦认为解剖学对理解生命至关重要，它涉及治疗——尤其是减少骨折和脱位，还涉及缝合和愈合伤口的技术。尽管盖伦继续视希波克拉底为首位伟大的解剖学家，但他具有比希波克拉底更大的优势，这在于他居住在人口众多的罗马，有机会接触并观察到更多的案例。盖伦声称，他有能力在目瞪口呆的观众面前切开猴子的腹部，取出肠子，然后放回原处，进行必要的缝合后释放仍活着的猴子。[②] 他声称自己具有关于骨骼、肌肉、神经、血管和气血脉[③]的完备知识，并撰写了这些领域的著作。[④] 在其撰写的 15 部巨作中，他宣称意图展示"在解剖过程中可见部分的大小、部位、肤色、质地、颜色和彼此之间的关系"。[⑤] 盖伦不仅拥有出色的解剖学知识，而且在该领域也有诸多发现，例如，他发现了用于移动

---

① Galien, *Les os pour les débutants* 1, traduit par Armelle Debru et Ivan Garofalo, Paris: Les Belles Lettres, 2005, pp. 38–39.

② 这一幕可能发生在帕加马角斗士医生招募竞赛中，该文本仅以阿拉伯文保存。Galen, *On Examinations by which the Best Physicians are Recognized*, A. Z. Iskandar ed., Berlin: Akademie-Verlag, 1988.

③ 希波克拉底时期尚未区分"phlebes"和"arteriai"，《希波克拉底文集》中，"phlebes"相当于"血管"（les vaisseaux sanguins）。希波克拉底的学生普拉萨格拉斯（Praxagoras）首次区分"血管"（phlebes）和"普纽玛脉/气脉"（arteriai）。普拉萨格拉斯的学生希罗斐鲁斯（Herophilus）首次发现"arteriai"（普纽玛脉/气脉）中混合有"气血"。盖伦继承了希罗斐鲁斯的观点。刘未沫认为，不宜将古希腊医学中的"phlebes"和"arteriai"翻译成"静脉"和"动脉"，关于这些概念的演变和中文译文，详情参见刘未沫《普纽玛/气、灵魂与经脉的发现——亚里士多德与希腊化早期医学》，《自然辩证法通讯》2023 年第 6 期，第 65~82 页。——译者注

④ 主要参考法译本 *Galien*, tome VII. *Les os pour les débutants*; *L'Anatomie des muscles*, texte établi et annoté par Ivan Garofalo, traduit par Armelle Debru et Ivan Garofalo. *Galien*, tome VIII. *L'Anatomie des nerfs; L'Anatomie des veines et des artères*, texte établi et annoté par Ivan Garofalo, traduit par Armelle Debru et Ivan Garofalo, Paris: Les Belles Lettres, 2008。

⑤ Galien, *Pratiques anatomiques*, Kühn II, pp. 215–731；只有第一部至第八部书和第九部书的开头保存有古希腊文文本，其余的仅存阿拉伯文译本，参见 *Anatomicarum administrationum libri qui supersunt novem: earundem interpretatio arabica Hunaino Isaaci filio ascripta*, 2 Vols., I. Garofalo éd., Naples: E. J. Brill Lugduni Batavorum, 1986 et 2000。

每个手指关节的肌肉和负责上眼睑运动的肌肉。[①]

在罗马，盖伦有两个解剖演示特别成功。其一，他发现猪的喉返神经（或复发神经）损伤会导致失声，以此揭示了发声的过程。其二，有关输尿管在尿液产生中的作用和功能的说明。下面以输尿管的解剖实验为例来说明盖伦解剖学的论证过程：

> 以下是演示过程：分离位于输尿管前面的腹膜部分，将输尿管抬起并用线扎紧；然后，用扎带闭合伤口，让动物恢复原状。现在，它不可能排尿了。然后拆下扎带，表明膀胱是空的，输尿管相当充盈，并且有破裂的危险；当我们拆下（夹住输尿管的）线时，我们可以清楚地看出膀胱已经充满了尿液。当观察到这些现象时，在动物排尿之前，我们用扎带缠绕其阴茎，并在各处按压膀胱；没有任何东西可以通过输尿管回流到肾脏。[②]

然而，尽管“他（盖伦）的解剖通常是准确的”，但是，关于盖伦的生理学知识，“从他的前辈那里得到的，大部分都是有根本性错误的”。[③] 为了解释人体的机能和生理过程，盖伦以一种经常被指责的方式假设了负责生成、生长、营养和消化的不同官能（facultés/*dunameis*,[④] 改变性的、吸引性

---

① Galien, *Sur ses propres livres* c. III. 10-11, *Galien, Sur ses propres livres*, texte grec et traduction française par V. Boudon-Millot, p. 143.

② 参见 Galien, *Sur les facultés naturelles* I, 13（Kühn II, p. 36）. Ch. Daremberg, *Œuvres anatomiques, physiologiques et médicales de Galien*, tome II, Paris: J. B. Baillière et Fils, 1856, p. 231（法译本）; *On the Natural Faculties*, edited and translated by A. J. Brock, Cambridge, Massachusatts and London: Harvad University Press, 1916（英译本）。

③ Ch. Daremberg, *Histoire des sciences médicales*, p. 213.

④ 本质“*οὐσία*”（*ousíē*/essence/substance）、官能/潜能/性能“*δύναμις*”（*dunamis*/puissance/faculté）和动能/行动/活动“*ἐνέργεια*”（*enérgeia*/activité/fonction/action）是盖伦医学中的重要概念，“faculté”一词还出现在盖伦诸多不同领域著作的标题中，关于三者的含义和关系，学界素有争论。关于这些概念的最新研究成果以及在不同文本中的具体含义，参见 V. Boudon-Millot, “Entre médecine et philosophie. Substance, faculté et action dans le système médical de Galien de Pergame,” dans Adrien Lecerf, Ghislain Casas et Philippe Hoffmannn. dir., *Essence, puissance, activité dans la philosophie et les savoirs grecs*, coll. Kaïnon-Anthropologie de la pensée ancienne N°21, Paris: Classiques Garnier, 2022, pp. 125-152。中译文参考尼古拉斯·布宁、余纪元编著《西方哲学英汉对照辞典》，人民出版社，2001。——译者注

的、排斥性的、凝集性的等），概而言之，也就是不同器官的所有动能（fonctions/*energeiai*）。另一个原理是自然目的论，该理论是若干错误的根源。盖伦是亚里士多德原理——“自然不做徒劳无功之事”——的忠实信徒，因此，他坚信身体的各个部位都已针对特定的目的进行了精确的塑造（眼睛的视觉功能、①手的抓握功能等）。没有任何部分是无用的，都具有实用性，并且每个部分都具有最适合执行其功能的形式，这一中心思想贯穿于盖伦关于生理学的鸿篇巨著即《论身体各部分的用处》（*Sur l'utilité des parties du corps humain*，共17部）中。为了说明“自然的智慧”，盖伦努力根据器官的功能来证明其形式和结构的合理性，必要时，他还举了一些让人发笑的例子，就像他在证明头发的粗细和长短时那样，以下是他为睫毛和眉毛的合理性所做的论证：

> 至于睫毛和眉毛，无论你增加或减少它们，都会破坏其用处。事实上，睫毛被安排为屏障，防止某些小物体落入睁开的眼睛；眉毛必须拦截从头部流出的所有物质来保护眼睛。因此，如果你使这些毛发比它们应该有的更少或更稀疏，那么你就会相应破坏其用处。另外，如果你把它们变大或变厚，它们将不再是眼睛的屏障或保护墙，而类似于一个封闭的围墙；它们会遮住瞳孔阻挡视线，而瞳孔是所有器官中最不需要被遮挡的。②

盖伦还从希波克拉底那里继承了体液学说，这是疾病分类学和盖伦病理学的基础。对于古代医生而言，所有身体都是由四种元素（地、水、火、风）和四种体液（血液、黏液、黄胆汁、黑胆汁）混合而成的。根据这一

---

① “Fuction”并不是对其术语 *ergon* 的令人满意的英译，因为现代英语里的“功能”（function）很大程度上与工具或可被用于工具的某物联系在一起。然而，像柏拉图定义的，在原始含义那儿，各个事物的 *ergon* 意思是“非它不能做，非它做不好的一种特有的能力”（《国家篇》353a）。换句话说，它乃是一个事物独有或能展现的活动。参见余纪元《德性之镜：孔子与亚里士多德的伦理学》，林航译，中国人民大学出版社，2009，第97页。——译者注

② Galien, *Utilité des parties du corps humain* XI, 14（Kühn III, p. 904）. Ch. Daremberg, *Œuvres anatomiques, physiologiques et médicales de Galien*, tome I, Paris: J. B. Baillière et Fils, 1854, p. 686（法译本）.

概念，健康在于平衡，反之，任何失衡都会引起疾病。正是在这一古老观念的指导下，盖伦在以下论著中循序探索——《论疾病的差异》（*Différences des maladies*）、《论疾病的原因》（*Causes des maladies*）、《论症状的差异》（*Différences des symptômes*）和《论症状的原因》（*Causes des symptômes*），[①] 并用来区分疾病的不同阶段。盖伦非常重视“关键期”（*crise*）[②] 的概念，也就是疾病恶化或好转的关键时刻。这促使他反思健康和疾病的概念，他试图以更原始的方式在一个明确的框架内来定义这两个概念。在盖伦看来，健康并不是一个固定的事实，它是一个不断演变的概念，根据观察到的失衡程度及时间而变化。据此，盖伦提出了一个近乎纲领性的观点，他称为“健康的范围”（*platos hygeias*），根据他的说法，健康的身体、中间态的身体和不健康的身体，彼此之间只由两个因素相互区分开来，即医生何时对其进行观察（当前、始终或经常）及它们与标准（即体现完美健康状态并作为参照的理想身体）的偏差程度。[③] 相反，病患身体与完全健康的身体差别最大，前者与仅仅不健康的身体的区别在于其“功能受损”。然而，这种“受损的功能”必须是真正“可察觉的”（即感官可以感知的）且“使其无法致力于其通常的事务”，以表明真正的疾病状态。实际上，必须满足所有这些条件身体才能真正被视为“生病”。从整体上看，这种盖伦式的健康和疾病概念是广泛而全面的。

当疾病随着失衡而出现时，应该通过恢复平衡来解决问题。希波克拉底通常将这种失衡归因于四体液，尤其是在《论人的本性》（*Nature de l'homme*）中所强调的那样。相比而言，盖伦更倾向于将这种失衡归因于四

---

① Galien, *Différences des maladies* (Kühn VI, pp. 836-880); *Causes des maladies* (Kühn VII, pp. 1-41); *Différences des symptômes* (Kühn VII, pp. 42-84); *Causes des symptômes* (Kühn VII, pp. 85-272).

② *Crise*（古希腊文 *Κρίσις/krisis*，拉丁文 *crisis*）最初指“区分”和“决定”（古希腊史诗和哲学中多为此意），后扩展到“决定性或关键时刻”（希波克拉底医学中的含义），均具有时间上的断裂性。现代英语中 crise 一般指“危机”，代表了困难重重、危险或不确定的时刻，在医学用语中有“危象”“发作”“骤变”之意。我们不能忽视的是，这些混乱和失衡是以前的判断和“决定”（*krisis*）造成的后果。——译者注

③ Galien, *Art médical*, texte grec et traduction française par V. Boudon-Millot, Paris: Les Belles Lettres, 2000, pp. 276-281（2002 年再版）.

种特质（热、冷、干、湿），这是不同气质的起源，盖伦将其分为两大类：单一气质（在热、冷、干或湿占主导地位时）和复合气质（热干组合、热湿组合、冷干组合或冷湿组合占主导地位时）。盖伦重读希波克拉底的文字，毫不犹豫地肯定希波克拉底是看到特质重要性的第一人。

> 希波克拉底是我们所知的第一位医生和哲学家，他试图证明在四种特质中都有相互作用，所有可以生和灭的事物都由此而生和灭。在我们所知的所有人中，他还是第一个认为这些特质之间发生了绝对的混合的人，并且就是在他那里，我们首次找到后来亚里士多德进一步证明的（观念）雏形。①

因此，医生提出的治疗方法主要在于恢复平衡，或多或少可以通过摄生而降温、增温、干燥或加湿的方式（视情况而定）来实现，在复合气质的情况下，甚至需要考虑两方面的因素。除此以外，每个器官都有自己独特的气质，本身也容易发生变化。其中的确有一些普遍原理，如“最冷的心脏比最热的大脑更热”，以及“除非肝脏严重受损，否则在大多数情况下，整个身体会在温暖的心脏的作用下变暖”。

如我们所见，一个极其复杂的系统正在建立起来，而且会变得更复杂，因为在个体的一生中均衡可能会发生变化，这不仅取决于年龄，还取决于该个体的生活方式、职业和广义上的摄生（空气、运动和休息、睡眠和清醒、食物和饮料、排泄物或残留物、灵魂的疾病等）。② 我们很容易看到，这种摄生法对于患者而言极其复杂，因此不可避免地，患者需要经验丰富的医生来维持或恢复其健康。

基于受影响的部位、疾病的性质和特定症状之间存在关联的想法，正如盖伦在《论受影响的部位》（*Lieux affectés*，共 6 部）中所描述的那样，他建立了病理学。它是基于这样的信念：除了履行功能的部位或其所在的部位也受到损伤，否则任何功能都不会受到损伤：

---

① Galien, *Sur les facultés naturelles* I, 2 (Kühn II, p. 5). Ch. Daremberg, *Œuvres anatomiques, physiologiques et médicales de Galien*, tome II, Paris: J. B. Baillière et fils, 1856, p. 214（法译本）.

② Galien, *Art médical*, texte grec et traduction française par V. Boudon-Millot, pp. 349-352.

我们现在唯一的目的是在此研究如何识别受影响的部位。表层受影响的部位和形式可以被即刻感知到，（识别）那些深藏的部位，需要一个在身体各部位的组成和用处的科学方面受过训练的人予以阐释，而且其还要精通解剖学，因为解剖学使我们开始了解这门科学，除了许多事情以外，解剖学还告诉我们每个部位的本质的特性。①

盖伦将特发性病症和交感性病症区分开来，前者的病因病症只在一个部位，后者的病症在一个部位，病因却在另一个部位。功能受损并不总是起源于该功能器官，有时必须在其他部位寻找原因。因此，当叙利亚智辩家保萨尼亚斯（Pausanias）的三个手指失去知觉时，盖伦解释说这与他最近从一辆双轮马车上摔下来有关。②

在《论治疗方法》（*Méthode thérapeutique*，共 14 部）中，盖伦提出了主要的治疗原则，有三种形式：首先是摄生，如果这还不够，还要应用药理学，在最严重的情况下还要进行手术。这是盖伦的代表作，被他视为其所有著作的基石。③ 医生的首要职责是向患者介绍卫生学的效用，因此，对于这一专门的医学领域，盖伦著有《论卫生》（*Hygiène*，共 6 部）④ ——一本旨在从广义上规范摄生的手册，其依据是每个人（不常出门的人、活跃型、运动型、脑力劳动者或体力劳动者）在不同年龄段的活动。盖伦对营养领域——摄生学的基本组成部分——也非常感兴趣。在《论食物的性能》（*Facultés des aliments*，共 3 部）中，他努力指出每种食物的特质（温热、冷却、湿润、干燥）。

最好的医生中有相当多的人写过关于食物性能的文章。他们努力地建立了这个领域，因为它几乎是医学所有领域中最有用的。因为我们并不会一直使用其他疗法，但没有食物人就无法生存，无论是健康

① Galien, *Lieux affectés* I, 1（Kühn VIII, pp. 1-2）; Ch. Daremberg, *Œuvres anatomiques, physiologiques et médicales de Galien*, tome II, pp. 468-469（法译本）.

② Galien, *Pratiques anatomiques* III, 1（Kühn II, p. 343）.

③ Galen, *Method of Medicine*, 3 Vols., I. Johnston and G. H. R. Horsley ed., Cambridge and Massachusetts: Harvard University Press, 2011（希腊文校勘本和英译本）; J. Boulogne, *Galien Méthode de traitement*, Paris: Gallimard, 2009（法译本）.

④ Galien, *Hygiène*（Kühn VI, pp. 1-452）. R. M. Green, *Hygiene*, Springfield and Illinois: Charles C. Thomas LTD, 1951（英译本）.

还是生病状态。因此，大多数最好的医生都已经合理且努力精确地检查食物的各种性能。有些人声称他们仅凭经验就发现了食物的性能，另一些人则想加上推理，还有一些人最重视推理。因此，如果那些写食物的人像在几何学和算术领域一样达成完全一致的意见，我现在就不会在这么多如此优秀的作者之后再费力地写同样的东西。但是由于他们互相不信任，争吵不休（而且由于他们不可能都说真话），所以有必要通过做出无可指摘的判断来检验他们所说的话。因为在没有证据的情况下，偏信一家之言是不对的。由于论证的基础有两种（每一个论证和每一个证据要么来自感觉，要么来自真知灼见），我们也必须使用其中的一种或两种来解决摆在我们面前的问题。由于理性的判断不是每个人都能平等地获得的——因为一个人既要有天生的聪明才智，又要从小接受科学的训练，以提高推理能力——所以最好从经验出发，何况相当多的医生已经宣布，食物的性能完全是通过经验发现的。①

除了卫生学和摄生，在我们参考的库恩版本中，有超过3000页专门讨论药理学，这仍占据了无可比拟的地位。② 草本药剂又称“盖伦制剂”（galénique），即药学中仍然涉及药物的制备、保存和展示的部分。为寻找稀有药物成分，盖伦开启了科学之旅，一些药理学论著记载了此事。盖伦讲述了他在希腊利姆诺斯岛（Lemnos）的逗留情况，以获得由利姆诺斯岛的土壤制成的著名药丸，古代人认为这些药丸有诸多功效；他还回忆了前往黑海寻找沥青的旅程，并目睹了塞浦路斯裸体矿奴在铜矿中工作至筋疲力尽的可怕情形。正如解剖学那样，盖伦的作品是我们一瞥以前药理学家著作的主要资料来源，他为我们保留了以前药理学家的名字和配方，如果没

① Galien, *Sur les facultés des aliments* (Kühn VI, pp. 453–455); Galien, *Sur les facultés des aliments*, texte établi et traduit par J. Wilkins, Paris: Les Belles Lettres, 2013, pp. 3–4.

② 盖伦主要的药理学论著有：*Sur la faculté des médicaments simples*（《论简单药物的性能》，共11部，Kühn XI, p. 379–XII, p. 377）; *Sur les médicaments composés selon les lieux*（《根据身体部位论药物的构成》，共10部，Kühn XII, pp. 378–1007 et XIII, pp. 1–361）; *Sur les médicaments composés selon les genres*（《根据类型论药物的构成》，共7部，Kühn XIII, pp. 362–1058）；此外，还可以加上 *Antidotes*（《论解毒剂》，共2部，Kühn XIV, pp. 1–209）。唯有最后一本著作有现代语言译本（德译本），参见 L. Winkler, *Galens Schrift, "De antidotis," Ein Beitrag zur Geschichte von Antidot und Theriak*, Thèse, Philipps-Universität Marburg, 1980。

有他的记载，我们将对此几乎一无所知。这样，他搜集并整理了大量成分（即单方），并以此形成数目庞大的药方（即复方，由植物、矿物和动物成分制成）。有的配方是他在科学旅行途中从地中海地区的各个角落带来的，有的则是以非常高的价格从东方商人那里购买的。在这些药方中，我们必须提到底野迦（La recette de la thériaque），[①] 这是一个由 70 多种成分制成的著名药方，其中含有鸦片和蛇肉，制作工艺因此而得名（在希腊文中，“*thêr*”表示野兽，尤其是有毒的那类）。该药既可以预防和治疗疾病，又可以防止毒药和动物（蛇、蝎子、蜘蛛等）毒液的侵害，因此深受皇帝的欢迎（他们希望能免于中毒）。在《论解毒剂》（*Antidotes*）中，盖伦保留了安德洛玛克（Andromaque）为尼禄（54~68 年在位）研发的治疗配方，以及他本人负责为马可·奥勒留准备的配方。[②] 这些配方的名气很大，以至于盖伦流传下来的配方一直沿用至 20 世纪初，甚至还传到了中国。[③] 盖伦是继柏拉图之后第一位试图明确区分美容术（cosmétique）[④] 和装扮（commôtique）的医生，前者是使身体恢复自然美感的技艺，后者是与医生无关的人工装饰技艺。最后，值得注意的是，在一个医学领域处于以信仰和巫术为荣的时代，盖伦始终保持着理性精神，即便在他试图证明护身符对癫痫病儿童有效时也是如此。[⑤]

当所有其他方法都失效并需要手术时，凭借对肌肉结构的丰富认识，

---

① 关于底野迦的千年历史，参见 Véronique Boudon-Millot et Françoise Micheau éd.，*La thériaque. Histoire d'un remède millénaire*，Paris：Les Belles Lettres，2020。——译者注

② V. Boudon-Millot，“De la thériaque pour les empereurs：de l'archiatre de Néron à celui des Sévère（avec illustrations），” in *E-SFHM*（Supplément illustré de la *Revue d'Histoire des sciences médicales*），Vol. 3，No. 1（2017），pp. 4 – 13（https://www.biusante.parisdescartes.fr/sfhm/esfhm/esfhmx2017x01/esfhmx2017x01x004.pdf）.

③ G. Majno，*The Healing Hand, Man and Wound in the Ancient World*，Cambridge and Massachusetts：Harvard University Press，1975，p. 417；“Theriac went as far as China，where it became té-ya-ka（now ti-yeh-chia）.” 参见 R. Yoeli-Tlalim，“Revisiting ‘Galen in Tibet’，” *Medical History*，Vol. 56（2012），pp. 355–365。

④ 词源为“宇宙/世界”（*κόσμος/cosmos*），在此，美与平衡、秩序、和谐等概念有着内在的联系。好的肤色意味着健康和美丽，参见 V. Boudon-Millot et M. Pardon-Labonnelie éd.，*Le teint de Phrynè. Thérapeutique et cosmétique dans l'antiquité*，Paris：De Boccard，2018。关于医学和美学，参见 Véronique Boudon-Millot，“Médecine et esthétique：nature de la beauté et beauté de la nature chez Galien，” *Bulletin de l'Association Guillaume Budé*，No. 2（2003），pp. 77–91。——译者注

⑤ 关于护身符和咒语在盖伦著作中的地位，参见 J. Jouanna，“Médecine rationnelle et magie：le statut des amulettes et des incantations chez Galien，” *Revue des Études Grecques*，Vol. 124，No. 1（2011），pp. 47–77。

盖伦不仅能熟练地进行浅层缝合，还能对深层伤口进行精细手术。与前人用水愈合伤口的方法相比，他开发的用油愈合伤口的方法显得更有效。他声称，特别是在治疗受伤角斗士的病例中效果尤为明显，在他担任角斗士医生期间，死亡人数远远低于前任医生所观察到的数据。此外，盖伦也赞成放血疗法，并在病人身上积极实践（除了那些虚弱的人，比如儿童、老人和孕妇），他切开病人身体的不同部位，但尽可能远离患病的部位。

如果总是无法避免疾病，最好尝试预测它，在可能的情况下预防它。与《希波克拉底文集》一样，预后或预测疾病的技艺是《盖伦文集》的重要内容，盖伦为此写了一本专著。[①] 在该领域，这位来自帕加马的医生（即盖伦）是一个新的医学分支——脉搏学（sphygmologie）或脉搏的科学——的奠基人，他为这一领域创作了大量的篇幅。[②] 盖伦具有出色的触诊技巧，他几乎能够识别各种不同的脉搏（强、弱、大、小、均匀或不均匀、硬、软、快、慢、饱、空、较少或频繁、宽松或紧绷等），并将其分为几类（锯刃脉、蠕虫状脉和起伏脉等），从而诊断出各种征兆。这些征兆不仅表明患者的当前状态，而且显示其过去（疾病开始时）并预示将来的状态（疾病可预见的演变）。[③] 盖伦结合病人的身体状况和精神状态（悲伤、愤怒、哀伤、忧虑等）来进行诊断，可以用一个典型的案例来说明这一点。贾斯图斯（Justus）的妻子是一位富有的罗马人，她患有失眠症，被盖伦诊断为患有相思病（une maladie d'amour，她暗恋一个舞者）。[④] 和希波克拉底一样，盖伦把问诊放在所有治疗阶段的首位。结合脉搏检查，需要询问患者（为

---

① Galien, *On pronostic* (CMG V 8, 1).

② 《论脉搏的差异》，Galien, *Différences du pouls* (Kühn VIII, pp. 493-765)；《论关于脉搏的知识》，*Connaissance du pouls* (Kühn VIII, pp. 766-961)；《论脉搏的原因》，*Causes du pouls* (Kühn IX, pp. 1-204)；《论通过脉搏预后》，*Pronostic par le pouls* (Kühn IX, pp. 205-430)；《摘要》，*Synopsis* (Kühn IX, pp. 431-549)；《致初学者：论脉搏》，*Sur le pouls pour les débutants* (Kühn VIII, pp. 453-492)；《论脉搏的用处》，*Utilité du pouls* (Kühn V, pp. 149-180)。盖伦不是脉搏学的发明者，在他之前，希波克拉底、希罗斐鲁斯、埃拉西斯特拉图斯和阿尔奇盖奈已对这一问题感兴趣，但是，盖伦仍被视为该领域知识的奠基者。

③ 关于中国和欧洲的脉诊，参见 E. Marié, *Le diagnostic par les pouls en Chine et en Europe. Une histoire de la sphygmologie des origines au XVIIIe Siècle*, Paris, Berlin and Heidelberg: Springer, Collection Médecines d'Asie-Savoirs and Pratiques, 2011, pp. 217-218。该著作强调了盖伦脉搏学“令人难以置信的复杂性”，“带头思考了几乎所有（如天文数字般）的可能组合”。

④ 说明医生们已经认识到身体表征和灵魂疾病的关联。关于古罗马妇女，参见 D. Gourevitch et Marie-Thérèse Raepsaet-Charlier, *La femme dans la Rome antique*, Paris: Hachette Livre, 2001。

了获得信任）以完善疾病的外显体征（症候学）。这就是为什么有两类人最难以治疗：一类是尚无法正确自我表达的孩子，另一类则是像贾斯图斯的妻子那样拒绝回答医生问题的人。

盖伦不仅关注病人身体的痛苦，还关注灵魂的痛苦，这也使他进入哲学领域。因此，在《论灵魂的官能是身体特质混合的结果》（*Que les facultés de l'âme sont les conséquences des tempéraments du corps*）① 一书中，他力求理解身体和灵魂（*soma* et *psychè*）是如何相互影响的，引用了希波克拉底《论空气、水和地方》、柏拉图《蒂迈欧篇》和亚里士多德《动物志》的观点。盖伦认为任何特质混合状况的失衡都必然导致灵魂平衡的失调，反之亦然。尽管这种相互依存的关系并不总能被解释清楚，但盖伦得出了重要结论：应主要关注摄生（广义上的生活方式）。毫无疑问的是，可以通过改变个人身体特质的混合状况来使其免于不适当或暴力的行为。每个人都必须对自己的智力训练和想要弥补的意愿负责，如果有必要，可由经验丰富的大师进行指导。在《论诊断灵魂中的激情和错误》（*Sur le diagnostic des erreurs et des passions de l'âme*）中，盖伦本人心甘情愿地为他的读者和向他请教的朋友——他们问他如何克服生存困难——提供建议，他认为最佳方法是抵抗导致身体和灵魂毁灭的激情（愤怒、嫉妒、贪婪、悲伤等）。② 更广泛而言，在《论希波克拉底和柏拉图的学说》（*Doctrines d'Hippocrate et Platon*）中，盖伦努力调和医生和哲学家关于人与宇宙生成的看法，他认为四元素（水、

---

① 该著作的古希腊文标题名和拉丁文名分别为*῞Οτι ταῖς τοῦ σώματος κράσεσιν αἱ τῆς ψυχῆς δυνάμεις ἕπονται*，*Quod animi mores corporis temperamenta sequantur*，古希腊文 *κρᾶσις/krasis* 和拉丁文 *temperamenta* 的词源意思均为“混合”。在古希腊，这与“四体液”学说密切相关，即冷、热、干、湿四种特质的不同混合方式，决定了人的情绪和性格，侧重于生理特征和心理倾向。在现代法语中，“tempérament”一词的范围更广，包括一个人的个性特征、行为和情绪反应，中文译为“气质”。但是，要注意古今含义的变化。——译者注

② Galen, *Psychological Writings*, P. N. Singer ed., Cambridge: Cambridge University Press, 2014. [“πάθος/pathos”和“passio”都具有“遭受”之意，更符合我们所说的“情感”或“感觉”。在基督教语境中，“the Passion”特指基督“受难”。在现代法语中，这种张力转化进世俗之爱中。该词语的语义从最初的被动性（疾病、痛苦和苦难）和道德中立（没有人因此而受到赞扬或指责），转向现代对它的推崇或宗教谴责上。参见 Bernard Besnier, Pierre-François Moreau, Laurence Renault éd., *Les passions antiques et médiévales: théories et critiques des passions*, Paris: Presses Universitaires de France, 2003。——译者注]

风、地、火）理论是宇宙与物体生成的起源。[1]《论己见》（*Sur ses propres opinons*）是他的遗著，在该书中，他坚持认为医生（即使他是哲学家）需要停止对一些无法解决的问题下判断，比如造物主造就身体，抑或灵魂的永恒性。[2]

推理和逻辑的使用是盖伦的哲学训练的另一个重要遗产。盖伦努力以最科学的方式提供医学知识，他认为获取知识的顺序不是任意的，[3] 而是需要按照合理的步骤或方法（*methodos*，遵循的路径），盖伦定义方法基于推理（*logos*）和经验（*peira*）。在盖伦之前，经验主义者宣称获取知识必须诉诸经验，而忽略推理的作用。相反，教条主义者推崇获取知识应来自推理和理论，却忽略了经验。[4] 在前人的知识基础上，通过提出可能的最完整和最有秩序的综合方案，盖伦试图超越这些知识。遗憾的是他所著的《论证明》（*Démonstration*，共 15 部）已经遗失，但我们仍然可以通过一些较短的论著中的线索来窥见他的方法。[5]

一些医史学家曾希望在盖伦整理古代知识的过程中看到所谓的"盖伦折中主义"（l'éclectisme de Galien），但这种观点现在需要进行实质性的修正。事实上，正如我们试图证明的那样，在某些领域（如解剖学、治疗学或心理学），盖伦并不满足于搜集和丰富前人的知识，他还撰写了原创性著作。如果说盖伦从他的前辈那里借鉴了很多东西，他对这些前辈的作品有足够的了解，并对其中一些作品进行了广泛的评论，那么他也能够扩展和丰富他们的学说。特别是他对医学技艺的目的和手段的发展以及对教学和

---

① *Galen On the Doctrines of Hippocrates and Plato*, Ph. De Lacy ed., CMG V, 4, 1, 2, Berlin: Akademie-Verlag, 1978-1984.

② 参见 V. Boudon-Millot et A. Pietrobelli, "Galien ressuscité: édition *princeps* du texte grec du *De propriis placitis*," *Revue des Études Grecques*, Vol. 118 (2005), pp. 168-213。

③ 盖伦区分了两种获取知识的方法，这取决于是从逻辑学和哲学开始（课程仅适用于最有才华的学生），还是从解剖学直接开始。

④ 当然，这个概括性的总结必须细致入微。至于方法论主义者，他们的著作大部分丢失了（只留有一些残篇），而且由于他们遭到盖伦的辛辣讽刺，很难清楚地看到他们的立场。

⑤ 关于盖伦的哲学和逻辑学专著，参见 *Galien Traités philosophiques et logiques (Des sectes pour les débutants, Esquisse empirique, De l'expérience médicale, Des sophismes verbaux, Institution logique)*, traductions inédites par C. Dalimier, J. P. Levet, P. Pellegrin, Introduction par P. Pellegrin, Paris: GF Flammarion, 1998。

传播的条件进行的思考，这使他能够建立一个原创的体系，在盖伦死后，他的众多继承人以盖伦学说的名义继续发展这一体系。[①] 事实也是如此，《盖伦文集》以其巨大的规模和前所未有的雄心吸收了所有以前的医学知识，并很快构成了一个独特的宝库，从古代晚期到中世纪早期，它不仅吸引了当时和未来的医生，而且吸引了拜占庭的百科全书式学者，例如奥利巴西奥斯、阿米达的埃提乌斯和埃伊纳的保罗。

五　盖伦学说的继承者

尽管盖伦的学说有其局限性和错误——主要是由于他的教条主义和对四元素、四体液和八种气质理论的坚持，这些理论更多的是一种知识性的建构，而不是对临床观察的总结——尽管教条主义导致盖伦在生理学上徘徊不前，但是，盖伦的学说已经“阐述并理解了一切”，在接下来的 15 个世纪里被东西方医学广泛采用，没有受到重大质疑。然而，盖伦的哲学著作并没有像他的医学著作那样受益于有利的条件。在后人眼中，盖伦关于希波克拉底的注疏胜过他关于哲学家（柏拉图、亚里士多德、伊壁鸠鲁和斯多葛派）的注疏，这无疑解释了为什么他的哲学作品大部分失传了。[②]

很显然，不可能在此深入探讨《盖伦文集》的传播方式。但值得一提的是，盖伦去世后，他的著作很快就在东方（从 3 世纪末开始，尤其是在亚历山大里亚）被教学、阅读和注释，在 6 世纪被翻译成叙利亚文，然后，在 9 世纪时，被用阿拉伯语在巴格达进行传播，并从巴格达传播到西方（尤其是意大利的北部）。在拉文纳，它们首先由古希腊文翻译成拉丁文，在 11 世纪末和 12 世纪初，成为阿拉伯文-拉丁文翻译运用的对象。[③] 得益于这些翻译，医生、哲学家、译者和注释者即使不懂古希腊语，也能继续

① O. Temkin, *Rise and Decline of a Medical Philosophy*, Ithaca and London: Cornell University Press, 1973.

② 关于盖伦的哲学著作以及我们对其散佚著作的了解情况，参见 V. Boudon-Millot, “Galien,” dans *Dictionnaire des philosophes antiques*, sous la direction de R. Goulet, pp. 440–466。

③ 关于盖伦著作文本的历史及其不同的传播阶段，参见 V. Boudon-Millot, *Galien, Introduction générale*, pp. XCI–CCXXXVIII。

理解盖伦的著作和领会他的教导。不管在修道院或医院，还是在君士坦丁堡或其他地方，在印刷术发明之前，① 得益于一代代抄写员不懈地努力，盖伦的作品不断被抄写②并传给后世。

中世纪和文艺复兴时期是盖伦学说的黄金时代，他的著作被系统性地列入所有医学院的课程，一代又一代的医生继续按照其原理进行医学实践。然而，从16世纪开始出现了一些质疑其部分学说内容的声音。最激进的质疑来自安德雷亚斯·维萨里（André Vésale），他的解剖是基于人的尸体，而盖伦解剖的是动物的尸体，③ 这使他能够指责盖伦解剖学的错误。维萨里的工作已经严重动摇了盖伦生理学说，而彻底摧毁它的第二个打击是英国医生威廉·哈维提出的血液循环理论。

19世纪末，盖伦彻底离开了医学研究领域而成为医学史研究的对象。查尔斯·维克多·达伦伯格医生④在其博士学位论文中研究了盖伦，此外，他还著有两卷关于盖伦著作的译文，《医学史》中有两个⑤重要章节也是关于盖伦的。在文中，查尔斯称盖伦具有“精妙且复杂的大脑”，也承认“盖

---

① 盖伦的完整著作于1525年在威尼斯以古希腊文首次印刷出版，此前，由迪奥米德·博纳尔多斯（Diomède Bonardus）于1490年在威尼斯以拉丁文出版。

② 部分关于盖伦著作的手抄本已经被数字化且可免费下载，在8167东方和地中海研究所的网站上，读者们可查看216份手抄本扫描版的网络链接汇总文件（https://www. orient-mediterranee. com/IMG/pdf/galien. pdf）。关于盖伦著作的手抄本藏书目录和查询建议，参见Alain Touwaide ed. , *Greek Medical Manuscripts Diels's Catalogue*, tome 3: *Corpus Galenicum*, Berlin: De Gruyter, 2021。——译者注

③ 关于维萨里就盖伦和希波克拉底的阅读手稿，参见V. Boudon-Millot, “Vésale lecteur de Galien et Hippocrate,” dans J. Vons éd. , *La Fabrique de Vésale. La mémoire d'un livre*, Paris: BIUS, coll. Medic@ , 2015, pp. 11-26（http://www. biusante. parisdescartes. fr/histoire/vesale/）。

④ 19世纪中叶，实证主义思潮影响了法国医学史，哲学家奥古斯特·孔德（Auguste Comte）的学生埃米尔·利特雷也深信此学说。语言学家埃米尔·利特雷曾学习医学，但未曾真正行医，他编撰《希波克拉底文集》的初衷是医生写作，目标受众并非古典学家。查尔斯·维克多·达伦伯格医生是利特雷的学生，并深受利特雷影响。https://www. biusante. parisdescartes. fr/histoire/medica/presentations/daremberg. php. ——译者注

⑤ Ch. Daremberg, *Exposition des connaissances de Galien sur l'anatomie, la physiologie et la pathologie du système nerveux*（《盖伦对神经系统的解剖学、生理学和病理学认识》）, Thèse de médecine, Paris, 1841; Ch. Daremberg, *Œuvres anatomiques, physiologiques et médicales de Galien*, tome 2（《盖伦的解剖学、生理学和医学著作》）, Paris: J. B. Baillière et fils, 1854-1856; Ch. Daremberg, *Histoire des sciences médicales*, pp. 201-237（《医学史》中第九章和第十章是关于盖伦的）。

伦是古希腊医学的巅峰”,[①]“盖伦手中掌握了医学的过去和未来”,[②] 即使“他的推理是不合理的，但其观察是准确而肯定的，即当他宁愿观察自然而不盲从于希波克拉底或亚里士多德（有时这种行为甚至有些虚伪）时”。[③]因此，达伦伯格也钦佩“盖伦对解剖学的优美描述、对局部诊断高超而正确的见解、对已诊断的疾病在治疗方法上的独到见解”，因此，他深信，唯有深入了解医学史才能理解当代科学。

19 世纪，对盖伦的研究离开医学界而进入了语文学领域，20 世纪深化了这一始于 19 世纪的转折。21 世纪初，由于在对未来医生的训练中重建了人文教育，对盖伦的研究在现代医学院系中重新获得青睐。尽管《盖伦文集》最初的研究者是医生，然后是语文学家兼医生（比如达伦伯格），但现在主要由无医学背景的语文学家或哲学家开展研究。这一演变重新引起人们对其文本和历史的关注，但也有偏离医学现实的风险。因此，伴随这种发展而来的首先是柏林－布兰登堡科学院的《古希腊医学文献集成》（*Corpus Medicorum Graecorum*，CMG）系列,[④] 然后是巴黎的“法兰西大学文库”（*Collection des Universités de France*，CUF）。[⑤] 学者们对所有保存的抄

---

① Ch. Daremberg, *Histoire des sciences médicales*, p. 207.

② Ch. Daremberg, *Histoire des sciences médicales*, p. 209.

③ Ch. Daremberg, *Histoire des sciences médicales*, p. 208.

④ L'Académie des Sciences de Berlin (Berlin-Brandenburgische Akademie der Wissenschaften)，该版本关于盖伦的著作已被数字化，也包括其他希腊医生的作品，如希波克拉底，卡帕多细亚的阿莱泰乌斯（Arétée de Cappadoce），以弗所的鲁弗斯、索兰纳斯、奥利巴西奥斯，阿米达的埃提乌斯，埃伊纳的保罗等；均可在网站上免费访问，部分著作只有古希腊文文本，无现代语言译文，部分文本有现代语言译文（意大利文译文、英文译文、德文译文）。见 http://cmg. bbaw. de/epubl/online/editionen. html。

⑤ 又名“比代文库”，关于其中《盖伦文集》研究计划及此前校勘本的研究综述，参见 Jacques Jouanna et Véronique Boudon-Millot, “Présentation du projet d'édition de Galien dans la Collection des Universités de France,” *Bulletin de l'Association Guillaume Budé*, 1993, 2, pp. 101–135。其中的《盖伦文集》均包括希腊文校勘本和法文译文。Galien, tome I. *Introduction générale, Sur l'ordre de ses propres livres, Sur ses propres livres, Que l'excellent médecin est aussi philosophe*, texte établi et traduit par V. Boudon-Millot, Paris: Les Belles Lettres, 2007; Galien, tome II. *Exhortation à l'étude de la médecine-Art médical*, texte établi et traduit par V. Boudon-Millot, Paris: Les Belles Lettres, 2000; Galien, tome III. *Le médecin. Introduction*, texte établi et traduit par Caroline Petit, Paris: Les Belles Lettres, 2009; Galien, tome IV. *Ne pas se chagriner*, texte établi et traduit par V. Boudon-Millot et Jacques Jouanna, Paris: Les Belles Lettres, 2010; Galien, tome V. *Sur les facultés des aliments*, texte établi et traduit par John Wilkins, Paris: Les Belles Lettres, 2013; Galien, tome VI. *Thériaque à Pison*, texte établi et traduit par V. Boudon-

本进行校勘，编订了大量关于原始古希腊文本的重要版本，通常翻译成现代语言（法语、德语、英语、意大利语）。[①] 但是《盖伦文集》的规模构成了一个真实的挑战，为了让读者可以获得更多的作品，仍有很多工作要做，读者越来越多，但是，在西方，古典学家越来越少。

Millot, Paris: Les Belles Lettres, 2016; Galien, tome VII. *Les os pour les débutants-L'Anatomie des muscles*, traduit par Armelle Debru et Ivan Garofalo, Paris: Les Belles Lettres, 2005; Galien, tome VIII. *L'Anatomie des nerfs. L'Anatomie des veines et des artères*, traduit par Armelle Debru et Ivan Garofalo, Paris: Les Belles Lettres, 2008; Galien, tome IX, 1ère partie. *Commentaire au Régime des maladies aiguës d'Hippocrate*, texte établi et traduit par Antoine Pietrobelli, Paris: Les Belles Lettres, 2019; Galien, tome X. *Thériaque à Pamphilianos*, texte établi et traduit par V. Boudon-Millot, Paris: Les Belles Lettres, 2021. 链接如下：https://www.lesbelleslettres.com/recherche? q=galien+。此外，还有“洛布古典丛书”（Loeb Classical Library），该版本关于盖伦的著作已被数字化，均包括希腊文文本和英文译文。但是，关于古希腊医学文本，学者们会尽量优先参考前两个系列的校勘本和译文。“洛布古典丛书”链接如下：https://www.loebclassics.com/browse? defaultView=loebSearch&t1=author.galen。

① 以上是古希腊医学文献的三个版本，除了三大丛书中的现代语言译文，在此，还向大家推荐一些其他重要的译本。以下著作只单列了英文译文：R. M. Green, *A Translation of Galen's Hygiene* (*De sanitate tuenda*), Springfield: C. C. Thomas Publisher, 1951; *Galen, On Anatomical Procedures*, trans. by Ch. Singer, Oxford: Oxford University Press, 1956; *Galen, On the Usefulness of Parts of the Body*, trans. by M. T. May, Itaca: Cornell University Press, 1968; *Galen, On Respiration and the Arteries*, trans. by D. J. Furley and J. S. Wilkie, Princeton: Princeton University Press, 1984; Peter Brain, *Galen, On Bloodletting, A Study of the Origins, Development and Validity of His Opinions, with a Translation of the Three Works*, Cambridge: Cambridge University Press, 1986; *Galen, On the Therapeutic Method, Books I and II*, translated with an introduction and commentary by R. J. Hankinson, Oxford: Clarendon Press, 1991; *Galen, Selected Works*, translated with an introduction and notes by P. N. Singer, Oxford and New York: Oxford University Press, 1997; *Galen, On the Properties of Foodstuffs*, trans. by O. Powell and J. Wilkins, Cambridge: Cambridge University Press, 2003; *Galen, On Diseases and Symptoms*, trans. by I. Johnston, Cambridge: Cambridge University Press, 2006; *Galen, Psychological Writings: Avoiding Distress, Character Traits, the Diagnosis and Treatment of the Affections and Errors Peculiar to Each Person's Soul*, P. N. Singer ed., Cambridge: Cambridge University Press, 2014; *Galen: Works on Human Nature, Volume I: Mixtures* (*De Temperamentis*), edited and translated by P. N. Singer and Philip J. van der Eijk, Cambridge: Cambridge University Press, 2018。以下著作只单列了法文译文：Ch. Daremberg, *Œuvres anatomiques, physiologiques et médicales de Galien. Galien, traités philosophiques et logiques* (*Des sectes pour les débutants, Esquisse empirique, De l'expérience médicale, Des sophismes verbaux, Institution logique*), traductions inédites par C. Dalimier, J.-P. Levet, P. Pellegrin, introduction par P. Pellegrin, Paris: GF Flammarion, 1998; *Galien, Méthode de traitement*, traduction intégrale du grec et annotation par J. Boulogne, Paris: Gallimard, 2009; *Galien, L'Âme et ses passions* (*Les passions et les erreurs de l'âme, Les facultés de l'âme suivent les tempéraments du corps*), introduction, traduction et notes par V. Barras, T. Birchler et A.-F. Morand, Paris: Les Belles Lettres, 1995。

如今，人们对盖伦作品的兴趣在不断转移。除了哲学家和医史学家的小圈子外，21世纪的读者主要对以下内容感兴趣：哲人医生的形象（盖伦的职业生涯和他的双重训练），还有逻辑学家的形象（他对方法的反思），教育者（关于将知识传授给后人的问题）、理论家（医学技艺的目的和手段）、药剂师（当代药剂师就职时要以盖伦的名义宣誓）的形象，最重要的是他是许多领域的先驱者（因为他对身体和灵魂关系的反思，对身心疾病的关注，在解释和治疗疾病时以卫生和饮食为重，在治疗时考虑患者的年龄，并且重视适合老年人的卫生学或护理）。①

总而言之，作为医生，盖伦拥有无可争议的技艺和非凡的观察能力，他还是医学史上大量原创著作的作者。最重要的是，盖伦是他之前5个多世纪累积的知识的拥有者，他是一个医学系统的真正构筑者，这一体系在他去世后影响了东西方医学近15个世纪之久。那么，在21世纪初，他的作品

---

① 拓展阅读书单：*Au temps de Galien. Un médecin grec dans l'Empire romain*, Catalogue de l'Exposition présentée au Musée Royal de Mariemont (Belgique, 26 mai-2 décembre 2018) sous la direction d'A. Verbanck-Piérard, V. Boudon-Millot et D. Gourevitch, Paris: Somogy éditions, 2018; J. Barnes et J. Jouanna éd., *Galien et la philosophie*, Entretiens sur l'Antiquité Classique, tome XLIX, Genève: Fondation Hardt, 2003; V. Boudon-Millot, "Galen," in *The Encyclopaedia of Islam, Three*, edited by K. Fleet, G. Krämer, D. Matringe, J. Nawas and E. Rowson, Leiden-Boston: Brill, 2013, pp. 130-134; A. Debru ed., *Galen on Pharmacology, Philosophy, History and Medicine*, Leiden: Brill, 1997; A. Debru, *Le corps respirant. La pensée physiologique chez Galien*, Leiden: Brill, 1996; Durling Richard J., *A Dictionary of Medical Terms in Galen*, Leiden-New York-Köln: Brill, 1993; L. Garcia Ballester, *Galeno en la sociedad y en la ciencia de su tiempo* (130-200 *d. C.*), Madrid: Ediciones Guadarrama, 1972; Ch. Gill, T. Whitmarsh and J. Wilkins ed., *Galen and the World of Knowledge*, Cambridge: Cambridge University Press, 2009; *Hunayn ibn Ishaq on His Galen Translations, A Parallel English-Arabic Text edited and translated by* John C. Lamoreaux, *with an appendix* by G. Kessel, Provo, Utah: Brigham Young University Press, 2016; J. Kollesch und D. Nickel ed., *Galen und das hellenistische Erbe*, Verhandlungen des IV. Internationalen Galen-Symposiums, Sudhoffs Archiv Beihefte 32, Stuttgart: F. Steiner Verlag, 1993; F. Kudlien and R. J. Durling ed., *Galen's Method of Healing*, Proceedings of the 1982 Galen Symposium, Leiden: Brill, 1991; J. A. López Férez ed., *Galeno: Obra, Pensamiento e Influencia* (coloquio internacional celebrado en Madrid, 22-25 de Marzo de 1988), Madrid: Universidad nacional de educación a distancia, 1991; P. Manuli et M. Vegetti ed., *Le opere psicologiche di Galeno*, Atti del terzo colloquio Galenico internazionale Pavia, 10-12 settembre 1986, Napoli: Bibliopolis, 1988; V. Nutton, *Ancient Medicine*, London-New York: Routledge, 2004; J. Rocca, *Galen on the Brain*, Leiden: Brill, 2003; G. Sarton, *Galen of Pergamon*, Lawrence: University of Kansas Press, 1954; H. Schlange-Schöningen, *Die römische Gesellschaft bei Galen. Biographie und Sozialgeschichte*, Berlin/New York: Walter de Gruyter, 2003。

仍然闪耀着光芒，对此我们怎会感到惊讶呢？

杨李琼 译；谷操 校

［维罗尼可·布东-米洛（Véronique Boudon-Millot），
法国国家科学研究中心（CNRS）研究员，
索邦大学（Sorbonne Université）古代史教授；
杨李琼，法国索邦大学古典学博士研究生；
谷操，南京师范大学社会发展学院暨西欧研究中心讲师］

（责任编辑：屠含章）

从阿斯克勒庇俄斯到埃斯库拉庇乌斯：罗马的医学与医生

〔瑞士〕菲利普·穆德里

摘　要　公元前3世纪初，从埃皮达鲁斯（Epidaure）出发的阿斯克勒庇俄斯（Asclépios）的蛇降落在罗马台伯岛。在这一传奇事件之后，岛上建立了一座神庙，供奉着此后以拉丁文埃斯库拉庇乌斯（Esculape）命名的神。这个故事标志着希腊医学和医生在罗马社会迅速占据主导地位的开始。就像技艺和科学一样，罗马开始了对希腊医学的文化适应过程，尽管形式不同，却是同一文化交融的一部分。仅举例而言，这一文化交融还建立了拉丁哲学或史诗。这种融合源于科学理性的希腊医学与罗马本土医学之间的相遇，罗马本土医学是由传统和经验药方组成的，往往带有迷信和巫术色彩，就像我们从老加图和老普林尼处所知道的那样。凯尔苏斯的《医术》证明了这一点，这是流传至今的第一部拉丁医学著作。这部专著与《希波克拉底文集》和盖伦的巨作构成了古代医学的三大巨作。在一种精巧的文学形式下，凯尔苏斯表现出与希腊模式背后的拉丁文学作品同样明显的意大利特色。紧接在凯尔苏斯之后，斯克利波尼乌斯·拉尔古斯的《药方》在一定程度上也是如此。在接下来的几个世纪里，拉丁医学文献打破了这种独特融合，一些作家几乎完全借鉴了老普林尼流传下来的民间药方，如马塞勒斯·恩丕里柯（Marcellus Empiricus）和加尔吉留斯·马尔古利斯（Gargilius Martialis）；而另一些作家则完全遵循希腊医学传统，如卡修斯·菲利克斯（Cassius Felix）和塞利乌斯·奥雷利安努斯（Caelius Aurelianus）。

关键词　拉丁医学　老加图　老普林尼　凯尔苏斯

历史学家瓦莱·马克西姆的《善言懿行录》[①] 记录了在公元前3世纪初期，罗马遭遇的一场严重的流行病。在咨询了《西卜林神谕》（*livres Sibyllins*）[②] 之后，一名使节被派遣到希腊的埃皮达鲁斯——医神阿斯克勒庇俄斯的圣殿。使节返回罗马并带走了阿斯克勒庇俄斯的象征——圣蛇。船一到达罗马港，蛇就下到河里，一直游到台伯岛，在那消失，蛇的指示是应该在那为埃斯库拉庇乌斯（那是阿斯克勒庇俄斯的拉丁文名）建立神庙。随着圣蛇的到来，疫情结束了。这座神庙在公元前289年落成，标志着岛上医学活动的开始，并在未来的岁月中从未止息，如今依然以法泰贝奈弗拉泰利（*Fatebenefratelli*）[③] 医院的存在为延续。人们在岛上发现了许多铭文和还愿时所捐赠之物品，证明了神的作用带来了奇迹般的治愈方法。

一 希腊医学在罗马[④]

这个带有传奇色彩的故事很有可能被作为希腊医学在罗马扎根的最初迹象之一。基于更早的一位历史学家卡西乌斯·赫米纳（Cassius Hemina）的叙述，老普林尼（《自然史》）[⑤]补充了发生于公元前3世纪最后25年中的一个事件。他讲到，一位名叫阿卡伽托斯（Archagathos）的希腊医生，当时作为创伤医生（*medicus vulnerarius*），即懂得治疗伤口的医生定居在罗马。他的“诊所”是通过公共资金置办的，他也以个人的名义获得罗马公民的

---

① Valère Maxime, *Faits et dits mémorables* 1, 8, 2.

② 古罗马神谕，由古希腊语写成，从王政时代传承下来的详细记载罗马命运的预言书。——译者注

③ 意大利语，字面含义为“行善吧，兄弟们!”这是历史上由一个名为“Ordine dei Fatebenefratelli”的宗教团体管理的医院的名称，它活跃至今。意大利最重要的两家 *Fatebenefratelli* 医院分别位于罗马和米兰。——编者注

④ 关于古罗马时期医学的整体性研究，参见 Wolfgang Haase éd. , *Aufstieg und Niedergang der römischen Welt* (ANRW), II, 37, 1, Berlin and New York: Walter de Gruyter, 1993, pp. 3-937（英文名为 *Rise and Decline of the Roman World*，这部巨作汇总了关于这一时期医学各个方面的研究，包括医学和生物学、语言和文学、医学学派、作者和文本）; Philippe Mudry, *Medicina, soror philosophiae. Regards sur la littérature et les textes médicaux antiques* (*1975-2005*), textes réunis et édités par B. Maire, Lausanne: Éditions Bibliothèque d'Histoire de la Médecine et de la Santé, 2006（这部著作主要涉及在罗马的医学，对凯尔苏斯的著作着墨甚多）; John Scarborough, *Roman Medicine*, London: Thames and Hudson, 1969。

⑤ Pline, *Histoire naturelle*, 29, 12-13.（也译为《博物志》。——编者注）

权利，这个权利使他能够享有罗马公民的特权，特别是财产权。根据老普林尼的阐述，他早年风评极佳。在此之后，其风评受到了其粗暴方法的影响，特别是手术刀和灸治的使用，使他失去民意，并招来“刽子手”（carnifex）的称号。

这个故事具有代表性。

从中得到的第一个信息是：公元前3世纪末，希腊医学已经在罗马享有很高的威望，因为作为希腊医生的代表之一，阿卡伽托斯医生获得国家的资金得以在罗马定居，而且获得了公民权（droit quiritaire）。

第二个信息是：经过前期的喜爱和崇拜之后，罗马社会中表现出对这种医学的抗拒。在阿卡伽托斯的医疗实践中，老普林尼看到了幻灭的原因，这种治疗方式被认为是特别暴力的，以至于阿卡伽托斯被比作“残忍地切割和燃烧”的刽子手和施虐者。事实上，这很有可能是对新医学——具体而言，就是将手术刀和烧灼器作为手术的常用仪器——的一种误解反应。这对传统医学造成了非常大的文化冲击，后者是由经验和民间疗法组成的，有时是巫术，这是罗马人的日常生活。此外，在没有麻醉的情况下（古代的医生似乎从来没有掌握过这种技术），手术肯定是非常痛苦的。据了解，罗马医生斯克利波尼乌斯·拉尔古斯①——可能于50年前后担任皇帝克劳狄的医生——建议将手术作为最后的手段，当其他两种治疗方法（饮食和药物）被证明无效或效果不理想的时候，这几乎是不得已而为之的做法。

第三个更普遍的信息是关于古代医学的历史。公元前3世纪，由在埃及亚历山大里亚博学园工作的学者和医生们促成的解剖学知识进一步推动了外科医学的快速发展，并使之成为一个专业的医学门类，其代表是出现了外科医生。公元前280年，托勒密·索托（Ptolémée Sôter）创立了名为博学园（缪斯神庙，*Mouseion*，maison des Muses）的机构，欢迎来自希腊各地的学者和艺匠，他们可以自由地从事他们的研究和创作活动。医学知识取得了长足的进步，这特别得益于人体解剖实践。因为人体解剖被视为亵渎行为，在希腊和罗马世界被禁止，但在埃及却没被禁止，这可能是得益于用防腐剂处理尸体的传统。

---

① Scribonius Largus, *Des médicaments*, préface 6.

罗马人称阿卡伽托斯为“创伤医生”。这个称呼既指治疗伤口的医生，又指用手术刀和灼烧器——那是古代最受欢迎的两种手术工具——让人们感受到痛苦的人。在这一点上，我们应该注意到，“外科医生”（*chirurgus*）这个拉丁文名字——来自希腊的“*cheirourgos*”（手/Χείρ+工作/ἔργον）——直到很久以后才出现。直到公元前1世纪，该词第一次出现在凯尔苏斯[①]和斯克利波尼乌斯·拉尔古斯的医学手抄本中。这并不意味着在那之前罗马没有医生自称外科医生。但由于实践者主要是希腊人，他们必须在他们的希腊称谓“*cheirourgoi*”下施行他们的技艺。拉丁文的“外科医生”是将希腊医学词语拉丁化的一部分，凯尔苏斯的《医术》和后来的斯克利波尼乌斯·拉尔古斯论著都证明了这一点。需要补充的是，在凯尔苏斯前的一个世纪，在西塞罗《给阿提库斯的信》[②] 中，我们看到了“外科手术”（*chirurgia*）一词，这进一步证明了在罗马存在该医学专业。[③]

二 罗马的民间传统医学

台伯岛的蛇和外科医生阿卡伽托斯是历史、社会和文化现实的两种表现，体现了希腊对罗马的影响，甚至可以说是希腊对罗马的知识支配。这种现象肯定在公元前3世纪之前就开始了。希腊文化对罗马的影响受益于罗马和大希腊（意大利南部）一些城市的联系，如塔兰托（Tarente）、克罗顿（Crotone）或西巴里斯（Sibaris），这些城市的文化影响力很大。但重大的历史事件加速了这一运动：首先是罗马对塔兰托的胜利战争（前281～前272），然后是占领叙拉古（前212年），这加快了罗马对希腊和西西里的扩张；其次，公元前146年，罗马完成了对希腊的征服，希腊成为罗马行省。

对希腊城邦的军事征服伴随着一种反向的运动，这种运动在历史上几乎没有其他例子。军事上被征服的人民在文化上征服了胜利者。可借用拉丁诗人贺拉斯的著名诗句来描述这一现象：“被征服的希腊人，把他们的技

---

① Celse, *De medicina*, 公元前1世纪，字面含义为《论医学》。

② Cicéron, *Lettres à Atticus* 4, 3.

③ 关于西方古代和中世纪医学中外科手术的使用情况，参见 Michael McVaugh, “Stratégies thérapeutiques: la chirurgie,” dans Mirko D. Grmek éd., *Histoire de la pensée médicale en Occident*, tome 1. *Antiquité et Moyen Âge*, Paris: SEUIL, 2014, pp. 239-256。——编者注

艺带到了土气的拉丁姆，用这种方式征服了他们野蛮的征服者。”① 这些技艺包括文学（史诗、史学、诗歌）、戏剧、修辞学、哲学和希腊学院的所有学科。医学也一样。希腊的从业者们涌向罗马，很快就取得了巨大的成功，根据老普林尼的说法，“只有那些使用希腊语的人才能在这一行业获得权威”。② 还是根据老普林尼的记载，传统医学在意大利已经存在了几个世纪，但至少在城市中心，传统医学无法抵抗这种潮流。似乎传统医学在乡村停留了更久，在那里，就像现在一样，新的习惯总是渗透得更慢。

但是人们对这种民间医学有多少了解呢？老普林尼很愤慨，③ 因为人们放弃了民间医学，而民间医学提供给人们如此多的、有效的治疗方法，而希腊医生却在开复杂的药方，这些药方通常是由来自遥远国家的昂贵成分制成的。因此，他们利用了许多人的天性——人们认为只有昂贵的治疗方法才是好的。

关于这种传统和民间医学的情况，有两个主要的资料来源：老加图（Caton，前234~前149）和老普林尼（23~79）。

老加图准备了一套药方和治疗方法供他个人使用，也供治愈周围的人。这部约两个世纪后老普林尼依然从中汲取资料以编纂其《自然史》的处方汇编并未流传至今。然而，老加图《论农业》中有几章④给了我们一个概述。在这方面，我们应该注意到，这是一个父权制和传统的社会，它不代表老加图时代之后的罗马——一个城市和世界性的社会。即便如此，老加图的证词向我们表明，希腊医学并未登陆在一个医学处女地，即对疾病和伤口感到无可奈何的地方。

意大利的本土医学从乡村环境中获得了许多资源。老普林尼列出了其中许多的用途和功效，根据它们的起源进行分类：从植物中提取的药物；从矿物中提取的药物；从动物中提取的药物。这种民间的药典非常丰富，无法在此详述。我们只会给出一些典型特征和示例。

这种民间医学是由代代相传的药方组成的，没有任何理性的医学思考。

① Horace, *Epîtres* 2, 1, 156-157.

② Pline, *Histoire naturelle*, 29, 17.

③ Pline, *Histoire naturelle*, 29, 2 et 29, 27.

④ Caton, *De l'agriculture*, 156-159.

它不是基于对疾病原因的研究，也不是基于对任何身体功能的研究。这种做法是在出现某种症状如发热、皮疹、咳嗽、内痛或外伤的情况下，在传统的宝藏中选择合适的治疗方法。这是一种基于祖先价值观权威的原始经验主义，这可能是部分罗马人——至少他们中最保守的人，比如老加图和老普林尼——抵抗（希腊医学）的一个原因。他们面对的是一种医学的出现，涉及与所谓的“我们祖先的习俗”（*mos maiorum*，即对祖先惯例的依恋，换言之，是对祖国概念的追求，无论这是真实的还是想象的）的突然决裂。

如果人们检查这些传统药方的组成和它们的使用方式，就可以发现两个特点。一是对某些物质的极端利用，例如植物、矿物或动物，这些物质被认为具有多种治疗功效。它们有时甚至是真正的万能药。老加图的卷心菜的药用功效就是一个很好的例子。二是使用一种法术仪式，该仪式伴随着药物的获得或应用。

老加图在《论农业》中提到了各种各样的卷心菜，[①] 并列举了许多功效，无论是在摄入还是在应用中，某些是特定品种的功效，还有一些是所有品种的共同功效。卷心菜是一种助消化的药剂和泻药，它能治疗腹痛和排尿困难，能治愈溃疡，催熟脓肿，减少肿瘤，消除关节疼痛（特别是在脱臼的情况下），清除鼻息肉，改善听力，让失眠症患者恢复睡眠，让老人恢复体力。我们可以通过增加药材和指示来扩展以上列表，所有这些都以置信度——或者更确切而言，对它们的有效性有绝对的信心——为标识。怀疑和附加条件在这种医药中没有一席之地。无论何种疾病，一经开出处方药，都会自愈。

除此之外，还有所谓的“不洁处方”（prescription immonde），但我们更愿意称为“矛盾的处方”（prescription paradoxale），即对尿液和粪便赋予特殊治疗功效。老加图建议保留经常吃卷心菜之人的尿液，并在加热后将其用于治疗头痛或颈部疼痛。它也可以治疗腹痛，但在这种情况下，必须将患者浸入其中。通常，人的排泄物和其他动物粪便也以不同的形式被使用，并抵抗各种疾病。

---

① Caton, *De l'agriculture*, 156-157.

在这方面，消除歧义是很重要的。使用尿液和粪便并不是这种民间药物的专属。与老普林尼提到的其他传统药方一样，它也出现在希腊医生的专论中。那么，民间医学和“科学”医学之间的界限在哪里呢？正如最近的一本专著[①]所言，这个问题没有明确和最终的答案。简而言之，古代医生不得不将从民间传统中借用的许多纯粹经验性的药方纳入他们的实践。在这方面，我们有老普林尼的证词。[②] 在从动物身上提取药物这一方面，他提到了蟑螂的各种用途，在他眼中这是一种特别令人厌恶的动物。老普林尼说，这种动物自远古时代以来就被用作药物，随后医生将其纳入他们的治疗资源。老普林尼引用了一个名不见经传的医生迪奥多罗斯（Diodore）的例子，后者建议将蟑螂混合树脂和蜂蜜一起服用（例如在治疗黄疸的时候）。因此，医生们从众多民间药方中提取了一些治疗方案。但他们通常是这样做的：将民间药方嵌入关于疾病、症状、病因、诊断、预后和各种治疗方法的特定概念框架以及理性化的思维中。有时，医生甚至会检验护身符的有效性，然后把它作为治疗某一种疾病的方法。例如，盖伦[③]的情况就是如此，关于用牡丹根（*paionia*）作为护身符来治疗 6 个月大的婴儿的癫痫，他亲自检验并指出其功效。然后，他试图找到一个合理的解释，推测是牡丹根的微粒通过呼吸进入身体，或者，另一个假设，它们改变了周围的空气。[④] 这种思考在民间医学中显然是缺失的，在我们看来，这就是它与医生的医学——希波克拉底和盖伦的医学——的根本区别。

这种民间医学也有巫术的成分。巫术，是指基于对神秘和非理性力量的信仰所遵守的特定仪式。让我们举几个老加图或老普林尼提到的例子，在此只谈论这两位作者。为了治疗脱臼，必须背诵一种咒语，同时用各种各样的、特别的方法来处理从中间劈开的绿色芦苇。[⑤] 为了防止因溃疡引起

---

① 参见 W. V. Harris ed., *Popular Medicine in Graeco-Roman Antiquity: Explorations*, Leiden and Boston: Brill, 2016; Daniela Fausti, “Farmacologia e medicina popolare. Un rapporto complesso,” *Medicina nei Secoli*, Vol. 29, No. 3 (2017), pp. 799-823。

② Pline, *Histoire naturelle*, 29, 141-142.

③ Galien, *Des médicaments simples*, Kühn 11, 859-860.

④ 参见 Jacques Jouanna, “Médecine rationnelle et magie: le statut des amulettes et des incantations chez Galien,” *Revue des Études Grecques*, Vol. 124, No. 1 (2011), pp. 47-77。

⑤ Caton, *De l'agriculture*, 160.

的腹股沟肿胀，在伤口上放置三根马鬃，并打三个结。[①] 正如我们在这两种情况中所看到的，这是一种必须遵守的仪式和动作。治疗的有效性取决于此。在老普林尼的作品中有许多这样的例子，他的目的是在他处理的不同领域收集尽可能多的信息，而并未认识到根据其可信度进行筛选的必要性。然而，应该指出的是，老普林尼在这里和其他地方使用的措辞表明，他正在报告的事情和他自己的观点之间存在差异。

更令人惊讶的是，医生的论文中也有巫术的成分。例如，在最著名的古代药典——《药物志》（*De materia medica*），也即1世纪罗马的军医迪奥斯科里德斯（Dioscoride）的巨著中，就存在这样的情况。巫术实践经常被引用，通常带有小心谨慎的特征，旨在区分巫术世界和理性医学世界之间的差异。但事情并非总是如此。事实上，迪奥斯科里德斯有时会提到这样或那样的巫术药方，而没有指出不同。正如治疗癫痫病的药方，迪奥斯科里德斯声称其[②]将极大地帮助癫痫患者，甚至经常将患者彻底治愈，这表达了一种信仰和确定性，正如我们所看到的，这是民间医学的特征。药方如下：应该从第一窝孵出的燕子中取出两只小燕子，在月亮上升的时候解剖它们，收集胃里的两块结石，一个必须是杂色的，另一个是纯色的，把它们放在小母牛皮或鹿皮上，它们不能接触地面，然后把它们绑在病人的手臂或脖子上。乍一看，这种神奇的仪式疗法令人惊讶，它与理性医学的处方以相同的水平呈现，正如我们在凯尔苏斯[③]和斯克利波尼乌斯·拉尔古斯[④]关于癫痫的描述中所看到的那样，这可能是由于普通的医学在面对一种疾病时——这种疾病有突出而可怕的表现——尤其无能为力，而医生的治疗结果是无效的。

三 罗马对希腊医学的接受

根据老普林尼的说法[⑤]，在希腊人的技艺中，医学是庄重的罗马人尚不

① Pline, *Histoire naturelle*, 28, 218.

② M. Wellmann ed., *Pedanii Dioscoridis Anazarbei De materia medica*, Berlin: Weidmann, Vol. 2 (1906), p. 56.

③ Celse, *De medicina*, 3, 23, 7.

④ Scribonius Largus, *Compositio*, 13.

⑤ Pline, *Histoire naturelle*, 29, 17.

曾实践过的。[1] 老普林尼的发现当然太突兀了，因为至少在共和国与帝国的早期有一些罗马医生，尽管他们的人数相对较少。但绝大多数的实践者是享有垄断地位的希腊人。人们可以自问为何会出现这种情况。

老普林尼一再正确地强调，他所谴责的不是医学，而是那些从事医学的人，即希腊医生。他认为他们都是阴谋者，只考虑荣耀和财富，只以牺牲罗马人的健康为代价。这些争议是对希腊和东方移民的不满潮流的一部分，他们在罗马社会取得成功，尤其是他们跻身帝国权力的上层，这激怒了许多土生土长的罗马人，他们觉得自己被剥夺了与生俱来的特权。就像1世纪晚期的讽刺诗人尤维纳利斯所说的那样，"那么，我童稚的目光中满是阿文提诺山[2]的天空，又被萨宾[3]的橄榄哺育长大，这是否不值一提？"[4]

如果我们把老普林尼的理由放在一边，我们就会看到罗马人对医生这个职业缺乏热情的更深刻和更客观的理由。然而，在希腊的学院里，罗马人在许多其他的领域都很出色，比如修辞学、建筑、文学学科（史学、史诗等），或者是更本土的技艺，比如法理学或军事技艺。事实是，不顾我们将再次探讨的恺撒法令的反对，医学仍然很难摆脱它的技术（*technè*）地位，难以被视为一种自由技艺，也就是一门值得自由人、罗马公民去从事的技艺。

然而，当老普林尼断言医学是庄重的罗马人唯一不实践的技艺时，不要误解老普林尼的意思。与人们预想的相反，这并不意味着罗马人的尊严（la *gravitas* romaine）与来自希腊的科学和医学实践是不能并存的。在这种情况下，"*gravitas*"一词指的是罗马人的特性，这种对庄重的天然倾向有时带有忧郁色彩，这种独特的意大利风格赋予了由他们传向世界的希腊遗产如此新颖的特征。

尽管老加图和老普林尼在自己时代表达出的对希腊医学的质疑可能暗

---

① 有些职业对罗马人而言是不值得从事的，例如由奴隶从事的手工劳动。长期以来，人们认为医学也属于此类职业，在某种程度上医学也需要手工的灵活性。但这主要是由于罗马的医疗行业在很长一段时间内几乎都是由希腊人从事，这种情况在几个世纪内发生了变化。——编者注

② 古罗马七座山丘之一。——译者注

③ 萨宾人生活在亚平宁半岛拉丁平原附近，和拉丁人一起同为古罗马文明的创立者。——译者注

④ Juvénal, *Satires* 3, 84-85.（此处旨在表明罗马人的特殊身份。——编者注）

示着什么，但罗马特质和医学技艺之间没有根本性的不相容。证据是，罗马对希腊医学科学的钦佩，就像对希腊带来的所有技艺一样，在他们看来，希腊的技艺已经达到了完美的程度。希波克拉底享有与柏拉图、亚里士多德、德摩斯梯尼（Démosthène）或菲迪亚斯（Phidias，他是帕台农神庙的雕塑家和建筑师）一样的荣耀。此外，仔细观察，老加图警告他的儿子远离希腊的偶像崇拜，这种崇拜在当时很流行，但也是老加图把希腊医学发展出的体液学说融入他的医学概念中！[①]

这种对医学的兴趣在罗马催生出一种医学文献，它继承了希腊的传统，用拉丁语赋予了一种被我们称为新精神的东西。[②] 1 世纪上半叶，凯尔苏斯的《医术》就是这种情况。由于没有那么大的野心，在较小程度上，斯克

① 参见 Philippe Mudry, "Le chou de Pythagore. Présence des modèles grecs dans le *De agricultura* de Caton," dans Philippe MUDRY et Olivier THÉVENAZ éd. , *Nova studia Latina Lausannensia: de Rome à nos jours*, Études de Lettres 1-2, 2004, pp. 25-45。

② 关于拉丁文医学文本目录（从古代到中世纪），参见 *Bibliographie des textes médicaux latins. Antiquité et Haut Moyen Âge*, sous la direction de Guy Sabbah et al. , Saint-Étienne: Publications de l'Université de Saint-Étienne, 1987; Fischer Klaus-Dietrich, *Bibliographie des textes médicaux latins. Antiquité et Haut Moyen Âge*（*premier supplément 1986-1999*）, Saint-Étienne: Publications de l'Université de Saint-Étienne, 2000。Fischer Klaus-Dietrich 的第二次补充可在 BIU Santé 网站上免费浏览下载，参见 https://www.biusante.parisdescartes.fr/histoire/medicina/documents/fischer.php。关于拉丁医学文本最佳的校勘本和现代语言译本，参见 *A. Cornelii Celsi quae Supersunt*, recensuit Fridericus Marx, Corpus Medicorum Latinorum I, Leipzig-Berlin: Teubner, 1915; *Marcelli de medicamentis liber*, Eduard Liechtenhan ed. , transt. in lignuam germanicam Jutta Kollesch-Diethard Nickel, Corpus Medicorum Latinorum V, Berlin: Akademie Verlag, 2 Vols. , 1968; *Pelagonii ars veterinaria*, Klaus-Dietrich Fischer ed. , Leipzig: Teubner, 1980; *Auli Cornelii Celsi De medicina liber VIII*, a cura di Salvatore Contino, Bologna: Patron Editore, 1988; *Caelius Aurelianus, Celeres passiones*, *Tardae passiones*, Gerhard Bendz ed. , transtulit Ingeborg Pape, Corpus Medicorum Latinorum VI 1, Berlin: Akademie Verlag, 2 Vols. , 1990-1993; *Celse, De la médecine, livres I-II*, texte établi, traduit et commenté par Guy Serbat, Paris: Les Belles Lettres, 1995; *A. Cornelio Celso, La Chirurgia (libri VII et VIII del De medicina)*, a cura di Innocenzo Mazzini, Macerata: Università degli studi di Macerata, 1999; *Gargilius Martialis*, *Des remèdes tirés des légumes et des fruits*, texte établi, traduit et commenté par Brigitte Maire, Paris: Les Belles Lettres, 2002; *Cassius Felix, De la médecine*, texte établi, traduit et annoté par Anne Fraisse, Paris: Les Belles Lettres, 2002; *Scribonius Largus, Compositions médicales*, texte établi, traduit et commenté par Joëlle Jouanna Bouchet, Paris: Les Belles Lettres, 2016; *Scribonius Largus, Ricette mediche*, testo, traduzione e commento di Sergio Sconocchia, Corpus Medicorum Latinorum II 1, Berlin: De Gruyter, 2020。关于 Celse、Arétée（de Cappadoce）、Marcellus Empiricus、Scribonius Largus、Soranos d'Ephèse 等医生的著作及相关研究，也可在 BIU Santé 网站上免费浏览下载，参见 https://www.biusante.parisdescartes.fr/histoire/medica/index.php。

利波尼乌斯·拉尔古斯的专著《药方》也属于这种情况，该著作比凯尔苏斯的专著略晚。

四 凯尔苏斯的《医术》

即使我们根据传统谈论凯尔苏斯的专著《医术》，对待这部作品也不能像对待希腊医生——从希波克拉底到亚历山大里亚医生再到盖伦——的专著一样，因为后者谈论的是特定主题，例如，《希波克拉底文集》中的《论空气、水和地方》、《论妇女病》、《论人的本性》、《论神圣病》（癫痫病）[①]等。凯尔苏斯的计划本质上是不同的，因为它的目标是展示整个医学，而不是医学科学和实践的特定领域。据我们所知，在希腊医学文献中没有类似的文献，对我们而言，它是关于希腊化医学很宝贵的且有时是唯一的信息来源，这些文献原本很丰富，但如今仅存非常零散的片段。这一著作是百科全书式的整体中的一部分，该整体中还包括农业、法理学、军事技艺、修辞学，也许还有哲学（因为这是有争议的），除了几个零散的片段外，其他部分都丢失了。事实上，只有这个百科全书的医学部分被保留，也许是因为文本传播中的偶然事件和意外。但也有可能是，几个世纪以来，医学主题比百科全书的其他部分受到更多的关注，尽管凯尔苏斯的《医术》在古代几乎没有受众。我们在各处只找到一些引文，更不用说在希波克拉底特别是盖伦统治的中世纪去找寻它。凯尔苏斯直到文艺复兴时期才被重新发现，那时他的论著首版发行，[②]此后便一直享有极高的人气。他的语言和风格清晰优雅，这为他赢得了“医学界的西塞罗”的称号。

凯尔苏斯的作品被称为“技艺”（*artes*）。[③]“百科全书”（encyclopédie）一词——用于表示文学和科学事业——是我们为了方便起见而采用的现代

---

① *Airs. Eaux. Lieux*, *Maladies des femmes*, *Nature de l'homme*, *Maladie sacrée*.

② Bartolomaeus Fontius, Florentiae, 1478.

③ 古希腊语中的“techne”（τέχνη）和拉丁语中的“ars”均指“技艺”，但二者的词源不同，“ars”的语义也比“techne”更广泛、更复杂，它还包含了拉丁语中相关的道德概念。然而，经西塞罗重新定义的“ars”保持了与“techne”相似的模式。参见 E. Gavoille, “*Ars et τέχνη*: étude sémantique comparée,” dans Lévy, B. Besnier et A. Gigandet éd., *Ars et Ratio*, *sciences*, *art et métiers dans la philosophie hellénistique et romaine*, Bruxelles: Éditions Latomus, pp. 49-60。——编者注

名称，因为在古代，“博雅教育”（l'*encyclopaideia*）① 一词指的是希腊的一种基于对特定数量学科的学习而建立的教育体系，它的知识被认为是必不可少的，事实上是一种普遍的文化。以某种方式，罗马将这一概念具体化为各学科的文献汇编，并融入一个有组织的整体中。根据收录的方向，“技艺”可以更理论化或更实践化地翻译为“知识”（savoirs）或“手艺”（métiers）。就凯尔苏斯而言，我们倾向于理解为“手艺”。因为，除了哲学，它还包含了在老加图的百科全书中相同的学科，后者是为其子马库斯（Marcus）而作，其目的可能是为罗马公民、农民、战争人员、法学家、演说家和家庭医生提供实际的培训。想想神话人物辛辛纳图斯（Cincinnatus），他放弃了犁，只是为了抓住剑进行军事运动，或者去广场用发言来行使他作为公民的职能。另一部百科全书出现在凯尔苏斯之前，即瓦罗（前116~前27）的《学科》。② 该著作今天已经遗失，但我们保留了其编纂体例。它包括直接从希腊“博雅教育”中继承下来的理论学科，这些学科不叫“技艺”（*artes*），而是“学科”（*disciplinae*），如语法、辩证法、算术或几何学，但也包括两个学科：建筑学和医学——就像我们今天所说的，两个更具体、技术性更强的学科。

这三部百科全书中都包含医学，作者们这样做的目标为何？老加图把医学作为罗马公民必须掌握的“技艺”之一，这与他的政治和家庭意识形态相一致，他让男性家长负责照顾家庭和周围的人。但在瓦罗和凯尔苏斯的时代，罗马社会发生了深刻的变化。罗马人现在把他们的健康托付给专业的医生——他们中的大多数是希腊人。那么，为什么要把医学纳入百科全书呢？原因可能是对昔日罗马老加图式理想的一种怀旧式的忠诚，对罗马“我们祖先的习俗”（*mos maiorum*）的回归，至少对凯尔苏斯而言，这可以纳入奥古斯都面对当时道德在一定程度上堕落所采用的反应政策中。这也可能与恺撒授予希腊学者、哲学家和修辞学家以罗马公民身份有关。被授予公民权的群体也包括医生，他们的职业包括博雅教育——一种根据定义，指唯一值得自由人修习的学科。如果罗马人没有从事该职业，那他们此后至少在思想上有理由对它感兴趣。这将有助于在凯尔苏斯的书中对

① 拉丁文“Artes liberales”（自由技艺、博雅教育）之意。——编者注

② Varron, *Disciplinae.*

医学进行理论性而非实践性的介绍，更多地强调学说而不是治疗。在这方面，我们不要忘记以下这种密切联系：从最初的自然哲学家开始，在阐述各种医学理论时，已将医学与哲学结合起来。然而，除了序言，《医术》的指导方针主要是实用性的，它概述了希腊医学传统中实施的各种治疗策略，它们治疗可能影响人类的各种疾病。凯尔苏斯清楚地列出每一种疾病的症状、病因、辨别方法以及不同的治疗方法，展现了他对他所阐述内容的精通。因此，人们不禁要怀疑他是不是个医生，尤其是因为他多次亲自参加了演讲或辩论。① 但由于《医术》只是构成百科全书的学科之一，人们必然要问，我们的作者是否也胜任这部伟大著作的其他部分。他也是一名法学家、农业和军事技艺专家、修辞学家，甚至是哲学家吗？这是极不可能的。因此，让我们对这个问题保持开放性的结论，现在看看专著的内容。

《医术》的序言很详细，它本身被分为两个不均匀的部分。第一部分是一个简短的历史，从埃斯库拉庇乌斯的神圣医学起源到两个与凯尔苏斯密切相关的医生，即公元前1世纪的阿斯克莱比亚德（Asclépiade）和他的弟子泰米森（Thémison），据凯尔苏斯的看法，他们引发了医学技艺的真正革命。第二部分详细讲述了理论争议，专注于从亚历山大时代（公元前3世纪）开始，医学学派之间激烈的学术争论和对立。这些学派包括逻辑学或教条学派、经验学派和方法论学派。

上文提到的罗马烙印已经在前言中出现了，然而，就像整个作品一样，它完全是希腊的。

这种现象的第一个表现是这种偏离，相较于它所属的历史概览的有限篇幅而言太长了。凯尔苏斯指出了影响健康的两个原因——先后在希腊和罗马出现——奢侈和懒惰（*luxuria* et *desidia*），② 这意味着与前几代人相比，是道德的松弛，换句话说，是社会普遍性的萎靡不振。

在古代医学传统中，在健康和生活方式之间建立密切的关系并不新鲜，也不是罗马所独有的。自毕达哥拉斯学派将疾病归咎于暴饮暴食以来，这

① 参见 Heinrich von Staden, "Author and Authority. Celsus and the Construction of a Scientific Self," in Manuel E. Vazquez Bujan ed., *Tradicion e Innovacion de la Medicina Latina de la Antigüedad y de la Alta Edad Media*, Santiago de Compostela: Universidade de Santiago de Compostela, 1994, pp. 103-117。

② Celse, *De medicina*, préface 4-5.

种关系在希腊医学思想中就一直存在。但是，在1世纪的罗马，即凯尔苏斯时代，道德主义反思化用了这一理论，使之转向描述道德败坏和健康恶化之间的因果关系，并将它与当代（凯尔苏斯时期）医学的失败联系起来，尽管当代医学的复杂性“勉强让我们中的一些人迈入了老年门槛”。在塞内卡（Sénèque）和老普林尼等作者身上，同时出现这种对医学有效性的苛刻判断，在他们那里，对过去的赞美是永恒的意志。然而，更令人惊讶的是，这出现在一本书的序言中，该书随后详细阐述了同一医学的成功。我们如何理解这一悖论？也许这是罗马作家对希腊的一种疏远，希腊将它的医学科学和它的文学、科学和技艺天赋造就的许多成就带到罗马，但他们在罗马的代表在面对罗马人时，时常表现出一定程度的狂妄和傲慢。虽然事实上，我们没有这一特别指控的其他证据，这是凯尔苏斯——或与他意见相同的部分罗马社会——通过将希腊置于这一道德堕落的根源上以纠正这种普遍钦慕之情的原因。

在这一简短的历史概述之后，凯尔苏斯详细阐述了不同医学学派之间的学说争论。[①] 首先，他致力于详尽展现教条主义和经验主义之间的争论。我们在此不会详细讨论这两大学派的具体观点，而只是概述它们之间的一般界限。对于教条主义学派的医生而言，了解疾病的隐晦原因——例如体液不平衡（希波克拉底）或原子在身体的无形毛孔内滞留形成的阻塞（阿斯克莱比亚德）——就像了解生理功能（例如消化或呼吸）一样，对于医生而言都是必要的。这些真相隐藏在身体的不明处，只能通过思考来了解。另外，经验主义者认为这样的要求是虚幻的，只是无用的措辞，因为根据他们学派的怀疑态度，根本上而言，自然是不可知的。只有他们和前几代人的经验才能提供治疗办法。这种根本性的分歧也导致两派在尸体解剖和活体解剖问题上的根本对立。

在这些对立的立场之间，凯尔苏斯试图以一种中间路径达成妥协，[②] 也就是最接近真理的方式。据凯尔苏斯的说法，这是基于新学园（la Nouvelle Académie）的或然论，也即那些真诚寻求真理之人——不受任何成见和偏见（*sine ambitione*）的影响——所遵循的方法。

① Celse, *De medicina*, préface 12-44.

② Celse, *De medicina*, préface 45.

这个中间路径是什么？一方面，就像经验主义者一样，他们拒绝所有关于模糊事物的推理，认为这些模糊事物逃脱了感官的理解，并且在定义上是不可知的，并基于经验进行医学实践，认为这是唯一能找到医治方法的途径，因为它依赖于知道什么是确定的并进行验证。另一方面，折中的方法是以自然研究的形式进行推测，这是医学中必不可少的；但应视其为一种智力锻炼，而不是教条主义学派的医生所期望的那样，将其应用于治疗的技艺。凯尔苏斯通过引用希波克拉底和埃拉西斯特拉图斯的例子表示，并非对自然的研究这种思辨塑造了医生，而是这种方式造就了最好的医生，他们不局限于治疗“发热和伤口”（内部疾病和外部疾病的代名词，即全部的治疗法），而是同时致力于对自然的研究。[①]

凯尔苏斯在教条主义和经验主义的医生之间建立的中间路径代表了最初的尝试，即将演讲者的教育模式应用于医学，这建立在获得广泛的文化基础上，并可能从希腊的“博雅教育”中获得灵感。自西塞罗以来，这种模式已经成为一种教育理想，也延伸到其他我们今天称为技术的行业。因此，维特鲁威的《建筑十书》（公元前1世纪晚期）要求建筑师-建造者获得一系列与建筑无关的独特知识，如医学、音乐、哲学、天文学或法律。[②]维特鲁威明确指出，建筑师不能也不应该成为这些领域的专家，但他不能简单地忽视它们（这些知识）。同样，在我们看来，凯尔苏斯并没有要求医生以毕达哥拉斯或恩培多克勒的方式成为一名博物学者，但是要在该领域具有一定的文化修养。

教条主义与经验主义之间的争论也发生在解剖学研究领域，在这里，凯尔苏斯也在试图找到一种妥协，即一种中间路径。对于教条主义者而言，[③] 研究和随之对人体内部的了解都是必不可少的。它使我们能够了解人体内部器官的形状、大小、颜色、位置和强度。如果没有这些知识，想治疗这些器官中产生的疼痛和疾病只是徒劳。人体解剖是这项研究的工具。在解剖过程中，教条主义者令人惊讶地增加了活体解剖，他们为此辩护，理由是活跃在公元前3世纪亚历山大里亚的杰出医生——如希罗斐鲁斯和埃

---

① Celse, *De medicina*, préface 47.

② Vitruve, *De l'architecture*, 1, 1, 1-13.

③ Celse, *De medicina*, préface 23-26.

拉西斯特拉图斯——通过活体解剖监狱里的罪犯获得了最好的结果。他们对残酷行为的指责做出了回应，声称在未来的几个世纪里，这些罪犯的牺牲将拯救成千上万无辜的人。

我们不会就允许在亚历山大里亚解剖人类尸体的原因进行讨论，在希腊和罗马，人体解剖均不可能，无论是在亚历山大里亚实施解剖以前还是之后。如上所言，这一操作或许与用防腐剂来处理尸体的传统有关。我们也不会讨论极富争议的活体解剖人类——亚里士多德哲学中死者和生者之间区别的最终和残酷的表现形式——在亚历山大里亚是否真正存在的问题。我们只有凯尔苏斯的证词，以及在更晚时期（2 世纪末至 3 世纪初）的具有严重偏见的证词，这出自德尔图良（《论灵魂》），[①] 这位基督教的护教士很乐意为丑化异教徒的灵魂增添证据。[②]

让我们简单提及经验主义者的相反立场，他们强烈反对任何对活人或死人的解剖研究。首先，他们拒绝活体解剖，因为它违背了医生的首要任务，即保护生命，而不是致死；其次，因为它在残忍中徒增了无用，一旦受刑者的身体被剖开就几乎死亡，研究者只能发现已经没有生命的器官。他们不否认医生需要了解活体的内部，但他们信赖他们所说的创伤性或偶然性的解剖学：医生通过治疗伤员获得的内脏知识，比如在战场上。同样的原因，即死亡导致了器官腐坏，使得经验主义者拒绝解剖死者。他们增加了一个更令人惊讶的理由：这个手术令人恶心（*foeda*）。这种由人的尸体引起的排斥并不是经验主义者独有的，而是代表了古代根深蒂固的一种普遍态度。约公元前 500 年，苏格拉底之前的哲学家赫拉克利特[③]已经表达了这种感觉，他认为尸体比粪便更令人恶心。这种对人类尸体的态度无疑是人体解剖实践的主要障碍之一。至于动物的尸体，它们不属于这种普遍的厌恶之列，对它们的解剖将经常进行，正如我们在亚里士多德和盖伦身上所看到的那样。

在彼此相反的立场之间，忠于自己折中意愿的凯尔苏斯强烈谴责了活

---

① Tertullien, *De l'âme* 10.

② 关于这些有争议的问题，参见 Jean-Marie Annoni et Vincent Barras, "La découpe du corps humain et ses justifications dans l'Antiquité," *Bulletin canadien d'histoire de la médecine*, Vol. 10 (1993), pp. 185-227。

③ Héraclite, *Vorsokratiker*, 22 B 96.

体解剖，但他建议进行尸体解剖——当然是人体解剖，对于任何想要学习医学的人，他认为这都是必要的。凯尔苏斯的立场是新颖的，当然在他的时代也很前卫，因为我们不知道在古代有相同的情况，直到一千年后，中世纪的大学（特别是博洛尼亚和帕多瓦）才将解剖人类尸体纳入医学教学中。对于罗马人而言，这也是出乎意料的大胆行为，在那个世界，这被认为是亵渎。正如老普林尼在他的《自然史》中所言："看人的内脏是亵渎神明的。"[①] 它从来都不是，也永远不会是可能的或被容忍的。即使是伟大的盖伦也只会对动物，尤其是猴子进行解剖研究。对此应该如何看待呢？我们是否应该把它看作一个纯粹与历史和社会现实脱节的理论主张？而凯尔苏斯本人也可以想象，无论是医生还是其他人都不会实施这个主张？是他想象的？或是他从史料得知它曾经被施行的时间和地点，即托勒密王朝的亚历山大里亚？简单了解两件事：一方面，这一替代教条主义-经验主义对立的路径在知识上的恰当性；另一方面，在那个时代将之付诸实践的不现实性。这种不切实际的想法——可以说这种幻想——与整个《医术》形成对比。相反，在我们看来，这部著作在很多方面都深深根植于所处时代的现实，仅文明病此一例就足以证明。

在《医术》以探讨卫生学即关注保持健康的不同方法为主题的首卷，凯尔苏斯将人分为两类：健康状况良好的人和健康状况不佳的人。后一类人包括许多城市居民（*urbani*）和几乎所有的学者（*cupidi litterarum*）。让我们撇开学者不谈，凯尔苏斯说，他们由于在夜间思考缺少睡眠而损害了健康。他强调，这种活动虽然对灵魂而言是必要的，但对身体却是致命的，凯尔苏斯指的是哲学家。[②] 我们将关注点集中在城市居民身上。

与其他人相比，城市居民必须确保在日常生活中遵循一些规定，旨在弥补或纠正在城市生活的特定条件下的生活方式可能对健康造成的损害。很显然这首先是指罗马，在凯尔苏斯时代，罗马是一座巨大的城市，是古代人所知最大的一座。根据人口统计学家-考古学家的计算，其居民可能达到了 100 万人。用今天的话说，这是一个特大城市。

罗马居民被列为具有医疗风险的一类人，体现了古代医学文献中新概

① Pline, *Histoire naturelle*, 28, 5.

② Celse, *De medicina*, préface 7.

念的出现。据我们所知，无论是希波克拉底的饮食论著，还是亚历山大里亚时期留存的医学文献，都不包含——哪怕只是以暗示的方式存在的——能从这个意义上解释的因素。即使在凯尔苏斯之后，活跃在罗马的希腊医生也对这个问题保持沉默，例如，在那里度过大部分职业生涯的盖伦。

把城市空间视为一个病原体的这种认知——城市导致身体虚弱，从而导致疾病，正如凯尔苏斯所感受到和表达的那样——是一种特殊的罗马现象。我们没有关于其他古代宏伟城市的证据，如埃及的亚历山大里亚等（然而它们从未且远未达到罗马的规模）。这种观念毫无疑问与像在罗马这样巨大的城市中生活的危害导致的普遍不适感——诸如噪声、混乱、空气和水的污染、焦虑、忙碌的节奏、交通堵塞、不安全感和身份的丧失等[①]——相关。在1世纪晚期，在《讽刺诗》中，[②] 尤维纳利斯谴责了城市日夜的噪声造成的严重健康损害。由此导致的失眠和消化障碍甚至会导致病人死亡。第一批受害者是住在公寓卧室（*dormitoria*）的身份低微的人。富人可以逃离，要么躲避到他们的花园，要么经常在乡村的别墅里避难。健康问题也是一个社会问题。正如凯尔苏斯所证明的那样，医学必须考虑到这一新的现实。

除了这些真实而具体的原因，还有一个更主观的因素，它根源于罗马社会在几个世纪以来始终不变的道德反思。它用一种怀旧的方式对比古今：昔日罗马的生活——乡下人和农民的生活——是身体和道德力量的保证，而如今，罗马城市居民都萎靡不振、道德腐朽。科鲁迈拉[③]是凯尔苏斯同时代的人，被后者的“往昔颂”（*laudatio temporis acti*）[④] 所征服，他甚至认为，与他们的祖先相比，罗马人今天的身体是如此退化，以至于死亡也不会改变任何东西！

在阐述了教条主义和经验主义的学说，以及他在两种对立学派之间建立的中间路径之后，凯尔苏斯转而谈论方法论派（l'école méthodique），根据该派代表人物的说法，之所以这样称呼，是因为它遵循了一种路径，希

---

① 参见 Ph. Mudry, “Vivre à Rome ou le mal d'être citadin,” in *Nomen Latinum*, Genève: Droz, 1997, pp. 97-108。

② Juvénal, *Satires* 3.

③ Columelle, *De l'agriculture* 1, 17。

④ 持有这种态度、总是赞美过去的人被称为“*laudator temporis acti*”，这一表达源自贺拉斯的诗篇，参见 Horace, *l'Art poétique*, vers 173。

腊文称为“*methodos*”（方法），凯尔苏斯用拉丁语转译，称为“*via*”（道路）。方法论派取得了巨大的成功，在公元前1世纪至2世纪有著名的代表，例如索兰纳斯（Soranos）医生。他写了一篇题为《论妇女病》（*Maladies des femmes*）的作品，这是几个世纪以来的权威。另一篇伟大的著作是《论急性病、慢性病》（*Maladies aiguës, Maladies chroniques*），不幸的是，它失传了，但是通过塞利乌斯·奥雷利安努斯[①]的拉丁文改编版，我们知道了这部著作。这表明方法论派比凯尔苏斯说的要复杂得多。凯尔苏斯仅限于强调什么构成了拒绝患者任何个性化的方法论派的学说基础。在任何一种疾病中，他们（方法论派的医生们）只是简单地区分了这三种显而易见的特征：收紧、放松或混合，在必要的情况下，他们可以添加其他的共性特征，比如疾病的急性或慢性性质，抑或疾病所处的阶段，即好转、稳定或恶化。我们可以称之为循证医学，因为它主张观察是至高无上的。对收紧或放松状态的观察会自动引导出病征，而不需要在二者之间进行推理。从观察的绝对权力的角度来看，有些人已经将它与我们现代医学中B超和X光的出现所代表的东西相比较。

凯尔苏斯认为这是一种与希腊医学传统完全相反的医学，希腊学说中的一个信条是患者的个性特征，不论医生的专业为何。方法论派只需要基本的技能，因为它是基于每个人可以理解的最简单的观察。在《致初学者：论学派》[②]中，盖伦对方法论派的谴责和凯尔苏斯一样强烈，他甚至会说，方法论派推翻了著名的希波克拉底誓言（1，1），前者认为“技艺短暂，生命绵长”（L'art est court et la vie est longue）。方法论派允许鞋匠在六个月内成为一名医生。当我们知道盖伦在不同的老师和不同的地方学习医学多年的时候，可以估计这种谴责的强烈程度。

凯尔苏斯认为，这种医学只适用于野蛮人，因为它们的医疗行为野蛮而粗俗；也适用于那些无语言能力的动物，后者无法表达各自的特征。最后，这一声明对古罗马的大型医院（*valetudinaria*）而言尤其有趣，因为那些负责之人——为了指定他们，凯尔苏斯小心翼翼地避免了“医生”一词——不能在每个病人身上倾注全部的注意力，因此必须依赖于共同的特征。这

① 5世纪，Caelius Aurelianus。

② Galien, *Des sectes aux étudiants* 7.

些古罗马的大型医院是为奴隶——特别是那些在大庄园农场（*latifundia*）工作的人——以及在军营医务室里的士兵保留的。因此，对于凯尔苏斯而言，这是一种我们可以称为大众医学的医学，比希波克拉底传统医学的科学要求要低，但适应特定人群的需要。它甚至不配被称为医学，因为它可以被无知的入门者理解，它不可能是一门技艺。在这方面，我们只能想到柏拉图对双重医学的描述（《法律篇》），[①] 但它从来没有在任何特定的学说中被概念化：针对自由人的医学，由医生实践；针对奴隶的医学，由柏拉图所称的“医生助理”（aides-médecins）实践，这些操作者没有特定的称谓，其训练是粗略的，方法快捷。

凯尔苏斯在以下陈述中结束了他对方法论派的反驳：“在才能相同的情况下，医生如果是朋友（*amicus*），比外人（*extraneus*）更有效。”[②] 这不是一个“顺便说一下”的无关紧要的声明，而是凯尔苏斯刚刚进行的长篇论证的结果。考虑到凯尔苏斯在谴责方法论派时强烈的个人热情和精力投入，这一声明必须被视为一种真正的信仰声明，是对医疗职业的最深刻信念的表达。我们不知道在希腊医学中有此类信念。在凯尔苏斯对方法论派的反驳中，医生必须考虑到病人的个性化因素——性格、体质、年龄、背景、生活方式等特征，凯尔苏斯在这个问题上采用了希腊医学的主要原则。然而，这种客观和科学的个性化在凯尔苏斯那里得到了扩展，最重要的是，它以主观的个性化[③]结束。要注意的是，这种比较涉及两名知识水平相当的医生。因此，凯尔苏斯提出的功效差异位于医学科学领域外，这是一种来自内部的知识，来自对患者深层本质的一种敏感，通过病人和医生之间的友谊获得，这最终使他的行动更有效。

凯尔苏斯将医生朋友（*medicus amicus*）的概念引入医学，在我们看来，这是受到古老的罗马医学传统的启发，根据老普林尼的说法，它已经存在了几个世纪，直到它被希腊医学的兴起和成功所湮没。但凯尔苏斯试图重新发现的不是古老的罗马医学，正如我们从经验、民间和法术的药方中看到的那样，他试图与之联系的其实是罗马医生的古老形象，或者更确切地

---

① Platon, *Lois*, 720 A-D.

② Celse, *De medicina*, préface 73.

③ 即医生作为病人的朋友所感觉到的个性化特征。

说，履行这一职能的人——男性家长——和他所照顾的周围的人之间存在的熟悉关系。从这一点来看，凯尔苏斯的观点十分重要，他提倡朋友型医生（médecin *amicus*），反对陌生医生（médecin *extraneus*）——正如这个词所暗示的那样，在所谓的房子里，他是一个陌生人。凯尔苏斯是希望回到昔日的罗马，这是他在著作中反复表达的。因为罗马的当代医学在内容和代表方面都是希腊的，因此这一向往更加容易理解。通过这种针对个性化医学的辩护——此种医学对个人的关注如此强烈，以至于要求在医生和病人的友谊关系中体现出来——凯尔苏斯提出了一种新颖的实践者模式，他在专业知识上是希腊的，但在与病人的关系中是罗马的。

“医生朋友”的概念是为了在日常实践中提高效率。在1世纪的罗马，另一项关于医疗职业的要求并不是这样的。在他的作品——*Médicaments*（*Compositiones*），最好将其翻译为《药方》（*Recettes médicales*）——序言中，罗马医生斯克利波尼乌斯·拉尔古斯（约50年）认为，除了其他行为规则，医生需要“充满怜悯和仁慈之心”（*plenus misericordiae* et *humanitatis animus*）。①

首先，我们可以将这一要求与著名的《希波克拉底誓言》联系起来，后者要求医生以仁慈的态度待人。这促使他去照料并尽其所能治愈他的同伴。因为，根据著名的《希波克拉底誓言》，“爱人之心正是爱技艺之心”。② 这就是“*humanitas*”一词的意思，在一般和普遍意义上，它是指对所有人同等的仁慈。

在此，怜悯（*misericordia*）一词加上仁慈（*humanitas*）并不构成修辞冗余。这种写法表达了更多的意思，尤其是其他含义。西塞罗的定义③（《图斯库路姆论辩集》）告诉我们这个词的意思：“怜悯是另一个遭受不公正待遇的人的悲惨状态所造成的痛苦。”它不是关于“他人”（un autre，泛指）而是关于“另一个人”（l'autre，确指）。二者差别很大，因为怜悯意味着一种个人关系，它将两个生命联系在一起，一个遭受痛苦的人和一个看到受苦的人。这不是像慈善事业这样的普遍仁慈，而是真正意义上的同情

① Scribonius Largus, *Compositio*, préface 3.

② Hippocrate, *Préceptes*, 6.

③ Cicéron, *Tusculanes*, 4, 18.

心，即对另一个人的痛苦感同身受，正如词语“*misericordia*”的词源（*cor*，“心”）所表明的那样。这是一种对邻人（另一个人）的爱，斯克利波尼乌斯·拉尔古斯更明确地指出，医学为每个人提供了平等的援助，不管他们的财富或社会地位如何。[①]

1世纪，希波克拉底的理想化使他成为医学的创始人和医学之父。正是在这种理想主义的基础上，斯克利波尼乌斯·拉尔古斯提出了这种怜悯的要求，这是由《希波克拉底誓言》直接激发的。这种传承关系保证了其合法性。然而，这种医疗行业的怜悯观念并不符合《希波克拉底誓言》。这种观念学说在《希波克拉底誓言》中没有出现，也没有出现在整个《希波克拉底文集》中，文集中的道德规范为医生的专业效率服务，就像凯尔苏斯的“医生朋友”一样。对于希波克拉底式的医生而言，这并不是要对病人怜悯，而是要按照《论流行病》中的著名原则——“帮助，或至少不伤害”[②]——通过充分利用自己医学技艺的资源以对患者有所帮助。

继凯尔苏斯在教条主义与经验医学学派之间建立中间路径并在医患关系中引入“医生朋友”的概念之后，斯克利波尼乌斯·拉尔古斯医生的怜悯也表明，在罗马出现了一种在希腊医学中没有的、新的医学概念。在1世纪的罗马医生那里，人们可以观察到一种独特的情感和一种怜悯的医学，这在文明和思想史上开启了一个原创的、新的篇章。在罗马，斯克利波尼乌斯·拉尔古斯并不是唯一对病人有同情心的医生——这是医患关系的要求——还有凯尔苏斯的《医术》，[③] 仅举一例，作者建议不要通过活体解剖获得关于活体器官的知识，而是通过以下行为获得：治疗竞技场里的角斗士、战场上的士兵，或者是被强盗袭击的旅行者。凯尔苏斯说，医生因此就可以通过“怜悯”来了解活体的内部，而不是通过可怕的残忍手段。这再清楚不过地表明，实践医疗和实践怜悯是一回事。应该指出的是，这种对活体解剖的反驳是基于经验主义学派的。但强烈的愤怒、激情的语气和激发它的情感表明，凯尔苏斯的个人主张已经取代了经验主义学派的声音。

因此，在1世纪，罗马医学的两位主要代表见证了医学伦理的重大转

---

① Scribonius Largus, *Compositio*, préface 4.

② *Epidémies*, 1, 5.

③ Celse, *De medicina*, préface 43.

变。这个新概念可能受到了斯多葛主义道德的影响，特别是在此学派对他人关系的定义中，例如塞内卡[①]（《致鲁西流书信集》），基于所有人——不论自由人还是奴隶——平等的名义，他要求他的学生不要根据穿着或境况来判断一个人。但是，如果有影响，那可能是广泛的影响，反映了罗马社会中普遍存在的思想，而不是对这种哲学流派的服从。

关于这种医疗职业中怜悯的概念，如果有类比的话，救世主阿斯克勒庇俄斯[②]和基督必须被提及。在公元最初几个世纪里，这两个治疗者有时会被混淆，两个救世主都是出于对所有人——也就是说奴隶和穷人——的爱。由于凯尔苏斯和斯克利波尼乌斯·拉尔古斯出现在 1 世纪前半叶——那是一个基督教意识形态尚未在罗马传播的时代，因此按时间线很难感知基督教的影响。但我们很高兴地接受了 17 世纪斯克利波尼乌斯·拉尔古斯作品的出版商[③]的判断，他说到“一个基督徒的格言”。

结　论[④]

因此，这些罗马烙印以医疗专业的精神为目标，它们打算改变后者，

---

① Sénèque, *Lettres à Lucilius*, 47, 10 et 16.

② 阿斯克勒庇俄斯（Asclépios）曾被称为“救世主阿斯克勒庇俄斯”（Asclépios Sôter），因为他不仅是身体的拯救者，也是灵魂的拯救者。同理，基督（Christ）被称为“基督医生”（*Christus medicus*），以他的神迹拯救身体，以他的教义拯救灵魂。从 1 世纪开始，这两个具有相似属性的神开始竞争。最后，基督教赢得了胜利。——编者注

③ Ioannes Rhodius, 1655.

④ 拓展阅读：Philippe Mudry, *La Préface du De medicina de Celse*, texte, traduction et commentaire, Bibliotheca Helvetica Romana 19, Rome: Institut suisse de Rome, 1982; Philippe Mudry et Jackie Pigeaud ed., *Les Écoles médicales à Rome*, Genève: Librairie Droz, 1991; *Le traité des Maladies aiguës et des Maladies chroniques de Caelius Aurelianus. Nouvelles approches*, textes réunis et édités par Philippe Mudry, Nantes: Institut universitaire de France, 1999; Alfrieda et Jackie Pigeaud ed., *Les textes médicaux latins comme littérature*, Nantes: Institut universitaire de France, 2000; Hellmut Flashar et Jacques Jouanna ed., *Médecine et morale dans l'Antiquité*, Vandœuvres-Genève: Fondation Hardt, 1997; Danielle Gourevitch, *Le mal d'être femme. La femme et la médecine à Rome*, Paris: Les Belles Lettres, 1984; Danielle Gourevitch, *Pour une archéologie de la médecine romaine*, Paris: De Boccard, 2011; Guy Sabbah ed., *Le latin médical. La constitution d'un langage scientifique*, Saint-Étienne: Publications de l'Université de Saint-Etienne, 1991; David R. Langslow, *Medical Latin in the Roman Empire*, Oxford: Oxford University Press, 2000; Ioanna C. Popa, *Celsus, "De medicina" über Zähne, Mundhöhle, Gesicht und Kieferknochen*, Berlin:

以区别于希腊传统。这些印记与医学本身并无关联，根据凯尔苏斯的论著及其实践方法，医学体现在治疗以及亚历山大里亚医学继承的三个主要分支：饮食、药物和手术。书中八部作品中只有第一部作品与治疗无关，而与健康者的饮食有关。然而，它遵循同样的实践方法，因为这是为了保持健康而遵循的规则。

凯尔苏斯在他的作品中介绍的药物本质上是希腊的，罗马几乎没有贡献。我们最多能找到一些罗马烙印，例如对那些整天坐在车里或看马戏的人的饮食建议。[①] 对于那些有压力的城市居民而言，不要跑步（慢跑），而是要安静地散步、长时间的沐浴和简朴的晚餐。但是，罗马人最深刻的烙印可能是凯尔苏斯和斯克利波尼乌斯·拉尔古斯（在较小程度上）对一种不同于理性医学的知识所表现出的那种开放性。在许多情况下，凯尔苏斯使用这种或那种药方，比如吃蛇来治疗瘰疬（écrouelles），他说这是从农民身上汲取的经验，与医生的教学明显不同。正如我们之前提到的，与盖伦[②]所能做的相反，关于护身符对癫痫的惊人功效，凯尔苏斯并没有试图找到一种"科学"的解释来证明其存在的合理性。引用时，他只是将它作为一种不同于医生的知识的产物。正是在这种对知识的并置而非等级化中，我们看到了罗马的印记。在这方面，凯尔苏斯同意老普林尼对文盲（*litterarum ignari*）农民的评论[③]——他们对植物有广泛而深入的了解，因为他们是唯一生活在其中并拥有经验的人。因此，有两种合法的"科学"：未受过教育的农民的"科学"和医生的"科学"，一个是经验主义的，一个是理性的。

在接下来的几个世纪里，由凯尔苏斯和斯克利波尼乌斯·拉尔古斯提出的医生职业的新观念将不会被拉丁文医学作家所接受。除了塞利乌斯·奥雷利安努斯（Caelius Aurelianus），但他的情况不同，因为他用拉丁文改

Logos Verlag Berlin, 1999; Guido Majno, *The Healing Hand. Man and Wound in the Ancient World*, Cambridge, Mass: Harvard University Press, 1975（1977 年再版）; T. Clifford Allbutt, *Greek Medicine in Rome with other Historical Essays*, New York: Benjamin Blom Inc., 1921（1970 年再版）; S. Sconocchia-L. Toneato ed., *Lingue tecniche del greco e del latino*, Bologna: Pàtron, 3 Vols., 1993, 1997, 2000; David Langslow and Brigitte Maire ed., *Body, Disease and Treatment in a Changing World*, Lausanne: Bibliothèque d'Histoire de la Médecine et de la Santé, 2010。

① Celse, *De medicina*, 1, 3, 12.

② Galien, *Des remèdes simples*, 11, 859-860 K.

③ Pline, *Histoire naturelle*, 25, 16.

编了希腊医生索兰纳斯的一部作品，他们基本上是编辑者，不太注重伦理和方法论反思。至于希腊医生，即使他们住在罗马，也无视拉丁文医学作品。①

综上所述，“罗马医学”（médecine romaine）这个词是模棱两可的，因为它会使人想到罗马人已经建立了一种原创的医学模型——从学说和治疗

① 以下是历届“拉丁文医学文本国际会议”的主题和论文集（会议语言为意大利语、法语、英语、西班牙语和德语等）。Innocenzo Mazzini e Franca Fusco ed., *I testi di medicina latini antichi. Problemi filologici e storici. Atti del I Convegno Internazionale* (*Università di Macerata*, 1984), Roma: Giorgio Bretschneider Editore, 1985; Ph. Mudry et J. Pigeaud éd., *Les écoles médicales à Rome. Actes du 2ᵉ Colloque international sur les textes médicaux latins antiques* (*Lausanne*, 1986), Genève: Droz, 1991; Sabbah Guy éd., *Le latin médical: la constitution d'un langage scientifique: réalités et langage de la médecine dans le monde romain. Actes du 3ᵉ Colloque international sur les textes médicaux latins antiques*, (*Saint-Etienne*, 1989), Saint-Etienne: Publications de l'Université de Saint-Etienne, 1991; Manuel Enrique Vázquez Buján ed., *Tradición e innovación de la medicina latina de la Antigüedad y de la Alta Edad Media: actas del IV Coloquio Internacional sobre los textos médicos latinos antiguos* (*Universidade de Santiago de Compostela, 1992*), Santiago de Compostela: Publicaciónes da Universidade de Santiago de Compostela, 1994; Carl Deroux éd., *Maladie et maladies dans les textes latins antiques et médiévaux. Actes du 5ᵉ Colloque international sur les textes médicaux latins* (*Bruxelles*, 1995), Bruxelles: Latomus, 1998; A. et J. Pigeaud éd., *Les textes médicaux latins comme littérature. Actes du 6ᵉ Colloque international sur les textes médicaux latins* (*Nantes, 1998*), Nantes: Institut Universitaire de France, 2000; Maurizio Baldin, Marialuisa Cecere e Daria Crismani ed., *Testi medici latini antichi. Le parole della medicina: lessico e storia*, *Atti del VII convegno internazionale* (*Università degli studi di Trieste*, 2001), Bologna: Patron Editore, 2004; Arsenio Ferraces Rodriguez ed., *Tradición griega y textos médicos latinos en el periodo presalernitano, Actas del VIII Coloquio internacional Textos medicos latinos antiguos* (*A Coruña* 2004), A Coruña: Universidade da Coruña, Servizio de Publicacións, 2007; David Langslow and Brigitte Maire ed., *Body, Disease, and Treatment in a Changing World: Latin Texts and Contexts in Ancient and Medieval Medicine: Proceedings of the 9th International Conference "Ancient Latin Medical Texts,"* (*University of Manchester*, 2007), Lausanne: Édtions Bibliothèque d'Histoire de la Médecine et de la Santé, 2010; Brigitte Maire éd., *À la croisée des médecines grecque et romaine. Contributions à l'histoire d'une greffe scientifique et culturelle*, *10ᵉ Colloque international sur les textes médicaux latins* (*Université de Lausanne*, 2010), Leiden: Brill, 2014; Gerd V. M. Haverling ed., *On Medical Latin in Late Antiquity*, *Acts of the 11th International Colloquium on Ancient Latin Medical Texts* (*Uppsala*, 2013), Uppsala: Acta Universitatis Upsaliensis, 2019; Urso Anna Maria, Pellegrino Dominico ed., *I fluidi corporei nella medicina e nella veterinaria latine: dottrina*, *lessico*, *testi: actes du XII colloque international sur les textes médicaux latins* (*Messine*, 2016), Toulouse: Presses Universitaires du Midi, 2020; *13ᵉ Colloque international sur les textes médicaux latins: «Métaphores et images médicales*, *d'Alexandrie à Salerne»* (*Université de Reims*, 2018)，该会议论文集尚未出版，会议主题和报告详见 https://crimel.hypotheses.org/files/2018/09/programme-XIII-e-colloque-220918-VFINALE-1.pdf。——编者注

的角度而言，这将从根本上区别于希腊模式。用“在罗马的医学”（la médecine à Rome）来形容更合理，这包括在罗马的希腊医学，其中有我们在此区分出的罗马学说，以及在希腊医学出现之前就存在并幸存下来的民间和本土医学。然而，鉴于罗马对医学行业的看法截然不同，我们认为，谈论罗马的医生形象——或更简单地说是罗马医生——似乎是合理的。

李星 译；杨李琼、谷操 校

［菲利普·穆德里（Philippe Mudry），瑞士洛桑大学（Université de Lausanne）考古与古代史研究所荣誉教授；
李星，法国阿尔图瓦大学对外法语专业硕士，
湖北大学知行学院外国语学院法语讲师；
杨李琼，法国索邦大学古典学博士研究生；
谷操，南京师范大学社会发展学院暨西欧研究中心讲师］

（责任编辑：刘招静）

叙利亚基督教与医学：翻译运动及原创作品的传播

〔俄罗斯〕格里高利·凯塞尔

摘　要　在叙利亚基督教知识文化范畴中，叙利亚医学是鲜有研究与探索的领域。然而，叙利亚医学地位极其特殊。古代晚期，叙利亚医学在希腊医学知识向伊斯兰世界传播过程中发挥着关键作用。叙利亚医学的研究成果也颇受古典学家和研究希腊、伊斯兰的医学史家的关注。虽然研究叙利亚医学首重医学文献的阐释，但在几个世纪的社会历史变迁背景下，学者在医学理论和实践方面的研究仍有所拓展。本文以叙利亚基督教医学的发展为考察对象，强调其具有的特殊地位，并由此展现叙利亚医学与东西方文化传统之间的紧密联系。

关键词　叙利亚基督教　叙利亚医学　医学史　古代医学　中世纪医学

一　叙利亚基督教与知识传承

由于确凿历史资料的匮乏，叙利亚基督教的起源如雾里看花般模糊，但依据巴尔德撒纳斯（Bardaisan）[①] 所撰《万邦律法书》（*Book of the Laws of the Countries*）[②] 中的证据却可断定，3 世纪早期，叙利亚基督教已在广阔的地域内建立起来。

5~6 世纪，基督教内围绕如何以最佳方式诠释基督化身之神性与人性间的关系，展开多次针锋相对的辩论。辩论的结果导致基督教会朝三个方面分裂，由此出现三大延续至今的传统信仰派别：东方教会[③]、叙利亚正教

① 222 年逝世。

② 或称《论命运》（*Dialogue on Fate*）。

③ Church of the East，文献中也称其为“聂斯脱里派”（Nestorians）。

会[1]和罗姆正教会。[2]

4~7世纪，一大批学院雨后春笋般兴起。这些学院最初主要分布于城镇，而后亦在乡村出现。彼时，有两所学院独具盛名，那就是位于埃德萨（Edessa）的“波斯学院”，以及作为其传承者的一所位于尼西比斯（Nisibis）的学院。6世纪，位于尼西比斯的那所学院誉满天下，近代还被人称为“第一所大学”。

毫无疑问，学院讲授科目中最重要的是《圣经》研究。学生若拥有准确阅读或吟诵文本的能力，则证明其具备基础水平，可能还包括全面掌握一门语言的语法知识。之后数个世纪内产生的诸多以《圣经》研究为主题的语法著作可视为其成果。学院下一个阶段讲授的内容是关于《圣经》文本的解释，尼西比斯学院可能正是在这一方面蜚声海内外。该学院教师吸纳同时代文献批判的最高发展成果，并将其运用于《圣经》文本研究中。数年间，一系列具有纲领性的准则便形成并被用于研究世俗权威文献，如著名的古希腊医学家盖伦的一些著作以及亚里士多德的诸多长篇大作。另一项可能被精心讲授的科目是逻辑学。6世纪末期，很多涉及逻辑学的古希腊语著作被译成叙利亚语。正如拉斯艾因的塞伽斯（Sergius of Rēsh‘aynā）[3]指出的那样，如果对亚里士多德的逻辑学著作缺乏了解，“人们既无从理解医学著作的意义，也无法懂得哲学家们的观点，更不可能明白那些揭示了我们获救希望的《圣经》（*Scriptures*）的题中之义”。尼西比斯学院的盛名还对6世纪拉丁语作家卡西奥多鲁斯（Cassiodorus）产生了影响。他从该学院获得灵感并在意大利南部的那不勒斯附近建立了一所相似的教育机构，名为维瓦利姆（Vivarium）修道院。从古代晚期到中世纪，维瓦利姆修道院在拉丁语文献的传播中扮演了举足轻重的角色。

伊斯兰教的出现与阿拉伯语在中东地区的传播，导致了那些拥有高层次教学水平的叙利亚学院逐渐消失。这意味着在一定时期内，传递叙利亚文化与学术的任务转由修道院承担。对于许多修道院而言，这并不是新的角色，毕竟如属于叙利亚正教会的、位于幼发拉底河河畔的奇内舍尔

① Syrian Orthodox Church，文献中也称其为“雅各派”（Jacobites）。

② Rum Orthodox，文献中也称其为“麦勒克派”（Melkites）。

③ 536年逝世。

（Qenneshre）修道院那般，许多修道院在6~7世纪已开始成为优秀学者会集的中心。有些修道院还精专于某些特定领域，如圣撒该（Mar Zakkai）[①]修道院就以研究古希腊语神学重要文本闻名，而卡尔卡夫塔（Qarqaphta）修道院则围绕《圣经》语文学形成了一套特定的理论观念。

伟大的阿拉伯哲学家阿尔法拉比（al-Farabi）[②]留下了一份追溯哲学史和医学史的记录：以古希腊人为开端，他阐述了哲学和医疗知识如何从亚历山大里亚的希腊学者手中，经安条克（Antioch）最终传至阿拔斯王朝首都巴格达。他提到一项宏伟功业，即由早期阿拔斯王朝的哈里发们发起的，将希腊科学、医学和哲学文献译为阿拉伯语的运动。后世证明，这一"翻译运动"[③]不仅对伊斯兰世界，也对后来西欧思想史产生了极其重要的影响，因为12世纪西班牙将伊本·西纳[④]（Ibn Sīnā）、伊本·路世德[⑤]（Ibn Rushd）以及其他学者的阿拉伯语著作译成拉丁语。尽管阿尔法拉比记录中包括安条克在内的许多细节值得商榷，但他所勾勒的总体轮廓是准确的，即这些地区的学术类别是从古代希腊人处传入阿拉伯地区和伊斯兰世界的，特别是当"安条克"被视为叙利亚传统在这一过程中所充当的中介角色的象征时，[⑥]因为倘若缺失这一中介，传播过程也就无从谈起。

二　叙利亚医学文本的书写与传播

阐述叙利亚医学[⑦]的学者通常会关注6~9世纪叙利亚基督教徒的相关文

① "Mar"在叙利亚语中为"圣"之义。——编者注

② 于950~951年间逝世。

③ 又称"百年翻译运动"。——译者注

④ 拉丁语称"阿维森纳"（Avicenna）。

⑤ 拉丁语称"阿维罗伊"（Averroes）。

⑥ 叙利亚传统在希腊医学和阿拉伯医学间充当中介作用，安条克是叙利亚世界的中心，也被视为这一中介作用的象征。——编者注

⑦ 叙利亚医学是由叙利亚基督教不同传统的基督徒进行的理论和实践的结合，横贯古代晚期和中世纪。尽管叙利亚医学的基础是由古希腊/拜占庭医学提供的，但许多成分（其比例随着时间的推移而增加）来自东方传统，如波斯、中国和印度。越来越多的叙利亚医学手抄本被数字化，参见 Berlin State Library（https://digital.staatsbibliothek-berlin.de/），French National Library（https://gallica.bnf.fr/），Vatican Library（https://digi.vatlib.it/）。大量中东藏本也被 Hill Museum and Manuscript Library 数字化，参见 https://www.vhmml.org/，以上

本创作与社会活动。虽然有学者指出，那些认为这一时限之前或之后均不存在医学研究的观点并不可取，但只有在这四个世纪里，真正的叙利亚文本才被创作出来。共同的文字媒介——叙利亚语——将不同种族背景的学者①凝聚到了一起。如同在罗马帝国的任何地域，讲阿拉米语②的基督教徒中必然有医生，虽然其中一些主要居住在希腊化的区域中，却可以使用双语。叙利亚基督教徒群体对医学的研习和对希腊医学知识的探究，并非从零开始。我们对9世纪之后时代的状况较为了解，那时的文献产出中阿拉伯语已占据绝对优势地位，虽然学者和医生仍保持着（但并不总是如此）基督教的信仰，但他们已经在一个不同的范式——伊斯兰医学——中工作。彼时不同宗教信仰的学者可以和睦地讨论同一话题。那些与之相关的名字有：萨布尔·伊本·萨赫尔（Sābūr ibn Sahl）、③ 阿布·阿拉法拉杰·阿贝德·阿拉赫·伊本·阿尔塔伊布（Abū al-Faraj ʿAbd Allāh ibn al-Tayyib）、④ 伊本·布塔兰（Ibn Buṭlān）、⑤ 伊本·贾兹拉赫（Ibn Jazlah）、⑥ 伊本·阿拉提米德（Ibn al-Tilmīdh）、⑦ 伊本·穆特然（Ibn Muṭrān）、⑧ 伊本·阿拉库夫（Ibn al-Quff）⑨ 以及伊本·巴赫蒂舒（Ibn Bokhtīshūʿ）家族，他们都曾发挥重要作用。这些作者们撰写的一些著作在伊斯兰医学中地位突出，并广受

资料均可免费浏览或下载。关于叙利亚医学文本的最佳校勘本，参见 E. A. W. Budge ed., *Syrian Anatomy, Pathology and Therapeutics, or The Book of Medicines*, London: Oxford University Press, 1913（叙利亚文本和英文译本，两卷本）。O. Kahl, *The Sanskrit, Syriac and Persian Sources in the Comprehensive Book of Rhazes*, Islamic Philosophy, Theology and Science, Vol. 93, Leiden: Brill, 2015; J. C. Lamoreaux ed., *Ḥunayn Ibn Isḥāq on His Galen Translations*, Eastern Christian Texts Vol. 3, Provo: Brigham Young University Press, 2016; H. Pognon, *Une version syriaque des Aphorismes d'Hippocrate*, Leipzig: J. C. Hinrichs, 1903; E. J. Wilson and S. Dinkha, *Hunain Ibn Ishaq's "Questions on Medicine for Students": Transcription and Translation of the Oldest Extant Syriac Version (Vat. Syr. 192)*, Studie e Testi 459, Roma: Biblioteca Apostolica Vaticana, 2010.

① 如阿拉米人、伊朗人、阿拉伯人和其他种族。

② Aramaic，也称为阿拉美语或亚兰语（广义上的叙利亚语）。——编者注

③ 869年逝世。

④ 1048年逝世。

⑤ 1066年逝世。

⑥ 1100年逝世。

⑦ 1165年逝世。

⑧ 1190年逝世。

⑨ 1286年逝世。

欢迎。①

决定叙利亚医学的发展、重要性和影响的关键因素是国家体系的持续缺失。叙利亚基督教徒们一直以少数群体的身份生活在不同的且常常发生冲突的近东和中东国家中。这样的政治分立并未限制文本和知识的流动与流通，所以编纂或翻译于今天叙利亚境内某处的一份文本借由基督教会的关系网能够轻而易举地传入如伊朗、波斯湾和印度等遥远的区域。那种向东的传播趋向可能有助于解释希腊医学在中东甚至更远处的渗透和散播，但也不应忘记，叙利亚基督教徒无疑也为地方医学传统充当传播媒介。前一种传播过程已然得到了全面研究，而后一种因为文献资料的缺乏而一直为学界所忽视。尽管如此，寻找新的文本以及更加彻底地研究现有文本，将有助于我们更加深入理解叙利亚基督教徒们如何将不同的医学传统进行整合与融合，这有助于我们更加深入理解它们在伊斯兰医学——以其多元混合构成而著称②——创立过程中所扮演的角色。最早的医学大全之一，阿里·伊本·萨赫尔·拉班·阿拉塔巴里（ʿAlī ibn Sahl Rabban al-Tabarī）编纂的《智慧天堂》（*Paradise of Wisdom*）就是一例，阿里·伊本·萨赫尔·拉班·阿拉塔巴里是一位来自叙利亚东部地区麦鲁（Merw）的医生，他在后半生改宗伊斯兰教，③ 除了介绍希腊文献资料还引介了印度的医学理论④。稍后不久，拉齐（al-Rāzī）就在《医学集成》（*Comprehensive Book*）一书中使用了叙利亚、波斯和印度文献资料。⑤

① 有关他们著作的详情，参见 Manfred Ullmann, *Die Medizin im Islam*, Handbuch der Orientalistik, Abteilung I: Nahe und der Mittlere Osten, 6. 1, Leiden: E. J. Brill, 1970。

② P. E. Pormann and E. Savage-Smith, *Medieval Islamic Medicine*, Edinburgh: Edinburgh University Press, 2007, pp. 35-36.

③ 于 860~870 年去世。（阿里·伊本·萨赫尔·拉班·阿拉塔巴里原本信奉基督教，关于他改宗的原因及其著作的校勘本，参见 Rifaat Ebied and David Thomas ed., *The Polemical Works of ʿAlī al-Ṭabarī*, Leiden: Brill, 2016。——编者注）

④ M. Meyerhof, "ʿAlī ibn Rabban aṭ-Ṭabarī, ein persischer Arzt des 9. Jahrhunderts n. Chr," *Zeitschrift der Deutschen Morgenländischen Gesellschaft*, Vol. 85 (1931), pp. 38-68; A. Siggel, *Die indischen Bücher aus dem Paradies der Weisheit über die Medizin des ʿAlī ibn Sahl Rabban aṭ-Ṭabarī*, Akademie der Wissenschaften und der Literatur in Mainz, Abhandlungen der Geistes-und Sozial Wissenschaftlichen Klasse, Jahrgang 1950, Nr. 14, Wiesbaden: Verlag der Akademie der Wissenschaften und der Literatur in Mainz, 1950.

⑤ O. Kahl, *The Sanskrit, Syriac and Persian Sources in the Comprehensive Book of Rhazes*.

三 希腊医学的影响

（一）学院的设置

任何有关叙利亚医学的叙述都必须提到两个主要的时代，这与两个关键性人物——拉斯艾因的塞伽斯和侯奈因·伊本·伊斯哈格（Ḥunayn ibn Isḥāq）① 密不可分。塞伽斯不仅将希腊医学带入讲阿拉米语的基督教徒的社会，而且将医学学习依照亚历山大里亚传统引入学院的课程中。罗马帝国东方希腊化行省的医疗社会机构存在了好几百年，医疗科学在此处并不陌生，尤其是讲希腊语的民众早就在对其进行探讨。此外，值得注意的是，叙利亚文献特别关注医学图像，尼西比斯学院以法莲（Ephrem）的作品就是例证。虽说如此，塞伽斯的成就不仅在于他将权威的古希腊语文本译成了叙利亚语，也在于（也许更重要）他创制了医学专业词汇，这让叙利亚地区医学研究的进一步发展成为可能。② 侯奈因及其信徒和继承者们的出色翻译活动的出现，并不是叙利亚社会环境内在发展的结果，而是缘于哈里发宫廷对医学与日俱增的兴趣。③ 尽管历史语境发生了改变，但若要达成目的，所需要完成的工作基本上还是与塞伽斯面临的问题相同，即创制阿拉伯语医学专业词汇，还有就是将古希腊语著作译成阿拉伯语。④

叙利亚医学的起源必须追溯到古代晚期亚历山大里亚研究与实践的医学传统环境。如今已获普遍认可的是，拉斯艾因的塞伽斯在哲学领域的贡

① 于 873 年或 877 年逝世。参见 G. Strohmaier, "Medicine in the Byzantine and Arab World," in M. D. Grmek ed., *Western Medical Thought from Antiquity to the Middle Ages*, Cambridge, MA: Harvard University Press, 1998, pp. 139-169。

② S. Bhayro, "Syriac Medical Terminology: Sergius and Galen's Pharmacopia," *Aramaic Studies*, Vol. 3, No. 2 (2005), pp. 147-165.

③ D. Gutas, *Greek Thought, Arabic Culture. The Graeco-Arabic Translation Movement in Baghdad and Early ʿAbbāsid Society (2nd-4th/8th-10th centuries)*, London and New York: Routledge, 1998.

④ 关于两次翻译运动的显著模式，参见 G. Freudenthal and R. Glasner, "Patterns of Medieval Translation Movements," in E. Coda and C. M. Bonadeo ed., *De l'antiquité tardive au Moyen Âge. Études de logique aristotélicienne et de philosophie grecque, syriaque, arabe et latine offertes à Henri Hugonnard-Roch*, Paris: Vrin, 2014, pp. 245-252。

献离不开亚历山大里亚新柏拉图学派的评注传统。同样的模式在他对医学的贡献方面完全适用。此外，塞伽斯本人就是亚历山大里亚学派式学者的典范，他将亚里士多德的哲学与盖伦的医学进行了融合。他选择的待译文本和对这些文本的诠释在很大程度上都倚重于亚历山大里亚模式。[①]

虽然我们对叙利亚学院中的课程和教授过程，或者对尼西比斯学院这一个案的相应情况很难勾勒出完整的图景，[②] 但不容置疑的是，自 6 世纪开始，医学就成为尼西比斯学院和其他叙利亚东部学术中心讲授的科目。[③] 自 6 世纪开始，某些临终安养院或医院（被称为 *xenodocheia*）开始从属于学院。其中一些此类机构都是在萨珊波斯国王的直接干预下设立的。例如米蒂利尼的伪-撒迦利亚（Pseudo-Zachariah of Mytilene）所作的《编年史》（*Chronicle*）一书就提到了波斯国王霍斯劳一世[④]建立了一所医院（*xenodocheion*），这显然是受到了那些在他宫廷之中的基督教医生的鼓动。[⑤]

尼西比斯学院为其课程建立了一套教学模式，至少直到 9 世纪时这套模式还继续存在且有所改进，还由此加深了文化氛围。可以说，主教提摩太一世（Timothy Ⅰ）的诸多信件里出现的哲学和心理学的议题[⑥]如果脱离了学院传统的话，确实会令人费解。[⑦] 而提摩太一世自己也留下了记录，提到了他曾出资为巴格达的一所医院[⑧]奠基。

对于东叙利亚修道院而言，医学训练并非外来之物。虽然缺乏证据，

---

① H. Hugonnard-Roche, "Note sur Sergius de Reš ͑aina, traducteur du grec en syriaque et commentateur d'Aristote," in G. Endress and R. Kruk ed., *The Ancient Tradition in Christian and Islamic Hellenism, Studies on the Transmission of Greek Philosophy and Sciences Dedicated to H. J. Drossaart Lulofs on His Ninetieth Birthday*, Leiden: Brill, 1997, pp. 121-143.

② A. H. Becker, *Fear of God and the Beginning of Wisdom: The School of Nisibis and the Development of Scholastic Culture in Late Antique Mesopotamia*, Philadelphia: University of Pennsylvania Press, 2006.

③ 可参见尼西比斯学院规章。

④ 531~579 年在位。

⑤ 数个世纪之后，基督教医生们就将在阿拔斯王朝哈里发面前为他们同一教派的人辩护。

⑥ 如"天命"、"自由意志"和"灵魂本质"等议题。

⑦ V. Berti, *Vita e studi di Timoteo I, Patriarca cristiano di Baghdad. Ricerche sull'epistolario e sulle fonti contigue*, Cahiers de Studia Iranica 41, Paris: Association pour l'avancement des études iraniennes, 2009.

⑧ 提摩太一世称之为"*xenodocheion*"和"*bīmāristān*"，"*bīmāristān*"特指希望治愈患者的医疗机构，在此，二者是同义词。

但所能找到的记录表明，僧侣们熟悉并会运用各种各样的医疗方法。我们已经了解到，在拉班·沙布尔（Rabban Shabūr）[①] 的修道院里，已普遍使用杯吸疗法。

（二）对古希腊医学文献的翻译

在考察对古希腊医学文献的翻译时，必须谨记，叙利亚医学源自古代晚期的医学传统，特别是亚历山大里亚曾经存在的医学传统。这能够揭示出叙利亚医学早期的两大特点：第一，那些被译成叙利亚语的著作都是在古代晚期传播的，更为确切地说，是在亚历山大里亚被撰写和使用的作品；第二，在叙利亚社会环境中学习医学，主要与学院教育活动息息相关，因此在很大程度上具有“学术性”的特征。

要列举出那些从古希腊文译成叙利亚语的著作实非易事，因为大多数的证据源于难以证实的二手资料。尽管如此，基于更值得采信的资料[②]可以推测，在 9 世纪的叙利亚，所有尚存的盖伦的医学作品都可供使用。[③] 所以，如果说塞伽斯翻译了 20 余种盖伦著作[④]的话，那么侯奈因译出近 100 种著作也足以采信。盖伦以外，由奥利巴西奥斯（Oribasius）、阿米达的埃提乌斯（Aetius of Amida）、特拉雷斯的亚历山大（Alexander of Tralles）和埃伊纳的保罗（Paul of Aegina）所编修的医学大全也被译成了叙利亚语，尽管大多数是在第二个阶段，即 8~9 世纪时期。这些医学大全是他们基于多方资料写成的，是后世仅有的资料信息，很多来自不知名作者处的引述实际上都源出于此。鉴于古代晚期叙利亚与亚历山大里亚医学传统的紧密联系，或可推测，亚历山大里亚很多学者和医生的著作都被译成了叙利亚

---

① 位于胡齐斯坦地区（Khuzistan）。

② 如侯奈因对他翻译的盖伦著作的个人记载，参见 J. C. Lamoreaux ed., *Ḥunayn Ibn Isḥāq on His Galen Translations*。

③ R. Degen, “Galen im Syrischen. Eine Übersicht über die syrische Überlieferung der Werke Galens,” in V. Nutton ed., *Galen: Problems and Prospects*. London: Wellcome Institute for the History of Medecine, 1981, pp. 131-166; G. Kessel, “Inventory of Galen's Extant Works in Syriac,” in J. C. Lamoreaux ed., *Ḥunayn Ibn Isḥāq on His Galen Translations*, pp. 168-192.

④ 被塞伽斯翻译成叙利亚语的盖伦作品也包括所谓的亚历山大里亚经典，即于古代晚期在亚历山大里亚研究的 16 本盖伦著作。

语。而残缺不全的证据确实还可以证明，叙利亚使用这些文献材料始于塞伽斯，[①] 至侯奈因为止。[②] 包含着不少医学信息且带有“关于人的研究”的基督教专著也被译成了叙利亚语，如埃米萨的奈美修斯（Nemesius of Emesa）[③] 所写的《论人的本性》（*On the Nature of Man*）和尼萨的格列高利（Gregory of Nyssa）[④] 所著的《论人的造成》（*On the Making of Man*）。

有待编辑的最早的叙利亚医学文本是来自盖伦的两本著作的残篇：《论食物的性能》（*On the Properties of Foodstuffs*）和《论医学小技》（*Art of Medicine*）。[⑤] 从这份大英图书馆收藏的编号为 Add. 17156 抄本的年代及其翻译技巧和翻译所使用的科学词汇可知，这两篇文献都是由拉斯艾因的塞伽斯译出的。虽然这部手抄本的现存状态仅是盖伦两部著作的一小部分，但极有可能它的原始状态包含这两部著作的完整本。最近的研究表明，盖伦《论食物的性能》一书的叙利亚版本是一部准确译本，体现了译者那卓有创造性的古希腊文文献翻译手法。[⑥]

最著名的叙利亚医学译文之一是希波克拉底《论医学格言》（*Aphorisms*）的一个译本。《论医学格言》是医学史最重要的著作之一，[⑦] 受到的关注远超任何其他同类著作。这一文本的编订者亨利·波尼翁（Henri Pognon，1853–1921）曾批评叙利亚语译文太过逐字直译，若从标准的叙利亚语法角度来看，着实无法令人满意，故而他推测该译文出现于叙利亚医学的最早期、前伊斯兰教时期，甚至可能就是塞伽斯所译。瑞内尔·德根（Rainer Degen，1941–2010）对此却持相反意见，他主要依靠间接证据谨慎地提出，

---

① 他可能亲自翻译了其中的一些文献。

② 之后的叙利亚医学著作的作者都是依赖阿拉伯语版本，而非叙利亚语版本的文献。

③（活跃于）400 年前后，埃米萨位于今天的叙利亚境内。——译者注

④ 于 394 年逝世，尼萨城位于小亚细亚。

⑤ 相对于同一主题的巨作《论治疗方法》（共 14 部）而言，盖伦认为，《论医学小技》中包含了所有医生都必须掌握的要领。“论医学小技”（*Petit art*）译自拉丁文“*Microtegni*”，这是 *Τέχνη ἰατρική*（论医学技艺）在西方中世纪（12 世纪）时广为人知的一个翻译。——编者注

⑥ John Wilkins and Siam Bhayro, “The Greek and Syrian traditions of Galen, *De alimentorum facultatibus*,” *Galenos*, Vol. 7 (2013), pp. 95–114.

⑦ H. Pognon, *Une version syriaque des Aphorismes d'Hippocrate*, Leipzig: J. C. Hinrichs, 1903.

他更倾向于确定侯奈因为译者。[①] 德根的观点后来得到普遍认可。[②] 虽说如此，最新的深入研究对这一定论也开始秉持谨慎严肃的怀疑态度，这也使得将叙利亚译本与侯奈因分离成为可能，[③] 人们认为该译文应是一项早于8世纪时期的叙利亚医学成就。[④]

四　叙利亚医学文献原著

很难估量叙利亚地区编纂的医学文献究竟佚失了多少，哪怕只是做粗略的估计都不容易。肯定还存在大量的文本，其中很多不仅仅是针对特定疾病或其他医学问题的著作，而是详细的医学大全和医学手册（其中一些是对早期著作的修订和改编）。完整保存下来的著作并不多，但以片段形式留存的却多得多。除了这些完整和片段化的证据，另一种研究叙利亚医学的证据形式或许能从归属伊斯兰医学传统的文本中被找到。最早用叙利亚语撰写的大量著作最终都被译成了阿拉伯语，从而挤进了阿拉伯医学著作的行列。[⑤] 叙利亚文本偶然也会以希伯来文本的形式出现，而我们却对叙利亚医学的这条传播路径知之甚少。

《为学生解答医学的问题》（*Questions on Medicine for Students*）是一本留存至今的非同一般的著作原本。这是整个中世纪时期最具影响力的医学著作，它的撰写始于侯奈因·伊本·伊斯哈格，至他的侄子侯白什（Ḥubaysh）时才

---

① R. Degen, "Zur syrischen Übersetzung der *Aphorismen* des Hippokrates," *Oriens Christianus*, Vol. 62 (1978), pp. 36–52.

② S. P. Brock, "The Syriac Background to Ḥunayn's Translation Techniques," *ARAM*, Vol. 3 (1993), pp. 139–162; O. Overwien, "The Paradigmatic Translator and His Method: Ḥunayn ibn Isḥāq's Translation of the Hippocratic *Aphorisms* From Greek via Syriac Into Arabic," *Intellectual History of the Islamicate World*, Vol. 3, No. 1–2 (2015), pp. 158–187.

③ 即质疑侯奈因的译者身份。——编者注

④ T. Mimura, "A Reconsideration of the Authorship of the Syriac Hippocratic *Aphorisms*: The Creation of the Syro-Arabic Bilingual Manuscript of the *Aphorisms* in the Tradition of Ḥunayn ibn Isḥāq's Arabic Translation," *Oriens*, Vol. 45, No. 1–2 (2017), pp. 80–104; S. Ch. Barry, "*Syriac Medicine and Ḥunayn ibn Isḥāq's Arabic Translation of the Hippocratic Aphorisms*", Journal of Semitic Studies Supplement, Vol. 39, Oxford: Oxford University Press, 2018.

⑤ Manfred Ullmann, *Die Medizin im Islam*, Handbuch der Orientalistik, Abteilung I: Nahe und der Mittlere Osten, 6. 1, pp. 100–103.

得以完稿，侯白什显然是为贯彻他导师的教诲而为之。[①] 该著作以介绍医学为目的，得益于其“问答模式”，它不仅在伊斯兰世界（在其阿拉伯语版本之中）占有重要地位，还曾在拉丁西方[②]占有重要地位。该著作旨在为医学的基本问题及其他许多问题（如疾病的病因、症状、治疗方法、医嘱饮食等）提供一份摘要。经证实，该著作在很大程度上受益于古代晚期亚历山大里亚医学院的文献著作。[③] 实际上，一部以其他资料为基础的文献汇编会让译文和原著之间的界限显得模糊不清。这对于在严格意义上无法将其界定为译文的其他资料而言亦是如此。大多数有价值的资料[④]的佚失使我们很难对一些叙利亚文献证据进行合理评估，即难以辨别对早期资料的直接引用是意译还是一种解读，抑或是某位叙利亚作者的原创。而那些研究古希腊医药知识的学者们的重要工作，就是找到特定古希腊文本之中的相关证据，从而更谨慎地处理叙利亚医学文献。

据目前所知，侯奈因曾非常热衷于编撰文献集。除了有介绍性的《为学生解答医学的问题》和一部药理学文集汇编留存（参见下文），还有另一本在篇幅上较其他作品更小的著作，题为《辑录自盖伦著作的医学问题》。[⑤]

迄今为止，已被普遍认可的最宏大的医学文集被称为《叙利亚医学之书》（*Syriac Book of Medicines*），这本书由 E. A. W. 布奇（E. A. W. Budge）[⑥]发现并整理。布奇如此命名就是想说明，其实我们面对的是一部单一的同质化著作。很多学者或许已接受了这种假设，但该假设太过偏离实际。虽然书名多少对人们有些误导，但我们认为其中三部文本在成书时并无关联。第一部广泛涉及治疗方法的文本源于盖伦的医学理论，并在疾病陈述中遵循“从头到脚”的原则。第二部文本描绘了行星和黄道十二宫与人类健康

---

① E. J. Wilson and S. Dinkha, *Hunain Ibn Ishaq's "Questions on Medicine for Students": Transcription and Translation of the Oldest Extant Syriac Version* (*Vat. Syr.* 192).

② 至少有两个拉丁文译本，由阿非利加的康斯坦丁（Constantine of the African）和托莱多的马克（Mark of Toledo）所译。

③ Danielle Jacquart and Nicoletta Palmieri, "La tradition alexandrine des *Masā'il fī ṭ-ṭibb* de Ḥunain ibn Isḥāq," in A. Garzya ed., *Storia e ecdotica dei testi medici greci. Atti del II Convegno Internazionale*, Napoli: M. D'Auria Editore, 1996, pp. 217-236.

④ 此处是指亚历山大里亚的医学论著。

⑤ *Medical Questions Taken from the Works of Galen*，该文本仍未被编订。

⑥ E. A. W. Budge ed., *Syrian Anatomy*, *Pathology and Therapeutics*, or *The Book of Medicines*, 2 Vols., London: Oxford University Press, 1913.

的关系。第三部文本提供了大量的处方，其中一些是以特定物质的天然属性为基础，其他则是倚重它们的魔力（参见下文）。学者们形成的普遍意见是，布奇发表的那些文本出自同一著作。① 尽管如此，由于第二部（占星术）著作和第三部（民间医学）著作已在其他地方被证实，确定还存在不同的版本形式和构成部分，“布奇文本”所假设的同一性亟待修订与再认识。

就“盖伦的”那部分材料而言，已经证实它大部分是盖伦两本作品的汇编，即《论受影响的部位》（*On the Affected Parts*）和《根据身体部位论药物的构成》（*On the Composition of Drugs According to Places in the Body*）。虽说如此，恰如巴哈依洛（Bhayro）所辩称的那样，文集汇编并非机械地将不同文献资料进行拼合，而是创造性地将希腊的医学知识进行节选和重组，还吸收了一些美索不达米亚的当地医学知识。②

有一本更为宏大的医学著作，它虽不像之前介绍的那些著作那样被编订或被彻底研究过，但仍值得一提。

1224 年于摩苏尔（Mosul）地区抄录的一份手抄本③孤本内含一部医学大全，这部医学大全在现存的叙利亚医学文献中的地位举足轻重。尽管初步的研究非常有限，但仍表明这的确是一本医学手册（*Kunnāshā*），它由侯奈因·伊本·伊斯哈格的学生，9 世纪时的医生伊沙沃·巴尔·阿里（Īšōᶜ bar ᶜAlī）所著。④ 这部七卷本的医学手册似乎在结构和内容上都参照了埃伊

---

① 关于各方观点的综述，参见 Stefanie Rudolf, *Syrische Astrologie und das syrische Medizinbuch*, Science, Technology, and Medicine in Ancient Cultures Vol. 7, Berlin: De Gruyter, 2018。

② S. Bhayro, R. Hawley, G. Kessel, and P. E. Pormann, "The Syriac Galen Palimpsest: Progress, Prospects and Problems," *Journal of Semitic Studies*, Vol. 58, No. 1 (2013), pp. 131-148; S. Bhayro, "Theory and Practice in the *Syriac Book of Medicines*: The Empirical Basis for the Persistence of Near Eastern Medical Lore," in J. Cale ed., *In the Wake of the Compendia: Infrastructural Contexts and the Licensing of Empiricism in Ancient and Medieval Mesopotamia*, Berlin: De Gruyter, 2015, pp. 147-158.

③ Syrian Orthodox Patriarchate 6/1，13 世纪，叙利亚东正教牧首图书馆藏。

④ 本文作者在大马士革附近的图书馆发现了这份包含医学手册的手抄本，由于抄本开头部分已佚失，关于该著作的标题我们无从得知。不过，在翻阅文本时，人们的注意力经常会被“*Kunnāšā*”一词所吸引。考虑到“医学手册”在叙利亚语中经常被称为“*Kunnāšā*”，我们很自然地将其作为该部宏伟作品的标题。在此，“*Kunnāshā*”和“*Kunnāšā*”两种形式都有可能。参见 G. Kessel, "A Syriac Medical *Kunnāšā* of Īšōᶜ bar ᶜAlī (9th c.): First Soundings," *Intellectual History of the Islamicate World*, Vol. 5 (2017), pp. 228-251。关于 Syriac Patriarchate of Antioch 的抄本，参见 https://dss-syriacpatriarchate.org/patriarchal-library/manuscripts/? lang=en。——编者注

纳的保罗的《手册》（*Pragmateia*）① 一书。医学手册涵盖了几乎所有常规医学问题的说明，如摄生和药物学、疾病症状及其治疗方法、② 发热和有毒药物。这本医学手册在叙利亚与阿拉伯医学史上的重要性已得到肯定，毫无疑问，它将会成为记录叙利亚医学四个世纪发展经历的关键性资料，因为它在当时为处于幼年时期的阿拉伯医疗科学奠定了基础。

除有现存的叙利亚文本作为佐证外，一些叙利亚医学文本以阿拉伯文译本的形式留存至今，其中绝大多数仅仅是作为被引文献。叙利亚东部学者约罕那·伊本·萨拉比云（Yūḥannā ibn Sarābiyūn）③ 的作品就为此提供了一个绝好的例证。萨拉比云编纂了一部七卷本的医学大纲（*Kunnāshā*），其叙利亚语的原本已经佚失，但有阿拉伯语、拉丁语和希伯来语的译本存世。他的医学大全仿效埃伊纳的保罗的著作，阐述了疾病（“从头到脚”）、有毒药物、发热和药方。④

阿布·巴克尔·穆罕默德·伊本·扎卡里亚·拉齐（Abū Bakr Muḥammad ibn Zakarīyāʾ al-Rāzī）⑤ 的《医学集成》一书表明，伊斯兰学者知道并有机会接触到叙利亚医学文献资料，甚至还能对其加以利用。⑥ 拉齐总共提供了七种文献资料的引文：绝大多数引文取自萨拉比云的医学大纲；其中之一来自希蒙（Shemʿōn）；另一未知文献资料被称作“胡扎耶”（‘Hūzāyē’），这应该是撰写于胡齐斯坦地区的一份医学大纲；一种是古尔吉什·伊本·吉卜里尔·伊本·巴赫蒂舒（Ğūrğīs ibn Ğibrīl ibn Bokhtīshūʿ）所写的医学大纲；以及在更低的程度上引用了所罗门（Shlēmōn）所写的未知的医学大纲，埃德萨的约伯（Job of Edessa）所写的《泌尿之书》（*Book on Urine*）及拉斯艾因的塞伽斯所写的《浮肿之书》（*Book on Dropsy*）。除萨拉比云的医学大纲外，这些作品中都未发现有叙利亚语和阿拉伯语译文留

---

① 字面含义为“全书/概要”，通常被称为“*Epitomè*”（摘要），P. Pormann 教授将其定性为“Handbook”。——编者注

② 按照“从头到脚”的原则对二者进行比照介绍。

③ 大约生活于 9 世纪。

④ P. E. Pormann, *The Oriental Tradition of Paul of Aegina's Pragmateia*, Studies in Ancient Medicine 29, Leiden: Brill, 2004; P. E. Pormann, “Yūḥannā Ibn Sarābiyūn: Further Studies into the Transmission of His Works,” *Arabic Sciences and Philosophy*, Vol. 14 (2004), pp. 233-262.

⑤ 大约生于 865 年，并于 925 年或 935 年逝世。

⑥ O. Kahl, *The Sanskrit, Syriac and Persian Sources in the Comprehensive Book of Rhazes*.

存于世。因此，《医学集成》一书理应被视为研究叙利亚医学文献的重要证据而加以利用。[①]

如前所述，自9世纪之后，比起叙利亚语，叙利亚的医学专家和医生更愿意使用阿拉伯语。这种转变或许是叙利亚医学手稿大量佚失的原因。虽说作者和读者开始转向阿拉伯语，但他们依然对发扬叙利亚语医学文献很感兴趣。巴赫卜烈思（Barhebraeus）[②] 就是这一矛盾对立时代最好的例证，他是叙利亚正教会的总主教，不仅是一位博学家和所谓叙利亚文艺复兴时期最具代表性的人物之一，还是一位专业的医生，坚持不懈地悬壶济世，比如他曾在大马士革著名的努里（Nūrī）医院从医，还是蒙古旭烈兀（Hulagu）汗的宫廷御医之一。[③] 一方面，只有很小的可能性，已知巴赫卜烈思的八部以医学为主题的著作中至少有一部是由叙利亚语写成的。总而言之，这些著作本身还属于伊斯兰医学，对原始的叙利亚语文本并无太多关注。这其中包括阿布·阿里·伊本·西纳（Abū‘ Alī ibn Sīnā）[④]《医典》（*Canon*）的部分叙利亚语译文，还有迪奥斯科里德斯（Dioscorides）《药物志》（*On Medical Substances*）的选段，一篇关于希波克拉底的《论医学格言》和《论预后》的评注，阿尔加菲基（al-Ghāfiqī）[⑤] 所写的药学著作的一个选段，以及侯奈因的著作《为学生解答医学的问题》的缩写本。[⑥] 另一方面，就在他倾注心力编纂叙利亚语神学经典文集《圣殿烛台》（*Candelabrum of the Sanctuary*）时，巴赫卜烈思认为书中有必要设置涉及植物和矿石的医学特性和人体解剖内容的章节。尽管无法确定资料的直接来源，且这些资料种类庞杂，可能既包括原始文本，也包括后续的汇编和伊斯兰百科全书式的作品，但巴赫卜烈思利用的参考文献资料根本上应该还是源于迪奥斯科里德斯的《药物志》和盖伦的著作——《论简单药物的性能》（*On the Powers of Simple Drugs*）和《论身体各部分的用处》（*On the Utility of the*

---

① 他在处理文献资料方面较为谨慎。

② 于1286年逝世。

③ F. Micheau, "Les traités médicaux de Barhebraeus," *Parole de l'Orient*, Vol. 33 (2008), pp. 159-175.

④ 这是阿维森纳的阿拉伯文名。——译者注

⑤ 约于1165年逝世。

⑥ H. Takahashi and N. Yaguchi, "On the Medical Works of Barhebraeus. With a Description of the Abridgement of Ḥunain's *Medical Questions*," *Aramaic Studies*, Vol. 15, No. 2 (2017), pp. 252-276.

Parts)。该事例可被视为这一时代文本复杂性的鲜明写照。

五　叙利亚医学理论与医院

四体液的病理学说系统可以追溯到希波克拉底和盖伦，但到古代晚期才得以完善和系统化，由此成为叙利亚医学①理论的基石。这一理论认为，

① 关于叙利亚医学史的研究，除了本文其他注释中的参考文献，亦见 Vittorio Berti, *L'au-delà de l'âme et l'en-deça du corps. Morceaux d'anthropologie chrétienne de la mort dans l'Église syro-orientale*. Paradosis 57, Fribourg: Academic Press Fribourg, 2015; S. Bhayro, "On the Problem of Syriac 'Influence' in the Transmission of Greek Science to the Arabs: The Cases of Astronomy, Philosophy, and Medicine," *Intellectual History of the Islamicate World*, Vol. 5, No. 3 (2017), pp. 211-227; M. Debié, "Sciences et savants syriaques: une histoire multiculturelle," dans É. Villey éd., *Les sciences en syriaque*, Études Syriaques 11, Paris: Paul Geuthner, 2014, pp. 9-66; M. W. Dols, "Syriac into Arabic: The Transmission of Greek Medicine," *ARAM*, Vol. 1, No. 1 (1989), pp. 45-52; Rika Gyselen, Philippe Gignoux, "Medicina e farmacologia," in S. Petruccioli ed., *Storia della scienza*, IV: Medioevo Rinascimento, Rome: Istituto della Enciclopedia Italiana, 2001, pp. 42-55; Ph. Gignoux, *Lexique des termes de la pharmacopée syriaque*, Cahiers de Studia Iranica 47, Paris: Association pour l'avancement des études iraniennes, 2011; J. Habbi, "Textes médicaux grecs en syriaque," in G. Fiaccadori ed., *Autori classici in lingue del Vicino e Medio Oriente. Atti del VI, VII, e VIII Seminario sul tema "Recupero di testi classici attraverso recezioni in lingue del Vicino e Medio Oriente"*, Roma: Istituto Poligrafico e Zecca dello Stato, 2001, pp. 9-23; G. Kessel, "The Syriac Epidemics and the Problem of Its Identification," in E. P. Pormann ed., *Epidemics in Context: Greek Commentaries on Hippocrates in the Arabic Tradition*, Scientia Graeco-Arabica 8, Berlin: Walter de Gruyter, 2012, pp. 93-117; M. Maróth, "Ein Fragment eines syrischen pharmazeutischen Rezeptbuches aus Turfan," *Altorientalische Forschungen*, Vol. 11, No. 1 (1984), pp. 115-125; M. Martelli, "Medicina ed alchimia. 'Estratti galenici' nel corpus degli scritti alchemici siriaci di Zosimo," *Galenos*, Vol. 4 (2010), pp. 207-228; M. Martelli, "Hippocrates in Two Syriac Alchemical Collections," *Aramaic Studies*, Vol. 15, No. 2 (2017), pp. 230-251; A. C. McCollum, "Greek Literature in the Christian East: Translations into Syriac, Georgian, and Armenian," *Intellectual History of the Islamicate World*, Vol. 3 (2015), pp. 15-65; T. Mimura, "Comparing Interpretative Glosses in the Syriac and Arabic Translations of the Hippocratic *Aphorisms*," *Aramaic Studies*, Vol. 15, No. 2 (2017), pp. 183-199; C. Müller-Kessler, "A Trilingual Pharmaceutical Lexical List: Greek-Aramaic-Middle Persian," *Le Muséon*, Vol. 130, No. 1-2 (2017), pp. 31-69; O. Overwien, "Syriac and Arabic Translators of Hippocratic Texts," in J. Jouanna and M. Zink ed., *Hippocrate et les hippocratismes: médecine, religion, société, XIVe Colloque international hippocratique*, Paris: Académie des Inscriptions et Belles-Lettres, 2014, pp. 403-417; P. E. Pormann, "The Development of Translation Techniques from Greek into Syriac and Arabic: The Case of Galen's on the Faculties and Powers of Simple Drugs, Book Six," in R. Hansberger et al., ed., *Medieval Arabic Thought: Essays in Honour of Fritz Zimmermann*, Warburg Institute Studies and Texts 4, London: Warburg Institute, 2012, pp. 143-162;

人体由四种体液构成：血液、黏液、黄胆汁和黑胆汁。每一种体液都与主要特性①中的两种，四季中的一季以及一种混合气质②相关。某种体液过多会被认为于健康有害，因而需要通过饮食来恢复平衡，或者通过放血、排泄的方法进行移除。

当我们强调体液学说的核心地位时，也不能忽视的是，到目前为止所掌握的文献资料也有助于我们认定，叙利亚医生在面对其他事物的影响时，还是虚怀若谷且具有敏锐洞察力的。关于波斯和印度医学与药理传统对叙利亚医学的影响仍然亟待研究。

叙利亚医学最能让人记住的莫过于十二位巴赫蒂舒（Bokhtīshūᶜ）家族成员以私人医生身份侍奉哈里发的事迹。③ 巴赫蒂舒家族最初来自贡德沙普尔城（Gondēshāpūr），而后他们在巴格达城声名鹊起，并在阿拔斯王朝时期参与到医院的医疗活动中。旧有的观点依据后世历史学家阿尔·齐弗提（al-Qifī）④ 的记载断言，第一座医院⑤建成于哈里发哈伦·拉希德（Hārūn al-Rashīd）⑥ 统治时期的巴格达城，这所医院与沙普尔一世（Shāpūr Ⅰ）在贡德沙普尔城建立的一所医学院和一所医院有着直接联系，贡德沙普尔城可谓是希腊医学传统的绿洲。尽管这一叙述被今人认为是虚构的，其目的

G. J. Reinink, "Theology and Medicine in Jundishapur: Cultural Changes in the Nestorian School Tradition," in A. A. MacDonald et al., ed., *Learned Antiquity: Scholarship and Society in the Near-East, the Greco-Roman World, and the Early Medieval West*, Groningen Studies in Cultural Change 5. Leuven: Peeters, 2003, pp. 163–174; J. W. Watt, "The Syriac Translations of Ḥunayn ibn Isḥāq and Their Precursors," in M. Tamcke and S. Grebenstein ed., *Geschichte, Theologie und Kultur des syrischen Christentums: Beiträge zum 7. Deutschen Syrologie-Symposium in Göttingen, Dezember* 2011, Göttinger Orientforschungen, I, Reihe: Syriaca 46, Wiesbaden: Harrassowitz, 2014, pp. 423–445。

① 分别为热、冷、干、湿。

② 分别为多血质、黏液质、胆汁质、抑郁质。

③ 自 765 年吉尔吉什·伊本·巴赫蒂舒（Ǧūrǧīs ibn Bokhtīshūᶜ）被传召至巴格达为哈里发阿尔·曼苏尔（al-Manšūr）治病，直至 1058 年在该王朝的最后一位代表乌拜德·阿拉·伊本·吉卜里尔·伊本·巴赫蒂舒（ᶜUbaydallāh ibn Čibrīl ibn Bokhtīshūᶜ）逝世为止。

④ 于 1248 年逝世。

⑤ 关于“医院”一词，标准的阿拉伯语术语为“*bīmāristān*”，该术语源自波斯语，在叙利亚语文献资料中也曾出现。

⑥ 786～809 年在位。

是巩固巴赫蒂舒的卓越地位，但它确有一些可信之处。① 例如，那时确实存在一所医院（*xenodocheion*），② 在这所医院转变为一所提供实质性医疗服务的机构之前，它应该已在医学界累积了一定的声望。总体而言，至少从7世纪起，胡齐斯坦地区已成为无可争议的医学研究重镇，直至早期伊斯兰时代出现多个专业性的诊疗活动中心为止。

值得一提的是，胡齐斯坦地区对医学研究——它在此萌芽与发展——的特别关注可能与该地区出现的大量讲古希腊语的人群有关，他们以俘虏的身份被驱赶至此地。③ 尽管如此，两者间的关联还有待进一步考释。

我们由其他证据材料得知，叙利亚医生也分属不同的教派（麦勒克派、叙利亚正教会和东叙利亚教会④）。尤其有据可查的是十字军东征时期。⑤ 拉丁语和阿拉伯语的年代记（chronicles）所留下的记载可被用于重构医生的

① M. W. Dols, "The Origins of the Islamic Hospital: Myth and Reality," *Bulletin for the History of Medicine*, Vol. 61 (1987), pp. 367－390; S. Abele, *Der politisch-gesellschaftliche Einfluss der nestorianischen Ärzte am Hofe der Abbasidenkalifen von al-Mansur bis al-Mutawakkil*, Hamburg: Kovač, 2008.

② 就像尼西比斯那样，医院附属于医学院。

③ Ch. Jullien, "La minorité chrétienne 'grecque' en terre d'Iran à l'époque sassanide," dans R. Gyselen éd., *Chrétiens en terre d'Iran: implantation et acculturation*, Cahiers de Studia Iranica 33, Chrétiens en terre d'Iran 1, Paris: Association pour l'avancement des études iraniennes, 2006, pp. 105－142.

④ 聂斯脱里原为叙利亚人，其教创在波斯，为了表示与西方教会的不同，号称东方教会（Church of the East）。景教是唐代汉文文献对东方至圣使徒至公亚述教会（简称东方亚述教会、东方教会、亚述教会）的称呼。"聂斯脱里派"不仅不等同于"景教"，并且这一名称本身是西方正统教派强加于东方亚述教会的一个带有歧视性质的称呼。尽管"聂斯脱里派"仍在被国内外学者反复使用，但从20世纪开始，诸多西方的基督教研究专家已经明确对"聂斯脱里派"这一名称表达了质疑和反对。学术界开始使用"东方使徒教会"（Apostolic Church of the East）、"东叙利亚教会"（East Syriac Church）、东方至圣使徒至公亚述教会（The Holy Apostolic Catholic Assyrian Church of the East）、"古代东方教会"（Ancient Church of the East）、"波斯教会"（Persian Church）等名称来称呼该教会。参见朱之谦《中国景教》，商务印书馆，2014，第10页；付子阳《哈萨克斯坦基督宗教历史与现状研究》，硕士学位论文，西北大学，2022，第14～17页。——编者注

⑤ A. M. Eddé, "Les médecins dans la société syrienne du VIIe/XIIIe siècle," *Annales Islamologiques*, Vol. 29 (1995), pp. 91－109; J. Pahlitzsch, "Ärzte ohne Grenzen: Melkitische, jüdische und samaritanische Ärzte in Ägypten und Syrien zur Zeit der Kreuzzüge," in F. Steger and K. P. Jankrift ed., *Gesundheit-Krankheit, Kulturtransfer medizinischen Wissens von der Spätantike bis in die Frühe Neuzeit*, Beihefte zum Archiv für Kulturgeschichte 55, Köln, Weimar and Wien: Böhlau, 2004, pp. 101－119; J. Nasrallah, "Médecins melchites de l'époque ayyubide," *Parole de l'Orient*, Vol. 5 (1974), pp. 189－200.

关系网，医生们的网络在战争期间不受国境限制。此外，叙利亚医生还曾在中国（唐朝）和蒙古统治者的宫廷内效命。

迪奥斯科里德斯的著作《药物志》和盖伦的《论简单药物的性能》这两本主要的希腊药理学著作均存在叙利亚文版本，只有后者流传至今。① 侯奈因翻译的前者的一些残篇出现在巴尔·巴赫鲁勒（Bar Bahlūl，10 世纪）编纂的词典里，不过对于后者我们却拥有两份手抄本。虽然这些文本还未校勘，但一项正在实施的名为“叙利亚盖伦重写本”（*Syriac Galen Palimpsest*）的研究项目将有望为我们提供期待已久的版本。这两本著作可以为药物词汇名录提供资源，这些词汇名录有时独立存在，有时被纳入其他著作中。②

许多其他以药理学为主题的文本都存在过叙利亚文版本，但其中只有少量存世。如侯奈因的文献汇编《论食物的医学性能》（*On the Medicinal Properties of Foodstuffs*）就是极其重要的资料，因为该著作的作者在很大程度上利用了迪奥斯科里德斯、盖伦、希波克拉底、以弗所的鲁弗斯（Rufus of Ephesus）以及其他人的成果。③ 还有多部内含多种药方的佚名药典，④ 诚如吉纽（Gignoux，1931-）所言，这些典籍是研究叙利亚语药理学词汇命名法则的唯一材料。⑤ 2011 年由吉纽编纂的药理学术语词典包含了大约 700 个词条，揭示了叙利亚语药理学不仅与古希腊文药理学知识存在联系，还同波斯语、阿拉伯语和梵语医学传统颇有关联。

---

① S. Bhayro and R. Hawley, “La littérature botanique et pharmaceutique en langue syriaque,” dans E. Villey éd., *Les sciences en syriaque*, Études Syriaques 11, Paris: Paul Geuthner, 2014, pp. 285-318.

② S. Bhayro, “The Judaeo-Syriac Medical Fragment from the Cairo Genizah: A New Edition and Analysis,” in L. Lehmhaus and M. Martelli ed., *Collecting Recipes: Byzantine and Jewish Pharmacology in Dialogue, Science, Technology, and Medicine in Ancient Cultures*, Vol. 4, Berlin: De Gruyter, 2017, pp. 273-300.

③ R. Hawley, “Preliminary Notes on a Syriac Treatise about the Medicinal Properties of Foodstuffs,” *Semitica et Classica*, Vol. 1 (2008), pp. 81-104.

④ 其中一部由布奇编订，作为《叙利亚医学之书》的一部分，可参考上文。

⑤ Ph. Gignoux, “Le traité syriaque anonyme sur les médications,” in R. Lavenant ed., *Symposium Syriacum VII: Uppsala University, Department of Asian and African Languages, 11-14 August 1996*, Orientalia Christiana Analecta 256, Roma: Pontificio Istituto Orientale, 1998, pp. 725-733.

六　中国的叙利亚基督教医生

最近的研究细化了我们对中国唐代敦煌和吐鲁番地区东方基督教徒的认识。据汉语、阿拉伯语、叙利亚语和拉丁语文献可知，东方教会的成员主要曾两次活跃于中国：第一次浪潮出现在唐朝；而到13世纪蒙古统治时期，浪潮再度出现，对此下文将继续进行论述。

我们对基督教徒在中国历史上的认识最初大部分依靠781年竖立于西安府①的一座石质纪念碑（即《大秦景教流行中国碑》）。这座石碑在1623年至1625年间被再度发现，碑上镌刻了一篇较长的汉语铭文。② 它在简述当地教会史之前，首先勾勒了基督教的主要特征。据这份材料可知，635年中国统治者与波斯基督教会使节首次正式接触。是年，唐朝首都长安举行了盛况空前的仪式欢迎教会僧侣阿罗本（Alopen）③ 前来，他被奉为宫廷上宾。阿罗本携带的《圣经》抄本被译为汉语，并由唐太宗亲自审定，唐太宗为此在638年发布了一道诏书，这还留存在中国官方记载中。伴随着初唐典型的盛大接待礼仪的是皇帝斥资为21位僧侣在都城建造修道院的敕令。在唐朝接下来的时间中，基督教悄然在中国快速发展，虽然不引人注目，却鲜遇挫折。745年颁布的一项中国法令表明，在另一座城市洛阳城中还存在另一所修道院，在偏远的州府也存在其他修道院。

845年，中国的基督教历史忽然中断，当时的唐武宗正试图遏制中国愈演愈烈的寺院修行风潮。他特别针对佛教寺院修行风潮，共毁坏了4600座佛教寺庙，另有26.5万名佛教僧尼被勒令还俗。即便如此，他也不希望“异域”宗教成为法外之地，因而他敕令3000名基督教和琐罗亚斯德教教徒还俗，并遣返了所有异族人。

受到此次冲击，有人断言佛教历经400余年才得以恢复到受冲击前的状态，基督教所受的相应影响也不难猜。阿拉伯旅行者认为，直至1076年西

① 今西安市。

② 其中有一小部分为叙利亚语。

③ 这可能是亚伯拉罕（Abraham）的汉语译名。

安府可能仍存有一座基督教修道院，但已无其他迹象表明那里还有中国基督教徒的踪迹了。

贯穿这一时代始终的是基督教在中亚和蒙古草原依旧繁盛远播，13 世纪早期，伴随着在成吉思汗（Jinghis Khan）[①] 手下兴起的蒙古帝国，诸多基督教徒和基督教部落乘势崛起，名扬四方。他们之中有著名的将领、总督、行政官员，还有商人和医生。因为蒙古统治者的家族时常迎娶信奉基督教的汪古（Ongut）部落和克烈（Kerait）部落女子为妻，她们中不少——最著名的当数唆鲁禾帖尼（Sorghoqtani），她是蒙哥（Mangu）、忽必烈（Khubilai）和旭烈兀汗的母亲，以及旭烈兀的妻子脱古思可敦（Doquz Khatun）——都曾手握重权。自 1278 年忽必烈汗完全征服中国至 1368 年明朝缔造者洪武帝征服蒙古都城汗八里[②]的 90 年间，中国的各大城市和港口开始再次修建基督教修道院和教堂，但是在这些地方负责教务的教士中，波斯人和土耳其人的数量多于中国人。随着蒙古统治走向末路，所有外族人遭到驱逐，基督教的兴盛犹如昙花一现般就此消逝。

很多迹象都可以证实叙利亚基督教徒在中国的医学活动。前文提及的西安府碑文为我们提供了线索，明确了医学是当时基督教传教的组成部分：“喂者来而飰之，寒者来而衣之，病者疗而起之，死者葬而安之。”[③] 这些基督教徒很有可能，至少会在某种程度上促成希腊医学原理向中国传播。例如，一部早期中国用于治疗骨骼与关节损伤名为《仙授理伤续断秘方》（*Secret Prescriptions from Immortals for the Treatment of Injuries and Bone Setting*）的手册，此书由 9 世纪前期的蔺道人编纂而成，用于指导治疗不同的骨折和脱臼病症。这本著作与古典希腊医学多有异曲同工之处，甚至在一本聂斯脱里派基督教徒所著之书中也有所论及。

《酉阳杂俎》则是由段成式编纂的一部百科全书式的作品，从该作品所提供的证据来看，基督教徒在医学知识传入唐朝中国过程中扮演了重要角色。该书 18 卷的后半部分包含了一份产于西亚的植物清单，其中还有这些

---

① 他的母亲也是一名基督徒。

② Khan Baliq，今北京市。

③ 译文中所引为《大秦景教流行中国碑》原文，参见赵力光编《大秦景教流行中国碑》，上海古籍出版社，2012，第 26~27 页。——译者注

植物的波斯语和拂林语（Fulin）[①] 名称，这些信息资料可能是由拂林国僧弯（Fulin monk Wan）传给编纂者的。这里出现的大部分拂林名称能被轻易地辨认出来，它们其实就是叙利亚语名称的汉语转写。[②]

14 世纪前叙利亚基督教徒对中国医学发展可能做出的贡献可以被辨认出来，但所有材料尚需引起足够重视，亦需对其进行批判式的考证。中亚和东亚地区保有叙利亚礼拜仪式的基督教徒在后来的时代中依然为人所知，他们凭借医学技能而深受赞誉，尤其是在蒙古人的统治之下。最著名的例子当数伊萨·塔尔伽玛（Isa Tarjama）[③]，他作为蒙古统治者宫廷内医学、药理学、数学和天文学专家而闻名于世。1263 年，他受命执掌广惠司（Broadening Benevolence Office），这是中国元代重要的制药部门，《回回药方》（*Collection of Muslim Prescriptions*）很可能也是经由他而传入中国的。因此，在穆斯林和阿拉伯医学知识在中国元朝的推广过程中，伊萨发挥了积极作用。[④]

七 叙利亚医学的影响

由于大部分文献资料未经校勘，且未经充分研究，所以要对叙利亚医学的影响进行一次全面的评价似乎还稍显牵强。虽然如此，我们依然可以勾勒一些大概的线条。叙利亚医学的主要贡献在于它将古希腊医学传入东方。一方面，希腊科学文献通过创造全新的科技词语和翻译技巧而为闪米特方言所用。[⑤] 另一方面，叙利亚学者和医生的开放态度能够让他们创造性

---

① 伊朗语“罗马”（Hrōm 或 Frōm）的汉语转写。

② D. M. Santos, “A Note on the Syriac and Persian Sources of the Pharmacological Section of the *Yǒuyáng zázǔ*,” *Collectanea Christiana Orientalia*, Vol. 7 (2010), pp. 217-229.

③ 约 1227～1308 年在世，在汉语资料中也被称为“阿锡页”或“爱薛”。

④ A. Schottenhammer, “Huihui Medicine and Medicinal Drugs in Yuan China,” in Morris Rossabi ed., *Eurasian Influences on Yuan China*, Singapore: Institute of Southeast Asian Studies, 2013, pp. 75-102; P. Buell, “How did Persian and Other Western Medical Knowledge Move East, and Chinese West? A Look at the Role of Rashid al-Din and Others,” *Asian Medicine*, Vol. 3, No. 2 (2007), pp. 279-295.

⑤ H. Daiber, “Semitische Sprachen als Kulturvermittler zwischen Antike und Mittelalter. Stand und Aufgaben der Forschung,” *Zeitschrift der Deutschen Morgenländischen Gesellschaft*, Vol. 136 (1986), pp. 292-313.

地将古希腊与其他[①]医学传统加以结合，能够让他们将医学知识学习制度化（如设立学院），也能够让他们对医疗服务进行组织和分配（例如设立医院和诊疗室）。

对医学的追求贯穿叙利亚基督教始终，它对知识文化和日常生活的各个方面都曾产生影响。因而，人们能够在各种意想不到的文本中，如使圣行传、诗歌、《圣经》注解和修道院神学论文中见到医学故事，对医理的指涉，以及对解剖学和生理学的详细知识。偶有出现的那些反对医学的呼声实则间接体现了社会文化中广泛存在的医学理论和实践活动。

随着传教目标的达成，叙利亚基督教徒成功地将古希腊医学知识传播至遥远的中国。比如，吐鲁番文书（Turfan manuscripts）里就发现了一份用叙利亚字体抄写的新波斯语药理学内容的残片，[②] 还有一份则用维吾尔语（Uighur）写就。[③] 奇里乞亚亚美尼亚王国（Cilician Armenia）受到的影响尤为深远，对叙利亚医学文献的翻译活动在此处进行。[④] 即便如此，叙利亚基督教徒到底在多大程度上为古希腊医学传入其他地区做出过贡献，尚存疑问。也有人指出，尽管古希腊医学依靠叙利亚基督教徒[⑤]才得以传入波斯伊朗，[⑥] 然而其他传播渠道的存在也并非完全不可能。[⑦]

伊斯兰医学文献引用对应的叙利亚词语来确定特定的药物，此事并不鲜见，特别是涉及药理学的专业术语时。同样，伊斯兰医学药方中提到的

---

① 美索不达米亚的、波斯的和印度的传统。

② N. Sims-Williams, "Early New Persian in Syriac Script: Two Texts from Turfan," *Bulletin of the School of Oriental and African Studies*, Vol. 74, No. 3 (2011), pp. 353-374. ［亦见 Lin Lijuan, "Hippocrates and Galen in Turfan: Remarks on SyrHT 1 and SyrHT 388," *Aramaic Studies*, Vol. 18, No. 2 (2020), pp. 213-239。——编者注］

③ P. Zieme, "Notes on Uighur Medicine, Especially on the Uighur Siddhasāra Tradition," *Asian Medicine*, Vol. 3 (2007), pp. 308-322; H. Takahashi, "Syriac as A Vehicle for Transmission of Knowledge Across Borders of Empires," *Horizons*, Vol 5, No. 1 (2014), pp. 29-52.

④ S. A. Vardanyan, "Ancient Armenian Translations of the Works of Syrian Physicians," *Revue des études arméniennes NS*, Vol. 16 (1982), pp. 213-219.

⑤ Paolo Delaini, *Medicina del corpo, medicina dell'anima. La circolazione delle conoscenze medico-filosofiche nell'Iran sasanide*, Indo-Iranica et orientalia 9, Milano: Mimesis, 2013.

⑥ 就像《丹伽尔特》（*Dēnkard*，也译为《宗教行事》）和《班达希申》（*Bundahishn*）中所记载的那样。

⑦ 譬如，盖伦医学曾出现在中国西藏，参见 R. Yoeli-Tlalim, "Revisiting 'Galen in Tibet'," *Medical History*, Vol. 56 (2012), pp. 355-365。

物质也经常使用源于叙利亚语的词语。①

医学在叙利亚基督教徒中生根发芽，为之后伊斯兰世界医药科学的勃兴奠定了基础。许多医学著作都是由基督教徒用阿拉伯语编纂的，其中不少著作广为人知，被广泛传抄，或被译成拉丁语后又传入欧洲。约罕那·伊本·萨拉比云还有一份摘要被译成了拉丁语，此事在上文曾简略提到。但事实上，侯奈因《为学生解答医学的问题》的拉丁文版本在医学入门读物中还是独占鳌头。《医艺集》（*Articella*）② 里有一篇冠以《侯奈因介绍盖伦医术》（*Isagoge Ioannitii ad Tegni Galieni*）名称的文本，大约成书于1250年，它在那时新兴的大学课程教学中发挥了举足轻重的作用，在16世纪前被广泛阅读和注释。与之齐名的文本则是11世纪叙利亚东部神学家伊本·布塔兰所写的《健康维护概说》（*Maintenance of Health*），这是本卫生保健知识概要，它在欧洲广受好评，它的拉丁语译本（即 *Tacuinus sanitatis*）最先出现，而后又以各国方言的形式为人们所用。该作也曾以缩写本的形式出现，增添了日常生活中的很多生动图景。该作包罗万象，其中大部分涉及食物，旨在考察所有病症和健康状况③及其变化。

依目前研究状况而论，孤立看待叙利亚医学的做法是不可取的。相反，在厘清叙利亚医学与许多相邻地区医学传统——诸如亚历山大里亚、波斯和伊斯兰医学——之间的关系时，必须将之放置在文化交流的背景当中。通过语文学、历史学和社会学层面的详细对比研究，我们对历代叙利亚医学专家们与医生们的真实贡献有所了解。概言之，叙利亚医学史还有待书写，我们仅能猜测一个好的研究会带来什么。然而，不容置疑的是，叙利亚医学完全应归属于广泛意义上的科学史和医学史，尽管关于它的章节目前只能描绘它的大概。

徐昊 译；杨李琼、谷操 校

［格里高利·凯塞尔（Grigory Kessel），奥地利科学院

① 然而，此类作品的比例总是微不足道的。

② 这本文集用于医学基础训练。

③ 这被称为“六种非自然的原因”。

（Austrian Academy of Sciences）拜占庭研究中心助理研究员；
徐昊，南通大学文学院历史系讲师；
杨李琼，法国索邦大学古典学博士研究生；
谷操，南京师范大学社会发展学院暨西欧研究中心讲师］

（责任编辑：郑彬彬）

阿拉伯医学的诞生和发展

〔法〕罗伯特·阿莱西*

摘　要　阿拉伯医学源自贝都因文化，其最初阶段处于古叙利亚、古希腊、萨珊波斯以及印度的影响之中。在先知穆罕默德离世仅仅两个世纪之后，阿拉伯医学融合吸收了浩如烟海的科学文献，树立了一个前所未有的典范。由于文献资料纷繁复杂，且其中一些时代较晚，因此很难追溯阿拉伯医学的开端。不过值得一提的是，阿拉伯史家有时会汲取古代文献资料并如实引述。诚然，很多文稿是历史重构而来的，但基于这些文稿的比较方法以及文献分析研究可以使我们有所收获，其中甚至包括伊斯兰早期医生的相关内容。阿拉伯医学初期的另一个特征涉及基督教医生的社会和政治地位问题，他们聚在阿拔斯王朝早期的哈里发身边，地位远高于穆斯林医生。诸多文献翻译（主要是将古希腊文和叙利亚文译成阿拉伯文）和为数众多的原创科学论著均归功于这些基督教医生。而这些频繁的活动也引起了医生间的嫉妒之心和诡计谋算。这些医

* 笔者受邀参与此卷编写，为此特向维罗尼可·布东-米洛（Véronique Boudon-Millot）教授致谢。文中的所有译文，除贾希兹的《吝人传》（ai-Jāḥiẓ, *Le livre des avares*, trad. par Ch. Pellat, Paris: Éditions Maisonneuve et Larose, 1997），其他部分均为笔者个人翻译。[关于该领域，医学手抄本为我们保留了非常多的资料，其中大部分尚未编订。已经出版的文本大多存在问题，或文本未经校勘，或译文不准确。所以，作者亲自校勘了阿拉伯文文本并翻译了大部分引文。关于叙利亚医学和阿拉伯医学，除了此前提到的 BIU Santé 数据库，还可浏览 A Digital Corpus for Graeco-Arabic Studies 网站，均可免费浏览并下载全文。网站上有古希腊语原文，阿拉伯语译文、摘要、评论和二手资料等文献，可对照阅读，包括：al-Fārābī, al-Nayrīzī, al-Ruhāwī, Alexander of Aphrodisias, Anon, Apollonius of Perga, Aristotle, Euclid, Galen, Gregory of Nazianzus, Hippocrates, Ḥunayn ibn Isḥāq, Hypsicles, Ibn al-Nadīm, Ibn Riḍwān, Ibn Rušd, Ibn Sīnā, Ibn Suwār, Nicolaus of Damascus, Nicomachus of Gerasa, Pappus, Porphyry, Proclus Diadochus, ps-Aristotle, ps-Cebes, ps-Galen, ps-Hermes Trismegistus, ps-Hippocrates, ps-Menander, ps-Plato, ps-Plutarch（https://www.graeco-arabic-studies.org/home.html）。关于惠康图书馆收藏的阿拉伯医学抄本，参见 Nikolaj Serikoff, *Arabic Medical Manuscripts of the Wellcome Library: A Descriptive Catalogue of the Ḥaddād Collection* (*WMS Arabic 401-487*), Leiden: Brill, 2005。——编者注]

生中侯奈因·伊本·伊斯哈格（Ḥunayn ibn Isḥāq）最负盛名，他的传记便是极为精彩的例证。

关键词 阿拉伯医学 贝都因医学 侯奈因·伊本·伊斯哈格 穆斯林医生

阿拉伯医学史极其生动地展现了一个特点：通过规模宏大的翻译运动，它将古希腊的科技文献进行融会吸收。这场“大翻译运动”的显著特征既表现在其广博上——如卡尔·戈特洛布·库恩（Calorus Gottlob Kühn）[①] 在19世纪编纂的20000余页的盖伦著作全集；也体现在时间和空间的集中性上。空间上主要是巴格达（阿拔斯王朝哈里发的都城）；时间上，这场运动随着8世纪中叶阿拔斯王朝的兴起而发端，并一直延续到10世纪末的白益王朝[②]，那时的人们已感觉到阿拉伯著作质量上佳，不再需要翻译新的论著。[③] 另外要指出的是阿拉伯医学所处的情况较为特殊。当时最具声望的翻译家侯奈因·伊本·伊斯哈格［808～873（伊斯兰教历192～260）］[④] 在《致阿里·伊本·亚赫亚书函》（*Épître adressée à ʻAlī ibn Yaḥyá*）[⑤] 中明确指

① Galien, *Opera omnia*, C. G. Kühn éd., 20 Vols., Leipzig: Libr. Car. Cnoblochii, 1821–1833.

② Būyides，伊斯兰教历320年至447年，公元945年至1055年。

③ 关于科学著作的总览，参见 G. Endress, "Die Wissenschaftliche Literatur," dans W. Fisher éd., *Grundriß der arabischen Philologie*, Wiesbaden: Reichert, 1992, Vol. 3, pp. 24–152。关于巴格达的希阿大翻译运动与阿拔斯时代早期社会，参见 D. Gutas, *Pensée grecque, culture arabe: le mouvement de traduction gréco-arabe à Bagdad et la société abbasside primitive* (*IIᵉ-IVᵉ/VIIIᵉ-Xᵉ siècles*), Paris: Aubier, 2005, pp. 23–37。关于古希腊与叙利亚文的翻译，参见 D. Gutas, "Tardjama: Translations from Greek and Syriac," dans P. Bearman et al. éd., *Encyclopédie de l'Islam*, 2ᵉ éd., Leiden: Brill, 1998, Vol. 10（Tardjama 为阿拉伯文ترجمة一词的拉丁转写，“翻译”之意。——译者注）

④ 有关侯奈因·伊本·伊斯哈格的生平及著作，参见 G. Strohmaier, "Ḥunayn b. Isḥāq," dans K. Fleet et al. éd., *Encyclopédie de l'Islam*, 3ᵉ éd., Leiden: Brill, 2017, Vol. 3。

⑤ 题目全名为《侯奈因·伊本·伊斯哈格致阿里·伊本·亚赫亚书函之论所知已译盖伦书籍与少数未译盖伦书籍》（*Épître de Ḥunayn ibn Isḥāq à ʻAlī ibn Yaḥyá sur les livres de Galien qui à sa connaissance ont été traduits et sur quelques-uns qui n'ont pas été traduits*），侯奈因先是在856年将其书信由叙利亚文译为阿拉伯文，后于864年进行修整。我们现在所读的文本基于后一个版本，我们有两个校订本：校本A（伊斯坦布尔藏，手抄本 Ayasofya 3631）和校本B（伊斯坦布尔藏，手抄本 Ayasofya 3590）。校本A首先在1925年出版，关于盖伦著作的叙利亚文和阿拉伯文翻译，参见 G. Bergsträsser, "Ḥunayn ibn Isḥāq über die syrischen und arabischen Galen-Übersetzunge," *Abhandlungen für die Kunde des Morgenlandes: Herausgegeben von der Deutschen Morgenländischen Gesellschaft*, Vol. 17, nº 2, 1925。7年后，由 H. Ritter 和 M. Meyerhof

出在他知晓并添加标题、概括内容和指出译者姓名的 129 本盖伦的论著中，大部分从 9 世纪起已经被译为叙利亚文或阿拉伯文。

虽然如此，但是人们不应忘记，阿拉伯医学的诞生其实是处于一个不同影响力交汇的十字路口上，曼弗雷德·乌尔曼（Manfred Ullmann）称之为“来自四个方面”的影响力。① 阿拉伯医学的雏形源自贝都因文化，自其开端便伴随着对外征服，受到古叙利亚、古希腊、萨珊波斯和印度的影响。先知穆罕默德于 632 年离世，不到一个世纪的光景，穆斯林便占领了从西班牙至印度河谷的广阔区域。此处无法详尽叙述这些不同的影响，② 然而我们

告知，G. Bergsträsser 了解到有校本 B 的存在，但他没有将原文本再版，而是根据该手抄本发表了一份增补和修正列表，并附了一份对两份底本的深入比较研究报告，补充在侯奈因的一篇小册上，题目是：《侯奈因·伊本·伊斯哈格小册，论图书名录中盖伦未提之书籍》（*Un opuscule de Ḥunayn ibn Isḥāq sur les livres que Galien n'a pas mentionnés dans l'Index de ses livres*），“图书名录”即盖伦《论亲著图书》（*Sur ses propres livres*）。这一小册由两部分构成：前篇包括盖伦未曾提到的论著（编号 130~155），后篇包括托盖伦之名所流传下来的伪作（编号 156~179）。这两篇相合构成了今天的参考版本，《侯奈因·伊本·伊斯哈格关于盖伦相关参考书目的新资料》（G. Bergsträsser, “Neue Materialien zu Ḥunain Ibn Isḥāq's Galen-Bibliographie,” *Abhandlungen für die Kunde des Morgenlandes: Herausgeben von der Deutschen Morgenländischen Gesselschaft*, Vol. 19, n° 2, 1932, pp. 7-108）。另需补充第三个版本，出自手抄本 C（Ayasofya 3593），此手抄本虽是一个简表，却似乎指向了侯奈因所写文本的最早版本。关于该阿拉伯文文本、德语译文以及极佳的问题综述，参见《侯奈因·伊本·伊斯哈格关于盖伦相关参考书目的一份新手抄本》（F. Käs, “Eine neue Handschrift von Ḥunain Ibn Isḥāqs Galen-bibliographie,” *Zeitschrift für Geschichte der arabisch-islamischen Wissenschaften*, n. 19, 2010-2011, pp. 135-193）。

① Manfred Ullmann, *La médecine islamique*, trad. par Fabienne Hareau, Paris: Presses Universitaires de France, 1995, p. 28. [曼弗雷德·乌尔曼著有两个版本的《伊斯兰医学史》，分别是德文版（1970 年出版）和英文版（1978 年出版），英文版是德文版的缩略版，德文版中多了对文本的介绍和评论，是研究阿拉伯医学史的必读著作。法文版（1995 年出版）是从英文版翻译而来。在该书中，曼弗雷德·乌尔曼介绍了 9 世纪传入阿拉伯世界的医学体系。他认为，该体系一般被称为阿拉伯医学，但许多杰出的医生都是伊朗人而不是阿拉伯人，如拉齐、Al-Majusi（Haly Abbas）和阿维森纳。当然，他们的科学作品主要是用阿拉伯语写就的。另外，许多医生是基督徒（如侯奈因·伊本·伊斯哈格）或犹太人（如 Maimonides）。但是，他们的宗教归属和种族背景并不重要。这些学者都生活在伊斯兰文化圈，并为塑造该文化持续做出贡献。因此，当我们谈到伊斯兰医学时，伊斯兰是一种吸收了许多不同思潮并对其进行整合和发展的文化。伊斯兰医学并不是在阿拉伯地区发展起来的，相反，它是希腊古代晚期的医学，从 9 世纪开始在地中海南部和西部用阿拉伯语写就，语言障碍的跨越使医学内容几乎没有被改动。——编者注]

② 关于阿拉伯医学和这些影响的综述，参见 Manfred Ullmann, *Die Medizin im Islam*, Leiden: Brill, 1970。在文献导论（第 1~13 页）中，还应在此问题研究的书单中加入《论希腊文版本著者及叙利亚、阿拉伯、亚美尼亚与波斯评注》一书，G. Wenrich, *De auctorum graecorum*

需要记住的是，在外部世界的学术研究影响下，阿拉伯医学并没有迎来自身的蓬勃发展。恰恰相反，这些外部影响仍强烈地持续着，至少到 750 年阿拔斯王朝建立，或 762 年创建巴格达时，情况依然如此。通过 642 年阿拉伯人占领亚历山大里亚这一事例，曼弗雷德·乌尔曼[①]阐述了这一现象：大约到 719 年，亚历山大里亚学院[②]不复存在，学者们当然会继续用古希腊文进行研究；然而由于阿拉伯的统治，这些古希腊文手稿已不可能流传到君士坦丁堡。而古希腊文手稿的消失，也可以说明为何《亚历山大里亚概要》（*Summaria Alexandrinorum*）一书只有阿拉伯文译本[③]保留了下来。这是盖伦编写的 16 本“致初学者”（*pour les débutants*）著作的摘要，附有评注。而这些文献的译者，阿拉伯传统上认为是如下几位：亚历山大里亚的约翰（Jean d'Alexandrie）、杰西奥斯（Gessios）、安其拉乌斯（Anqīlāwus）、马里诺斯（Marinos），不过他们的身份已不可考。

实际上，在阿拉伯征服之前，古希腊医学在近东的同化进程就已经开始了，主要涉及希波克拉底、盖伦以及迪奥斯科里德斯的医学。除亚历山大里亚和君士坦丁堡外，诸多学院在安条克（Antioche）、阿米达（Amida）尤其是埃德萨（Édesse）迅速兴起，埃德萨更是在 5 世纪成为一个相当重要的教育和翻译中心，在这里古希腊文的医药和其他科学文献被译成叙利亚

versionibus et commentariis syriacis arabicis armeniacis persicisque commentatio, Lipsiea: Vogel, 1842。此文后又被以下著作增补完善，M. Steinschneider, *Die arabischen Übersetzungen aus dem Griechischen*, Graz: Akademische Druck-u. Verlagsanstalt, 1960; F. Sezgin, *Geschichte des arabischen Schrifttums. Medizin-Pharmazie-Zoologie-Tierheilkunde bis ca. 430 H*, Vol. 3, Leiden: Brill, 1970。亦可参见 G. Endress, “Die wissenschaftliche Literatur,” dans W. Fisher éd., *Grundriß der arabischen Philologie*, Vol. 3, pp. 24–152; F. Rosenthal, *The Classical Heritage in Islam*, London-New York: Routledge, 1994, Introduction, pp. 1–14。

① Manfred Ullmann, *La médecine islamique*.

② 关于阿拉伯世界的亚历山大里亚学院，参见 P. Adamson, O. Overwien et G. Strohmaier, “The School of Alexandria,” dans K. Fleet et al., éd., *Encyclopédie de l'Islam*, 3e éd., Vol. 4, Leiden: Brill, 2016; 关于阿拉伯医学，亦见 Manfred Ullmann, *Die Medizin im Islam*, p. 21。（约公元 500 年，随着雅典学院的衰落，亚历山大里亚成为新的语言学、哲学和医学中心。——编者注）

③ 阿拉伯文为 *Jawāmiʿ al-Iskandarānīyīn*，也有一份希伯来语译本流传至今，是 14 世纪的犹太拉比 Šimson ben Šelomoh 所写，参见 Manfred Ullmann, *Die Medizin im Islam*, p. 67。关于亚历山大里亚学院的经典，参见 V. Boudon-Millot, *Galien*, *Introduction générale*, *Sur l'ordre de ses propres livres*, *Sur ses propres livres*, *Que l'excellent médecin est aussi philosophe*, Vol. 1, Paris: Les Belles Lettres, 2007, pp. CXIII–CXXX avec la bibliographie。

文。叙利亚基督徒留给了阿拉伯人古希腊文文本，但不能因此推断阿拉伯人只依靠这些古希腊文文本发展其医学。这是对一个重要历史事实的歪曲认识。其实，在阿拔斯王朝时期，这些文献的叙利亚文和阿拉伯文翻译数量才有显著提升。①

但不管怎样，叙利亚文文本在阿拉伯医学的发展中仍然起到了首要作用。489 年，拜占庭皇帝芝诺（Zénon）决定关闭埃德萨学院，致使聚在此处的聂斯脱里派基督徒（les chrétiens nestoriens）纷纷逃至萨珊帝国避难。他们中有的人在尼西比斯（Nisibe）安身，另一些则前往位于底格里斯河东侧的君迪沙普尔（Jundaysābūr），这些人在此处通过自身的作为确保了希腊医学的教授与传承。

529 年，拜占庭皇帝查士丁尼一世关闭雅典学院，而聂斯脱里派基督徒的影响力仍在壮大，因为霍斯劳一世②对他们采取支持政策。另外，我们也不要忘记，同样还是 6 世纪，叙利亚正教会教士塞伽斯所做的贡献。③ 这里仅举一例，在侯奈因·伊本·伊斯哈格 9 世纪所作的《书函》（*Épître*，*Risālah*）④中，有一个关于盖伦 129 本论著译文的列表，其中塞伽斯被提及 34 次。如今，人们都赞同，盖伦的 35 本古希腊文著作是由塞伽斯译成叙利亚文的。⑤

因此，阿拉伯人对希腊医学的接受情况很特殊。事实上，传统上对于翻译阶段和随后必然的融合吸收阶段的区分，在此处并无明确的界限。如

---

① 关于文献传承这一重要问题，详见这本书中的参考书目 D. Gutas, *Pensée grecque, culture arabe*, pp. 50-53. 尤其是第 51 页注释 16，作者有解释这一错误判断为何在学者中广泛流传。虽如此，要注意，Manfred Ullmann 解释道，在叙利亚和埃及的近东学院的基督化进程亦伴随着阿拉伯人对所继承文献和规划的拣选现象，M. Ullamann 在这里没有出现上述的判断错误。Manfred Ullmann, *La médecine islamique*, p. 13.

② 库思老一世（阿努希尔万，不朽的灵魂，Khursaw Ier Anūsharwān, Chosroës Ier, 531 年至 579 年在位）。

③ Jacobite Sergius de Resh‘ ayna，来自拉斯艾因，他于 536 年在君士坦丁堡过世。

④ *Risālatu Ḥunayn ibn Isḥāqa ilá ‘Alīy ibn Yaḥyá fī dhikri mā turjima min kutubi Jālīnūsa bi-‘ ilimihi wa-ba‘ ḍi mā lam yutarjam*, G. Bergsträsser éd., *Ḥunayn ibn Isḥāq über die syrischen und arabischen Galen-Übersetzungen*, 1925.

⑤ 据计算，为 27～37 本。关于该问题，参见 V. Boudon-Millot, *Galien, Introduction générale, Sur l'ordre de ses propres livres, Sur ses propres livres, Que l'excellent médecin est aussi philosophe*, p. CXLIX, n. 199；另见 V. Bouton-Millot, "L'ecdotique des textes médicaux grecs et l'apport des traductions orientales," dans G. R. Goulet et U. Rudolph éd., *Entre Orient et Occident: la philosophie et la science gréco-romaines dans le monde arabe*, Entretiens sur l'Antiquité classique, 57, Vandœuvres: Fondation Hardt, 2011, p. 326。

前所见，侯奈因了解并使用了大量的叙利亚文译文，他本人也把希腊医学文献译为叙利亚文或阿拉伯文。但他同时也原创了50篇以上的医学论著，[①]这是阿拉伯医学完美融会吸收希腊医学的不容置疑的证据。

不过，这种融合最为显著的证明体现在拉齐身上。拉齐的拉丁文名为“Rhazes”［约854~925或935（伊斯兰教历250~313或323）］，是继侯奈因之后第二代的医生，他在《关于盖伦的种种疑问》（*Sur les doutes au sujet de Galien*, *Kitāb al-shukūk ʻ alá Jālīnūs*）一书的前言中写道：

> 穆罕默德·伊本·扎卡里亚·拉齐（Muḥammad ibn Zakarīyā' al-Rāzī）说道：对，我很清楚，就因为我写了这本书，很多人把我当作一个无知之徒。很多人对我诸多指责，恶言相向。又或者，（他们说），（这本书）好像就是在展现我的才能，通过里面的表达——愤愤不满抑或自寻乐趣——达到目的。而这个目的只是反驳盖伦，反驳盖伦哲学的每一处伟大、博学、超群，并且质疑盖伦的地位。因此，我才发现——神会知道——我内心中所受的折磨。我所对抗的这个人，我曾全身心地沉浸在他的无上智慧之中，他曾使我获益最多。我只有在他身上才找到了正确的道路，我所跟随的是他的足迹，我只有在他的海洋中才能汲取营养；而我却做出了不该做的事情：如同奴仆反对主人，学生反对老师，获益的人反对恩人。
>
> 我所承受的不幸，神可见证。我并非想说，我在这本书里提及的种种疑问遍布在盖伦的书里。盖伦博学出众，才能非凡，声名显赫，地位尊崇。他的书用处广泛，也会流芳百世。我想说的是，医药科学与哲学不容人们屈服于泰斗或一味赞同，也不能妥协从而放弃深入钻研：哲人不喜欢他的学生这样，也不喜欢求教于他的人这样。盖伦在《论身体各部分的用处》（*Sur l'utilité des parties*）一书中也有提到，如果有人催促自己的信众或支持者毫无理由地赞同自己，他便会加以斥责。如果这位贤人现在还在世，他（本人）也不会责怪我写这本书，只因他对真理的偏爱，对全然钻研课题以及达到最终目标的热爱。因此，

① 详细列表，参见F. Sezgin, *Geschichte des arabischen Schrifttums*, pp. 249–256。

我写了这本书。这件事也断不会令他生厌的，这使我有了很大的勇气完成作书的使命。①

这篇文献给了我们一个极为清晰的说明，不是针对阿拉伯医学的初始阶段，而是紧随其后的一个时期，这时译者的工作不断高强度地推进着。该文献不仅表明作者自己对盖伦的作品了然于心——这是第一段的主题，同时还表现了科学进步的实现——这是第二段的主题，也表明了要以科学研究之名，为盖伦作品添加必要的补充。

一　阿拉伯医学的资料来源

在试图弄明白阿拉伯医学何以能够如此快速发展之前，有必要对其来源做些许介绍。艾米莉·萨维奇-史密斯（Emilie Savage-Smith，1941-）以公正的视角，强调了研究阿拉伯医学所能参考的充满多样性和复杂性的来源，② 包括：医学论著本身；阿拉伯世界称为“*ṭabaqāt*”的某些记录著名人物生平的传记作品；编年史、百科著作和游记；文学、哲学、神学和法学作品；先知穆罕默德的教诲（单数作“*ḥadīth*”）③，尤其是9世纪早期编写的圣训；④ 获准成立医院的慈善机构（单数作“*waqf*”）⑤ 的创建文书。另外，还有通过考古发掘获取的其他类型文件，甚至也可以是医学或药理学

① Muḥammad ibn Zakarīyā' al-Rāzī, *Kitāb al-shukūk ʻ alá Jālīnūs*, M. Mohaghegh éd., Tehran: International Institute of Islamic Thought and Civilization, 1993, p. 1, l. 6-20. ［“l”为“ligne”（行）的法文缩写。——编者注］

② Emilie Savage-Smith, “Médecine,” dans R. Rashed éd., *Histoire des sciences arabes: technologie, alchimie et sciences de la vie*, Vol. 3, Paris: Seuil, 1997, pp. 157-159.

③ 意为“圣训”。——译者注

④ 在这个颇长的列表基础上，还要加上所谓“公侯书鉴”的文献作品，通常由达官贵人为国家领袖（哈里发、苏丹、国家元老、官员）编写，但偶尔也会由国家领袖自行书写，例如，致儿子的忠告书。这些文字记录包含了关于阿拉伯医学开端的珍贵信息，比如塔希尔·伊本·侯赛因［Ṭāhir ibn al-Ḥusayn，776~822（伊斯兰教历159~207年）］，呼罗珊地区总督在伊斯兰教历206年（821~822）向他的儿子阿卜杜拉（ʻAbd Allāh）写了一封信，他在信中提议对穆斯林尽慈善义务，敦促其子要建立医院并安置医生。参见 M. W. Dols, “The Origins of the Islamic Hospital: Myth and Reality,” *Bulletin of the History of Medicine*, Vol. 61 (1987), p. 382。

⑤ 意为宗教捐献。——译者注

手稿中的图片说明。正如我们列举的，弄清这样一个太过庞杂的整体是不可能的。为了分析，必然要汇集不同的科学门类，而这些数目巨大的门类也是难度骤增的一个原因。此外，还要考虑到阿拉伯医学文献本身也极难获得，因为有相当多的论著至今仍未刊行。

关于部分或整本探讨医学史的阿拉伯图书，曼弗雷德·乌尔曼提供了一份完整的书单。① 这些书每一本都很重要，但是对研究阿拉伯医学的诞生而言，却有各自不同的用途。因此，需要将那些提供医生传记、历史汇编、参考书目的文集与其他图书区分开来，其他图书是箴言文学中所摘录的格言汇编，而其中的逸闻和重构使箴言文学在推定来源时难以应用。② 这里无法将这些来源一一呈现，然而关于阿拉伯医学的诞生，如果想在众多作者中列出那些提供最重要、最可信来源的作者，则要从生活在 9 世纪的作者开始。他们身处“大翻译运动”时代，代表性人物则数侯奈因最为杰出。在这些作者中，首先要提到伊沙克·伊本·阿里·鲁哈威（Isḥāq ibn ‘ Alī al-Ruhāwī），他生活在 9 世纪下半叶，是最早一批阿拉伯医学论著中题为《医生的实践伦理》（*Adab al-ṭabīb*, *La formation du médecin*）③ 的作者。此外，阿布·哈桑·优素福·易卜拉欣·伊本·达耶［Abū al-Ḥasan Yūsuf Ibrāhīm ibn al-Dāyah，卒于 878 年（伊斯兰教历 265 年）］，在其《医者讯息集》

---

① Manfred Ullmann, *Die Medizin im Islam*, pp. 228-233，详见第 11 章“Geschichte der Medizin”。

② 白哈奇（al-Bayhaqī，卒于伊斯兰教历 565 年，公元 1169 年）的著作《增补智慧宝器》（*Tatimmat ṣiwān al-ḥikmah*）便属于这一类别，但是它也包含了自侯奈因以来各个译者的诸多生平信息。参见 Manfred Ullmann, *Die Medizin im Islam*, p. 231。

③ Manfred Ullmann, *Die Medizin im Islam*, p. 223. 参见同页参考书目，注释 3。该论著由 M. Levey 译成英文，参见《中世纪伊斯兰医学伦理，以鲁哈威的〈医生的实践伦理〉为参考》［M. Levey, “Medical Ethics of Medieval Islam with Special Reference to Al-Ruhāwī's *Practical Ethics of the Physician*,” *Transactions of the American Philosophical Society*, Vol. 57, No. 3 (1967), pp. 1-100］。《医生的实践伦理》以影印形式出版过，参见 Is ḥāq ibn ‘ Alī al-Ruhāwī, *Adab al-ṭabīb*, F. Sezgin éd., Frankfurt am Main: Institute for the History of Arabic-Islamic Sciences, 1985，之后 1992 年（由 M. S. M. al-‘ Āsīrī 和 K. al-Sāmarrā'ī）出版过两次。该论著最好的版本是 J. Christoph Bürgel（Is ḥāq ibn ‘ Alī al-Ruhāwī, *Kitāb adab al-ṭabīb*, J. C. Bürgel éd.）的版本，可在线阅览（https://www. graeco-arabic-studies. org/single-text/text/buergel-10. html），但该版本从未出版发行。关于该论著最完整的专题著作是 J. C. Bürgel 的《中世纪阿拉伯医生的生活与思想》，参见 J. C. Bürgel, *Ärztliches Leben und Denken im arabischen Mittelalter*, F. Käs éd., Islamic History and Civilization, 135, Leiden: Brill, 2016。（关于鲁哈威的这一著作，本文出现了三个不同的法文书名，中译名统一采用 M. Levey 的说法，即《医生的实践伦理》。——编者注）

（*Akhbār al-aṭibbā*）一书中，提供了生活在哈里发哈伦·拉希德［Hārūn al-Rashīd，786～809年（伊斯兰教历170～193年）在位］统治时——8世纪最后几年到9世纪初这一时期——医生的极为重要的信息。[①]

我们还应提及伊本·奈丁的《群书类述》（*Fihrist* de Ibn al-Nadīm）。这部著作成书于987年（伊斯兰教历377年），[②] 起初是一个涵盖所有阿拉伯文书籍的图书目录，但也包括关于阿拉伯医学初期极为重要的历史事件和人物生平资料。[③] 随后，伊本·珠勒珠尔（Ibn Juljul）[④] 于同年在科尔多瓦编写其著作《医者与哲人类编》（*Ṭabaqāt al-aṭibbā' wa-al-ḥukamā'*），收录了希腊人和亚历山大里亚学派医生之后，列有对最初一批阿拉伯医生的评注。[⑤] 在这些重要来源中，尤其是关于侯奈因生平方面，还需要引出如今已散佚但被后世史家[⑥]大量援引的一本书——《论医生的美德》（*Kitāb manāqib al-aṭibbā', Sur les vertus des médecins*）。该书成书于1032年（伊斯兰教历423年），作者是乌拜德·阿拉·伊本·贾布拉伊尔·伊本·乌拜德·阿拉·伊本·巴赫蒂舒（'Ubayd Allāh ibn Jabra'īl ibn 'Ubayd Allāh ibn Bakhtishū'）。

从阿拔斯王朝建立，到两位同时代的史家伊本·齐弗提[⑦]和伊本·阿比·乌塞比亚[⑧]恢宏的生平传记著作成书，已近六个世纪。第一部著作是《贤哲生平与著作》（*Kitāb ikhbār al- 'ulamā' bi-akhbār al-ḥukamā'*），我们

① 这两位作者的著作在13世纪被伊本·阿比·乌塞比亚（Ibn Abī Uṣaybi'ah）大量引用。

② Ibn al-Nadīm, *Fihrist*, G. Flügel éd., 2 Vols., Leipzig: Vogel, 1871-1872.

③ 我们也在《群书类述》（*Fihrist*, III. 7, p. 286）中发现一处关于希腊医学诞生的详细论述，题目为 *Ibtidā' al-ṭibb*（《医学之初》），之后，第296页，有一节标题为“*al-muḥdithūn*”（“现代人物”），以侯奈因生平开篇。

④ 卒于伊斯兰教历384年，公元994年。伊本·珠勒珠尔的著述也被伊本·阿比·乌塞比亚大量引用。

⑤ Abū Dā'Ūd Sulaymān Ibn Ḥasān Al-Andadusī Al-Ma'Rūf Bi-Ibn Juljul, *Ṭabaqāt al-aṭibbā' wa-al-ḥukamā'*, Cairo: Publications de l'IFAO, 1955, p. 53 及随后数页，标题为：“类六：非拜占庭、古叙利亚亦非波斯人物列传”（“Sixième classe: ceux qui n'étaient de leur origine ni byzantins, ni syriaques, ni perses,” *al-ṭabaqatu al-sādisatu mimman lam yakun fī aṣli-hi rumīyan wa-lā siriyānīyan wa-lā fārisīyan*）。这一章从伊斯兰教问世开始写起。

⑥ 尤其是齐弗提和伊本·阿比·乌塞比亚，参见 M. Ullmann, *Die Medizin im Islam*, p. 230, note 4 et 5。

⑦ 贾马尔·丁·阿卜·哈桑·阿里·伊本·优素福·齐弗提（卒于伊斯兰教历646年，公元1248年，Jamāl al-Dīn Abū al-Ḥasān 'Alī ibn Yūsuf al-Qifṭī）；参见 M. Ullmann, *Die Medizin im Islam*, p. 231。

⑧ 卒于伊斯兰教历668年，公元1270年。

能了解到这本书，和照扎尼[①]是分不开的，他在作者辞世一年后撰写了概要，命名为《哲人史》（*Ta'rīkh al-ḥukamā'*, *Histoire des philosophes*）[②] 公开发表。另外，我们认为伊本·阿比·乌塞比亚知晓这部著作的完整版本，并在其所写《医者类别讯息源流》[③] 一书中加以引用。奥古斯特·米勒（August Müller, 1848–1892）曾指出，该书在作者生前便有两个校订本，多达 600 余页，分为 15 章，包含近 400 个注释。第一章论述医学起源，随后四章论述从阿斯克勒庇俄斯到盖伦的古希腊医学。之后，有一章论述亚历山大里亚医学，作者在此之后讲到了阿拉伯医学的诞生：他首先谈论伊斯兰教初期以及倭马亚王朝时期，随后谈到了阿拔斯王朝和白益王朝时期的医生（见上文）。然后，有一章专门论述负责将古希腊文翻译成阿拉伯文的医生。这章之后，作者便关注到他所生活的年代，涉及分布在不同地域的其他所有医生。

关于阿拉伯医学的诞生，13 世纪编写的著作会带来什么样的启示呢？历史学家在过去的六个世纪看到的是一个难解的来源。另外，他们会强调被记录的历史所呈现的逸闻式的特性，有时也会强调作者文笔不甚严谨。以贡德沙普尔城（Jundaysābūr，即君迪沙普尔）所建的基督教医院为范例，哈里发哈伦·拉希德在巴格达建立了首个伊斯兰医院，此事很好地表明了历史学家的怀疑精神：由于缺乏可以支撑齐弗提[④]以及巴尔希伯来（Barhebraeus，即阿卜·法拉兹，1226~1286）[⑤] 所述历史的古代资料来源，米歇

---

① 穆罕默德·伊本·阿里·伊本·穆罕默德·哈提比·照扎尼（Muḥammad ibn 'Alī ibn Muḥammad al-Khaṭībī al-Zawzānī）。

② Ibn al-Qifṭī, *Ta' rīkh al-ḥukamā'*, J. Lippert éd., Leipzig: Dieterich, 1903.

③ *'Uyūn al-anbā' fī ṭabaqāt al-aṭibbā'* (*Sources d'informations sur les classes des médecins*)，参见 Ibn Abī Uṣaybi' ah, *'Uyūn al-anbā' fī ṭabaqāt al-atibbā'*, A. Müller éd., 2 Vols, Le Caire-Königsberg, 1882–1884。[全书共分为 15 章：1. 医学的起源；2. 早期医生；3. 希腊医生；4. 希波克拉底和他同时代的医生；5. 希波克拉底及其同时代人物；6. 亚历山大里亚的医生；7. 先知时代的医生；8. 阿拔斯王朝初期的叙利亚医生；9. 翻译家；10~15. 世界其他地区的医生：伊拉克、波斯、印度、马格里布（Maghreb）和西班牙、埃及、叙利亚等。——编者注]

④ Ibn al-Qifṭī, *Ta' rīkh al-ḥukamā'*, p. 133.

⑤ 巴尔希伯来：《诸国史》。Barhebraeus, *Ta'rīkh mukhtaṣar al-duwal*, A. Ṣāliḥānī éd., 2ᵉ éd., Beirut, 1985, p. 76 及随后数页。

尔·多尔（M. W. Dols）始终避免使用任何13世纪的资料，① 并且提出了“君迪沙普尔神话”（mythe de Jundaysābūr）一说，并被历史学家所采纳。② 然而，这些著作相互间都存在很多语文学联系，而通过比对方法，类似的编纂方法以及清晰或模糊的借用语都可以揭示这些语文学上的关联。③ 另外，不要忘记，这些作者会经常使用我们今天未知的古老材料进行创作。这一现象，上文已有一例，④ 是不容置疑的。而提到伊本·阿比·乌塞比亚，我们可以看到他在引用较古资料时，⑤ 态度是极为谨慎的，这一点下文会有所提及。

二　从贝都因医学到王公医学

在曼弗雷德·乌尔曼介绍阿拉伯早期医学的那一章⑥里，我们会发现，作者描写出前伊斯兰时代贝都因阿拉伯医学的特征。⑦ 总体而言，阿拉伯半岛的民众生活环境以及卫生状况堪忧，人们备受诸多疾病的困扰，于是表示疾病的词语在很早的时候便大量出现于阿拉伯语中。在曼弗雷德·乌尔曼提及的词语中，⑧ 有些属于先天疾患或慢性疾病，例如跛足（ʻ*araj*）、眼盲/先天失明（*kamah*）、胸腔发炎（*kashaḥ*）、水肿（*ḥaban*）、狂犬病

① M. W. Dols, “The Origins of the Islamic Hospital: Myth and Reality,” *Bulletin of the History of Medicine*, Vol. 61 (1987), p. 367, n. 1.

② 参见 P. E. Pormann et E. Savage-Smith, *Medieval Islamic Medicine: The New Edinburgh Islamic Surveys*, Edinburgh: Edinburgh University Press, 2007, pp. 20-21。E. Fiori 有一个适当温和的观点，详见 E. Fiori, “Jundīshāpūr,” dans K. Fleet et al., éd., *Encyclopédie de l'Islam*, 3ᵉ éd., Vol. 3, 2015.

③ 伊本·齐弗提文献的相关内容可以参考下文所举例子。

④ 参见上文《医者讯息集》下方注释。

⑤ 关于这一点，我们发现在第五章有专论盖伦的诸多事例，参见 Robert Alessi, “The Reception of Galen in Ibn abī Uṣaybiʻah,” in B. Zipser and P. Bouras-Vallianatos ed., *A Brill Companion to the Reception of Galen*, Leiden: Brill, 2019, pp. 279-303。

⑥ 即《伊斯兰医学史》第一章“Medical Condition in Pre-Islamic Arabia and in the Umayyad Period”。——编者注

⑦ Manfred Ullmann, *Die Medizin im Islam*, pp. 15-24. 另见 Manfred Ullmann, *La médecine islamique*, pp. 5-11。

⑧ Manfred Ullmann, *Die Medizin im Islam*, p. 15. 引述的词语均摘录自《古典阿拉伯文词典》卷一，参见 Manfred Ullmann ed., *Wörterbuch der klassischen arabischen Sprache*, Leipzig: Harrassowitz Verlag, 1970。

(*kalab*)，有些属于皮肤疾病，有些是身体部位感染，还有一些借用动物名字来命名的、难以鉴定的疾病，如“狼疾”（*dā' al-dhi'b*）或“瞪羚疾”（*dā' al-ẓabī*）。

然而，这些名称没有一个是以科学的医学为参考的。可是，这并不代表阿拉伯人对解剖学一无所知、毫无兴趣，诸如肝、心、脾脏、胃这样的器官词语在古代诗词中其实经常可见，同样一些职能也会与某些器官产生关联。[①] 其他值得注意的事例也证实了阿拉伯医学伊始，其知识之精准。比如“（前臂）正中脉”（*al-akḥal*）一词，之后用于翻译希腊文“ἡ μέση φλέψ”一词，也有其他关于脑部解剖的词语，在脑部损伤的描述中亦有体现，例如阿拉伯人将脑膜称为“脑之母，头之母”（*umm al-dimāgh* 或 *umm al-ra's*，la mère de la cervelle，la mère de la tête）。而正如曼弗雷德·乌尔曼所说，[②] 阿拉伯译者后来看见盖伦的文献，其中有“厚膜”（ἡ παχεῖα μῆνιγξ）与“薄膜”（ἡ λεπτὴ μῆνιγξ）的区分，他们便将古术语用在新知识上，从而采用了“硬厚之母”（*al-umm al-jāfī*）与“薄之母”（*al-umm al-raqīq*）这样的表达。

但是，整体而言，我们可以认为，在伊斯兰教兴起时期，[③] 还没有专科医学。先知穆罕默德的到来也没有给这种情况带来任何改变：《古兰经》中，除《蜜蜂章》（*Les abeilles* 16）一个简短的关于治愈的概念外，再无医患关系的其他踪迹。《蜜蜂章》写道：“将有不同颜色而可以治病（*shifā'un*）的饮料，从它们的腹中吐出来。”[④] 关于这一阶段，值得一提的重要部分都在“真实”的圣训（*Ḥadīth*）合集里。[⑤] 在这里我们找到的一系列药方，它们

① 例如肝，饥渴之所。Manfred Ullmann，*Die Medizin im Islam*，p. 16，n. 3.

② Manfred Ullmann，*La médecine islamique*，p. 36.

③ Manfred Ullmann，*Die Medizin im Islam*，pp. 16–17. 关于医学培训的缺乏：由此，随便一个医治者都被称为医生（*al-ṭabīb*）或医治者（*al-āsī*）。而照顾病患伤者，常常交给女人负责。另外关于巫医，我们也在卡兹维尼（al-Qazwīnī，卒于公元 1283 年）和努维利（Nuwayrī，卒于伊斯兰历 733 年，公元 1233 年）的作品中看到，来到海拜尔（Khaybar）的贝都因人，认为发热只会发生在人身上，因此有在城门口学驴叫的习惯［*ta'shīr*，重复十遍（像驴一样的）叫声］，以便让“发热”以为他们并非人类（参考书中第 17 页以及注释 3）。

④ 原题为 *yakhruju min buṭūni-hā sharābun mukhtalifun alwānu-hu fī-hi shifā'un li-l-nāsi*（16：69），Manfred Ullmann，*Die Medizin im Islam*，p. 17。

⑤ 这里主要是指 9 世纪的合集，参见 Manfred Ullmann，*Die Medizin im Islam*，pp. 18–19，有一些来自布哈里所记载的事例。

虽被归功于先知，但事实上全部属于民间医学的惯常做法。另外要指出的是，这些药方随后都被记录在所谓“先知医学”合集录[①]里，与“伪训”结合在一起，并据希腊医学知识重新进行了阐释。此类文献构建现象在12～14世纪大量涌现，实际上是在反对源自希腊的当时被认为可疑的希腊医学。[②]

上文已指出关于阿拔斯王朝早期医学史的古代文献资料实属罕见。自伊斯兰教兴起伊始，直到倭马亚王朝结束，这一时期的文献资料也同样罕见。但不论如何，总归要记得历史学家的文献给我们呈现的只是美好的一面，即以王公与国家政要极力想招揽的名医为代表的医学。

正是这样，历史学家提到的最早的阿拉伯医家代表[③]当数哈里斯·伊本·卡拉达·萨卡菲（al-Ḥārith ibn Kaladah al-Thaqafī）。曼弗雷德·乌尔曼[④]极为恰当地指出了关于哈里斯生平中一些前后不一之处：[⑤] 在伊本·古泰拜（Ibn Qutaybah，828－889）的笔下，会发现哈里斯一直活到哈里发奥马尔时期［ʻUmar，634～644年在位（伊斯兰教历13～23年）］，而在其他资料中，哈里斯在倭马亚时代仍然在世，还曾与哈里发穆阿威亚有过交谈［Muʻāwiyah，661～680年在位（伊斯兰教历41～60年）］。[⑥] 另外，伊本·阿比·乌塞比亚记述了哈里斯和萨珊波斯国王不朽灵魂霍斯劳一世的一个长篇对话录。如果将哈里斯的出生时间定为霍斯劳一世离世25年前，即555年前后，他享年超过百岁。这不免让人质疑，这个人物在历史上是否真正存在过。[⑦] 此处略去哈里斯详尽的生平，却必须提及伊本·齐弗提的

---

① *al-ṭibb al-nabawī*，*ṭibb al-nabī*，« médecine du Prophète »。

② 关于这些合集，参见 Manfred Ullmann，*Die Medizin im Islam*，pp. 185－189。

③ 若不是，人们所知最早的一位则是伊本·希德颜（Ibn Ḥidhyam），参见《阿拉伯文献史》（F. Sezgin，*Geschichte des arabischen Schrifttums*，p. 203）。

④ Manfred Ullmann，*Die Medizin im Islam*.

⑤ Manfred Ullmann，*Die Medizin im Islam*，p. 20. n. 1，亦见伊本·古泰拜的《智慧书》（Ibn Qutaybah，*Kitāb al-maʻārif*，147. 74）。

⑥ Ibn Juljul，*Ṭabaqāt*，p. 45. 2－6；Ibn Abī Uṣaybiʻah，ʻ*Uyūn al-anbāʼ*，I，pp. 109. 32－110. 3；Ibn Al-Qifṭī，*Taʼrīkh al-ḥukamāʼ*，p. 126. 15－20.

⑦ 例如 E. Savage-Smith，“Médecine，” dans R. Rashed éd.，*Histoire des sciences arabes: technologie*，*alchimie et sciences de la vie*，p. 161。F. Sezgin 的观点更为微妙，在《阿拉伯文献史》中，他指出，哈里斯的出生至少要早于先知穆罕默德20年，从而才可能遇到霍斯劳一世。参见 F. Sezgin，*Geschichte des arabischen Schrifttums*，p. 203。

一段记述：

> 阿布·奥马尔（Abū ‘Umar）说道：哈里斯·伊本·卡拉达在伊斯兰教初创时离世，他不确定哈里斯是否已经皈依伊斯兰教。又说道：真主的使者遣萨义德·伊本·阿比·瓦卡斯（Sa‘ d ibn Abī Waqqāṣ）去找哈里斯，并向其询问自己生病一事。这表明，在医治方面，求诊于一个没有信仰的人，而（医生）恰好没有信仰，这是被允许的（*fa-yadullu anna-hu jā'izun*）。然而唯有真主才知真理。哈里斯·伊本·卡拉达［al-Ḥarith（原文）ibn Kaladah］善弹鲁特琴，之前在波斯和也门学过琴艺。在穆阿威亚时代他仍然在世。穆阿威亚问他："哈里斯，医学是什么?"他答道："是节制欲望，也就是对事物的渴望。"①

这篇文献极为重要。第一，关于时间日期，我们会发现两个不同观点之间很明显的差异：一个认为哈里斯·伊本·卡拉达死于"伊斯兰教初创时"（*fī awwali al-islāmi*），并且明确指出，在这种情况下，无法确定他是否已经皈依伊斯兰教（*wa-lam yaṣaḥḥa islāmu-hu*）。因此，没有迹象表明他在四大正统哈里发时期即先知继承人时期［632～661（伊斯兰教历10～40）］仍然在世。因为，哈里斯生前未能皈依伊斯兰教这件事，只有作为阿布使用的一个证据时，引述才有意义。至于另一观点，②根据"唯有真主才知真理"这一表述，认为哈里斯离世时间要更晚些。因此，伊本·齐弗提不是给出一个自相矛盾的引述，而是两种观点彼此相继。伊本·古泰拜所写的文章则证实了第一个观点。③

但是，关于这一段，还有更值得一提的事，即伊本·齐弗提所提到的阿布·奥马尔是谁？在尤里斯·利伯特（Julius Lippert，1866～1911）的版本中，并没有明确参考来源，而附录的词条只指向这一段。实际上，这里

---

① Ibn al-Qifṭī, *Ta'rīkh al-ḥukamā'*, p. 162. 15–20.

② 这一观点见于伊本·阿比·乌塞比亚书中，而乌塞比亚此说则取自伊本·珠勒珠尔书中。

③ Manfred Ullmann, *Die Medizin im Islam*, p. 20 et n. 1. 早在伊斯兰教历2年（公元624年），他的一个儿子纳德尔·伊本·哈里斯（al-Naḍr ibn al-Ḥārith），在巴德尔（Badr）战役后被穆罕默德下令处死，他有时间将医术传授给这个儿子，这是一个间接证据。Ibn Abī Uṣaybi‘ah, ‘*Uyūn al-anbā'*, I, p. 115. 29–31.

所指是阿布·奥马尔·优素福·伊本·阿卜德·阿拉·伊本·穆罕默德·伊本·阿卜德·巴尔[①]，他是一位科尔多瓦的学者，专于伊斯兰教法学（*fiqh*）与谱系学，著作甚丰。完整的参考资料可以查看他为先知的同伴（Compagnons du Prophète，指伊斯兰教先知穆罕默德的同伴）所写的传记。[②]注释中有哈里斯·伊本·哈里斯·伊本·卡拉达·萨卡菲（al-Ḥārith ibn al-Ḥārith ibn Kaladah al-Thaqafī），因此是哈里斯·伊本·卡拉达（al-Ḥārith ibn Kaladah）的次子，我们知道这个哈里斯·伊本·卡拉达·萨卡菲的存在，[③]而且我们现在确定，该注释止于伊斯兰教法学相关的表述："然而唯有真主才知真理。"关于哈里斯·伊本·卡拉达生活在穆阿威亚时代的观点，则不是来自同一个参考资料。经伊本·齐弗提所传的伊本·阿卜德·巴尔（Ibn ʻAbd al-Barr）的版本，连同人们可以读到的伊本·古泰拜的版本，都完全可以证实哈里斯·伊本·卡拉达应该是死于"伊斯兰教初创时"。

这篇文献同时引出另一个特别值得深思的问题——关于伊斯兰最初时期医生的地位问题。先知曾指点他的一位同伴向一个尚未皈依的阿拉伯医生求治，而这也演变成一个宗教习惯：这便是"这表明……是被允许的"（*fa-yadullu anna-hu jā'izun*）这一表述的确切含义。下文将会看到，基督教医生其实在阿拔斯王朝时期占据了首要地位。

还有一点值得突出强调。如果人们接受第一种观点，那么极有可能哈里斯在青年时期便与霍斯劳一世交谈过。伊本·阿比·乌塞比亚[④]用了大量篇幅记述此次谈话，并且，他在关于这位医生（即哈里斯）的评注结尾明确表示，哈里斯曾写过《与霍斯劳医学对话录》（*Entretien sur la médecine entre lui et Chosroës*）一书。[⑤] 如果这样一个谈话真的发生过，便说明阿拉伯

---

① Abū ʻUmar Yūsuf ibn ʻAbd Allāh ibn Muḥammad ibn ʻAbd al-Barr，伊斯兰教历368~463年，公元978~1070年。

② 阿布·奥马尔·优素福·伊本·阿卜德·阿拉·伊本·穆罕默德·伊本·阿卜德·巴尔，《圣伴全书》，Abū ʻUmar Yūsuf Ibn ʻAbd Allāh Ibn Muḥammad Ibn ʻAbd Al-Barr, *Al-Istiʻāb fī maʻrifat al-aṣḥāb*, ʻAlī Muḥammad Al-Bajārī éd., Bayrūt: Dar al-Jil, 1416/1995, n° 393, p. 283。

③ 他属于"被我们赢得了心灵之人"（al-mu'allafah qulūbu-hum），即先知之前的敌对者，通过从穆罕默德那里分得的50~100头骆驼的礼物而归于伊斯兰教。

④ Ibn Abī Uṣaybiʻah, *ʻUyūn al-anbā'*, I, pp. 110. 10-112. 12.

⑤ Ibn Abī Uṣaybiʻah, *ʻUyūn al-anbā'*, I, p. 113. 19; *Kitābu al-muḥāwarati fī al-ṭibbi bayna-hu wa-bayna Kisrá Anūsharwāna.*

的初代医生能够在萨珊帝国游历，并且对君迪沙普尔的学界有所了解。此外，在伊本·阿比·乌塞比亚给哈里斯之子——纳德尔·伊本·哈里斯——写的评注开头也证实了这些游历。[①]

> 纳德尔·伊本·哈里斯·伊本·卡拉达·萨卡菲（al-Naḍr ibn al-Ḥāriṯ ibn Kaladah al-Taqafī），是先知姨母的一个儿子。和父亲一样，他也周游诸国。不论是在麦加还是其他地方，他都和第一流的学者交好。他和犹太医生以及祭司都有来往；经过不断钻研，他获取了大量古代科学知识，在诸多知识领域中，尤其是哲学方面，他的影响举足轻重。他也随父学习，而父亲也将医学和其他科学知识教授予他。[②]

上述文字呈现了穆罕默德的某些家族成员后来反对他的可能原因，[③] 即这些人所受的教育来自犹太教和基督教的知识阶层。这也表明，自伊斯兰教创立之初，医学便是父子相承。

至于哈里斯与霍斯劳一世的对话本身，很明显是基于希腊医学的知识重构，由于语言障碍，希腊医学在这一时期很难在阿拉伯世界传播开来。在这个值得称颂的谈话中，哈里斯向国王霍斯劳一世表示，他有良好的道德素质，具备理论和实践知识，是一个技艺精湛的医生。继盖伦论著《论如何辨认良医》（*Comment il faut reconnaître le meilleur médecin*）[④] 后，后世阿拉伯传统上有所谓“医者的审验”（*miḥnat al-aṭibbā'*）一说，[⑤] 此处便是一例。这个谈话录分为两个部分，由霍斯劳一世的提问与哈里斯的回答组成。在第一部分，两个人皆立身而谈，霍斯劳一世请哈里斯讲述他的阿拉伯出

① Ibn Abī Uṣaybi' ah, '*Uyūn al-anbā'*', I, p. 115. 29-31.

② Ibn Abī Uṣaybi' ah, '*Uyūn al-anbā'*', I, p. 113. 20-23.

③ 需要提醒的是，在这个家族中，父亲哈里斯可能并没有皈依伊斯兰教，而他的两个儿子，一个是纳德尔·伊本·哈里斯，变成了先知的敌对者，另一个是哈里斯·伊本·哈里斯，则得到了救赎。

④ 该论著古希腊文文本已遗失，阿拉伯文文本尚存于世，参见 Galien, *Galeni De optimo medico cognoscendo libelli: Versio Arabica*, A. Z. Iskandar éd., Corpus Medicorum Graecorum, Supplementum Orientale IV, Berlin: Akademie Verlag, 1988。

⑤ 此处可参见9世纪阿拉伯医学论著中年代最早的文献中的一部，伊沙克·伊本·阿里·鲁哈威所著的《医生的实践伦理》，第16章便以此为题目。

身，而哈里斯也展现了自己的道德素养。此事过后：

> 霍斯劳（Kisrá）随后就座，听到哈里斯语气坚定，脸上露有仁厚神情……随后便请哈里斯入座，哈里斯便照做。[①]

国王如此郑重的举动表明，只有医者的道德素质被证实，关于医技的谈话才会继续进行。接下来，在这次重构谈话中，最为精彩的一例是哈里斯所呈现的关于体液学说的讲述：

> ——（这）身体的构成有几种与生俱来的元素？
> ——有四种：黑胆汁干寒，黄胆汁燥热，血液湿热，黏液湿冷。
> ——为什么不是一种元素呢？
> ——如果只有一种元素，那么人便不能饮食，亦无病无死。
> ——如果只有两种呢？
> ——这是不可能的，因为彼此对立的两者是相互排斥的。
> ——那三种呢？
> ——两者谐和再加一个不同元素，这样也不是太好。数字四代表对称（*al-i' tidāl*）与圆满。[②]

为了重现这一场景，“对称”（*al-i' tidāl*）这一抽象概念尤为引人注意。这里应该理解为身体构成元素的必要互补，而同时它们彼此间互相对立、互相压制。这一点在鲁哈威的书中有所论述。[③]

哈里斯和他最初一批继承者的医学知识达到了什么水平呢？以上经由阿拉伯历史学家的著作流传下来的对历史的重构不足以对此进行评估。曼弗雷德·乌尔曼认为自倭马亚时代初期，阿拉伯占领叙利亚、波斯和埃及

① Ibn Abī Uṣaybi' ah, '*Uyūn al-anbā'*', I, p. 110. 25–28.

② Ibn Abī Uṣaybi' ah, '*Uyūn al-anbā'*', I, p. 112. 16–21.

③ Chap. VIII, fol. 70b, l. 1 sqq. 参见 J. C. Bürgel, *Ärztliches Leben und Denken im arabischen Mittelalter*, pp. 89–94。

（阿拉伯占领埃及并未导致亚历山大里亚医学院关闭[①]）促进了人们的出行往来，但是对希腊医学及其文本的接触由于语言障碍而依旧十分有限。他列举了一些在技术术语上混淆的例子，比如“黏液”一词，阿里·伊本·阿比·塔里布（‘Alī ibn Abī Ṭālib）将其理解为“有害物质”（substance nocive）。[②] 在7世纪，情况应该有所好转，但一个不容置疑的事实是，除了几篇逸闻性的叙述，在阿拔斯王朝初期之前，情况都未有根本性的变化。

三　阿拔斯初期医学

伊本·阿比·乌塞比亚书中的第八章题为“阿拔斯王朝初期叙利亚医者类编”，他以这样的字句作为开篇语：

> 我们首先要讲尤吉斯（Jūrgis），他的儿子巴赫蒂舒（Bakhtīshū‘），接下来，继续介绍他（尤吉斯）儿子中出类拔萃的几位。然后我会写到这一时期需要提及的医生的子嗣。[③]

这里有两点值得注意。首先，该章关于阿拔斯医学初始时期的讲述长达80余页的篇幅，[④] 却只提到了叙利亚的医者。该章以将医学文献从古希腊文和叙利亚文翻译为阿拉伯文的“大翻译运动”中极具象征性的人物侯奈因·伊本·伊斯哈格做结尾。此章末尾，有其他几位医者，包括其子伊斯哈格·伊本·侯奈因。[⑤] 其次，在此章中，来自叙利亚的医生所占的笔墨是最多的。其中一个医学世家，即尤吉斯·伊本·贾布拉伊尔（Jūrgis ibn Jabra’īl）及其后世——巴赫蒂舒家族——极其重要，以至于文中的介绍顺序彻底改变了。

① P. Adamson, O. Overwien et G. Strohmaier, “The School of Alexandria,” dans K. Fleet et al., éd., *Encyclopédie de l’Islam*, 3e éd., 2016, Vol. 4.

② Manfred Ullmann, *Die Medizin im Islam*, p. 20 et n. 6.

③ Ibn Abī Uṣaybi‘ah, ‘*Uyūn al-anbā’*, I, p. 123. 23-24.

④ Ibn Abī Uṣaybi‘ah, ‘*Uyūn al-anbā’*, I, pp. 123-204.

⑤ 关于侯奈因的部分，参见 Ibn Abī Uṣaybi‘ah, ‘*Uyūn al-anbā’*, I, pp. 184. 28-200. 27。［在阿拉伯语中，“ibn”（伊本）是“某人之子”的意思，侯奈因·伊本·伊斯哈格的父亲和儿子同名。——编者注］

如上所述，关于这些医生的文献资料可谓不计其数。关于词条，我们首先查阅了几部百科巨著，例如《伊斯兰百科全书》（*l'Encyclopédie de l'islam*，第一、二版及即将出版的第三版），同时也参考了上文提到的著作。[①] 对于13世纪编写的有关阿拉伯医学诞生的巨著，需要明确的是，它们显然是精心修饰的结果，但如果想了解阿拉伯医学初期历史，而又因为文献的一些后期添加或者偶尔逸闻性质的描写就将其束之高阁，是有失公允的。关于阿拔斯王朝初期，伊本·阿比·乌塞比亚给出了一个很好的事例，因为整个第八章就是关于这个时期的描述，并且仅是在这一章，他便大量引用一位出身叙利亚的译者——法斯云·塔尔朱曼（Fathyūn al-Tarjumān）——的译作，此人大概生活在伊斯兰教历3世纪，即公元9世纪，但是他的作品并不为我们所知。[②] 可伊本·阿比·乌塞比亚却很了解他，因为在写译者那一章里，关于塔尔朱曼，他这样写道：

> 法斯云·塔尔朱曼：我（即乌塞比亚）发现他（即塔尔朱曼）的翻译错误连篇，他的阿拉伯文一点都不扎实。[③]

这里我们不去详述各史家的文本之间的语文学关联，但是要指出，伊本·阿比·乌塞比亚极为仔细地研读了法斯云的文献，他的行文也非常审慎，尤其是关于君迪沙普尔医院这一话题，完全不加那些令某些历史学家对伊本·齐弗提的文献充满疑虑的逸闻（见上文）。

关于巴赫蒂舒家族，又需要记住什么呢？他们的第一位家族成员是尤吉斯·伊本·贾布拉伊尔［约卒于768年（伊斯兰教历151年）］。他是哈里发曼苏尔［al-Manṣūr，754－775年（伊斯兰教历136～158）在位］的私人御医，而曼苏尔之名与巴格达的建立（伊斯兰教历144年，公元762年）有关。根据伊本·阿比·乌塞比亚所引用的法斯云的记述，765年（伊斯兰教历148年），尤吉斯从他所在的君迪沙普尔被召往巴格达，朝见因病卧床

---

① 关于巴赫蒂舒家族，参见 Manfred Ullmann, *Die Medizin im Islam*, pp. 108－111。

② 参见 F. Sezgin, *Geschichte des arabischen Schrifttums*, p. 231。在伊本·阿比·乌塞比亚的文献附注中可以找到法斯云的相关片段，参见 Ibn Abī Uṣaybi' ah, '*Uyūn al-anbā*', I, pp. 123－129, 135－136, 138, 141－142, 171。

③ Ibn Abī Uṣaybi' ah, '*Uyūn al-anbā*', I, p. 204. 20.

的哈里发。这件事当然是机缘巧合，但是也极为特别，因为哈里发曼苏尔召集了宫廷里的所有医生，只是为了问一个问题：

——你们知道，举国诸城之中，可有技艺精湛的医生（*māhiran*）吗？

——当今时代，没有人可与尤吉斯相比，他是医术精湛的医者，君迪沙普尔的医生领袖（*ra'īs aṭibbā' Jundaysābūr*）。[①]

这一简短的对话传达出一种鲜明的对比。一方面，在三年前刚建成的首都，没有一位经验丰富的医生；另一方面，在君迪沙普尔，不仅有医院，而且有医生组织，尤吉斯在其中处于领袖的地位。这篇叙述的后续部分写到了尤吉斯的不情愿，这可能是来自对哈里发的畏惧。因为他最终被曼苏尔派遣的人所扣押，他的亲友建议他去往巴格达。他将医院交给其子巴赫蒂舒接管，随后便去了巴格达。关于他和哈里发的谈话，我们只有一个简短的暗示。[②] 但是，所有的材料都表明这次谈话和哈里斯·伊本·卡拉达的那次一样，都是审验医生的一次正式会晤。[③]

这件事的结果需要强调一下，因为这表明了一个最根本的事实，即基督徒作为阿拔斯王朝时期高官政要的私人医生有着极为与众不同的地位。记叙的结尾写道：

哈里发此时命人为尤吉斯即刻穿上荣贵华服（*bi-khil' atin jalīlatin*），随后对哈比（al-Rabī'）说道："将他安置在宫廷中一处庄严的地方，对他的礼遇要和最为尊贵的贵宾一样"。[④]

---

① Ibn Abī Uṣaybi' ah, *'Uyūn al-anbā'*, I, p. 123. 30–31.

② "哈里发让他坐在对面，并向他提了很多问题（*wa-sa'ala-hu' an ashyā'a*），他都能镇定自若地一一对答。" Ibn Abī Uṣaybi' ah, *'Uyūn al-anbā'*, I, p. 124. 11.

③ 参见上文以及 J. C. Bürgel, *Ärztliches Leben und Denken im arabischen Mittelalter*, pp. 204–208。关于医者的单独审验，J. C. Bürgel 认为（第 204 页），王公贵族自己无法完成一个系统的审验会晤。而需要指出的是，这些会晤都有宫廷的御医在场，极有可能依据一个既定的模式进行，如果我们仔细阅读，我们也可以从中看出这一点：哈里发首先被尤吉斯的样貌和谈吐所打动（*fa-ta' ajjaba al-khalīfatu min ḥusni manẓari-hi wa-manṭiqi-hi*, I, p. 124. 10）。这与霍斯劳一世和哈里斯·伊本·卡拉达的那次谈话一致，因为哈里发请其入座和向他"提出问题"都是后来才进行的事。Ibn Abī Uṣaybi' ah, *'Uyūn al-anbā'*, I, p. 124. 11.

④ Ibn Abī Uṣaybi' ah, *'Uyūn al-anbā'*, I, p. 124. 14–15.

其实，这里涉及一个极为隆重的赐服仪式，被称为“*khil‘ ah*”的荣贵华服会赐给一位哈里发想要赏赐的人物。在阿拔斯王朝时期，一直使用黑色丝袍。起初，哈里发会脱去自己的衣服给来宾穿上，后来，正如莱因哈特·多兹（R. Dozy，1820-1883）所解释的那样，[①] 最常见的情况是哈里发从自己的衣橱中拿出衣服。根据马克里兹[②]所著《埃及志》（*La Description de l'Égypte*）一书中的节录，多兹将这一习俗追溯到哈伦·拉希德时期［786-809年（伊斯兰教历170-193年）在位］，拉希德以此方式将荣耀赐给巴尔马克家族的贾法尔·伊本·叶海亚（Barmakide Ja‘ far ibn Yaḥyá）。[③] 这样，我们便找到了一个时代更久远的证明。

在贾希兹［al-Jāḥiẓ，约卒于869年（伊斯兰教历255年）］《吝人传》（*Livre des avares*）一书中，我们看到了阿拉伯医者阿萨德·伊本·贾尼（Asad ibn Jānī）的故事，它呈现了这一时期基督教医生和穆斯林医生之间的强烈对比。阿萨德·伊本·贾尼生活贫苦，住在一个满地泥土的房子里，夏天只能靠浇水得到一点凉爽。有一年疫病暴发，有人问他为何生活如此窘困。他这样答道：

> 首先……对于顾客来讲，我是穆斯林；而在我成为医生之前，甚至在我出生之前，人们就知道穆斯林行医是不会成功的。另外，我叫阿萨德，而不是萨里布、贾布拉伊尔、尤汉那或者毕拉（Ṣalīb，Ǧabrā'īl，Yuḥannā，Bīrā）。“冠上儿子的名字来替代本名”[④] 时，我的名字是阿卜·哈里特（Abū l-Ḥariṯ），而这个名字本该是阿卜·伊萨，阿卜·扎卡里亚或者阿卜·易卜拉欣（Abū ʿĪsā，Abū Zakariyā，Abū

---

① 《阿拉伯服装名称详解词典》，参见 Reinhart Dozy，*Dictionnaire détaillé des noms de vêtements chez les Arabes*，Amsterdam：Jean Müller，1843，pp. 14-16。

② Al-Maqrīzī，伊斯兰教历766~845年，公元1364~1442年。

③ 引文翻译，Reinhart Dozy，*Dictionnaire détaillé des noms de vêtements chez les Arabes*，p. 14，note 4。“据我所知，第一个受君主所赐，得荣耀之服的人是贾法尔·伊本·叶海亚。”贾法尔是阿拔斯王朝的维齐尔。

④ *kunya*，昵称，阿拉伯文名称的亲称子名，是由其长子衍生而来的成年人的名字，它会冠上家族中第一个男孩的名字，但并不会用来取代本名，“Abu”意为“某人之父”。——译者注

> Ibrāhim)。我穿的是白色棉衣，而我本该身穿黑色丝绸。我讲的是阿拉伯语，而不能用君迪沙普尔居民的语言表达自己。[①]

基督医者除了荣誉以外，还能迅速获得巨大的财富和权力。关于阿拔斯王朝时期依附于权贵的医生，阿拉伯史家提供了诸多事例。比如，尤吉斯的孙子——贾布拉伊尔·伊本·巴赫蒂舒[②]——从805年（伊斯兰教历190年）成为哈伦·拉希德的私人医生，结识了哈里发阿明（al-Amīn），之后又认识了哈里发马蒙（al-Ma'mūn），而从820年（伊斯兰教历205年）开始，马蒙让其侄米哈伊尔（Mīkhā'īl）接替他的职位。而后哈里发病重，唯有贾布拉伊尔知晓救治之法。由此我们可以得知，医者一职地位何其尊崇，若事先不向医者致以敬意（以保持健康），便无人能够担任任何职务。[③] 这一事例表明依附于权力的医生，同时和政治有着关联。当然，巴赫蒂舒家族并不是唯一一个有此殊荣的家族。另一位基督教医生萨尔马维·伊本·布南（Salmawayh ibn Bunān）在同时代的哈里发穆阿台绥姆时期[④]任职，其弟易卜拉欣·伊本·布南（Ibrāhim ibn Bunān）被任命为国库总管，这意味着他可以将自己的官印盖在哈里发的印玺旁边。

> （哈里发）指派萨尔马维之弟——易卜拉欣·伊本·布南——任国库总管一职，其官印放置于信仰指导者（Commandeur des croyants）的印玺旁边。萨尔马维与其弟易卜拉欣的地位无人能及。萨尔马维·伊本·布南是基督徒，对自己的宗教极为虔诚，他一心向善，富有智慧，饱含思想，所过的生活值得称颂。[⑤]

这一段之所以有趣，有多个原因。首先，它表明，不仅是哈里发的私人医生，他们家族中出类拔萃的成员也同样接触着权力。其次，并列摆放的两枚印章在这里的形象十分突出。最后，这一段突出了在穆斯林眼中，

---

① Al-Jāḥiẓ，*Le livre des avares*，trad. par Ch. Pellat，pp. 147-148.

② Jabra'īl ibn Bakhtīshū'，卒于伊斯兰教历212年，公元827年。

③ Ibn Abī Uṣaybi'ah，'*Uyūn al-anbā'*，I，p. 129. 2-3.

④ Al-Mu'taṣim，伊斯兰教历217~227年，公元833~842年。

⑤ Ibn Abī Uṣaybi'ah，'*Uyūn al-anbā'*，I，p. 165. 1-2.

这些基督徒的宗教信仰具有巨大的价值。

这些医生也有可能经历失势。比如巴赫蒂舒家族的第四代，巴赫蒂舒·伊本·贾布拉伊尔·伊本·巴赫蒂舒（Bakhtīshū‘ ibn Jabra’īl ibn Bakhtīshū‘）。因为哈里发穆塔瓦基勒（al-Mutawakkil）嫉妒其道德素养及善行善止，在858年（伊斯兰教历244年）失宠后，巴赫蒂舒于870年（伊斯兰教历256年）在流亡中死去。他死后，所有财产被没收并发散到各处。① 然而，这是一个杰出的人物，侯奈因将古希腊文译为叙利亚文的诸多文献都是献给他的。

人们开始强调，这一时期的特点是科学作品的高产（见上文），而科学作品既包含主要从古希腊文译为叙利亚文和阿拉伯文的数目庞大的译著，也包括很多见证了阿拉伯人对医学极其快速地融合吸收的原创性论著。在这样一种关系下，即便基督教徒没有完全垄断著作创作和翻译，② 他们仍扮演着主角。

之前我们已经说过，侯奈因一个人便可以作为这两次运动的代表人物（见上文）。关于阿拉伯医学诞生的介绍，我们饶有兴致地以一个引发了诸多嫉妒和明争暗斗的事例作结。在伊本·阿比·乌塞比亚给侯奈因的评注结尾，即侯奈因的著作书单之前，伊本·阿比·乌塞比亚插入了一封很长的信函，讲述了侯奈因是如何成为同行阴谋的牺牲品的。③ 下面这一段话解释了嫉妒的原因：

> 那些基督教医生，其中大多数人曾向我学习，我看着他们有所进步，尽管还需要我，可他们却希望我死。有时候，他们会说："侯奈因

① 关于他所经受的坎坷，参见 Ibn Abī Uṣaybi‘ ah, *‘Uyūn al-anbā’*, I, pp. 138. 20-32, 141. 18-27, 144. 9-11。

② 这是一位来自巴士拉的犹太医生马莎尔贾维（Māsarjawayh），他大概生活在8世纪末，可能是最早用阿拉伯文写作的作者。详见 Manfred Ullmann 在书中的讨论，Manfred Ullmann, *Die Medizin im Islam*, pp. 23-24。依照伊本·阿比·乌塞比亚的观点，拉齐在《医学集成》（*Kitāb al-ḥāwī*）一书的"犹太人如是说"中有大量的引用，而这些引用便指向马莎尔贾维的作品。Ibn Abī Uṣaybi‘ ah, *‘Uyūn al-anbā’*, I, p. 163. 26.

③ Ibn Abī Uṣaybi‘ ah, *‘Uyūn al-anbā’*, I, pp. 191. 1-197. 23. 关于这封极具争论的信函，参见 G. Strohmaier, "Ḥunayn b. Isḥāq," dans K. Fleet et al. éd., *Encyclopédie de l’ Islam*, 3ᵉ éd., Vol. 3。

是谁？他只是个搞翻译的（*nāqilun*）；他想着手翻译这些书，但他会要一份报酬，就像手工匠人干活要钱一样。对我们来说，他和这些人是没有区别的：打铁匠为骑士铸刀赚得一些第纳尔，而他干活，则是每月可以挣100第纳尔。他是一个为我们提供工具的仆人，而他自己则不会对这些工具加以利用。这就好比铁匠一样：即便他铸造利刃的手艺一绝，但在使用刀具方面却平平无奇。同理，骑士之术其实和铁匠之事无二。对于翻译来说也是如此：他可以谈论医学，然而他既不会医病，也不知病因。他力求和我们相似，其目的不过是希望被称作侯奈因医生而不是侯奈因译员！”①

这一段可以让我们明白，由于受到人们的羡慕崇敬，翻译活动引起了基督徒之间的激烈竞争，不论他们是译者、翻译赞助者还是医生。② 此外，根据这篇文献，那些串通一气的同行秘密谋划，终将侯奈因送入牢狱。首要密谋者正是巴赫蒂舒家族的第四代医者，即巴赫蒂舒·伊本·贾布拉伊尔·伊本·巴赫蒂舒，他任宫廷御医并赞助翻译活动。巴赫蒂舒向哈里发穆塔瓦基勒呈送了一个被天使围绕的圣母玛利亚和圣子耶稣圣像，他本人则拥抱圣像表明自己的虔诚。哈里发问他为什么这样做，他解释说，这是任何一个忠于自己宗教的基督徒的本能行为，从而向哈里发传递出一个异教徒侯奈因的形象。侯奈因受雇于哈里发，却对最为神圣的物品嗤之以鼻。他们设计陷害侯奈因，让侯奈因以为是哈里发本人厌恶并嘲笑这样的虔诚之举。为了打压这样的宗教形象，巴赫蒂舒·伊本·贾布拉伊尔·伊本·巴赫蒂舒自称曾亵渎了该圣像。侯奈因也这样做了，然而换来的却是牢狱之灾，他的书也全部被勒令没收。不论人们对这封信函的真实性作何看法，我们都会看到在阿拉伯世界称为“*ḥasad*”的一个极致事例，“*ḥasad*”是指

① Ibn Abī Uṣaybiʻ ah, ʻ*Uyūn al-anbā*ʼ, I, p. 191. 30–192. 6.

② 关于这种竞争，参见 M. W. Dols, “The Origins of the Islamic Hospital: Myth and Reality,” *Bulletin of the History of Medicine*, Vol. 61 (1987), p. 390。亦可参见《3~9 世纪巴格达的赞助者和医生：侯奈因·伊本·伊斯哈格所译盖伦作品的资助者》一文，收于《希腊科学之路：从古代到19世纪文本传承研究》一书（Françoise Micheau, “Mécènes et médecins à Bagdad au IIIe/IXe siècle. Les commanditaires des traductions de Galien par Ḥunayn ibn Isḥāq,” dans Danielle Jacquart éd., *Les voies de la science grecque. Études sur la transmission des textes de l'Antiquité au dix-neuvième siècle*, Genève: Droz, 1997, pp. 158–159)。

出于嫉妒而阴谋算计。①

关于当时流传的希腊医学译著，实际数量是多少？我们不得而知。不过需要指出的是，在侯奈因之前已有很多前辈，② 这一点福阿德·萨兹金（F. Sezgin，1924–2018）已指出。③ 另外，伊本·阿比·乌塞比亚有两处重点提到，他曾读过盖伦16本书的几个叙利亚文译本，均由拉斯艾因的塞伽斯所译，之后读过穆萨·伊本·哈利德·塔尔珠曼（Mūsá ibn Khālid al-Tarjumān）的阿拉伯文译本。他可以证明，侯奈因的译文水平远高于前两者。④ 由此可见，在数量上，阿拉伯人所拥有的医学文献要远超侯奈因在其《书函》中提到的作品数量。但是阿拔斯王朝兴起后不到一个世纪，我们再谈阿拉伯医学诞生，便感觉甚是久远了。

裴藏玉　译；杨李琼、谷操　校

［罗伯特·阿莱西（Robert Alessi），法国国家社会科学研究中心（CNRS）研究员；
裴藏玉，法国克莱蒙费朗第二大学法国文学硕士；
杨李琼，法国索邦大学古典学博士研究生；
谷操，南京师范大学社会发展学院暨西欧研究中心讲师］

（责任编辑：郑彬彬）

① 我们从贾希兹那里发现了《论敌对与嫉妒之区别》（*Essai sur la différence entre l'inimitié et la jalousie*，*Faṣl mā bayna al-' adāwah wa-al-ḥasad*）。

② Ibn Al-Nadīm，*Fihrist*，Ⅲ.7，p. 244. F. Sezgin 解释道，侯奈因没能提供一个完整的译者列表，但是比侯奈因年纪稍小一些的历史学家和地理学家雅库比（al-Ya' qūbī）却有至少46部盖伦论著的译文，也就是说，和侯奈因自己翻译的所有文献数量几乎无异。

③ Fuat Sezgin，*Geschichte des arabischen Schrifttums*，pp. 73–74.

④ Ibn Abī Uṣaybi' ah，'*Uyūn al-anbā*'，I，p. 189. 1–5（其中关于侯奈因的评述）；以及 I，p. 204. 23–24，第九章"医学书籍及其他科学书籍古希腊文至阿文翻译医家类编，随附译文读者"，这一章伊本·阿比·乌塞比亚有提到他所能读到的"大量"的译文。

层累与挪用：拉比医学知识的生产*

〔德〕伦纳特·莱姆豪斯

摘　要　本文概述中世纪前犹太人对医学的参与，并介绍这一领域的现状，试图展现古代犹太传统，尤其是古代晚期的拉比汇编如何积累、挪用并生产有关生理学、解剖学、疗法、药方和健康生活方式的知识。虽然这些信息一般散落在大量的文献中，但它们可以形成较为连贯的框架、文献类别和清单，指向详细的医学讨论，并很好地整合在其多层次的认识论语境中。

关键词　犹太医学　《米德拉什》　《塔木德》　生理学　解剖学

与古埃及、美索不达米亚以及古希腊—罗马的医学文化形成鲜明对比的是，古代犹太人的传统往往将他们的医学知识融入包罗万象的宗教语境中。因此，不同时期的犹太传统都不同程度地包含了有关人体及其功能的概念、健康和治疗的观念、疗愈方法、对饮食摄生的理解。这些犹太传统包括《希伯来圣经》、伪经（如《以诺书》《便西拉智训》）、古希腊时期斐洛与约瑟夫斯等人的作品、《死海古卷》（也称《昆兰古卷》），以及后来的拉比文献，即《米德拉什》、《塔木德》和《塔古姆》（《希伯来圣经》意译本）。

早期的学术研究要么抬高要么贬低传统文献中的医学知识，但鲜有深入的论证。第一种研究方法将古代犹太人对医学的兴趣与古典、古希腊医学的真正科学标准相提并论，最常见的是对希波克拉底著作或盖伦作品的引用；第二种取径的拥趸倾向于将医学知识视为犹太传统文献的神学、宗教

* 本文得到以下研究项目的支持：Project A03 “The transfer of medical episteme in the encyclopaedic compilations of Late Antiquity”；Collaborative Research Center SFB 980 “Episteme in Motion”。

及律法大框架下的一部分。而最新的研究取径则侧重于在涉猎更广的《塔木德》及其复杂的历史背景下，关注拉比知识生产的具体论述目的和策略。

尽管本文将概述中世纪前犹太人对医学的参与，但这些文献中的医学信息十分丰富，以至于我们无法对其进行详尽的分析。本文将挑选几处进行讨论，以展现古代犹太传统，尤其是古代晚期①的拉比汇编如何积累、挪用并生产有关生理学、解剖学、疗法、药方和健康生活方式的知识。虽然这些信息一般散落在大量的文献中，但它们可以形成较为连贯的框架、文献类别和清单，展示精心设计的医学讨论，并很好地整合在其多层次的认识论语境中。

一 古代犹太医学知识研究：19 世纪至 21 世纪

犹太医学史作为一个独特的领域，在 19 世纪开始蓬勃发展，主要有两大分支：一是犹太医师圈或特定犹太社团内的医学，② 二是古代犹太文献中的医学（与科学）知识——有时会带有极端的最大主义或最小主义立场。根据实证主义的研究方法以及“德意志犹太研究学派”（*Wissenschaft des Judentums*）的学术、意识形态与政治取向，学者们倾向于以一种极具选择性的方式解读文献。他们要么出身执业医师，要么出身拉比，只有极少数人是语文学家和历史学家，因此他们强调自己认为极为重要或科学且值得比

---

① 关于《塔木德》、拉比文化与历史的讨论，参见 Hayim Lapin, *Rabbis as Romans. The Rabbinic Movement in Palestine 100–400 CE*, Oxford: Oxford University Press, 2012; Seth Schwartz, *Imperialism and Jewish Society, 200 BCE–640 CE*, Princeton: Princeton University Press, 2001; Alexei Sivertsev, *Households, Sects, and the Origins of Rabbinic Judaism*, Leiden: Brill, 2005; Günter Stemberger, *Einführung in Talmud und Midrasch*, München: Beck, 2011; Moulie Vidas, *Tradition and the Formation of the Talmud*, Princeton: Princeton University Press, 2014; Catherine Hezser, *The Social Structure of the Rabbinic Movement in Roman Palestine*, Tübingen: Mohr Siebeck, 1997; Richard Kalmin, *The Sage in Jewish Society of Late Antiquity*, London: Routledge, 1999; Charlotte Fonrobert and Jaffee, *The Cambridge Companion to the Talmud and Rabbinic Literature*, Cambridge: Cambridge University Press, 2007。

② 关于犹太医师的讨论，参见 Moritz Steinschneider, *Schriften über Medicin in Bibel und Talmud und über jüdische Ärzte*, Wien: A. Hölder, 1896; Samuel Krauss, *Geschichte der jüdischen Ärzte vom frühesten Mittelalter bis zur Gleichberechtigung*, Wien: A. S. Bettelheim-Stiftung/Moritz Perles, 1930; Harry Friedenwald, *The Jews and Medicine*, 2 Volumes, Baltimore/New York: The Johns Hopkins Press, 1944。

较的方面。[①] 许多研究侧重于根据现代标准从传统文献中选取“纯粹的”医学信息，而不太注意语言、文本校勘，以及历史、宗教或文化层面的细节。朱利叶斯·普罗伊斯（Julius Preuss）在他的前辈和同时代人的基础上，写出了最具影响力的全面概述式作品《圣经—塔木德医学》（*Biblisch-Talmudische Medizin*），显然，这本书的结构反映了他的主要兴趣（医学史）与（表现在对于医学分支学科的）探索方向。[②]

占主流的“医学史”研究方法以及实证主义研究一直持续到20世纪下半叶，当时的研究开始向不同分支领域（如圣经学、伪经学、拉比研究等）延伸，同时犹太医学的“大众史学”流派也蓬勃发展。[③]《希伯来圣经》与拉比文献中的医学被放到各自的神学或社会历史学背景（即医生的地位、

---

① 关于具有批判性的或少数派学术立场，参见 Immanuel Loew, *Aramaeische Pflanzennamen*, Leipzig: W. Engelmann, 1881（再版 Hildesheim: Olms, 1973）；Immanuel Loew, *Die Flora der Juden*, 4 Volumes, Wien: R. Löwit, 1924-1934（再版 Hildesheim: Olms, 1967）。A. Stern, *Die Medizin im Talmud*, Frankfurt: Sänger and Friedberg, 1909 和 Moritz Steinschneider, *Schriften über Medicin in Bibel und Talmud und über jüdische Ärzte* 提倡语文学和文化史学的研究。其他研究包括 Gideon Brecher, *Das Transcendentale, Magie und magische Heilarten im Talmud*, Wien: U. Klopf und A. Eurich, 1850; Reuven J. Wunderbar, *Biblisch-talmudische Medicin. Erste Abtheilung. Allgemeine Einleitung, mit Einschluss der Geschichte und Literatur der Israelitischen Heilkunde. Materia medica und Pharmacologie der alten Israeliten*, Riga: W. F. Häcker, 1850; J. Bergel, *Studien über die naturwissenschaftlichen Kenntnisse der Talmudisten*, Leipzig: Wilhelm Friedrich, 1880; Michel Israel Rabbinowicz, *Einleitung in die Gesetzgebung und die Medicin des Thalmuds*, translated by Sigmund Mayer, Leipzig: O. Schulze, 1883; Henry Cohen, *The Hygiene and Medicine of the Talmud: A Lecture Delivered at the Medical Department, University of Texas, Galveston, Austin, Texas*, ca. 1900, Reprinted from the University of Texas Record. Vol. Ⅲ, No. 4; W. Ebstein, *Die Medizin im Alten Testament*, Stuttgart: Ferd. Enke, 1901; W. Ebstein, *Die Medizin im Neuen Testament und im Talmud*, Stuttgart: Ferd. Enke, 1903; Judah L. Benjamin Katzenelson, *The Talmud and the Wisdom of Medicine* (הרפואה וחכמת התלמוד), Berlin: Ḥayim, 1928（希伯来文）。关于该领域早期的学术史，参见 Robert Jütte, “Die jüdische Medizingeschichtsschreibung im 19. Jahrhundert und die Wissenschaft des Judentums,” *Aschkenas*, Vol. 9, No. 2 (1999), pp. 431-445。

② 参考 Julius Preuss, *Biblical and Talmudic Medicine*, trans. by Fred Rosner, London: Sanhedrin Press, 1978。德文原版的信息为 Julius Preuss, *Biblisch-Talmudische Medizin: Beiträge Zur Geschichte der Heilkunde und der Kultur überhaupt*, Berlin: Verlag Von S. Karger, 1911 (Reprint of First Edition, Wiesbaden 1992)。除了该译本外，弗雷德·罗斯纳（Fred Rosner）还出版了许多短篇文章，内容大多是对普罗伊斯书中某个章节的总结，并添加一些新近的参考文献。罗斯纳主要研究迈蒙尼德。

③ 参考 Michael Nevins, *Jewish Medicine: What It Is and Why It Matters*, Indiana: iUniverse, Inc, 2006; Frank Heynick, *Jews and Medicine: An Epic Saga*, Hoboken: Ktav Pub and Distributors Inc, 2002。

治疗机构)[①] 中进行研究，而学者们对于伪经文本与死海古卷中的医学知识的兴趣直到最近才刚刚产生。[②] 塞缪尔·科特克（Samule Kottek）肯定是研究从古代到近代（早期）犹太医学史的最多产的学者之一。除了出版数部专著和发表数十篇文章外，他还参与写作了不少重要的概述作品，并担任《科罗特：以色列医学与科学史杂志》（*Korot: The Israel Journal of the History of Medicine and Science*）的编委，该杂志是本领域学术讨论的主要平台，一直以来凭借高质量的文章获得业界认可。[③] 长久以来，许多篇幅较短的研究

① 参考 Hector Avalos, *Illness and Health Care in the Ancient Near East. The Role of the Temple in Greece, Mesopotamia, and Israel*, Atlanta: Scholars Press, 1995; Isabel Cranz, "Advice for a Successful Doctor's Visit: King Asa Meets Ben Sira," *Catholic Biblical Quarterly*, Vol. 80, No. 2 (2018), pp. 231-246; R. K. Harrison, *Healing Herbs of the Bible*, Leiden: Brill, 1966; Catherine Hezser, "Representations of the Physician in Jewish Literature from Hellenistic and Roman Times," in William V. Harris eds., *Popular Medicine in Graeco-Roman Antiquity: Explorations*, Leiden: Brill, 2016, pp. 173-197; Otto Kaiser, "Krankheit und Heilung nach dem Alten Testament," *Medizin, Gesellschaft und Geschichte. Jahrbuch des Instituts für Geschichte der Medizin der Robert Bosch Stiftung*, Vol. 20 (2001), pp. 9-43; Norbert Lohfink, " 'Ich bin Jahwe, dein Arzt' (Ex 15, 26). Gott, Gesellschaft und menschliche Gesundheit in der nachexilischen Pentateuchbearbeitung," in *Studien zum Pentateuch*, Stuttgart: Verlag Katholisches Bibelwerk, 1981/1988, pp. 91-155; Bernard Palmer eds., *Medicine and the Bible*, Exeter: Paternoster Press, 1986; Klaus Seybold, *Krankheit und Heilung*, Stuttgart: Kohlhammer, 1978; Laura M. Zucconi, *Can No Physician be Found? The Influence of Religion on Medical Pluralism in Ancient Egypt, Mesopotamia and Israel*, Piscataway, NJ: Gorgias Press, 2010。

② 参考 Yitzhaq Feder, "The Polemic Regarding Skin Disease in '4QMMT'," *Dead Sea Discoveries*, Vol. 19, No. 1 (2012), pp. 55-70; Ida Frohlich, "Medicine and Magic in the Genesis Apocryphon, Ideas on Human Conception and its Hindrances," *Revue de Qumran*, Vol. 25, No. 2 (2011), pp. 177-198; Ida Frohlich, "Demons and Illness in Second Temple Judaism: Theory and Practice," in Siam Bhayro and Catherine Rider eds., *Demons and Illness from Antiquity to the Early-Modern Period*, Leiden: Brill, 2017; B. Kollmann, "Göttliche Offenbarung magisch-pharmakologischer Heilkunst im Buch Tobit," *Zeitschrift für die Alttestamentliche Wissenschaft*, Vol. 106 (1994), pp. 289-299; Samuel S. Kottek, "Magic and Healing in Hellenistic Jewish Writings," *Frankfurter Judaistische Beiträge*, Vol. 27 (2000), pp. 1-16。

③ 参考 Samuel S. Kottek, *Medicine and Hygiene in the Works of Flavius Josephus*, Leiden: Brill, 1994; Samuel S. Kottek, "Selected Elements of Talmudic Medical Terminology, with Special Consideration to Graeco-Latin Influences and Sources," in W. Haase and H. Temporini eds., *Aufstieg und Niedergang der römischen Welt (ANRW). Teil II: Principat*, Band 37.3, New York: De Gruyter, 1996, pp. 2912-2932; Samuel S. Kottek, "Medical Interest in Ancient Rabbinic Literature," in Shmuel Safrai et al., eds., *The Literature of the Sages*, Second Part, Assen/Philadelphia: Brill Academic Pub, 2006, pp. 485-496; Natalia Berger eds., *Jews and Medicine: Religion, Culture, Science*, Tel Aviv: Beth Hatefutsoth, 1995; Rabbi Judith Z. Abram and David Freeman eds., *Illness and Health in the Jewish Tradition*, Philadelphia: The Jewish Publication Society, 1999。

通常只关注某种特定疾病、[1] 治疗或治愈方法，很少有“回溯诊断”（retrospective diagnosis）——将现代的医学知识运用到古代文献中，以找到一种特定的病理、诊断或药物。[2] 随着人文学科、文化史与犹太研究的身体转向，[3] 对古代医学知识与实践的研究变得更为复杂和谨慎。借鉴《圣经》《塔木德》和叙事学研究、古代（犹太）文化和历史以及古代医学、科学知识等方面的学术成果，近期的著作往往游走于语文学基础工作、跨学科或比较研究之间。[4]

---

① 这种案例研究的范例有：Margaret Jacobi，“Mai Gargutani? An Obscure Medical Term in Bava Kamma 85a，” *Korot*，Vol. 13（1998－1999），pp. 165－170；Gideon Hadas，“The Balsam ‘Afarsemon’ and Ein Gedi during the Roman-Byzantine Period，” *Revue Biblique*，Vol. 114，No. 2（2007），pp. 161－73；Samuel S. Kottek，“From the History of Medicine：Epilepsy in Ancient Jewish Sources，” *Israel Journal of Psychiatry*，Vol. 25，No. 2（1988），pp. 3－11；Boris S. Ostrer，“‘Ra'atan’ Disease in the Context of Greek Medicine，” *Review of Rabbinic Judaism*，Vol. 4，No. 2（2001），pp. 234－248；David Tudor Williams，“The Dial and the Boil：Some Remarks on the Healing of Hezekiah，” *Old Testament Essays*，Vol. 2，No. 2（1989），pp. 29－45。

② 类似研究数不胜数，以下几个例子足矣：Louba Ben-Noun，“What Was the Disease of the Bones that Affected King David?” *The Journals of Gerontology. Series A*，*Biological Sciences and Medical Sciences*，Vol. 57，No. 3（2002），pp. 152－154；Richard Merle Goodman，“A Talmudic Reference to a Family with Probable Testicular Feminization Syndrome，” *Koroth*，Vol. 8，No. 5－6（1982），pp. 40－47；Friedhelm Röder，“The Roman Emperor Titus-a Victim of a Tumor in the Cerebellopontile Angle?” *Koroth*，Vol. 9，No. 11－12（1991），pp. 767－771。

③ 如果说犹太教中的思想比犹太教中的身体更有趣、更有影响力，那么，这种区别值得我们去研究。批评家们呼吁犹太研究应“回归文本中更为传统的意思（而原始文本经常涉及身体）”，这也和“物质转向”息息相关。参见 Barbara Kirshenblatt-Gimblett，“The Corporeal Turn，” *The Jewish Quarterly Review*，（Summer 2005），p. 447。——编者注

④ 参考 Tirzah Meacham，*Mishnah Tractate Niddah with Introduction—A Critical Edition with Notes on Variants, Commentary, Redaction and Chapters in Legal History and Realia*，PhD Dissertation，The Hebrew University of Jerusalem，1989；Tirzah Meacham，“Dam Himud—Blood of Desire，” *Koroth*，Vol. 11（1995），pp. 82－89；Samuel S. Kottek，“Selected Elements of Talmudic Medical Terminology，with Special Consideration to Graeco-Latin Influences and Sources，” in W. Haase and H. Temporini eds.，*Aufstieg und Niedergang der römischen Welt*（*ANRW*），*Teil II*：*Principat*，Band 37. 3，pp. 2912－2932；Samuel S. Kottek，“Medical Interest in Ancient Rabbinic Literature，” in Shmuel Safrai et al.，eds.，*The Literature of the Sages*，Second Part，pp. 485－496；Annette Reed，“Ancient Jewish Sciences and the Historiography of Judaism，” in Seth Sander and Jonathan Ben-Dov eds.，*Ancient Jewish Sciences and the History of Knowledge in Second Temple Literature*，New York：New York University Press，2014，pp. 197－256；Charlotte Fonrobert，*Menstrual Purity. Rabbinic and Christian Reconstructions of Biblical Gender*，Stanford：Stanford University Press，2000；Charlotte Fonrobert，“Blood and Law：Uterine Fluids and Rabbinic Maps of Identity，” *Henoch*，Vol. 30，No. 2（2008），pp. 243－266；Lennart Lehmhaus，“*Listenwissenschaft* and the Encyclopedic Hermeneutics of Knowledge in Talmud and Midrash，” in J. Cale Johnson eds.，*In the Wake of the Compendia. Infrastructural Contexts and the Licensing of Empiricism in Ancient and Medieval Mesopotamia*, Berlin: De Gruyter, 2015, pp. 59-100; Lennart Lehmhaus, "Beyond the *Dreckapotheke*/Between Facts and Feces—Talmudic Recipes and Therapies in Context," in Lennart Lehmhaus and Matteo Martelli eds., *Collecting Recipes. Byzantine and Jewish Pharmacology in Dialogue*, Berlin: De Gruyter, 2017, pp. 221-254; Lennart Lehmhaus, "Curiosity Cures the Reb-Studying Talmudic Medical Discourses in Context," *Ancient Jew Review*, "Ancient Medicine: An AJR Forum," published on October 11, 2017 (http://www.ancientjewreview.com/articles/2017/10/2/curiosity-cures-the-reb-studying-talmudic-medical-discourses-in-context); Lennart Lehmhaus, "An Amputee May Go out with His Wooden Aid on Shabbat: Dynamics of Prosthetic Discourse in Talmudic Traditions," in Jane Draycott eds., *Prostheses in Antiquity*, Abingdon: Routledge, 2018, pp. 97-124; Lennart Lehmhaus, "Bodies of Tradition— (Re) constructing Medical Expertise and Knowledge of Bodies in Late Ancient Jewish Texts," in Tanja Pommerening et al., eds., *Finding, Inheriting or Borrowing? Construction and Transfer of Knowledge about Man and Nature in Antiquity and the Middle Ages*, Bielefeld: Transcript Verlag, 2019, pp. 123-166; Lennart Lehmhaus eds., *Defining Jewish Medicine. Transfer of Medical Knowledge in Jewish Cultures and Traditions*, Wiesbaden: Harrassowitz, 2019; Lennart Lehmhaus, "Rabbinic Perceptions and Representations of Pain and Suffering," in Michaela Bauks and Saul Olyan eds., *Pain and Its Representation in Biblical, Post-Biblical, and Other Texts of the Ancient Eastern Mediterranean*, Tübingen: Mohr Siebeck, 2021, pp. 211-238; Mira Balberg, "Rabbinic Authority, Medical Rhetoric, and Body Hermeneutics in Mishnah Nega'im," *AJS Review*, Vol. 35, No. 2 (2011), pp. 323-346; Aaron Amit, "Methodological Pitfalls in the Identification of the כוס עיקרין: A Study in Talmudic Pharmacology," in Lehmhaus and Matteo Martelli eds., *Collecting Recipes. Byzantine and Jewish Pharmacology in Dialogue*, pp. 255-271; Gwynn Kessler, *Conceiving Israel: The Fetus in Rabbinic Narratives*, Philadelphia: University of Pennsylvania Press, 2009; Reuven Kiperwasser, "Body of the Whore, Body of the Story and Metaphor of the Body," in Tal Ilan, Monika Brockhaus and Tanja Hidde eds., *Introduction to Seder Quodashim; A Femminist Commentary on the Babylonian Talmud V*, Tübingen: Mohr Siebeck, 2012, pp. 305-319; Monika Amsler, *Effective Combinations of Words and Things: The Babylonian Talmud Gittin 67b-70b and the Literary Standards of Late Antiquity*, Dissertation, Universität Zürich, 2018; Doru Constantin Doroftei, "When the Angel Infuses the Soul: Some Aspects of Jewish and Christian Embryology in the Cultural Context of Late Antiquity," *Judaica*, Vol. 74 (2018), pp. 23-68。拉比传统中的医学段落不久后将以注释的方式收纳在"古代科学资料丛书"的第一卷中。参考 Markham Geller, Lennart Lehmhaus, Tanja Hidde and Eva Kiesele, *Sourcebook of Medical Passages in Talmudic Texts (Mishnah, Tosefta, Yerushalmi, Bavli), First Volume: The Medical Clusters. Annotated, Hebrew/Aramaic-English*, Tübingen: Mohr Siebeck, 2023（即将出版）。跨学科研究有 Lehmhaus and Matteo Martelli eds., *Collecting Recipes. Byzantine and Jewish Pharmacology in Dialogue*; Ricarda Gabel, Lennart Lehmhaus and Christine Salazar, *Female Bodies, Female Medical Practioners in the Ancient Mediterranean World*, Tübingen: Mohr Siebeck, 2023（即将出版）; John Wee, *The Comparable Body—Analogy and Metaphor in Ancient Mesopotamian, Egyptian, and Greco-Roman Medicine*, Leiden: Brill, 2017。还可以参考一些研究与论文："The Transfer of Medical Episteme in the 'Encyclopaedic' Compilations of Late Antiquity" (http://www.sfb-episteme.de/en/teilprojekte/sagen/A03/index.html); "BabMed—Fragments of Cuneiform Medicine in the Babylonian Talmud: Knowledge

二　解剖学与生理学

《希伯来圣经》中包含了对身体的多种描述，以及关于人体部位和身体功能的语言，但这些语言往往与医疗问题无关。① 无怪乎在后来的犹太传统（例如拉比文献、神秘主义和其他传统）中，希伯来人物常常会出现在关于解剖学和生理学的章节中。与古希腊—罗马医学中的解剖学类似，拉比对身体及其功能的描述缺乏现代的准确性，但仍提供了惊人的细节。这些论述并不局限于病理学，还包括身体上的缺陷、肢体和精神上的损伤或残疾。②

Transfer in Late Antiquity" (http://www. geschkult. fuberlin. de/en/e/babmed/index. html); Lennart Lehmhaus, "Bodies of Texts, Bodies of Tradition-Medical Expertise and Knowledge of the Body among Rabbinic Jews in Late Antiquity," in Jochen Althoff, Dominik Berrens, and Tanja Pommerening, eds. , *Finding, Inheriting or Borrowing? The Construction and Transfer of Knowledge in Antiquity and the Middle Ages*, New York: Columbia University Press, 2019, pp. 126-166; 还有像欧洲圣经研究协会举办的"《圣经》与《塔木德》中的医学"会议的论文（https://eabs. net/site/medicine-in-bible-and-talmud/）; "What Did Ancient Jews Know? Exploring the Place of Scientific Knowledge in the World of Ancient Judaism," Philadelphia Seminar on Christian Origins, 2017-2018（可在网站上找到1963年至今历届研讨会资料，http://ccat. sas. upenn. edu/psco/topic. shtml）; "Jewish Medicine," European Association of Jewish Studies, 2014（可在其官网上找到大量会议和奖学金信息，以及犹太史研究数据库，https://networks. hnet. org/node/28655/discussions/35159/% E2% 80% 9Ejewish-medicine% E2&809C-one-day-panel-xth-eajs-congress-paris-2472014）; " 'What did the Rabbis Know?' -Exploring Jewish Knowledge Culture (s) in Late Antiquity," Annual Meeting of the Association for Jewish Studies, 2017（https://convention2. allacademic. com/one/ajs/ajs17/index. php? cmd=Online+Program+View+Session&selected_ session_ id=1287412&PHPSESSID=280dvk5th32lid3te69mc99m95）。

① 研究《圣经》与身体残疾的学者已经出版了关于人体部位与身体功能的重要研究。参考 Hector Avalos, S. Melcher and J. Schipper, *This Abled Body: Rethinking Disabilities in Biblical Studies*, Atlanta: Society of Biblical Literature, 2007; Saul Olyan, *Disability in the Hebrew Bible: Interpreting Mental and Physical Differences*, Cambridge: Cambridge University Press, 2008; R. Raphael, *Biblical Corpora: Representations of Disability in Hebrew Biblical Literature*, New York: T. and T. Clark Ltd. , 2008。

② 关于拉比的残疾观念的讨论，参见 Judith Abrams, *Judaism and Disability: Portrayals in Ancient Texts from the Tanach through the Bavli*, Washington, D. C. : Gallaudet University Press, 1998; Julia Watts Belser, "Reading Talmudic Bodies: Disability, Narrative, and the Gazein Rabbinic Judaism," in D. Schumm and M. Stolzfus eds. , *Disability in Judaism, Christianity and Islam: Sacred Texts, Historical Traditions and Social Analysis*, New York: Palgrave Macmillan, 2011, pp. 5-27; Julia Watts Belser, "Brides and Blemishes: Queering Women's Disability in Rabbinic Marriage Law,"

古代文化和现代文化对模型、隐喻和图像语言都有一定的共同偏好，这一点已经受到盖伦的批评，当然他也无法摆脱这种倾向。① 其次，解剖学的专业知识高度依赖于结构化的、通过解剖或活体解剖形成的经验性观察，而这在古代医学中并不是标准程序。因此，人们的解剖学知识主要来自对伤病员或尸体的随机检查。此外，还有一个主要依据是科学（公开）解剖动物以及屠宰食用或献祭的动物。②

虽然塔木德医学的先驱朱利叶斯·普罗伊斯批评这种缺乏精确性的做法，也知道医学信息的随机性，但他没有阻止自己给犹太文献中几乎所有与身体相关的希伯来术语加上科学的光环。他忽视上下文语境，写出一篇读起来就像一本“希伯来语—阿拉米语解剖学手册”的文章。然而，这本拼贴画式的作品，是普罗伊斯作为一名医生展现其深厚医学知识的产物，同时也默认了《圣经》和拉比文献的作者具有同样的知识水平。尽管在方法论上存在缺陷，但普罗伊斯的整理研究仍然为每一个探究《圣经》和犹

Journal of the American Academy of Religion, Vol. 84, No. 2 (2016), pp. 401-429; Julia Watts Belser and Lennart Lehmhaus, "Disability in Rabbinic Jewish Sources," in Christian Laes ed., *Disabilities in the Ancient World*, Abingdon: Routledge, 2016, pp. 434-452; Lennart Lehmhaus, "An Amputee May Go out with His Wooden Aid on Shabbat: Dynamics of Prosthetic Discourse in Talmudic Traditions," in Jane Draycott ed., *Prostheses in Antiquity*, Series: Medicine and the Body in Antiquity, Abingdon/New York: Routledge, 2018, pp. 97-124; B. Gracer, "What the Rabbis Heard: Deafness in the Mishnah," *Disability Studies Quarterly*, Vol. 23, No. 2 (2003), pp. 192-205。拉比对于人体与肉身物质性更广泛的论述，参见 Charlotte Fonrobert, "On Carnal Israel and the Consequences: Talmudic Studies Since Foucault," *Jewish Quarterly Review*, Vol. 95, No. 3 (2005), pp. 462-469; Jonathan Schofer, "The Beastly Body in Rabbinic Self-Formation," in Michael Satlow et al., eds., *Religion and the Self in Antiquity*, Bloomington: Indiana University Press, 2005, pp. 197-221; Jonathan Schofer, *Confronting Vulnerability: The Body and the Divine in Rabbinic Ethics*, Chicago: University of Chicago Press, 2010; Howard Eilberg-Schwartz ed., *People of the Body: Jews and Judaism from an Embodied Perspective*, Albany: State University of New York Press, 1992; Daniel Boyarin, *Carnal Israel: Reading Sex in Talmudic Culture*, Berkeley: University of California Press, 1993。

① 关于古代埃及、美索不达米亚以及古希腊—罗马传统中身体的流动性与医学隐喻的研究，参见 John Wee, *The Comparable Body—Analogy and Metaphor in Ancient Mesopotamian, Egyptian, and Greco-Roman Medicine*。

② 尽管拉比大多数情况下都不是医生，但在关于屠杀动物以及动物的仪式资格的讨论中，拉比们却展现出令人惊奇的高水平、详细的解剖学知识，这在《塔木德·通法篇》得到充分证实。参照 Tal Ilan and Massekhet Hullin, *A Feminist Commentary on the Babylonian Talmud*, Vol. 3, Tübingen: Mohr Siebeck, 2017。

太教关于身体语言的人提供了一个良好的起点。希伯来语为解剖学与生理学提供了奇妙生动的语言意象。例如，文献中将肝叶形容为“肝的庭院”（*chatzar ha-kaved*，mYoma 8：6）或“肝的手指”（*etzba ha-kaved*，mTamid 4：3）。还在喉部区域区分了“帽子”（*kova*）、“帽尖”（*chud ha-kova*）和“帽檐”（*shipue-ha-kova*）。在关于屠宰仪式的《塔木德》篇章中，可以看出（对动物尸体）进行解剖学观察是十分重要的：其中有一段将脑部描述为“放置在颅骨入口处的豆状突起物”（《渎神书》，*bT Chulin* 45a-b）。

塔木德的认识论方法令人费解，其中有一段涉及有关身体的启示和经验知识。《密释纳・帐棚》[①] 1：8（*Mishnah Oholot* 1，8）是最详细的有关解剖学的描述之一。这篇短文讨论的是死物或尸体给仪式带来不洁的问题。[②]

> 人体内有**248 块骨（evarim/איברים）**。[③] 脚上有 30 块——每个脚趾 6 块，脚踝 10 块，胫部 2 块，膝盖 5 块，大腿 1 块，髋部 3 块，肋骨［有］11 块，掌/手有 30 块——每根手指有 6 块，前臂 2 块，肘部 2 块，上臂 1 块，肩膀 4 块。［身体的一侧］有 101 块，另一［侧］也有 101 块［，共 202 块］。而［在身体的中央，我们发现］脊椎有 18 块椎骨，头部有 9 块［骨］，颈部有 8 块，心脏的开口处有 6 块，其生殖器官（字面意义为“腔/孔”）有 5 块。其中每一块都通过触摸、携带或共存一处带来［仪式上的］不洁。何时会这样呢？当骨上仍有适量肉时。然而，如果骨上没有适量的肉，它们将通过触摸和携带而变得不

① 文中所有《密释纳》卷名中译参考张平译注《密释纳》第 1 部《种子》、第 2 部《节期》，山东大学出版社，2011、2017。——译者注

② 简单地解释一下笔者引用《圣经》和拉比文献材料的惯例。对于拉比文献，笔者会使用两种括号，并重点标记某些关键词。方括号用于对拉比精练论述的补充。解释、转写和引文将在圆括号中呈现。希伯来语或阿拉米语的转写、《圣经》引文（及其出处）将以斜体呈现。《圣经》引文参考《圣经》英语标准译本（英国圣经公会和福音出版社，2001，*The Holy Bible*, *English Standard Version*, 2001 by Crossway, a publishing ministry of Good News Publishers）以及《圣经》新国际版圣经（国际圣经协会，1973/1978/1984/2011，*The Holy Bible*, *New International Version*, 1973, 1978, 1984, 2011 by Biblica, Inc.）。不过笔者通常还会在原文基础上修改经文，以阐明它们在《塔木德》语境中的注释作用。

③ 此处将字体加粗作为强调。《托赛夫塔》（*Tosefta*）对此段文字的解释（*tOhalot* 1：7）中，提供了“骨”（*evar*/אבר）一词的“定义”：“一切具有肌腱（*gidim*//גידים）和骨头（*atzamot*/עצמות）特征的东西都（被当作）骨；一切不具有肌腱和骨头特征的东西就不被当作骨。”

洁，但共存一处则不会带来不洁。（《密释纳·帐棚》1：8）

这段话按照人体部位列出了248块骨。其复杂的顺序从下肢（脚、腿）开始，然后是身体的两侧和上肢（髋部、肋骨、手臂和手）的骨，接着是身体的中部（包括脊椎、头部和颈部），最后是心脏和生殖器官。这种结构显然不同于美索不达米亚和古希腊—罗马常见的"从头到脚"① 的医学体系。它的特殊划分和排序可能反映了拉比对身体更重要部分的一些假设。

这个拉比传统中的第一份，也是唯一一份系统化人体结构清单，对中世纪的犹太评论家与现代学者都提出了相当大的挑战。根据现代的解剖学知识，一些人试图正确识别这些"骨"（理解为"骨骼"），并以此协调拉比模式中有明显差异之处。

然而，最重要的不是这份清单在解剖学上的准确性，而是在犹太宗教法（*Halakha*）关于纯洁问题的讨论中，拉比解剖学这一独特例子的论述目的。拉比们的主要目的是根据某种经验知识或解剖学理论，提供一个具体的骨骼数目。有了这个"数目"，人们就能断定"尸体更重要的部分"，从而判断尸体如何通过不同的方式（触摸、携带、放置在同一片屋檐下）玷污仪式或导致不洁。②

248块骨骼的数量仍然是《密释纳》中一个令人费解的元素，因为这个总数在地中海及其他地区的古代医学文化中找不到对应的数字。然而，这个特定的数字在中世纪早期的文献如《医师亚萨之书》（*Sefer Asaph Ha-Ro-*

① 关于从头到脚体系的讨论，参见 Christian Laes et al. , eds. , *Disabilities in Roman Antiquity: Disparate Bodies: A Capite ad Calcem*, Leiden: Brill, 2013; Markham Geller, *Ancient Babylonian Medicine: Theory and Practice*, Abingdon: Wiley, 2010, pp. 52, 89, 118。关于这则《密释纳》及其包含的解剖学知识的讨论，参见 Julius Preuss, *Biblisch-Talmudische Medizin* (*Beiträge Zur Geschichte der Heilkunde und der Kultur Überhaupt*), Berlin, 1911 (Reprint of First Edition, Wiesbaden: Fourier, 1992), pp. 66–70; Julius Preuss, *Biblical and Talmudic Medicine*, pp. 60–67; Reuven Kiperwasser, "Body of the Whore, Body of the Story and Metaphor of the Body," in Tal Ilan, Monika Brockhaus and Tanja Hidde eds. , *Introduction to Seder Quodashim; A Feminist Commentary on the Babylonian Talmud V*, Tübingen: Mohr Siebeck, 2012, pp. 305–319。

② 关于拉比洁净律法和尸体不洁的讨论，参见 Mira Balberg, *Purity, Body, and Self in Early Rabbinic Literature*, California: University of California Press, 2014, especially pp. 96–121。

fe）以及波斯、阿拉伯的医学作品中重新出现。[①]《塔木德》和一些准塔木德传统中概述的，作为神圣领域或神的创造（宏观宇宙）与人类经验世界之间——特别是身体（微观宇宙）之间的完美对应模型，也以 248 块骨骼的计数为特色。根据巴勒斯坦注释版《圣经》译本（《塔古姆》）的说法，人类是按照上帝的形象被创造的，有 248 块骨/骨骼和 365 根筋。[②]《伪约拿单塔古姆》（*Targum Pseudo-Jonathan*）在解释《创世记》1：27 时写道："上帝照着自己的样式造了亚当。按照上帝的形象祂创造了祂，有 248 块骨、365 条（665 条）肌腱/神经，然后祂又造了皮肤，在里面填充了肉和血，乃是照着祂的外表/身体造男造女。"

《巴比伦塔木德》中《鞭笞》卷第 23b 章（*Makkot*，23b）又增加了第三层诠释，阐述摩西为什么从上帝那里得到 613 条诫命。根据《塔木德》教义，365 条否定命令式诫命与太阳历的宇宙秩序相匹配，而 248 条正面诫命与代表微观宇宙的人体相对应。因此，妥拉律法[③]体现并维护着神创的世界。相对而言，按照妥拉律法呈现的人体就成为神意与神创的物质体现。我们可以得出结论，《密释纳》中的解剖学除了"隐藏的"宇宙或神性知识外，还包括世俗的、身体的认识论领域。

《密释纳》独特的解剖学文本在《巴比伦塔木德》的《头生》（*Bekhorot*）卷中有一个有趣的后续。在集中讨论担任圣殿祭司的礼仪规范时，"标准"数量的骨骼变得至关重要。根据宗教律法，祭司必须拥有完美的身体，达到理想标准，不允许骨骼过少或过多的人担任这一职务。[④]《巴比伦塔木

① 参照 Ronit Yoeli-Tlalim，"Exploring Persian Lore in the Hebrew *Book of Asaf*，" *Aleph. Historical Studies in Science and Judaism*，Vol. 18，No. 1（2018），pp. 142-143。

② 根据乌薛之子约拿单的塔古姆（Targum of Jonathan ben Uzziel）所作英译，参见 *The Targum of Jonathan ben Uzziel on the Pentateuch*，translated by J. W. Etheridge，London：Longman Collection，1862（http://www.sefaria.org/Targum_Jonathan_on_Genesis.1?vhe=Targum_Jonathan_on_Genesis&lang=bi）。

③ 妥拉（Torah）是个希伯来语词，大多数英文圣经将它翻译为"律法"，包含《创世记》、《出埃及记》、《利未记》、《民数记》和《申命记》，即《圣经》前五卷书，又称《摩西五经》。——译者注

④ 关于祭司的完美身体与残疾方面的理论，参见 Julia Watts Belser and Lennart Lehmhaus，"Disability in Rabbinic Jewish Sources，" in Christian Laes ed.，*Disabilities in the Ancient World*，pp. 438-441。

德》中《头生》卷第45a章，以令人惊讶的方式延伸了《密释纳》的讨论：

拉比犹大以撒母耳的名义讲述：拉比以实玛利的学徒曾经用沸水解剖、清洗一个妓女的［尸体残骸］，她被国王判处烧死。他们检查发现她有**252**个关节和骨。（他们去询问拉比以实玛利："人的身体有多少个关节？"以实玛利回答："**248**个。"）于是他们对他说："但是我们尸检找到了**252**个？"以实玛利回答："也许你们检查的是一个女人，经文说女人［的生殖器官］有**2个铰链**，子宫有**2扇门**。"拉比以利亚撒曾说："就像房子有铰链（*ṣirim*/צירים）一样，女人的身体也有铰链［在她的生殖器官中］，正如经文所写："她的'铰链'（*ṣireiha*/ציריה；'阵痛'）猛然在体内翻转，她就曲身生产。"[①]（《撒母耳记》4：19）拉比约书亚说：如同房子有门一样，女人的子宫也有门（*daltot*/דלתות），正如经文所写："因没有把（母亲）怀我的胎门（*dalte bitni*/דלתי בטני）关闭。"（《约伯记》3：10）拉比阿奇瓦说："正如房子有一把钥匙（*mafteaḥ*/מפתח），女人也有一把［打开子宫的］钥匙。"正如经文所写："神使她能生育。"[②]（《创世记》30：22）[③]

根据拉比阿奇瓦的看法［他的注释增加了第五骨，即"钥匙"］，岂不是与拉比以实玛利的学徒的发现产生矛盾了吗？（即253块和252块骨的区别）——（没有！）可能由于［"钥匙"］很小，在煮沸/清洗（尸体残骸）的过程中被溶解了。（《巴比伦塔木德·头生》45a）

这则逸事讲述学徒在巴勒斯坦检查一具被标记为妓女的女性尸体，以确定骨骼数量。早期学者关注学徒查验尸体这样的事件是否具有历史可靠性，澄清了困扰犹太人的问题，即究竟犹太人能否参与"解剖"或"验

---

① 第二部分经文通常的翻译是："她就猛然阵痛。"笔者的翻译（"她的铰链猛然在体内翻转"）呈现了文本的释义。

② 原文是：［神］打开（wa-yiftaḥ/ויפתח）她的子宫。

③ 关于圣经和犹太教中的生育问题，参见〔以〕阿塔雅·布瑞纳-伊丹《再论希伯来圣经与早期犹太教中的生育问题》，田海华、黄薇译，张勇安主编《医疗社会史研究》第6辑，第161~181页。——编者注

尸”。这种医学方法在近代早期之前相当不常见，而且充满了禁忌。① 最近，性别偏见、犹太教内部或跨文化的相似之处成为讨论焦点。② 然而，对于本文讨论来说，至关重要的是此叙述中提出的释经学和认识论问题。

虽然这个故事本身几乎可以肯定是虚构的，但学徒的好奇心和他们愿意运用经验技术（观察、检查尸体）的表现，可能反映了古希腊—罗马医学中对人体探索的一些态度。然而，在此案例中，“关于身体的证据”根本没有提升学徒的解剖学知识。恰恰相反，整个尸检过程反而使他们感到困惑，因为他们的发现显然与早先“正典化”的传统（《密释纳·帐棚》1：8）③ 中列举出的人体骨骼的理想数目（248 块）相矛盾。

相比之下，拉比以实玛利在《圣经》传统与拉比释经学方面的博学使他能够解决这个难题。基于三则早期的拉比教导［拉比以利亚撒（R. Eleazar）、拉比约书亚（R. Yoshua）、拉比阿奇瓦（R. Aqiba）］，他证

① 关于近代早期对此的理解，参见 Julius Preuss, *Biblisch-Talmudische Medizin* (*Beiträge Zur Geschichte der Heilkunde und der Kultur überhaupt*), pp. 46-48; Julius Preuss, *Biblical and Talmudic Medicine*, pp. 43f.; Judah L. Benjamin Katzennelson, *The Talmud and the Wisdom of Medicine* (הרפואה וחכמת התלמוד), Berlin, 1928 (Hebrew), pp. 235-250; Michael Israel Rabbinowicz, *Einleitung in die Gesetzgebung und die Medicin des Thalmuds*, translated by Sigmund Mayer, Leipzig: O. Schulze, 1883, p. 250; Henry Cohen, *The Hygiene and Medicine of the Talmud: A Lecture Delivered at the Medical Department*, pp. 10-11。古代美索不达米亚与古希腊—罗马医学均无实验性的医学解剖行为，除了在亚历山大里亚的短暂时期内。许多医学作者通过对动物（猴、猪等）的活体解剖或分解获得经验性的观察。参考 Heinrich Von Staden, *Herophilus: The Art of Medicine in Early Alexandria: Edition, Translation and Essays*, Cambridge: Cambridge University Press, 1989, pp. 139-153; Vivian Nutton, *Ancient Medicine*, Second Edition, Abingdon: Routledge, 2013, pp. 130-141; Markham Geller, *Ancient Babylonian Medicine: Theory and Practice*, pp. 3-4。

② 参照 Charlotte Fonrobert, *Menstrual Purity, Rabbinic and Christian Reconstructions of Biblical Gender*, pp. 56-59; Reuven Kiperwasser, "Body of the Whore, Body of the Story and Metaphor of the Body," in Tal Ilan, Monika Brockhaus and Tanja Hidde eds., *Introduction to Seder Quodashim; A Femminist Commentary on the Babylonian Talmud V*, pp. 305-319。

③ 即使对于这种全面的解剖实验的描述非常有限，我们还是可以得出当时人对于身体的观察与检查的兴趣。参照 Mira Balberg, "Rabbinic Authority, Medical Rhetoric, and Body Hermeneutics in Mishnah Nega' im," *AJS Review*, Vol. 35, No. 2 (2011), pp. 323-346。此外，某些拉比，如西缅·本-哈拉夫塔（Simeon Ben-Halafta）对于以实验和经验的方式理解自然世界有特殊的兴趣。参照 Richard Kalmin, "Observation in Rabbinic Literature of Late Antiquity," in Christine Hayes, Tzvi Novick and Michal Bar-Asher Siegal eds., *The Faces of Torah: Studies in the Texts and Contexts of Ancient Judaism in Honor of Steven Fraade*, Göttingen: Vandenhoeck, Ruprecht GmbH and Co., 2017, pp. 359-384。

明了额外的骨骼正是《圣经》对女性专有特征的概述，如果人们可以正确释经的话。拉比以利亚撒对一节经文提出了创造性解读，这节经文讲述了一名古代以色列女性听到坏消息后受惊分娩，最终死于“阵痛”的故事。这段注释利用希伯来语中“阵痛”和“铰链”这两个词书写相似、发音相似，将子宫的生产过程描绘成铰链的转动。在另外两节经文的诠释中，也采取了类似的策略，更直接地使用“门”和“（用钥匙）打开”这样的类比概念和词语对女性子宫进行解剖学上的描述。

这则简短的掌故佐证了汉娜·哈希克斯（Hannah Hashkes）的猜想，即拉比的律法话语和科学思维之间存在类似的认识论结构，将他们对世界的体验概念化。科学通过某种理论或实践经验推导出自然规律，而宗教思想则认为现实是神意的表达，或者对拉比而言，现实就是只有通过诠释才可能认识到的神启经文的一部分。[①] 此外，拉比以实玛利的解决方案可以看作一种混合了复杂的思考框架或心理模型的“知识表达的形式”，通过这种形式，“从不完整的信息中得出结论”，并且“先前的经验可以补充缺失的信息”。在我们的例子中，“推论的前提……不是否定，而是补充犹太塔木德传统的身体知识体系”。[②]

当他的学生无法理解这两个相互矛盾的认识论体系时，拉比以实玛利凭借自己的释经能力，将这两套可能相互冲突的认识论和证据解释为同一硬币的两面。借此，拉比犹太教文化中对妥拉律法的全方位理解得到了加强，认为律法佐证并维护着神创论或宇宙观。[③] 认识论的话语策略就是“犹太化”或“拉比化”。对身体的认识，关键不在于身体本身，而在于文本主体。实际上，拉比文化最关键的认识论就是对于圣贤诠释能力的强调。[④]

---

① 参见 Hannah Hashkes, *Rabbinic Discourse as a System of Knowledge: "The Study of Torah is Equal to them All,"* Leiden: Brill, 2015, esp. pp. 124-181。

② 参见 Jürgen Renn, "From the History of Science to the History of Knowledge—and Back," *Centaurus*, Vol. 57 (2015), p. 40。

③ 拉比智者认为，妥拉正是神创造计划的体现。因为妥拉文本中包含了“整个世界”，所以文本中的词语具有至高无上的重要性，而且可能拥有某种神力。

④ 值得注意的是，在古代美索不达米亚，天体科学（即天文学/星象学）专家是“特定文献的抄书吏”，他们的专长主要体现为他们的诠释能力。关于这方面的讨论，参见 Francesca Rochberg, "Natural Knowledge in Ancient Mesopotamia," in Peter Harrison et al., eds., *Wrestling with Nature: From Omens to Science*, Chicago: University of Chicago Press, 2014, p. 29。文章在此处指出：“从这个角度看，一个人所知道的不是自然而是文本。”

学徒的实验开始是为了简单地证明最早的权威拉比文献——《密释纳》中关于“248块骨骼”教义的合理性。然而，结果却造成对传统权威性，以及经验（科学）知识和人类认知权威性的质疑。拉比以实玛利的教训是双重的：身体的物质性与经验证据是重要的，因为它反映了神创的秩序。但是，只有深刻了解自己的身体知识或传统文献（即拉比教义）才能促进多维度的洞察。这个故事构建了不同认识论之间的互补层次——一个来自犹太释经传统内部，另一个来自经验知识。

在前文的讨论段落中，我们看到了通过额外的骨骼对女性身体进行的隐喻性概念化处理，这些骨骼在《密释纳·帐棚》1：8中被解释为“铰链”、“门”和“钥匙”，并且这偏离了所谓标准的、“规范的”男性解剖学。正如几项研究表明的那样，拉比话语通过借喻，以房子类比女性身体——特别是将生殖器概念化，为一种复杂的、体现文化实践与男女之间社会（权力）的关系创造一个象征性的空间背景。[①]在这个类比中，社会经济、文化宗教和两性层面的问题融合在一起。[②]

拉比对人类生理学的讨论，特别集中在与仪式洁净/不洁问题有关的身体功能上，例如对女性“内屋”的想象。他们描述了一个建筑物的布局：

> 圣贤通过一则寓言类比女性：一间密室（חדר）、一条走廊（פרוזדור）和一间上室（עלייה）。密室里的血是不洁的。如果在走廊里发现［血］，它若不确定就是不洁的（无法确定其来源，那么它是不洁

① Cynthia Baker, *Rebuilding the House of Israel. Architectures of Gender in Jewish Antiquity*, Stanford: Stanford University Press, 2002. 该书第56~59页如此解释：“女性身体作为‘房子’的那一刻，女性便具有了‘妻子’的身份……女性被要求居于房内足不出户，女性要受到教化，这两种行为具有一种特殊的对称性：她作为妻子‘进入他的房子’，而他作为丈夫‘进入她的房子’。”（第58页）参照Charlotte Fonrobert, *Menstrual Purity. Rabbinic and Christian Reconstructions of Biblical Gender*, pp. 40-60。在希腊文化中的含义，参见Page Dubois, *Sowing the Body: Psychoanalysis and Ancient Representations of Women*, Chicago: University of Chicago Press, 1991。

② 关于家庭经济领域的讨论，参见《安息日》(*Shabbat*) 118b和《休书》(*Gittin*) 52a。《密释纳·洗洁池》(*Mishnah Miqwaot*) 8：4中关于性的讨论：“如果一名女性‘献上她的房子’（与丈夫性交）(*she-shimsha beita*/ששמשה ביתה)，她受了浸礼但没有清洁‘她的房子’（即她自身、她的生殖器）(*we-lo kavda et ha-bait*/ולא כבדה אתהבית)，那么她就没有受过浸礼（也就是说，她在仪式上还是不洁的）。”

的)，因为假定它应来自源头（*ha-maqor*/המקור；参见《利未记》20：18)。[《密释纳·经期》(*Mishnah Niddah*) 2：5][①]

可以看到拉比十分执着于强调女性的身体既要被限制于家庭之内，同时又是一个容器，这种观念与古代美索不达米亚和希腊（医学）传统相同。[②] 这些观念赞扬了女性身体的“精妙设计”，认为其设计就是为了受孕并孕育未出生的孩子，这类议题在各卷《塔木德》和《米德拉什》经文中得到了详尽的讨论。[③]

---

① 后期塔木德（*Palestinian Talmud/yNiddah 2: 4 [50a]; Babylonian Talmud Niddah 17b*）对这个建筑布局加以阐释，并添加了一些细节。

② 参照 Charlotte Fonrobert, *Menstrual Purity. Rabbinic and Christian Reconstructions of Biblical Gender*, pp. 56f（女主内与男主外相对比）。关于容器的隐喻，参见 Ulrike Steinert, “Fluids, Rivers, and Vessels: Metaphors and Body Concepts in Mesopotamian Gynaecological Texts,” *Le Journal des Médecines Cunéiformes*, Vol. 22 (2013), pp. 1-23; Ulrike Steinert, “ ‘Tested’ Remedies in Mesopotamian Medical Texts: A Label for Efficacy Based on Empirical Observation?” in J. Cale Johnson ed., *In the Wake of the Compendia: Infrastructural Contexts and the Licensing of Empiricism in Ancient and Medieval Mesopotamia*, pp. 103-145; Ulrike Steinert Fluids, “Concepts of the Female Body in Mesopotamian Gynecological Texts,” in John Wee ed., *The Comparable Body—Analogy and Metaphor in Ancient Mesopotamian, Egyptian, and Greco-Roman Medicine*, Leiden: Brill, 2017; Rebecca Flemming, “Wombs for the Gods,” in Jane Draycott and Emma-Jayne Graham eds., *Bodies of Evidence—Ancient Anatomical Votives. Past, Present, and Future*, Abingdon: Routledge, 2017, esp. pp. 126-128。

③ 《巴比伦塔木德·经期》(*Babylonian Talmud, Niddah*) 31a：“我们的拉比教导：在怀孕的前三个月，胚胎在子宫最低处（*madur ha-tachaton*），到孕期中间则移动到中部，最后三个月时来到最上方；到临盆时，胚胎在腔内翻滚而后露头，这就是女性（生产时）阵痛的原因。”还可参照《巴比伦塔木德·祝祷》(*Babylonian Talmud, Berakhot*) 61a：女性被设想为一间仓库，可以安全地存放胎儿。关于拉比对胚胎学的理解，参考 Gwynn Kessler, *Conceiving Israel: The Fetus in Rabbinic Narratives*; Reuven Kiperwasser, “Body of the Whore, Body of the Story and Metaphor of the Body,” in Tal Ilan, Monika Brockhaus and Tanja Hidde eds., *Introduction to Seder Quodashim; A Femminist Commentary on the Babylonian Talmud V*, pp. 305-319; Doru Constantin Doroftei, “When the Angel Infuses the Soul: Some Aspects of Jewish and Christian Embryology in the Cultural Context of Late Antiquity,” *Judaica*, Vol. 74 (2018), pp. 23-68; Schick Shana Strauch, “Depictions of Childbirth in Rabbinic Literature: the Innovation of a Genizah Midrashic Text,” in Marjorie Lehman, Jane L. Kanarek and Simon J. Bronner eds., *Mothers in the Jewish Cultural Imagination*, Liverpool: Liverpool University Press, 2017, pp. 285-306（讨论分娩）; Chariklia Tziraki-Segal, “Parental Imprinting in Ancient Greco-Roman and Jewish Sources,” *Korot*, Vol. 19 (2009), pp. 135-160（讨论畸形学）。

三　拉比传统药方与治疗建议

《塔木德》文献中大部分医疗段落是有关治疗、药方或健康生活（饮食和摄生）建议的实用医学。一般来说，拉比传统（即《密释纳》《托赛夫塔》《塔木德》）中用于治疗的药材都是最基本的。如同埃及、美索不达米亚、古希腊、古罗马的药方一样，人们采用容易获得的草药或蔬菜等植物，通常与葡萄酒、水、油或醋一起服用。

在《安息日》和《异教》（*Avodah Zarah*）两段相关的段落中，出现了一个富有启发性的案例：

> 拉比约书亚·本·利未（巴勒斯坦人，250年前后）患有腹绞痛（קילוס）。拉比哈尼纳和拉比约拿单建议：在安息日**将水芹碾碎（מישחוק תחלוסין），混入陈酒（חמרא עתיקא）喝下**，以免病情恶化。（*yShabbat* 14，4；14d=*yAvoda Zara* 2，2；40d）

这则简短的逸事作为一个经典病例，讲述了一位拉比学者的肠胃问题及其同僚的治疗建议：将碾碎的水芹与陈酒混合后饮用。[①] 水芹是古巴比伦和波斯文化中的主要食材，同时也是一种药用植物。[②] 关于水芹的内服或外

① 希伯来语—阿拉米语术语（*tahlussin/tahlossin*，תחלוסין）可能指的是"家独行菜"（καρδάμον/Lepidium sativum）。参考 Michael Sokoloff, *A Dictionary of Jewish Palestinian Aramaic of the Byzantine Period*, Ramat Gan: Bar Ilan University Press, 1992, p. 579：一种芹菜（*tahlin*，תחלין）。在《斋戒》卷（*yTa'anit* 4［69a］）和《米德拉什》（*Midrash Lamentations Rabba* 106，10）中也有出现。参考 Immanuel Loew, *Die Flora der Juden*（*Flora* 1），Wien 1926, p. 508（reprint: Hildesheim 1967）；Samuel Krauss, *Geschichte der jüdischen Ärzte vom frühesten Mittelalter bis zur Gleichberechtigung*, p. 586。

② 迪奥斯科里德斯在《药物志》II. 155（Lily Beck ed., *Pedanius Dioscorides of Anazarbus, De materia medica*, translated by Lily Beck, Hildesheim, Zürich and New York: Olms-Weidmann, 2005, p. 157）中认为水芹不利肠胃，但也有作为泻药和堕胎药的功能（"它使人肠胃不适，它能赶走肠虫、削弱脾气、堕胎、推延经期"）。参照希波克拉底著 *Regimen* II. LIV："独行菜是热性的，能消解脂肪；可以化痰通淋。"参考 A. Dalby, *Food in the Ancient World from A to Z*, London and New York: Routledge, 2013, pp. 106-107。关于水芹在托勒密王朝时期的埃及的医学运用，参考 Phillipa Lang, *Medicine and Society in Ptolemaic Egypt*, Leiden: Brill, 2012, p. 172。

用疗法，可能是基于伪—阿普列乌斯[①]根据老普林尼的《自然史》写的《植物标本集》（*Herbarium*）的记载，其中一个药方与上文所述的拉比药方类似，即将水芹（种子）与薄荷（*puleium*）混入葡萄酒，以此来治疗消化不良。[②]

引人注目的是，拉比居然允许他们的同僚在安息日配药，而且这病没有达到威胁生命的阶段。大概是因为这服药有预先治疗的作用，以防疾病加重。此外，为了避免违反宗教戒律，拉比们推荐的药水是古代日常饮食和摄生的一部分（即饮酒或水、抹油等）。[③]

在其他案例中，我们还会发现医疗信息与宗教传统的核心观念有着密不可分的联系。例如，下文是一篇使用膏药治病的文献的段落，文末包括对“有效护身符”（*kamei'a mumhe*/קמיע מומחה）的讨论：

> 拉比约西·本·邦以拉比约西之名。“在伤口已经愈合的情况下，［在安息日］可以在伤口上敷上**某种膏药（*retiyah*），因为它只起到保护伤口的作用**［，而不是促进伤口愈合］。”拉比阿本以［在巴比伦的］拉比的名义说：“他们可以在安息日在伤口上涂抹这种东西，因为它只是为了保护伤口。”拉比坦乎玛说：“**葡萄叶**是个例外，它**能促进伤口愈合**。”拉比胡纳说：“至于**普阿根**（פואה），**有5个或7个结的根疗效非常好，9个结的根则更佳**，只是安息日不可在上面洒水［因为这样做很明显是为了治疗］。”在安息日不能为伤口诵念经文。禁止唱诵那段

① ［Pseudo-］Apuleius是现代学者对4世纪植物学著作《植物标本集》作者的称呼。——译者注

② 参考Apuleius, *Herbarius*, § 20（Lucius Apuleius Saturnius, *Heilkräuterbuch/Herbarius*, translated by Kai Brodersen, Wiesbaden: Marix, 2015, pp. 73–75）。老普林尼的著作（《自然史》，XX. L. 127–130）中有同样的治肠道问题的药方（将水芹的种子和野薄荷混入葡萄酒中），但老普林尼也知道几种处理不同状况的外用药方。JoAnn Scurlock的著作中有美索不达米亚的药方，其中提及将水芹混合啤酒煎煮成汁外敷或内服，用于治疗腹痛或“风凉”。JoAnn Scurlock, *Sourcebook for Ancient Mesopotamian Medicine*, Atlanta: Society of Biblical Lit., 2014, pp. 487, 518.

③ 有关类似用药策略的研究文章，参考Laurence Totelin, “When Foods become Remedies in Ancient Greece: The Curious Case of Garlic and other Substances,” *Journal of Ethnopharmacology*, Vol. 165（2015）, pp. 30–37。

专门针对亚福鲁哈（*yavruhah*）的口诀①。如果有人说："来帮我的儿子念这节经文，因为他正在受苦！""给他戴上卷轴！""把经匣放他身上，让他可以睡觉！"——这些都是被禁止的。（*yShabbat* 6，2/15-16-8b=*yErubin* 10，11/25-35-26c）

在此段落中，我们可以观察到医学知识的联想累积，这是许多《塔木德》文献的主要特征。该文本首先允许在安息日使用膏药，只要用药仅仅是为了覆盖或保护伤口，当然，用药同时似乎也暗含治疗功能。紧接着文本提到例外情况，不可在安息日使用葡萄叶作膏药，因为它具有特殊疗效，会构成安息日所禁止的那种积极治疗行为。

拉比胡纳谈到了一种被称为普阿的植物根部，这也许是常见的茜草或染色茜草（*Rubia tinctorum*），在古代医疗文化中常被用来治疗各种小毛病，与《塔木德》文献中提到的某些病情类似。② 拉比认为该植物根上结的数目

---

① 亚福鲁哈通常指曼德拉草，在许多文化中，这种植物都与巫医相关。参考 Michael Sokoloff, *A Dictionary of Jewish Palestinian Aramaic of the Byzantine Period*, Ramat Gan: Bar Ilan University Press, 1992, p. 234; Marcus Jastrow, *A Dictionary of the Targumim, the Talmud Babli and Yerushalmi, and the Midrashic Literature*, p. 562; Immanuel Loew, *Die Flora der Juden*, pp. 365-368; Immanuel Loew, *Aramaeische Pflanzennamen*, pp. 188f。此处文本并没有解释清楚，曼德拉草是膏药，还是作为某种护身符用以佩带。《密释纳》和《塔木德》的《安息日》卷对于护身符的用法均有提及（*mShabbat* 6：9，*bShabbat* 66b）。

② 参照 Michael Sokoloff, *A Dictionary of Jewish Palestinian Aramaic of the Byzantine Period*, p. 425："普阿就是染色茜草（*rubia tinctorum*），古叙利亚语中的'普特阿'（*put'a'*）"。这个解释似乎是对的，《第七年》《安息日》《经卷》等书卷提到这种植物的根"给手染色"（*mShevi'it* 5：4；*yShevi'it* 5，2［35c-36a］，7，1［37a］；*mShabbat* 9：5；*tShabbat* 9：7；*bShabbat* 66b, 79a, 89b-90a; and *mMegillah* 4：7）。参照 Immanuel Loew, *Die Flora der Juden*, pp. 270f; Immanuel Loew, *Aramaeische Pflanzennamen*, p. 311。关于该种植物在古希腊罗马医学中的用途，参见老普林尼《自然史》，XXIV 94。他了解茜草（rubia/erythrodanum）可以利尿，也可治疗黄疸和腹泻。但是，他（*Natural History*, XXXV 45）也描述茜草（加醋）作为外用药治疗苔藓病，（和树枝、树叶一起）治疗蛇咬创伤，甚至还可以作为护身符使用（正如我们节选的《塔木德》段落）。关于该植物的描述，参见老普林尼《自然史》，XIX 47；迪奥斯科里德斯《药物志》，III. 143（Lily Beck ed., *Pedanius Dioscorides of Anazarbus*, *De Materia Medica*, p. 245）；Ps.-Apuleius 在 *Herbarius*，§ 28（Lucius Apuleius Saturnius, *Heilkräuterbuch/Herbarius*, translated by Kai Brodersen, p. 83）中告诉读者在何处以及如何采集这种植物，他认为茜草外用（*inposita*）是包治百病（*omnes res quae in corpora nascuntur sanat*）的灵丹妙药（*panacea*）。关于古代美索不达米亚的药方，参考 Markham Geller, *Ancient Babylonian Medicine: Theory and Practice*, pp. 98, 102, 112。

(5~9) 决定了它的疗效。这段话以安息日禁止的巫术医疗仪式（念诵经文或诗歌，在病人身上放置妥拉卷轴或经匣）的教义作结，首（用护身符疗愈）尾呼应。这可能指向了疗愈仪式中茜草的（医学）用途，这种治疗方法在古希腊、罗马的医疗文化中非常普遍。《塔木德》提到了构成医疗活动的各种治疗方法、以及某些外用与内服药品。[①]

四　合并诊断、疾病分类学与治疗方法

《耶路撒冷塔木德》有两卷书（《安息日》和《异教》）[②] 均记载了一篇虽略有不同但基本一致的独特故事，对于研究拉比认识论中关于配药与治疗的知识十分重要：

> 拉比阿巴胡（巴勒斯坦人，约 300 年）以拉比约哈南的名义［说道］：“因此，**希夫杜那病**（tzphdynh-tzyphdwnh：צפדינה-ציפדונה）［坏血病？口腔炎？牙龈病?］非常凶险［致命］。”拉比约哈南（巴勒斯坦人，2 世纪早期）曾患此［病］，他去找提比利亚的达米提努斯的女儿，要她医治。在［安息日的前］夜，他走到她面前，问道：“我明天需要用什么药［来治病］吗?”
>
> 她回答说：“你不需要任何东西，除了半［块?］烤过的**椰枣核**（גלעינין דתמרין）。有人说：将**尼古拉斯［椰枣核］、大麦外壳**（ועור דסעריין）**和婴儿的干粪**（וצאוה דמיינוק יבושה）放在一起，**磨碎后涂抹**［在伤口上］。不要把这些告诉任何人!”

---

① 关于药物应用的讨论，参见《巴比伦塔木德》中的《安息日》《异教》《盛日》各卷（*Shabbat* 108b-111a, *Avodah Zarah* 27a-29b, *Yoma* 84b）。讨论护身符、随身护符、符咒等，参照 Gideon Bohak, *Ancient Jewish Magic: A History*, Cambridge: Cambridge University Press, 2008, pp. 406-425; Samuel S. Kottek, "Magic and Healing in Hellenistic Jewish Writings," *Frankfurter Judaistische Beiträge*, Vol. 27 (2000), pp. 1-16; Eli Davis, "The Psalms in Hebrew Medical Amulets," *Vetus Testamentum*, Vol. 42, No. 2 (1992), pp. 173-178; 讨论治愈咒文（bowls），参照 Markham Geller, "Incantations Within Medical Texts," in G. Leick ed., *The Babylonian World*, Abingdon and New York: Routledge, 2017, pp. 389-399。

② 《异教》（עבודה זרה，或译为《外邦崇拜》，指“偶像崇拜”“陌生仪式”）是《塔木德》第四部《损害》（*Nezikin*）其中一卷书的名称。该卷律法主要是关于生活在外邦人中的犹太人的，包括与之相关的法律，以及犹太人与异教徒之间互动的规定。——译者注

［然而，］第二天，他公开讲授了药方。有人说，她勒死了自己。有人说，她改信了别教。

你可以从中明白三件［事/教训］。(1) 希夫杜那病非常凶险［致命］。(2)［在安息日，］只要治好了口腔病，身体就痊愈了。(3) 拉比雅各·巴·阿哈以拉比约哈南的名义说："如果［非犹太行医者］是一位高明专业医生的话，［治疗］是得到允许的。"［*yShab* 14，4/6-7-14d =*yAZ* 2，2/5-6 40d (IV，p. 265)，2：1，40c］

这个故事谈到著名的拉比圣贤约哈南，据称他患有希夫杜那病（*ṣifduna/ṣofdina*），很可能是一种感染牙龈、口腔或喉咙的炎症。① 拉比向提比利亚一位有名的女医师寻求治疗。② 为了避免违反安息日严禁治疗的规定，拉比约哈南向医师咨询，如何准备一个以防万一的疗法。女医师分享了她的药方，让拉比制成敷料或膏药。拉比约哈南无视医师强调的保密药方的指示，次日在书房透露了他刚学到的知识，对女医师造成了严重且致命的后果。虽然在拉比文本中，改宗是非犹太人与犹太人互动的标准模式，但文本还提

① Marcus Jastrow, *A Dictionary of the Targumim, the Talmud Babli and Yerushalmi, and the Midrashic Literature*, p. 1295：scurvy（坏血病）（参照《盛日》［*bYoma* 84a］）。Michael Sokoloff, *A Dictionary of Jewish Palestinian Aramaic of the Byzantine Period*, p. 463：*ṣifdun*（希夫杜那）=一种疾病（词根 Z'F'D=按压/收缩），此病通常会感染牙龈和其他器官。参见 Julius Preuss, *Biblisch-Talmudische Medizin*（*Beiträge Zur Geschichte der Heilkunde und der Kultur überhaupt*），pp. 196f，普罗伊斯认为它是"口腔炎"（stomatitis），即一种感染口唇的炎症。对有关该疾病所有定义的批判性梳理，参考 Samuel S. Kottek, "Selected Elements of Talmudic Medical Terminology, with Special Consideration to Graeco-Latin Influences and Sources," in W. Haase and H. Temporini eds., *Aufstieg und Niedergang der römischen Welt (ANRW), Teil II: Principat*, Band 37. 3, pp. 2925-2926。科特克（Kottek）根据布克斯托夫（Buxtorf）的说法，认为此处的塔木德名称源于希腊语"*sephedon*"，指脓疮。

② 《安息日》称女医师为"多米提安之女"（*bat domitian*），而《异教》（*yAvoda Zara* 2，2［40d］）称她为"蒂姆提尼斯"（*Thimtinis*），而德语译本称之为"达米提努斯之女"（Frowald Gil Hüttenmeister, *Uberstzung des Talmud Yerushalmi. Shabbat. Schabbat*, Tubingen：Mohr Siebeck, 2004, p. 377）。在《巴比伦塔木德》对应的段落中，这个女性人物是匿名的。关于这位女医师的名字与文化背景的讨论，参见 Tal Ilan, *Mine and Yours Are Hers: Retrieving Women's History from Rabbinic Literature*, Leiden：Brill, 1997, pp. 263-265；Tal Ilan, "'Stolen Water is Sweet'：Women and Their Stories Between Bavli and Yerushalmi," in P. Schäfer ed., *The Talmud Yerushalmi and Graeco-Roman Culture III*, Tübingen：Mohr Siebeck, 2002, pp. 191-195；Tal Ilan, *Silencing the Queen: The Literary Histories of Shelamzion and Other Jewish Women*, Tübingen：Mohr Siebeck, 2006, pp. 167-172。

到了自杀的可能，或许反映的是一种“社会性死亡”，似乎与女医师特殊医学知识的暴露有关。

这个片段提供了巴勒斯坦拉比传统中为数不多的混合药方。鉴于这种药方的混合性、口头—书面传播性和流动性，像之前的学者一样，在古代医学文献中追溯一个确切相似的药方或原稿（*Vorlage*）是徒劳的。然而，我们可以注意到《塔木德》中的成分、配制和敷用膏药的方式与其他古代药方在结构上有一些相似之处。

在古埃及、巴比伦和古希腊—罗马的医学传统中，椰枣和椰枣核——这里明确指出是烧过、烤过的尼古拉斯椰枣①——被当作营养食品或药材食用（清洁肠道、舒缓胃部、止咳及止血）。② 迪奥斯科里德斯（Dioscorides）和普林尼都提到一个与此处《塔木德》记载相类似的药方，炙烤过的椰枣核可以止血，同时还能消除眼睛的炎症，或对不同种类的伤口产生功效。其果干有助于防止“吐血”，③ 正如在一些古埃及处方中，针对牙龈或口腔

① 这个名字可能出自哲学家大马士革的尼古拉乌斯，他被犹地亚的希律王派遣去觐见奥古斯都皇帝，并且带了最好的椰枣作为礼物。关于该品种的椰枣以及多汁的其他品种椰枣（*karyota* dates）的记载，参见《塔木德》等文献记载（*mAvoda Zara* 1，5；*yAvoda Zara* 39d&40d；*bAZ* 14b；*Numeri Rabba* 3，1；*yBerakhot* 10c；*yDemai*22c；*yMaaser Sheni* 54d）。关于词源学的讨论，参见 Immanuel Loew, *Aramaeische Pflanzennamen*, § 78, pp. 109 - 125; esp. pp. 110-111, 123，还可参考 Immanuel Loew, *Die Flora der Juden* (Flora II), pp. 306-362, esp. pp. 320-323 on the *nikolai*; A. Dalby, *Food in the Ancient World from A to Z*, pp. 113-114。

② 参照 Markham Geller, *Ancient Babylonian Medicine: Theory and Practice*, p. 101, 103, 105, 109; JoAnn Scurlock, *Sourcebook for Ancient Mesopotamian Medicine*, p. 578。为月经不规律的女性提供了一个与我们的文本相似的药方，即用毛线或羊毛包裹好烤过的椰枣核，然后放置到阴道内。根据 Kamal Sabri Kolta and Doris Schwarzmann-Schafhauser（*Die Heilkunde im Alten Ägypten. Magie und Ratio in der Krankheitsvorstellung und therapeutischen Praxis*, Stuttgart: Steiner, 2000, pp. 138-141），椰枣核自古埃及始已是最常用的药材之一（现存文献大约有10%为可识别的药物，80%为不可识别的药物）。参考 Mark Grant, *Galen: On Food and Diet*, London and New York: Routledge, 2000, pp. 130-131。

③ Lily Beck ed., *Pedanius Dioscorides of Anazarbus*, *De materia medica*, pp. 79-80：“椰枣果干碾碎后同榅桲（quince）、野葡萄树的花制成的蜡膏做成药膏，可以治疗吐血（……）与其他东西一样，将椰枣核放在未烧制过的陶制容器中炙烧，然后用葡萄酒将其浇灭，洗净以后用来代替植物灰。（……）椰枣核具有收敛止血的功效，与芳香油膏一起使用可以收敛毛孔，缓解眼部脓包，治疗眼角膜缺陷、眼睫毛脱落；与葡萄酒一起使用可以控制疤痕增生，加速伤口愈合。（……）”（Dioscorides I, 109 [Gr. Phoinie], *Phoenix dactylifera*L., Date palm）。还可参考老普林尼的《自然史》（XXIII 48, 97; Loeb, pp. 477-479）：“（……）如果把椰枣核放在一个新的陶制容器中炙烤，洗净后，可以取代炉灰，是眼软膏的主要成分，混合甘松油膏涂抹在眉毛上（……）”。

溃疡使用。①

大麦粥或大麦汁/水（*ptisane*）的医疗功效在《希波克拉底文集》和后来的医学作家如盖伦的作品中均有提及，他们将其作为预防或治疗急性疾病的特定食疗餐谱。② 虽然迪奥斯科里德斯和老普林尼知道大麦能消肿或消炎，并可用于治疗烧伤、咬伤、割伤、溃疡和蚼蠵咬伤，但埃及的药方已经证明了大麦具有止血功效。③

最后一种成分——儿童的干粪也许对现代读者来说有点恶心。然而，在一些古老的传统中，这种成分并不稀奇，它们通常被用来外敷伤口以针对炎症——与拉比约哈南治疗口腔炎症的案例十分相似。④

---

① Kamal Sabri Kolta and Doris Schwarzmann-Schafhauser（*Die Heilkunde im Alten Ägypten. Magie und Ratio in der Krankheitsvorstellung und therapeutischen Praxis*, pp. 109–110）提到《埃伯斯纸草文书》[*pEbers* 746（89, 10–11）=（IV 66; V 113）]："用牛奶、新鲜椰枣和某种豆科植物（w * h）制成膏剂，放置于室外，经夜晚露水后，咀嚼服用有助于减轻牙痛或口腔溃疡。"参考 Renate Germer, *Handbuch der altägyptischen Heilpflanzen*, Wiesbaden: Harrassowitz Verlag, 2008, pp. 59–64, esp. p. 61（讨论椰枣核）; pp. 314–316［讨论椰枣核治疗类似疾病（肿痛等）的外用方法］。

② 有关大麦的用途，参考 A. Dalby, *Food in the Ancient World from A to Z*, pp. 45–47; 有关大麦的医疗功效，参照希波克拉底的作品（Hippocratic *Acut.* VII, XV, XVII, esp. IX, 39. 21–40）："（它）具有给病人带来健康的强大功效，使健康的人保持康健，使运动员保持良好的训练状态，一般来说，它可以使每个人保持想要达到的状态。"盖伦的观点可参考 Mark Grant, *Dieting for an Emperor: A Translation of Books 1 and 4 of Oribaius' Medical Compilations with an Introduction and Commentary*, Leiden: Brill, 1997, pp. 62–67。关于古巴比伦医学的讨论，参考 Marten Stol, "An Assyriologist reads Hippocrates," in H. F. J. Horstmanshoff and M. Stole eds., *Magic and Rationality in Ancient Near Eastern and Graeco-Roman Medicine*, Leiden: Brill, 2004, pp. 74 – 75; 关于古埃及医学的讨论，参考 Renate Germer, *Handbuch der altägyptischen Heilpflanzen*, pp. 38, 122。

③ 参考迪奥斯科里德斯 *De materia medica*, II, 86（Lily Beck ed., *Pedanius Dioscorides of Anazarbus, De materia medica*, p. 130）; 老普林尼《自然史》, 22, LXV 135（Loeb, pp. 390–391）。还可参考 John Nunn, *Ancient Egyptian Medicine*, Norman: University of Oklahoma Press, 2002, p. 173："大麦面包可以促进流脓伤口的愈合。"

④ 这个疗法的主要目的是致脓，古埃及医生相信这会产生有益的清洁作用。参见 Kamal Sabri Kolta and Doris Schwarzmann-Schafhauser, *Die Heilkunde im Alten Ägypten. Magie und Ratio in der Krankheitsvorstellung und therapeutischen Praxis*, p. 143 & n. 33 for pEb 570（74, 3–4）=（IV 116; V 204）："将苍蝇粪便与悬铃木树汁混合，敷在发炎的溃疡伤口上，直到溃疡破裂。" pEb 584（75, 4–5）=（IV 12; V21）："猫和狗的粪便与植物类物质一起作为膏药或敷料涂抹在伤口上，可以应对溃疡/化脓的伤口。"针对古埃及和古希腊—罗马医学中粪便的医学运用的研究与比较，参见 Phillipa Lang, *Medicine and Society in Ptolemaic Egypt*, pp. 164–167。

因此，《塔木德》制剂与敷药的方式（“磨碎和涂抹”/שחוק וטפול）与埃及、巴比伦和古希腊—罗马的不同药方相似就理所当然了，它们通常采用逆其证候性质而治的原则，在这个案例中表现为用干粉治疗湿的伤口。[①]

五　论述功能与疾病分类学的诞生

除了直接的宗教与律法讨论外，这则逸事在《安息日》和《异教》两卷书的“医学文本”中表现出几个重要的论述功能。叙述的末尾总结了三条读者应该学习的道理——从非常具体的事物到一般性原则：

> （1）**希夫杜那病**非常凶险［致命］。
>
> （2）［在安息日，］只要治好了口腔病，身体就痊愈了。
>
> （3）拉比雅各·巴·阿哈以拉比约哈南的名义说：如果［非犹太教行医者］是一位**高明的专业医生**（rwf»wmn/רופא אומן）的话，［治疗］是得到允许的。

第一条提到了当前的具体疾病及其致命性，延续了该卷前文的讨论内容。前文（*yShabbat* 14，4/5-6）列举了一些致命疾病，如“手/脚背上的疾病”、“红肿/潮红”、“青蛙病”[②]、“阿什哈姆尼塔病”（Ashkemunita-disease）[③] 和其他几种疾病。

第二条陈述立场开放，重提了一条在各种讨论中形成的一般原则，即

① 对于古埃及和美索不达米亚的用药方式的讨论，参考 Kamal Sabri Kolta and Doris Schwarzmann-Schafhauser, *Die Heilkunde im Alten Ägypten. Magie und Ratio in der Krankheitsvorstellung und therapeutischen Praxis*, p. 147；John Scurlock, *Sourcebook for Ancient Mesopotamian Medicine*, pp. 452, 458, 520。《普林尼医药集》（*Medicina Plinii*）建议涂抹蠕虫或老鼠的灰烬（或粪便）。参考 Kai Brodersen ed., *Plinius' kleine Reiseapotheke/Medicina Plinii*, translated by Kai Brodersen, Stuttgart: Steiner, 2015, pp. 48-53（§ Xii-Xiii）。

② “青蛙病”指一种口腔疾病，被认为可以致命。参见 *The Jerusalem Talmud*, *Second Order: Mo' ed*, *Tractates Šabbat and ' Eruvin*, Edition, Translation, and Commentary by Heinrich W. Guggenheimer, Berlin: De Gruyter, 2012, pp. 430-431。——译者注

③ “阿什哈姆尼塔病”可能指毒蜘蛛咬伤，也可能指一种好似蜘蛛状的恶性癌变。参见 *The Jerusalem Talmud*, *Second Order: Mo' ed*, *Tractates Šabbat and ' Eruvin*, Edition, Translation, and Commentary by Heinrich W. Guggenheimer, pp. 429-431。——译者注

在违反宗教律法（例如在安息日）的情况下，如何能够合法地治疗危及生命的疾病。在讨论安息日允许和禁止的行为的时候，药物成分、制剂方法以及疾病的严重程度都对治疗行为的合法性至关重要。此外，拉比约哈南的案例生动地说明了“治好口腔则治愈一切”的意义，以防止那类古代致命炎症的发生。

最后一条教训有一个更大的参考框架。在整个《塔木德》文献中，关于犹太人是否应该或在什么情况下可以由非犹太行医者治疗或帮助的问题，拉比们在不同的背景下进行了讨论，他们对此有很大分歧。[①]

将《巴勒斯坦塔木德》和《巴比伦塔木德》两卷书《异教》和《盛日》（*Avoda Zara* 28a/*Yoma* 84a）中拉比约哈南的故事对读，我们可以比较其论述策略、关注重点（是违反安息日规定的行为，还是与非犹太人互动），以及宗教（律法）观念的转变。[②]如同其他《塔木德》书卷一样，拉比使用该情节传达他对疾病具体知识和治疗方法的了解。《巴比伦塔木德》版本则缺失了部分细节（包括地点、女医师的名字和药方）。

但是《巴比伦塔木德》具有独特风格。作者用这个病例和关于非犹太人医师或在紧急情况下治疗的讨论作为跳板，增补了大量详细的医疗信息（症状、病因和治疗）——不只涉及希夫杜那，还论及与此病症同属一类的其他疾病。[③]

在这则逸事之后，匿名的编纂者以塔木德常见的论辩模式提出了对疾病的分类。他们的讨论涵盖了具体症状、可能的病因（病原学）及不同疗法：

---

① 关于这个问题的其他讨论可参考《塔木德》文献：*yAZ* 2，1（40c）to 2，2（40c-d），or *bT AZ* 27a-28a。不同案例均涉及一位女医师或助产士（חכמה *hakhamah*）以及一名专业医师（*rofe uman*/רופא אומן）。

② 参考 Christine Hayes，*Between the Babylonian and Palestinian Talmud. Accounting for Halakhic Difference in Selected Sugyot from Tractate Avodah Zarah*，New York and Oxford：Oxford University Press，1997；Alyssa M. Gray，*A Talmud in Exile. The Influence of Yerushalmi Avodah Zarah on the Formation of Bavli Avodah Zarah*，Providence：Brown Judaic Studies，2005。《巴比伦塔木德》中的相似文本可参考《异教》和《盛日》（*Avoda Zara* 28a and *Yoma* 84a）。

③ 参考《异教》（*Avodah Zara* 28a-b）关于开放性伤口、浆果状赘疣、脓肿/溃疡、直肠瘘、耳痛的讨论，针对这些疾病，文中还给出了相应的药方、饮食法和治疗建议。这类医学文本一直写到对开页 *bAZ* 29a。

拉比拿赫曼·本以撒说：希夫杜那病是不一样的，虽然发于口腔内部，但波及肠道。

（1）**症状是什么？**只要牙齿咀嚼，牙龈就会出血。

（2）**病因是什么？**①寒性麦类食物的寒气和热性大麦食物的热气；②碎鱼肉和面粉残渣。

（3）**她［即前文叙述中的女医师］用了什么药？**①拉巴的儿子拉比阿哈说：发酵水中加入橄榄油和盐。②拉比阿什的儿子玛尔说：鹅毛笔上涂抹鹅脂。③阿巴耶说：所有这些我都试过了，但一直没治好，直到某位阿拉伯商旅（*Taya'a*）告诉我，将一个不到三分熟的橄榄籽放在一个新铲子上烘烤，然后把（烤出来的灰）撒在牙龈上；这样做了之后我就痊愈了（*Bab. Talmud*, *Avodah Zarah* 28a）。

前两个疗法（拉比阿哈、拉比阿什的儿子玛尔的陈述）是二手知识，而阿巴耶的陈述来自自身经验，与众不同。与逸事中的拉比约哈南相似，他愿意与非犹太人和非拉比来源的医疗信息提供者交流。阿巴耶还乐意用自己的身体测试药方的医学功效，这使他提出的药方与同行那些仅仅建立在理论基础上的药方相比显得别出心裁。在其他《塔木德》和古代医学文献中，个人经验与经过验证的治疗方法和处方往往放在文末作为证明。① 此外，这段短文说明了古代治疗专业知识的多样性，模糊了现代学科的区别

① 关于“经过验证的疗法”以及体现效用的标签或措辞的讨论，参考 Ulrike Steinert, “‘Tested’ Remedies in Mesopotamian Medical Texts: A Label for Efficacy Based on Empirical Observation?” in J. Cale Johnson ed., *In the Wake of the Compendia: Infrastructural Contexts and the Licensing of Empiricism in Ancient and Medieval Mesopotamia*, p. 104；关于古代科学文本中第一人称的使用策略，参考 Laurence Totelin, “And to End on a Poetic Note: Galen's Authorial Strategies in the Pharmacological Books,” *Studies in History and Philosophy of Science*, Vol. 43 (2012), pp. 308-310; Thorsten Fögen, *Wissen, Kommunikation und Selbstdarstellung: Zur Struktur und Charakteristik römischer Fachtexte der frühen Kaiserzeit*, München: C. H. Beck, 2009, pp. 106-289; Jason König, “Self-Assertion and Its Alternatives in Ancient Scientific and Technical Writing,” in Jason König and Greg Woolf eds., *Authority and Expertise in Ancient Scientific Culture*, Cambridge: Cambridge University Press, 2017, pp. 1-26; Aude Doody and Liba Taub eds., *Authorial Voices in Greco-Roman Technical Writing*, Trier: WVT, 2009; Philip van der Eijk, “Galen's Use of the Concept of ‘Qualified Experience’ in his Dietetic and Pharmacological Works,” in Armelle Debru ed., *Galen on Pharmacology: Philosophy, History and Medicine*, Leiden: Brill, 1997, pp. 35-57（讨论盖伦医学中的“合格经验”）。

以及宗教与科学、巫术与理性主义的二元对立。另外，《塔木德》还将这种知识呈现为不同的医疗专业人士和非专业人士［如男女内科医师、放血者、外科医师、助产士、乳母、草药学家、阿拉伯商旅（*Ta'ayya/Em shel Abayye*）[①]］在“医疗市场”上的共享和竞争。[②]

六　编纂策略——《塔木德》医学文本中的知识展现

在《塔木德》中，我们可以观察到医学信息的积累，这些信息转化为对相关问题的具体讨论，可能使用一章的篇幅，或是一个完整的文本单元（Talmudic *sugya*）。对于这类“医学文本”相关知识的集合或汇编，我们可以看出至少有两种不同的策略或篇章布局的层次。一方面，这类篇章“自然而然地”从讨论与医学相关的律法问题（如洁净/不洁净、怀孕、与医学专家的互动、允许和被限制的治疗方法等）中演变出来。在早期文本层次（《密释纳》/《托赛夫塔》）中已经出现了这类讨论，后来的塔木德传统继续展开讨论。另一方面，尤其在《巴比伦塔木德》中，通常需要一种特殊的策略延续文本的发展，譬如上文关于希夫杜那病的讨论。塔木德作者利用早期文本层次中某些简短的论述或词语作为展开讨论的引子——这种策略同时也应用于非医学主题，他们再附加上大量医疗教学、事件叙述、清单和其他与主题无直接关联的信息。

为了解释这类“医学文本”，下文将讨论《妇女》（*Nashim*）这一部中《休书》（*Gittin*）卷第七章，此章文本对医学议题和其他叙述元素进行长篇讨论，并列出一个很长的疗法清单。该章篇幅超过 7 页对开页（67b-70b），

---

① 关于拉比文献中阿拉伯商旅的研究，参见 Carol Bakhos, *Ishmael on the Border: Rabbinic Portrayals of the First Arab*, Albany: SUNY Press, 2006, p. 159, note 70; Reuven Firestone, *An Introduction to Islam for Jews*, Philadelphia: Jewish Publication Society, 2010, pp. 5-9。以某位医学专家或古代权威的声誉作为药方出处的讨论，参见 Ulrike Steinert, “‘Tested' Remedies in Mesopotamian Medical Texts: A Label for Efficacy Based on Empirical Observation?” in J. Cale Johnson ed., *In the Wake of the Compendia: Infrastructural Contexts and the Licensing of Empiricism in Ancient and Medieval Mesopotamia*, pp. 125-132。

② 关于治疗专家的多元化和作为公共技艺的医学的讨论，参见 Vivian Nutton, *Ancient Medicine*, pp. 254-278；关于巫术、医学与宗教领域专家的竞争的讨论，参见 Heidi Wendt, *At the Temple Gates-the Religion of Freelance Experts in the Roman Empire*, Oxford: Oxford University Press, 2016, esp. pp. 6-36, 114-145。

包括丰富多样的医学信息和两篇较长的叙事。

此章开篇讨论的是离婚令的司法无效性。如果所涉丈夫患有某种名为“库尔底亚库斯”（*qordiaqos*/קורדייקוס）的病症，那么离婚诉状在法律上就是无效的。根据早先的解释，作为一种暂时性的精神失常或精神错乱（*Palestinian Talmud Gittin* 7; 48c-d=*Terumoth* 1：1，40b），《巴比伦塔木德》假设病因可能是酒醉（“被酒咬”）或是恶魔，同时指出特定饮食（红肉和酒）或（对抗恶魔的）护身符可以作为有效的治疗方法。接下来的文本谈论了饮食疗法的相似性，讨论不同类型的中暑或发热及其相应疗法（水浴、放血、食用肉和酒）。接着是针对相反状况（感冒/受寒）的治疗方法，其疗效在一个拉比智者的故事中得以证实，文本又增添了拉比约瑟夫和拉比示谢特（Rav Sheshet）所倡导的其他疗法。后者是下一段文本的主要人物，他从肉和酒这个关键词展开下面的医学讨论，引出关于流散地犹太领袖家中饮食洁净/不洁净的律法故事，以证明拉比在动物解剖学、诊断学和疾病方面的专业性。

接下来的论述篇幅更长，主要讲述了所罗门王在耶路撒冷建造圣殿并处置了恶魔之王阿斯摩得（*Ashmedai*），暗指所罗门王的智慧包括治疗，包括有关恶魔的知识传统，该传统认为“库尔底亚库斯”病发作的诱因就是恶魔。

在所罗门王下台而后又恢复权力的故事之后，是篇幅较长的一部分（约占全章的1/3），可称作“药方书”。[①] 可以说这一部分是40多种疾病的同质性处方。这部分没有任何引言或其他论述性框架，突然从68b开始，一直延续到70a。大部分药方遵循一个固定模式。首先以命名疾病开始，然后是“某人应该服用某药”的指示，通常还会增添治疗同一疾病的替代药方（“如果［它］不［奏效的话］……”）。在很多情况下，作者通过描述药用植物和其他药物学（*materia medica*，如动物的某部分、植物的核、食物等），或讲解如何准备和使用这些药方的说明来完善整个处方。在这份药方清单中，药物的使用常常与早期学术界称为“巫术”的仪式和咒语融为一体。这些药方的编排结构，则是根据它们的应用区域从头到脚排序（*cephalocaudal*），这是古巴比伦和古希腊—罗马的共同医学特征（“从头到脚”/*a*

① 参见大卫·弗里曼（David Freeman）的文章标题，David Freeman, “The Gittin ‘Book of Remedies’,” *Korot*, Vol. 13（1998-1999）, pp. 151-164。

capite ad calcem）。

学者们强调这段经文在语言运用、遣词造句以及内容方面与其他《塔木德》相比具有一定独特性。关于这篇独特经文可能的背景，有两种略微不同的论点。大卫·弗里曼（David Freeman）认为，“药方书”处理的是很常见的疾病，给出的也是相当简单的药方，其中包含波斯—琐罗亚斯德教的迷信元素，也正是《巴比伦塔木德》所产生的文化环境。弗里曼指出这些药方“在风格、内容、主题与疗法上与希腊—罗马的专业医学文献大相径庭”，并认为它们的参考来源是口传而非以文本流传的民间医学。此外，继维尔特利（Veltri）之后，他还指出罗马医学手册和百科全书式的医学（加图、瓦罗、老普林尼）是为了指导非专业医者的自我治疗，其中大多数药方成分（即药物学）颇有可能具有巴比伦背景。[①] 这一看法与马克·盖勒（Markham Geller）的观念不谋而合，后者认为《巴比伦塔木德》中的许多医学问题“应该被理解为美索不达米亚平原地区流传了至少2000年的复杂医学传统最新且相当稀少的残余”。[②] 从结构上看，《休书》中所谓的“药方书”似一个清单，这是美索不达米亚医学文献的常见形式。[③] 此外，盖勒还以古巴比伦阿卡德医学及其技术词汇，以及先于《塔木德》或与《塔木德》同时代的阿拉米语地区的医方传统为背景，解释了这份塔木德清单中的几个疾病名称和药材名称。[④] 莫妮卡·阿姆斯勒（Monika Amsler）在她最

---

① David Freeman, “The Gittin ‘Book of Remedies’,” *Korot*, Vol. 13 (1998-1999), pp. 159-163 (quotation, 159). 维尔特利在1997年的著作中提出，古代“医学智慧”（*iatrosophion*）或医疗手册（*vademecum*）的经验主义，以及当中触手可及的医学知识是塔木德药方的榜样。Giuseppe Veltri, *Magie und Halakha: Ansätze zu einem empirischen Wissenschaftsbegriff im spätantiken und frühmittelalterlichen Judentum*, Tübingen: Mohr Siebeck, 1997.

② Markham Geller, “An Akkadian Vademecum in the Babylonian Talmud,” in Samuel Kottek and Manfred Horstmannhoff eds., *From Athens to Jerusalem: Medicine in Hellenized Jewish Lore and in Early Christian Literature*, Rotterdam: Erasmus, 2000, p. 29.

③ Markham Geller, *Ancient Babylonian Medicine: Theory and Practice*, esp. pp. 11-42, 56-117.

④ 关于美索不达米亚医学的部分英译及丰富诠释的讨论，参见 Markham Geller, “An Akkadian Vademecum in the Babylonian Talmud,” in Samuel Kottek and Manfred Horstmannhoff eds., *From Athens to Jerusalem: Medicine in Hellenized Jewish Lore and in Early Christian Literature*, pp. 13-32，以及 Markham Geller, *Akkadian Healing Therapies in the Babylonian Talmud*, Max-Planck-Institut für Wissensgeschichte Pre-Print No. 259, Berlin: Max-Planck-Institut für Wissenschaftsgeschichte, 2004, esp. pp. 20-29。关于后来的阿拉米语（叙利亚语/曼达派圣书中的阿拉米语）元素，参见 Markham Geller, Lennart Lehmhaus, Tanja Hidde and Eva Kiesele, *Sourcebook of Medical Passages in Talmudic Texts (Mishnah, Tosefta, Yerushalmi, Bavli)*（即将出版）。

近的论文中也强调了这种疗法的地方性特征，并指出了《休书》的“药方书”与其他古代晚期简单易得的疗法集（*euporista*）之间的结构相似性。[①]

在70a对开页顶端，文本顺利过渡到关于疗法、药方和疾病的另一个讨论，其中几乎所有的教导都来自有名有姓的拉比圣贤。这里缺失了前文提到的固定语词（即“某人应该服用某药”“如果［它］不［奏效的话］……”）。前两条教导讲到在遭受致命伤后如何延长生命的疗法，第三条教导讲到严重发热及其治疗。接下来的部分从疾病和疗法转向日常饮食和健康生活的摄生法则，这是《塔木德》和古代医学的一个重要分支。[②] 前三条教导涉及营养学，而一篇较长章节则详细论述了特定性行为和卫生习惯（例如：放血疗法后、如厕后、特定姿势的性行为）的致病作用（癫痫、痉挛、皮肤病），并给出了治疗其中一些疾病的药方。

这段讨论后同样增补了一个清单，该清单与药方清单截然不同，其中不包含任何药方。这一清单由七个与健康、摄生和饮食有关的不同子清单或细目构成。皆以数字开头引出清单（如“有三件事会……”）为结构，并补充圣经段落作为引证经文（*prooftexts*）。所有清单都以劝诫为基调。围绕着第一个清单引出的有关身体虚弱的话题，可归纳如下：

（1）有三件事会“削弱人的精力”（焦虑、旅行和犯罪）。

（2）有三件事会使人疲惫（站立饮、食和站立性交）。

（3）有五件事会加速死亡（在饮、食、放血、醒后或性交后立即起身）。

（4）有六件事，若按此顺序连续进行，就会导致立即死亡（劳累旅行、放血、洗澡、过度饮酒、地上打盹、性交）。

（5）有八件事多则有害，少则有益［旅行、“世间之道”（即性

---

① Monika Amsler, *Effective Combinations of Words and Things: The Babylonian Talmud Gittin 67b–70b and the Literary Standards of Late Antiquity*, Dissertation, University of Zurich, 2018.

② 关于古希腊—罗马以及塔木德文本中的饮食法和摄生之道，参见 Markham Geller, *Akkadian Healing Therapies in the Babylonian Talmud*, pp. 17–19; Markham Geller, “Diet and Regimen in the Babylonian Talmud,” in C. Grottanelli and L. Milano eds., *Food and Identity in the Ancient World*, Padua: Sargon, 2004, pp. 217–242; John Wilkins, “Medical Literature, Diet, and Health,” in John Wilkins and R. Nadeau eds., *A Companion to Food in the Ancient World*, Oxford: Wiley-Blackwell, 2015, pp. 59–66。

交）、财富、工作、饮酒、睡眠、热水澡、放血］。

（6）有八件事物会造成精子减少［盐、饥饿、烫伤、悲痛、地上睡觉、莲属植物、食用不当季（未成熟的）瓜菜、下身放血］。

保留体力、活力与生育能力，这几个主要议题与文本之前的段落有很强的关联，特定情况（例如放血后、如厕后等）和特定姿势（站立、坐姿等）的性行为会影响子嗣生育和伴侣双方的身体健康。因此，这些清单给人的感觉是主要面向男性。实际上，文本给出的建议是如何通过避免某种行为来保证健康。循环系统的运作，以及被认为相当危险的放血疗法，是所有清单中的关键，只有第一份清单例外。这些清单并不是作为某种人为的补遗出现的，而是作为一个恰当的结论，被纳入关于医学的广泛讨论中，并大量交叉引用了前述各节以及《塔木德》关于饮食和摄生的其他教导。

尽管《休书》中的“医学文本”，特别是当中的“药方书”具有非常显著且独有的特征，但将其描述为外来文本则似乎有些言过其实。作者并没有在原本连贯的塔木德宗教问题的讨论中随意添加一份“药方书”。恰恰相反，他们特意做了编纂上的改造。虽然大多数药方没有确切的来源和任何署名，但我们可以发现某些拉比圣贤的名字穿插在各个段落中。在大多数情况下，这些名字巧妙地引入补充说明的教义，解答如何使用某种药材的问题，或者尽管罕见，某位拉比圣贤成为某个药方的传播者。指名道姓是拉比文本的一个特点，其目的显然是将文本段落纳入塔木德论述所具有的更广泛的文化框架中，并将该清单与其他医学教义联系起来，归于特定的拉比圣贤。

上文节选的《塔木德》章节提供了一个认识论交织的典例。一方面，该章中大部分子单元（对于“库尔底亚库斯”病症的讨论，关于发热或受凉的指导，“药方书”，饮食和摄生）都高度有序；另一方面，圣贤的故事和所罗门王与恶魔之王进行较量的故事穿插其中，显示出知识作为一种关联性话语的混乱，这也是《巴比伦塔木德》许多部分的特点。然而，如上文所论，这两种类型的认识论话语通过篇章内各子单元之间极其巧妙的对接，整齐地交织在一起。虽然所有篇章间的直接关联往往难以识别，但所有篇章都间接或直接地回应开篇关于“库尔底亚库斯”病的段落。对这种疾病的最初讨论包括药方、疗法、恶魔致病和饮食建议，所有的章节都会回溯到这些内容。经过这个过程，这些叙述被“医学化”（带有医学色彩），而“药方书”中所谓的“外来知识”则被尽可能地拉比化，将其融入塔木德式话语中。作为一个整体，第七章是关于治疗和世界自然秩序的密集知识群。这种代表大量医学知识的特殊形式，加上说明性的叙述，强调一种百科全书式的方法，（含蓄地）塑造了塔木德式话语。

结 论

研究古代犹太人关于健康、疾病和治疗的论述，可以与最近对古代医学的研究进行启发式对话，这些研究显示学者对于新方法（历史人类学、文化研究、批判科学研究、性别研究）以及对医学、宗教、哲学和文学之间交集的认识不断提高。在我看来，跨学科交流尤为成果丰硕的领域是（共享的）医学知识及其与古代晚期犹太教与基督教文本中的宗教话语（犹太律法、布道、苦修与修道传统）的交织，虽然这方面的研究直到最近才兴起。① 此外，对古代犹太医学认识论的探索得益于科学史的发展，在科学

① 在此提及几部对该领域有贡献的著作，参见 Kristi Upson-Saia and Hedi Marx-Wolf eds.，“Religion, Medicine, Disability and Health in Late Antiquity,” *Journal of Late Antiquity*（特刊），Vol. 8, No. 2（Fall 2015）（hyperlink：http://muse. jhu. edu/issue/32901）；Heidi Marx-Wolf, “Medicine,” in Catherine M. Chin and Moulie Vidas eds.，*Late Ancient Knowing: Explorations in Intellectual History*, Berkeley：University of California Press, 2015, pp. 80-98（hyperlink：http://muse. jhu. edu/book/41234）；John Penniman, “The Health-Giving Cup：Cyprian's Ep. 63 and the Medicinal Power of Eucharistic Wine,” *Journal of Early Christian Studies*, Vol. 23, No. 2（2015），pp. 189-211；Giobanni Bazzana, “Early Christian Missionaries as Physicians：Healing and Its Cultural Value in the Greco-Roman Context,” *Novum Testamentum*, Vol. 51, No. 3（2009），pp. 232-251；Peter Bruns, “Von Bischöfen, Ärzten und Asketen-Schnittpunkte von Christentum und Medizin im spätantiken Sassanidenreich,” in George A. Kiraz ed.，*Malphono w-Rabo d-Malphono. Studies in Honor of Sebstian P. Brock*, Piscataway：Gorgias Press, 2008, pp. 29-42；Christian Schulze, *Medizin und Christentum in Spätantike und frühem Mittelalter. Christliche Ärzte und ihr Wirken*, Tübingen：Mohr Siebeck, 2005；Annette Weissenrieder, *Images of Illness in the Gospel of Luke: Insights of Ancient Medical Texts*, Tübingen：Mohr Siebeck, 2003；Wendy Mayer, “Medicine in Transition：Christian Adaptation in the Later Fourth-Century East,” in Geoffrey Greatrex, Hugh Elton and Lucas Mcmahon eds.，*Shifting Genres in Late Antiquity*, Farnham：Ashgate, 2015, pp. 11-26；Gary Ferngren, *Medicine and Health Care in Early Christianity*, Baltimore：Johns Hopkins University Press, 2009；Matthew Chalmers, “Seeking as Suckling：The Milk of the Father in Clement of Alexandria's *Paedagogus* I. 6,” *Studia Patristica*, Vol. 72（2014），pp. 59-73；Heidi Marx-Wolf,

史领域，学者们已经从目的论叙事转向发掘科学和知识的历史与文化的偶然性形成。①

通过与这些学科和邻近学科的互动，犹太教、基督教和其他古代（晚期）传统的学者将能够通过比较来探索知识的表现形式（概念、机构、实践）如何影响特定时期，并反过来被更广阔的社会历史、文化和宗教形态所塑造。

陈家忻 译；张鋆良、黄薇 校

［伦纳特·莱姆豪斯（Lennart Lehmhaus），图宾根大学（University of Tübingen）犹太和宗教研究所讲师；
陈家忻，深圳市龙岗区华中师范大学附属龙园学校中学历史教师；
张鋆良，南京大学哲学系博士研究生；
黄薇，上海大学文学院讲师］

（责任编辑：黄薇）

Jared Secord and Christoph Markschies eds. , *Health, Medicine, and Christianity in Late Antiquity*, Studia Patristica, Vol. LXXXI, Louvain: Peeters, 2017。

① 参照 Francesca Rochberg, "Natural Knowledge in Ancient Mesopotamia," Peter Harrison et al. , eds. , *Wrestling with Nature: From Omens to Science*, pp. 9–36; Lorraine Daston, "Science Study and the History of Science," *Critical Inquiry*, Vol. 35 (2009), pp. 798–815; Jurgen Renn, "From the History of Science to the History of Knowledge-and Back," *Centaurus*, Vol. 57 (2015), pp. 37–53; Catherine M. Chin and Moulie Vidas eds. , *Late Ancient Knowing: Explorations in Intellectual History*; Marco Formisano, "Late Latin Encyclopaedism: Towards a New Paradigm of Practical Knowledge," in Jason König and Gregg Woolf eds. , *Encyclopaedism from Antiquity to the Renaissance*, Cambridge: Cambridge University Press, 2013, pp. 197–215; Philip van der Eijk, "Principles and Practices of Compilation and Abbreviation in the Medical 'Encyclopedias' of Late Antiquity," in Marietta Horster and Christiane Reitz eds. , *Condensing Texts-Condensed Texts*, Stuttgart: Steiner, 2010, pp. 519–554。

希腊理论与叙利亚—阿拉伯实践之间的亚美尼亚医学（5~15世纪）

〔法〕让-皮埃尔·马艾

摘　要　本文旨在呈现长达十个世纪的亚美尼亚医学史梗概，从人类体质理性理论的形成，到医药或相关文本的早期译文（7~10世纪），再到最初的一些实际应用。它们最初在幼发拉底行省，12~14世纪在奇里乞亚亚美尼亚王国得到应用，这得益于阿拉伯医学，它们常由叙利亚中间人传播。由此可以看出这段时期的亚美尼亚医学史包含两大重要时期。第一个阶段（5~9世纪）深受拜占庭文化的影响，作者们是想要将世界的运作和人体组织之间的关系系统化（四体液、四元素、四个年龄阶段）的理论家。这一阶段的主要代表文本有亚美尼亚医疗《选集》（*l'Anthologie*）和《四体液和里拉琴四琴弦论集》（*Traitésur les quatre humeurs et les quatre cordes de la lyre*），这标志着“关于人的研究”和基督论的融合。在第二个阶段（10~15世纪），有幼发拉底行省和奇里乞亚亚美尼亚王国的作者去叙利亚—阿拉伯医学院学习。这些人之后成为想要治疗疾病的医生，用通俗的语言写作。他们所写的书籍只是一些概要，必须置于当时的科学和制度环境来理解。那时，亚美尼亚的天主教大教长（“穷人的保护者”）扮演着真正的“公共援助大臣”的角色。由他委托撰写的文集实则是一本流行病学手册，却被不恰当地称为《发热安慰剂》（*Consolation des fièvres*）。这部作品贯穿了整个匿名文献的兴旺发展时期（药典、医疗占星术），有一些手册间接参考了这本文献，这一点并不那么容易被发觉。

关键词　亚美尼亚医学　“关于人的研究”　宇宙论　医疗占星术

医学①或是巫术治疗能使患者免于死亡并延长他的寿命，② 在古代和中世纪亚美尼亚人③的眼中，这样的观念是不是一种假想？横亘在人们面前的，似乎是一个无法回避的阻碍：对命运的信仰，④ 用亚美尼亚语来说，就是“*čakatagir*”（意为“命运”，字面意思为“刻在额头上”）。

拟人化的“时间”（*Žuk u Žamanak*）伪装成一个头发花白的老人，他站在一座高山之巅，是万物的主宰和因由，陪在他左右两边的是他的仆人：运气⑤（*Baxt*）和司书（*Grol*）。当一个人降生到世上时，“运气”宣读“时间”的旨意：寿命、婚姻和子女状况。“司书”随即在当事人的前额上用隐藏的字母写下这番判决，然后翻转沙漏。只要沙漏中还有沙子，他无论是在战争、旅途中还是在家中遭受到怎样的危险或疾病，都不会死去。也因此，亚美尼亚的战士出了名的鲁莽冒失：要是一个人死里逃生，那就是因为他时间沙漏里的沙子还没有流完。⑥

即便国家在4世纪基督教化，这种信仰也没有被撼动。人们至多承认创

---

① Ō. Eganyan, A. Zeyt' unyan, and P'. Ant' abyan, *Catalogue des manuscrits du Matenadaran Maštoc'*, Vol. 2, Érévan: Maténadaran, 1970（亚美尼亚文）。关于亚美尼亚手抄本目录，详情参见法国国家图书馆网站，https://data.bnf.fr/fr/11975003/mesrop_mashtots_institute_of_ancient_manuscripts_erevan/；亦见 Bernard Coulie, *Armenian Manuscripts. Catalogues Collections Libraries*, 2nd Revised Edition, Corpus Nazianzenum of the Corpus Christianorum, Series Graeca, Turnhout: Brepols, 2021（关于已经被数字化的文献，参见第16页）。

② 伟大的国王阿尔塔什斯（Artaxias，约公元前188年至公元前160年在位）生病时向埃雷兹（今土耳其埃尔津詹）的阿特米斯/阿纳希特［l' Artémis/Anahit d'Erēz（Erzincan）］乞求“康复与长寿”，未果。Movsēs Xorenac' i II, 60.

③ 目前国内关于亚美尼亚历史的介绍很少，有必要先了解其地理环境和历史背景。“在三座俯视近东北部和东部的高原中，亚美尼亚是最高的。比西侧的安纳托利亚高原高出一千米，比东侧的伊朗高原高出一千四百米。尽管它是那么的广阔，却仍然难以与邻近的两大帝国（罗马帝国和波斯帝国，拜占庭帝国和阿拉伯帝国，然后是他们的后继者）相提并论，其中一个面向地中海，另一个濒临印度洋。更糟糕的是，亚美尼亚夹在这两个大国之间。这么一个在公元前590年建国，深为近东各大文明（亚述人、赫梯人、阿契美尼德的波斯人、阿拉米人和希腊人）所熟悉的古老民族，居然要等到5世纪才拥有一套本民族语言的字母。”参见〔法〕让-皮埃尔·马艾《从埃及到高加索：探索未知的古文献世界》，阿米娜、陈良明、李佳颖译，三联书店，2015，第51~56页。——编者注

④ 约435年，埃兹尼克（Eznik）在著作段落228中明确说明了该信仰。笔者参考的版本为 Mariès Louis, Mercier Charles éd. & trad., *Eznik de Kołb, De Deo*, Patrologia Orientalis, Tome 28 Fascicule 3 No. 136（texte）, Tome 28 Fascicule 4 No. 137（traduction）, Paris: Brepols, 1959。

⑤ 也有“命运”、“好运”和“幸福”之意。——译者注

⑥ Abeghian Manuk, *Der armenische Volksglaube*, Leipzig: W. Drugulin, 1899, pp. 502-503（再版 Abełyan, *Œuvres*, Vol. 7, Érévan: Académie, 1975, pp. 447-579，亚美尼亚文）。

始者上帝是生命和死亡的主宰，他能缩短恶人的寿命，并将其赠予更值得的人。相关的监察工作由掌管灵魂的圣天使加百列负责。

确切而言，医学方案，即最终将产生治疗性的应用人体构造理论学说的构成，必然是一种外来引进的思想，它意味着与以书面形式呈现的希腊科学之间的接触。405 年，亚美尼亚字母被发明，7~10 世纪，医学文本或相关文献的首版翻译才完成，中间相隔几个世纪。为什么亚美尼亚学者如此努力地（在埃德萨、安条克、亚历山大里亚、小亚细亚或君士坦丁堡）谋取他们所需要的圣经或教父手稿，却迟迟没有关注到医学？一方面可能是因为物质上的困难——文本匮乏；另一方面学者们还必须克服认识论障碍——这与先前的境况和文化基督教化相关。

在格鲁吉亚，萨满医学一直存续到苏维埃化[①]的最初几十年，而根据现有的民族志文献，没有任何资料表明在亚美尼亚曾经有过类似的萨满医学。总体而言，萨满教对于亚美尼亚人而言是陌生的。另外，在福音书[②]的亚美尼亚语翻译中，经常将希腊语“ἰατρός”（医生）翻译成“*bžišk*”，该词与“*bužel*”（治愈）同源。以此可以推断出，早在 405 年（如果把书面版《圣经》之前的口头解读也考虑在内，甚至可以追溯到 4 世纪），人们就习惯使用一些治疗方法，假如我们相信用来指代这些方法的外来词，[③] 那即证明这类治疗方法必定来自伊朗。

关于改宗前的时期，尽管我们仅了解亚美尼亚药典[④]的一些片段，这些

① Charachidzé Georges, *Le système religieux de la Géorgie païenne. Analyse structurale d'une civilisation*, Paris: F. Maspero, 1968, pp. 151-168.

② Mt 9, 12; Mc 2, 7. Lc 5, 31; cf. Mc 5, 26; Lc 4, 20; Col 4, 14.

③ “*Bžišk*”和“*bužel*”均借自中古伊朗语（*ArmB* I, 448b）。在古亚美尼亚语中，“药物”被称为“*darman*”，两词同源（*ArmB* I, 639b）。如今，人们使用亚美尼亚语特有的一词“*del*”，它近似另一个与原义截然不同的词：“folium”或“θαλλός”（绿叶）。该词渐渐用来特指药草，后来指代各种药物（*ArmB* I, 647b-649a）。至于与“πῆμα”（痛苦）和“ἀπήμαντς”（安然无恙）有关的词语“*hiwand*”（生病），则属于严格意义上亚美尼亚语的古老词汇层。*ArmB*（Hayeren Armatakan Baṙaran）= Ačaṙyan Hračʻya, *Dictionnaire étymologique de l'arménien*, 4 Vols., Érévan: Éditions de l'Université d'Érévan, 1971-1979（亚美尼亚文）。

④ 如 Dioscoride I, 14 中，称赞亚美尼亚“l'ἄμωμον”（*cissus vitiginea*，豆蔻）的品质，“有着金黄的颜色，赭色的茎秆，宜人的香气”。普鲁塔克在 *Moralia*（1162f）中提到一种阿拉斯河谷的植物“l'ἄραξα”，因其具备止住经血的特性，也被称为“μισοπάρθενος”（憎恨年轻女孩的）。塔西佗在 *Annales* XII（51）中描述亚美尼亚的牧羊人如何包扎芝诺比阿（Zénobie）的伤口，并为其使用“乡间药方”（*agrestia medicamina*）。参见 S. Vardanian,

治疗方法极有可能是出自口头传统而不是书面文献。在此情况下，这些治疗方法与整个异教徒的口头传统招致基督教传教士的不信任。首先，正如科瑞恩（Koriwn）在 443 年所写，他的老师马斯托克①教导的，要“刮掉卑鄙恶魔的污垢，去除无用信仰的锈蚀”，来把这些慕道者扔进“教义的熔炉”。② 但是，这并不意味着异教徒教育（ἡ παίδεια τῶν ἔξωθεν）和基督教教育（ἡ παίδεια τῶν ἔνδοθεν）之间的障碍就此被消除。因此，眼前出现了两条不同去向的路：教会神父或是博雅教育。

一　从教会神父到博雅教育

为了将叙利亚语和古希腊语的教父学著作翻译成亚美尼亚语，科尔布的埃兹尼克（Eznik de Kołb）曾被他的老师马斯托克送去埃德萨，后被送去君士坦丁堡。大约在 435 年，他回来协助萨哈克（Sahak）主教修订亚美尼亚语版《圣经》。后来他写出了史上第一部亚美尼亚语的原创神学作品，那

Histoire de la médecine en Arménie, *de l'Antiquité à nos jours*, traduit par R. H. Kévorkian, Paris: Union médicale arménienne de France, 1999, p. 27。［原著为亚美尼亚文，本文作者引用的是法译本。该书作者瓦尔达妮安（Stella A. Vardanian）出生于亚美尼亚的一个医学世家，20 世纪 60 年代她在莫斯科获得医学博士学位，后又在亚美尼亚埃里温国立大学接受语文学训练，1967 年后，她领导研究所对亚美尼亚中世纪医学写本资料进行研究，于 1992 年获得医学史博士学位。在该书前言，瓦尔达妮安回顾了自 1832 年以来亚美尼亚医学史的研究历程，在该书结尾，她罗列了 265 份亚美尼亚医学写本资料和 4 份档案，以及和亚美尼亚医学相关的研究成果，其中 416 份为亚美尼亚文，151 份为法文、德文、英文等，161 份为俄文。关于亚美尼亚文字出现之前的历史，我们只能通过考古遗迹和其他文明的史料记载得知。第一，像其他民族一样，亚美尼亚人最初也崇拜神灵，“Khaldi”、“Khoudevin”和“Irmousin”等被视为健康之神。此外，考古发现了一些生殖器形状的石像，在古代，这些遗址被认为是圣地。乌拉尔图印章上面印有法师的代表，应该可以预防疾病。第二，亚美尼亚异教徒医学（公元前 4 世纪至 4 世纪），这是亚美尼亚人和周边文明互动的结果，从 1 世纪开始，亚美尼亚人开始和希腊化世界接近，也开始修建华丽的马赛克浴室。第三，亚美尼亚传统医药，色诺芬、塔西佗、希罗多德、老普利尼和阿维森纳等人的著作中对此都有提及。此后，基督教和印度阿育吠陀等传统也对亚美尼亚医学产生影响。——编者注］

① Maštoc'，亚美尼亚字母表的发明者和《圣经》译者。

② Koriwn, 15. *L'Alphabet arménien dans l'histoire et dans la mémoire. Vie de Machtots par Korioun. Panégyrique des Saints Traducteurs par Vardan Areveltsi*, textes traduits et annotés par Jean-Pierre Mahé, Paris: Les Belles Lettres, 2018, p. 188.

是一部论述上帝超越性的重要专论，引发了人们对医疗问题的浓厚兴趣。[①] 值得注意的是，埃兹尼克的一些观察可能源于实践和口头传统，例如解毒剂（§ 64）或有毒植物在治疗中的应用（§ 68）。

但是，他的其他看法体现了希腊医学的典型概念。例如，埃兹尼克强调，许多疾病是由身体中四种物质元素的不平衡引起的（§ 94）。他指出，在伊朗神话中，祖安（Zruan）的两个儿子奥姆兹德（Ormzd）和阿里曼（Arhmn）是从两个不同的精子中孕育出来的，这与生物学定律相违背（§ 177）。人类的反应和本能可以与动物相提并论（§ 250-251）。会引起病人口吐白沫和翻白眼的癫痫，其实是一种可以用药物治疗的疾病，而不是因为被神意支配或是恶魔附身，它是胆汁和黏液引起的大脑紊乱导致的（§ 257）。但如果是经耶稣基督驱魔的人出现这样的症状，情况则有所不同（§ 258）。饮食必须遵守卫生规则，而不是基于某些食物虚构出来的杂质（§ 324.411.412）。毫无疑问，这些观念出自用古希腊语或叙利亚语撰写的教父著作。在埃兹尼克的作品里，可以看出有很多对教父文献的引用[②]。此外，仍有很多未被发现的引用。[③]

5世纪上半叶，该撒利亚的巴西尔（Basile de Césarée）所作的叙利亚语版《创世六日》被翻译成亚美尼亚语，[④] 由此衍生了亚美尼亚读者对希腊物理学和宇宙学的第一印象。然而，因为巴西尔（379年逝世）未写完这本

---

① S. Vardanian, *Histoire de la médecine en Arménie, de l'Antiquité à nos jours*, traduit par R. H. Kévorkian, pp. 53-58. ［“§”后接段落编号，位于文本左侧，可据此对照查阅亚美尼亚文校勘本和法文译注（分册装订）。——编者注］

② Mariès Louis, *Eznik. Études de critique littéraire et textuelle*, Paris: Bibliothèque Nationale, Paul Geuthner, 1924, pp. 37-92，亦见 *Revue des études arméniennes?*, Vol. 4 (1924), pp. 113-205 和 *Revue des études arméniennes*, Vol. 5 (1925), pp. 11-130。

③ 例如，穆拉迪安·金（Muradyan Kim）指出，埃兹尼克的作品和该撒利亚的巴西尔作品的亚美尼亚语版本中有明显相似的文本，参见 Muradyan Kim, *Basile de Césarée et son Héxaéméron dans la littérature arménienne*, Érévan, 1976, pp. 205-209（亚美尼亚文）。笔者认为，埃兹尼克阐述的元素学说以及基本性质的对立或互补，可以追溯到用叙利亚语写就的反琐罗亚斯德教教父论战。参见 Mahé Jean-Pierre, *Hermès en Haute-Égypte*, Vol. 2 (Le fragment du *Discours Parfait* et les *Définitions Hermétiques* arméniennes), Québec: Presses de l'université Lavel, 1982, pp. 333-336。

④ *Commentaire sur l'Hexaméron*，参见 Robert W. Thomson ed. and tr., *The Syriac Version of the Hexaemeron by Basil of Caesarea*, Corpus Scriptorum Christianorum Orientalium 551, Louvain: Peeters, 1995, pp. V-VII (https://uclouvain.be/fr/instituts-recherche/incal/ciol/corpus-scriptorum-christianorum-orientalium-csco.html)。

书，留下创世第六日没有评述，他的弟弟，尼撒的格列高利（Grégoire de Nysse）决定通过另写一篇以“造人”为主题的论著来完善上部作品。

这部作品的正文主要是神学内容。不过，结尾是“一篇关于人体构造的医学理论简要叙述”，[①] 按照不同的最终目的——生命、幸福和生命传承，它将器官分成三类，并解释它们的功能。虽然格列高利在他的简述中最终推导出末世说，断言灵魂和肉体同时出现，也注定会一起复活，但他的论据其实基于真实的医学理论，尤其是盖伦的《论身体各部分的用处》（*De usu partium*）。

716~718年，格列高利作品的亚美尼亚语翻译由来自休尼克的斯泰潘诺斯（Step‘anos Siwnec‘i）在君士坦丁堡完成。也是这位学者翻译了由埃米萨的奈美修斯（Némésius d’Émèse）在约400年时撰写的《论人的本性》（*La Nature de l’homme*），并将其归为尼撒的格列高利的作品，前者是研习医学并拥有广泛的哲学文化的学者。亚美尼亚学者准确知道了盖伦和希波克拉底的某些看法以及医学科学的详细内容。[②]

二　音乐治疗

翻阅亚美尼亚的图书版本记录，可以清楚地考证这些教父学著作的版本，并准确地推断出时间。但除此之外，有些文选或选段脱离了它们的原始语境，没有日期，也无法推测出一个可能的日期，有些甚至还是匿名的。就比如说，在传播过程中，有一本音乐治疗学的教材被分割成了三种不同的辑录：对色雷斯的狄俄尼索斯所著的《语法技艺》[③] 一书评注的辑录，于1281年在奇里乞亚亚美尼亚王国完成；《历法说明》（*Commentaire sur le calendrier*）于1416年在亚美尼亚的东北部写就；而关于“四科”[④] 的匿名

① “Bref exposé d’une théorie médicale sur la constitution du corps humain,” 参见 Grégoire de Nysse, *La Création de l’Homme*, Introduction et traduction par Jean Laplace, notes par Jean Daniélou, Collection Sources Chrétiennes, N°6, Paris: Cerf, 2012, chapitre 30。

② 参见 Debru Armelle, “Christianisme et galénisme: le mouvement volontaire chez Némésius d’Émèse,” dans V. Boudon-Millot, B. Pouderon dir., *Les Pères de l’Église face à la science médicale de leur temps*, Paris: Beauchesne, 2005, pp. 89-118。

③ Denys de Thrace, *Grammaire*.

④ *Quadrivium*，包括算术、几何、音乐和天文。

“问答”，则是17世纪在波兰—立陶宛的伦贝格地区所作的。①

尽管年代上晚了点，关于“四科”的这本汇编却最有可能反映文本初始目的，并且能让我们重临其创作的历史背景。它最初包含在一篇简述关于数学的四个分支（算术、音乐、几何和天文）及其实际应用的文章的音乐学部分。据此，时间发展顺序已经十分清晰。博雅教育（语法、修辞和辩证法）的亚美尼亚版本始于575年前后的君士坦丁堡。②“四科”的翻译出现得更晚，667年大教长阿纳斯塔斯（Anastas）去世之后，由来自希拉克的数学家阿纳尼亚（Anania Širakac‘i）完成，也被称为*K‘nnikon*③（Χρονικόν或Κανονικόν？）。阿纳尼亚希望自己的作品成为一位“不朽的大师”留给后代的遗产。④

这部教学文献并未以完整的形态传承下来。现有手抄本只是分别阐释了四种技艺，而且大多数情况下还有缺失。碎片化的原因不仅在于文集太过庞大，还在于它本身的结构。1037年，学者格里戈尔·马吉斯特罗斯（Grigor Magistros）在宗主教图书馆找到过一个完整的版本，但同年就遗失了。⑤从他寄给大教长彼得（Petros）的信中，可以知道阿纳尼亚“通过在

① Lvov，又称Lemberg，今乌克兰利沃夫。Mahé Jean-Pierre，“Les humeurs et la lyre：fragments arméniens d'un enseignement médico-musicologique，”dans Mahé Jean-Pierre and R. W Thomson，dir.，*From Byzantium to Iran: Armenian Studies in Honour of Nina G. Garsoïan*，Atlanta Ga：Scholars Press，1997，pp. 397-398（其中有亚美尼亚档案的完整介绍）。

② 参见Terian Abraham，“The Hellenizing School. Its Time，Place and Scope of Activities Reconsidered，”in Th. F. Mathews and R. W. Thomson eds.，*East of Byzantium: Syria and Armenia in the Formative Period*，Washington，D. C.：Dumbarton Oaks，1982，pp. 175-186。

③ 遵循作者意愿，不翻译该专有名词。“*K‘nnikon*”（亚美尼亚词）的后缀“-ikon”表明这是一个变形的古希腊词。“Χρονικόν”一词与时间相关，“Κανονικόν”一词与法规相关，总体而言，“*K‘nnikon*”是对数学科学及其实际应用的阐述。在阿纳尼亚的心目中，历法最为重要，这在古希腊语中被称为“Χρονικόν”（Chronikon），与四科中的天文学相关。通过阐述四科，“*K‘nnikon*”定义了科学推理的法规。在古希腊语中，“法规”被称为“Κανών”，而在古希腊哲学中（例如伊壁鸠鲁主义或斯多葛主义），“法规”（la Canonique）成为“逻辑”（Logique）的别名。——编者注

④ 参见Mahé Jean-Pierre，“L'âge obscur de la science byzantine et les traductions arméniennes hellénisantes vers 570-730，”dans B. Flusin，J.-C. Cheynet dir.，*Quarante ans après Paul Lemerle，Travaux et Mémoires 21/2 ACHCByz*，Paris：Association des Amis du Centre d'Histoire et Civilisation de Byzance，2017，pp. 75-86。

⑤ 学者Eruand Lalayean言亚美尼亚大屠杀（1915～1917）前夕，他在瓦斯普里坎（Vaspurakan）的修道院里再次见到该文献。

各种各样的书籍中汲取各种养分来完成他的著作……就像蜂巢中那些勤劳的蜜蜂一样，一点一点地用极细微的沙砾慢慢堆砌起他的作品”。因此，对于抄写员而言，把明显是不同作品里的文本和选段拿来拼接，实在具有很大的诱惑力。以上，我们可以推测出音乐—医疗学说源自 *K' nnikon*。

阐释每种技艺的时候，阿纳尼亚都先由一篇理论性的概述开始，然后介绍各种实际的应用，接着写音乐的定义和它的不同风格、音符的名称、八调的声音等，之后是基于以下观察的治疗应用：

> 就像生灵有灵魂和肉体，音乐技艺也是灵与肉的结合。声音和歌声，亦是如此。所有手工创造的技艺，所有用来塑造的材料，都是可被触摸的物质。但是音乐源于一种简单而纯粹的本质，即智力和听觉，其效能来自灵魂。
>
> 既有圣乐，又有世俗音乐。圣乐在教堂里传唱，用它的柔美让灵魂忏悔，使罪人的思想转向好的一面。至于世俗音乐，则是出现在欢度节日和盛宴集会的时候。
>
> 有时候也对病人弹奏，因为医学也需要它的帮助。就像药汁通过味觉器官渗入那样，音乐也通过听觉器官渗入。不过，声音是无形的，并且对它所关联的灵魂有巨大的力量，也因此，过去的智者发现，发声乐器具有使灵魂欢欣鼓舞的能力，从灵魂获得快乐的感觉这一事实来看，它会对身体产生影响，并通过自身的性质改变身体的健康情况。这些曲调就像是环环相扣的链环……①

然后是关于运用里拉琴的四个琴弦进行治疗的阐释：

> 四弦里拉琴和人类很像，因此最能证明音乐的效力。人类由四种元素构成，这种乐器也是由四根弦组成的，“*zil*” 高音弦（l'aigu），“*bamb*”

① 参见 Mahé Jean-Pierre, “Les humeurs et la lyre: fragments arméniens d'un enseignement médico-musicologique,” dans Mahé Jean-Pierre, R. W Thomson, dir., *From Byzantium to Iran: Armenian Studies in Honour of Nina G. Garsoïan*, pp. 399-403。其中有相关的亚美尼亚语原始资料和法语译文。

低音弦（la grave），“*tut‘ay*”第二根弦和“*set‘ay*”第三根弦。

不过，这四根弦相似于构成所有物体的四种元素，以及我们人类身上同质的元素。因此“高音”（l'aigu）被比作火，因为它炎热又干燥，同样类似于我们体内又热又干的黄胆汁。第二种音是炎热湿润的，和空气同质，与我们的血液相似。而第三种音与土地相符，干燥寒冷，和黑胆汁一样，被称作“*sawtay*”。[①] 最后，第四种音是沉闷的，又冷又湿，和水很像，类似于人体的黏液（也称为 blłam）。

另外，人们也会根据病人的需求，按照以下的方法使用四弦里拉琴。对于血液过多的病人，考虑到黑胆汁与血液相反，为了病人好，适合演奏第三根弦。而黏液过多的病人，又冷又湿，和黄胆汁又热又干的性质相反，因此要演奏最高音的第一根弦。而当黄胆汁过剩的时候，又热又干，自然要运用与之相反的、代表寒冷与潮湿的弦。

就是这样，人们用这些缺乏理性的弦，来平衡我们这种有理性的存在所拥有的四种元素的数量。第一根弦，“*zil*”，有火和黄胆汁的特质，既火热又干燥。第二根弦叫作“*tut‘ay*”，有空气和血液的特质，是潮湿且炎热的。第三根弦被称为“*set‘ay*”，具备土地和黑胆汁的特质，寒冷又干燥。第四根弦，即低音弦“la grave”，有水和黏液的特质，寒冷而潮湿。

当同时演奏第一根弦和第四根弦的时候，通过彼此适应出现了一个干燥而寒冷的中音，学者们把这个音的音调称为自然的。[②]

文本中使用了一些亚美尼亚语中的外来词[③]来指代里拉琴的琴弦，尽管这些词很可能是专业音乐术语，其中一些复合词的翻译表明了它们的希腊

① “*set‘ay*”和“*sawtay*”同义，关于“*tut‘ay*”和“*set‘ay*”，我们很难在现代语言中找到对应的词汇，除了“第二根弦”和“第三根弦”这种表达，暂时没有其他的翻译。

② 参见 Mahé Jean-Pierre，“Les humeurs et la lyre：fragments arméniens d'un enseignement médico-musicologique，” dans Mahé Jean-Pierre，R. W Thomson，dir.，*From Byzantium to Iran: Armenian Studies in Honour of Nina G. Garsoïan*，pp. 399-403。关于运用里拉琴进行治疗的最新研究，参见 Anna S. Arevchatian，“Le traité *Brefs* extraits des livres arabes sur l'art musical，attribué à Hamam Areveltsi，” *Revue des études arméniennes*，Vol. 40（2021），pp. 297-330。

③ “*zil*”和“*bamb*”是波斯语词语，也在阿拉伯语中使用，“*tut‘ay*”和“*set‘ay*”来源不详；其他阿拉伯语词语：黑胆汁（*sawtay*）和黏液（*blłam*）。

渊源。[①]

生理体液与四种音乐调式[②]之间的关联通常只能在相当晚的文本中找到。[③] 不过，毕达哥拉斯很早就提出一切对立面相互治愈，并且在器乐、万物之声和物质元素之间存在着关联性。[④] 亚历山大里亚的克莱曼特（Clément d'Alexandrie）深受斐洛和毕达哥拉斯思想影响，在《劝勉异教徒》（*Exhortation aux gentil*, *Protreptique*）的序中，他发现："上帝用一致的方式组织宇宙，让互相不协调的元素归于平衡，以此让整个世界变得和谐……他还用空气减低了火的力量，就像他将多利亚调式与利底亚调式结合在一起。"[⑤] 文本建立了元素和音乐调式之间的相关性。他断言它们是以相反的方式塑造起来的，但他没有设想到这个原则可以应用到医学。

然而，《诗论》（*Commentaire sur les Psaume*）中，尼撒的格列高利提及人只是一个微观世界。因此我们可以将宏观世界中的真实赋予人，"根据顺序与节奏，以不同的方式将音乐调整和谐"。[⑥] 圣巴西尔（Saint Basile）牢记毕达哥拉斯如何神奇地用音乐治愈病人。[⑦] 因此，音乐教学再现了希腊文化的原始资料，翻译的希腊化风格似乎与 7 世纪末希拉克的阿纳尼亚编辑的 *K' nnikon* 相对应。

三　亚美尼亚语版希腊医学文选

出于对四体液学说的兴趣，我们想到了亚美尼亚语版本的希腊医学文

---

① "ὁμοιομερῆ στοιχεῖα/*nmanamasunk' tarerk'*"（相似元素）、"*συμπλέκειν/šaramanel*"（相互缠绕）、"*τετράχορδος/č' orek' ałean*"（四弦里拉琴）。

② 多利亚、弗里几亚、爱奥尼亚和利底亚（dorien，phrygien，éolien，lydien）。

③ 参见 R. Herrlinger 在 E. Schöner 书中的比较图表。E. Schöner, *Das Viererschema in der antiken Humoralpathologie: von Erich Schoner. Mit einem Vorwort und einer Tafel von Robert Herrlinger*, Sudhoffs Archiv, Beihefte, 4, Wiesbaden: F. Steiner Verlag, 1964.

④ 参见 B. Meinecke, "Music and Medicine in Classical Antiquity," in D. Schullian and M. Schöne eds., *Music and Medicine*, New York: H. Schuman, 1948, pp. 47-96; G. Baudmann, *Melancholie und Musik, Ikonograpische Studien*, Cologne: Verlag, 1960。

⑤ Clément d'Alexandrie, *Protreptique* I, 5, 1（译本 Clément d'Alexandrie, *Le Protreptique. Introduction*, traduction et notes S. J. de C. Mondésert, Paris: Cerf, 1949, p. 57），其中引用了 Philon, *De plantatione* 3, 8。

⑥ Th. Gérold, *Les Pères de l'Église et la musique*, Paris: Félix Alcan, 1931, p. 75.

⑦ Th. Gérold, *Les Pères de l'Église et la musique*, p. 75.

选（*Anthologie*），[①] 该文选有时被单独传播，[②] 偶尔出现在加吉克（Gagik）和海屯（Het‘ um）的《医学概论》[③] 的第一部分末尾。

文选没有总标题，它重新组织了六个不同的文本和选段。文选一，“哲学家，人性的特征”，[④] 是一篇关于四种气质（多血质、胆汁质、抑郁质和黏液质）的匿名简述。文选二，“阿斯克莱比亚德：论生成”，[⑤] 讲的是精液从大脑到肾脏的形成和循环，以及血管的分布。文选三，无题，节选自德谟克利特和希波克拉底关于胚胎滋养物和排泄物的对话。文选四，无总标题，奥利巴西奥斯提出的三种饮食建议：a. “奥利巴西奥斯论儿童的特性”，[⑥] b. “奥利巴西奥斯论年轻人的特性”，[⑦]c. “奥利巴西奥斯论老年人的特性”。[⑧] 文选五，“阿斯克莱比亚德：论人、年和月的四种性质”，[⑨] 这是由五个章节组成的完整论著，内容包括四种体液、四季变更时四体液各自占优势的情况、生命中的四个年龄段、四要素之间基本性质的分类、根据一年四季选择饮食方式。文选六，无总标题，未标明作者，分六个章节

① Jouanna Jacques, Jean-Pierre Mahé, “Une anthologie médicale arménienne et ses parallèles grecs,” *Comptes rendus de l'Académie des Inscriptions et Belles Lettres*, 148ᵉ, N. 2, 2004, pp. 549–598.

② M 6869, Maténadaran 藏；编号 310 和 Haranc‘ vark‘ 5, Venise 藏；编号 119, Antélias 藏；BnF arménien 303，法国国家图书馆藏。关于最后一份文本，令人遗憾的是，Kévorkian 的目录没有纠正 Macler 一书中的错误名称。Frédéric Macler, *Catalogue des manuscrits arméniens et géorgiens de la Bibliothèque nationale*, Paris: Impr. Nationale, 1908; Kévorkian Raymond H., Ter Stépanian Armèn, *Manuscrits arméniens de la Bibliothèque Nationale de France: Catalogue*, Paris: Bibliothèque nationale de France, Fondation Calouste Gulbenkian, 1998, Collection 881.（Maténadaran，即亚美尼亚马斯托克国立写本馆，位于亚美尼亚首都埃里温，以亚美尼亚文字创造者马斯托克的名字命名。——编者注）

③ *Bžškaran, Somme médicale*。我们称之为汇编，起初由阿巴斯（Abas）的儿子加吉克（Gagik Bagratuni）编纂，加吉克在 1029～1064 年统治卡尔斯（Kars）；然后分别在约 1201 年和 1294 年时由两位海屯（Het‘ um）完成，一位是内尔塞斯·兰博纳克（Nersēs Lambronac‘ i）的兄弟（长篇集），另一位是科里科斯的领主（seigneur de Korykos）（短篇集）。参见 S. Vardanian, *Histoire de la médecine en Arménie, de l'Antiquité à nos jours*, traduit par R. H. Kévorkian, pp. 97–99。（史料中提到了两个海屯，现代学者认为，一个是人名，另一个是海屯王室的家族名。——编者注）

④ “Des philosophes, caractéristiques des natures des hommes”.

⑤ “D'Asclépiade, sur la génération”.

⑥ “Du médecin Oribase, sur la nature des enfants”.

⑦ “D'Oribase, sur la nature des jeunes gens”.

⑧ “Du même, sur la nature des vieillards”.

⑨ “D'Asclépiade, sur les quatre natures de l'homme, l'année et le mois”.

列举了身体与灵魂的42个组成部分，各章节题为“人类的特性”、[1]“天然的激情”、[2]“获取的激情”、[3]“灵魂的特性”、[4]“灵魂天然的激情”[5]和“灵魂获得的激情”。[6]

通过回顾四体液学说的发展史，从希波克拉底的女婿波利比乌斯撰写的《论人的本性》（*Nature de l'homme*）到盖伦（通过追溯到希波克拉底本人，盖伦“让希波克拉底享有盛誉”），雅克·乔安纳（Jacques Jouanna）教授研究了体液学说在上述文选文本（文选一、文选四、文选五）中的应用。所谓的阿斯克莱比亚德写的论著（文选五）最贴近盖伦学说。与之相反，文选四是奥利巴西奥斯写的不同理论。他认为，在人生中每一个年龄段，占主导的不是一种体液而是两种：年轻时是血液和黄胆汁，年老时是黑胆汁和黏液。文选一介绍了一种最新理论，与四种体液相关联的四种气质，对此，我们能列举数个相似的更晚产生的理论，特别是讲到大马士革的圣约翰（Jean Damascène，约676~749）时。

所有文本看似由古希腊语直接翻译过来，并不是经由叙利亚语转译或以阿拉伯语作为中间语言。语言给人的感觉相当古老，没有我们在音乐—医疗学说中看到的模仿希腊的痕迹。翻译可能是在6世纪上半叶的时候出现的。我们可以猜测，670年之后，这些简化的选段应该作为次要内容出现在*K' nnikon*中的占星术部分。[7]不过，我们先讨论下两处与这个时间顺序相悖的细节疑点。一方面，在文选一中，“*ǰasur*”一词有时被认为是阿拉伯语的借来词，可能会被简单修正为“*k' aǰasur/ὀξύτερος*”（易怒的，喜欢争吵的）。另一方面，文选五将春天的开始定位在“*hrotic'*”的第一天（“*hrotic'*”为亚美尼亚礼拜日历的第12个月）。这个日期正好和9世纪下半叶的3月21日重合。如果阿斯克莱比亚德的论著是在7世纪翻译的，那这个差异可

① “la nature des hommes”.

② “les passions naturelles”.

③ “les passions acquises”.

④ “la nature de l'âme”.

⑤ “les passions naturelles de l'âme”.

⑥ “les passions acquises de l'âme”.

⑦ 瓦尔达妮安的结论和我们的一致，她认为“文集中阿斯克莱比亚德和德谟克利特的篇章，很有可能是在7世纪之后由希腊化学派从古希腊语翻译过来的”。参见 S. Vardanian, *Histoire de la médecine en Arménie, de l'Antiquité à nos jours*, traduit par R. H. Kévorkian, p. 104。

以解释为其中有一个抄写员的介入，这个抄写员想要用他当时的日历来使文本保持一致。11 世纪，加吉克写的《医学概论》中，对文选的后续介绍显示了巴格拉提德王朝（约 884～1045）时它引起的兴趣以及它所面临的改变。

总体而言，无论历史如何变迁——被萨珊王朝统治（428～637）、被阿拉伯占领（640～884）和随后那段脆弱自治的时期（884～1045），早期的亚美尼亚医学——或者更准确而言，翻译成亚美尼亚语的希腊医学理论——的流传在知识上是比较同质的。428 年，波斯—亚美尼亚王国（royaume de Persarménie）覆灭之后，这些理论最早期的零星片段借由教父学的书籍传入。医学著作最早的译文出现在 6 世纪末期，在 7 世纪阿拉伯阿米尼亚（Arminîya）省[①]推行的博雅教育中占据一席之地。

在第一阶段，出现的更多是理论医学，而不是用来治病的实用医学。医学重点在于证明宇宙宏观世界和人体微观世界之间存在平衡。[②] 在这种观点中，生理学上四体液的自然属性接近物质四元素的根本特性。它们遵循或一致或相反、或类似或排斥的相同法则。世界经历四季，人类也同样地经历四种相承的年龄段。里拉琴的四根琴弦对个体灵魂有影响，就像天体音乐[③]能影响万物的灵魂。

---

① 包括历史上亚美尼亚大部分地区。

② 在 *Définitions d'Hermès Trismégiste à Asclépius*（亚美尼亚语版本可以追溯到 580 年）中，“上帝是思维的世界，世界是感性的上帝，人类是能被摧毁的世界。上帝是恒定的世界，天空是变化的世界，人类是理性的世界。因此，有三个世界。但是，不变的世界是上帝，与此同时，理性的世界是人类，因为上帝与人类在他的形象里合二为一了”（*Définitions d'Hermès Trismégiste à Asclépius* I, 1）。赫耳墨斯·特里斯墨吉斯忒斯（Hermès Trismégiste）是托特（Thot）神的希腊名，托特是古埃及的文字、日历和所有书籍之神。赫耳墨斯主义（hermétisme）是归于赫耳墨斯·特里斯墨吉斯忒斯的学说，其著作于公元前 3 世纪至公元 4 世纪用古希腊文创作，涉及占星术、炼金术、巫术和哲学。此外，还有两个相关的概念：密契主义（ésotérisme）和神秘主义（mysticisme）。密契主义是为同修者保留的秘密学说；通过情感和改变的意识状态，神秘主义寻求直觉地认识上帝。参见 *Hermès Trismégiste*, *tome V. Paralipomènes* (*grec*, *copte*, *arménien*), textes édités et traduits par Jean-Pierre Mahé, Paris: Les Belles Lettres, 2019。[关于西方“有神论的神秘主义”（人与上帝合一）和“一元论的神秘主义”（与一普遍之理认同），以及与中国文化中“天人合一”概念的对比，参见余英时《论天人之际：中国古代思想起源试探》，中华书局，2014，第 169 页。——编者注]

③ 我们想象地球被与行星相对应的 7 个同心球体包围着，这些球体组合被称为“和谐”（l'Harmonie）。7 个球体各对应一个元音：a e i o u ē ō。在它们永恒的旋转中，球体发出声音，就像音乐一样。

医学文本的亚美尼亚语译者用他们的方式追随着教会神父的脚步，后者把古代异教科学材料融入神学论证。该撒利亚的巴西尔、尼撒的格列高利和埃米萨的奈美修斯认为，把人放在创造的核心已经在科学的基础上证实了圣经的教义。对护教者而言，教父们的真实作品还不够明确，人们还会求助于伪经，正如一篇灵感来源于尼撒的格列高利所讲人体结构的论文。[①] 由此，人们开始通过启发性方法来推理人性和基督身上的神性的结合，从5世纪起，这就是在基督论争论中经常出现的问题。

简而言之，人体本身并不被视为复杂的结构，也不必描述出它所有的细节、详细地解释它的功能。它被视为灵魂的住所、物质的印记、神的意志的象征，一个理性生物在其创造者处的形象。

大约在1040年时——巴格拉提德王朝的最后几年，为了整理药理学，人们从盖伦《论简单药物的性能》[②] 中总结了400个对应的希腊—亚美尼亚双语术语，又新加入了40个阿拉伯语—亚美尼亚语相对应的词条。[③] 随后，人们翻译了迪奥斯科里德斯的《药物志》，并在1066年之前就将这部《药物志》融合进卡尔斯国王加吉克（Gagik de Kars）[④] 的《医学概论》。

四　奇里乞亚亚美尼亚王国和叙利亚—阿拉伯医学

亚美尼亚医学领域阿拉伯科学的兴起，并不源于知识上的变革，而是源于一种政治和地理上的突然中断。11世纪下半叶，塞尔柱帝国入侵，很多亚美尼亚人逃到奇里乞亚，在托鲁斯（Taurus）和前托鲁斯（l'Anti-Taurus）山脉避难。大约在1079年，一个叫作鲁本（Ruben）的人建立了一个公国，其后在1199年该公国成为奇里乞亚亚美尼亚王国，直到1375年被马穆鲁克攻占。

---

① 参见 Frederick C. Conybeare, "Four Armenian Texts on the Structure of the Human Body," in Ch. Singer ed., *Studies in the History and Method of Science*, Vol. 2, Oxford: Clarendon Press, 1921, pp. 359–383。请注意：Antélias 119 抄本中的文本更长。

② *De simplicium medicamentorum temperamentis ac facultatibus.*

③ 参见 John A. C. Greppin ed., *Bařk' Galianosi: The Greek-Armenian Dictionary to Galen*, Delmar-New York: Caravan Books, 1985, p. 11。

④ 参见 S. Vardanian, *Histoire de la médecine en Arménie, de l'Antiquité à nos jours*, traduit par R. H. Kévorkian, pp. 100–102。

实际上，亚美尼亚人在这个新国家里占少数。他们与其他基督教社区毗邻，这些基督教团体的人数比亚美尼亚人还少，该团体成员包括：东正教希腊人、拉丁国家的天主教徒、保留叙利亚礼拜仪式的雅各派教徒，[①] 还有一些完全说阿拉伯语的人。这种日常的接近促进了多语言和知识交流。在亚美尼亚王国中，叙利亚语的学者们扮演的角色类似于他们在哈里发执政期（8~9 世纪）所扮演的角色——当时，他们首先把古希腊科学翻译成他们自己的语言，然后再翻译成阿拉伯语。

此后，翻译——或者更常见的是书面记录的口头解释——是从阿拉伯语翻译成亚美尼亚语，要么是从手抄本入手，要么通过将实践而来的传统体系化并记录下来。当时的大教长（亚美尼亚国家教会的领袖）住在幼发拉底行省——一个位于奇里乞亚和大亚美尼亚[②]之间的独立飞地。他是帕拉维兹（Pahlawids）的后代，据传和圣格列高利（Grégoire l'Illuminateur，启蒙者，5 世纪）有着同样的血统。这位大教长表示愿意承担自己杰出祖先的三项职责：祭司和主教的首领、王国的教会法官、穷人的庇护者。[③]

最后一个职责的内容以前主要是管理收容院以及一些房屋，它们是提供给旅行者、穷人、残疾人和病人的，随后这一职责趋于现代化。大教长并不满足于某种单一的管理。在亚美尼亚历史上，面对自然灾害和流行病，他是首位从严格意义上提出公共健康问题的人。

五　阿布赛义德的医学论文

也因上文所述，当时最伟大的两位医生——叙利亚人阿布赛义德（Abou-

① “jacobites”，即叙利亚正教会。

② “Arménie Majeure”，也被称为“Grande Arménie”，当大教长居住在幼发拉底河流域时，（历史上的）大亚美尼亚位于高加索山脉，与奇里乞亚亚美尼亚王国相对。

③ 奇里乞亚亚美尼亚王国最有名的医院是在 Sis 的一家，1241 年由 Zabel 王后建造起来。参见 Bellier Paul，“Médecine et médecins arméniens entre le XIe et le XVe siècle，” dans *L'Arménie et Byzance. Histoire et culture, actes du colloque organisé à Paris par le Centre de recherches d'histoire et de la civilization byzantines*, Byzantina Sorbonensia 12，Paris：Éditions de la Sorbonne，1996，p. 34。Mxit' ar Goš（1130~1213）的法典（*Code*）第 235 章规定的医生职责，不适用于奇里乞亚亚美尼亚王国境内，而是适用于亚美尼亚东北部，当时该地区由格鲁吉亚王国和多个穆斯林酋长国组成。参见 *The Lawcode (Datastanagirk') of Mxit' ar Goš*, translated with commentary and indices by Robert W. Thomson，Amsterdam-Atlanta：Rodopi，2000，p. 291。

Saïd）和亚美尼亚人姆赫塔尔·赫拉西（Mxit‘ ar Herac‘ i）——都和大教长内尔塞斯[①]及其继任者（同时也是他的弟弟）格里格·特莱[②]交往甚密。和亚美尼亚人一样，叙利亚人从小就能说流利的阿拉伯语。阿布赛义德祖籍埃德萨（Édesse，Şanlı Urfa），来自叙利亚基督徒罗马（Hṙom）社区，信奉拜占庭东正教。[③] 毫无疑问，他讲亚美尼亚语，但若用亚美尼亚文书写仍需他人的帮助。他或许在一位亚美尼亚神职人员协助下进行创作，后者逐步抄录并修正他口述的医学解释。[④] 至于姆赫塔尔，在故乡霍伊（古称 Her，今伊朗 Khoy），他接受了来自阿拉伯—波斯的老师的医学教育。

乍看之下，我们会被误导，认为这段时期和以前的时代相比没有什么变化。著名的权威——希波克拉底和盖伦——仍然被引用。但是，除此之外，还引用了亚里士多德作品的阿拉伯文译本，不限于《工具论》（*Organon*）——直到巴格拉提德王朝末期，这还是亚美尼亚仅知的著作。最重要的是，这些文本中体现的方法完全不同。在后一时期，身体更像是一个被具体观察的对象，而理论的主要目的在于丰富实践。

从这一角度而言，亚美尼亚—奇里乞亚的医生们摒弃了古亚美尼亚语，尽管它在历史文献和神学作品中仍然是必需的。在书面文本中，他们首次使用当时的中古亚美尼亚语，即“农民的日常用语，能轻易让所有读者理解”。[⑤] 他们用阿拉伯语标注专业词语，旁边写上亚美尼亚语同义词。这些

---

① Nersēs IV Šnorhali，1166～1173年在任。

② Grigor Tłay，1173～1193年在任。

③ 并不是亚美尼亚人或者大部分西叙利亚人被指责的基督一性论。在当时，对于一个基督徒医生来说，或许考虑基督的人性是否完全按照我们自己的自然法则运作并不是无关紧要的。

④ 有传言称，有一篇无从考证的论文，其实是博学的塔尔苏斯主教（évêque de Tarse）内尔塞斯·兰博纳克（Nersēs Lambronac‘ i）所写，因此在没有其他参考信息的情况下，有些人猜想，内尔塞斯也可能是阿布赛义德的《论人体构造》（*Constitution de l'homme*）一书的译者。无论如何，我们知道其他关于两个人共同翻译的例子。这就是，1245年，叙利亚人伊索科斯（Išox）向亚美尼亚人瓦尔丹·阿雷韦尔奇（Vardan Arewelc‘ i）口述《论自然》（*Livre sur la nature*），并与同一学者（即 Vardan Arewelc‘ i）一起编撰了叙利亚的米海尔（Michel le Syrien）的《纪事》（*Chronique*）亚美尼亚语版。S. Vardanyan éd.，*Išox, Livre sur la nature*，Érévan：Maténadaran，1979（亚美尼亚文）。

⑤ 这是根据 Mxit‘ ar Herac‘ i 本人所言，参见 S. Vardanyan，“Mxit‘ ar Herac‘ i,” dans Viktor Ambartsumian et Konstantin Khudaverdyan ed.，*Encyclopédie soviétique arménienne*，Vol. 7，Érévan：Académie arménienne des sciences，1981，p. 632。

双语注解代表着科学词汇构造和翻译方式的真正革命。从 6~8 世纪的希腊化学派（L'École hellénisante）开始，人们用习惯的和完全没有表达力的相应词语，机械地模仿希腊词语（前缀、词根、后缀）。而这些，只有接受过语法、修辞和辩证法训练的人方能理解。

此后，叙利亚—阿拉伯术语的亚美尼亚语对应词成为不可拆分的。[①] 它成为人们可以整体辨认的形象，这不仅是对实践至知的医生而言，对所有讲亚美尼亚语的人来说亦是如此。例如，因为悬雍垂（又称“小舌”）的形状，阿布赛义德将其称为“铃铛”（*zankik*）；姆赫塔尔·赫拉西将眼睛的虹膜[②]称为“葡萄的小种子”（*xałołik*）。即使翻译完全忠于古希腊语，亚美尼亚语还是能被轻易理解。例如，“*pndeni*”（〈 *pind* «dur»）指“巩膜”，“*ełjereni*”（〈 *ełjiwr* «corne»）指“角膜”，“*sařneni*”（〈 *sařn* «cristal de glace»）指“晶状体”，[③]“*apakeni*”（〈 *apaki* «verre»）指“玻璃体”。如此一来，这一新过程丰富了科学词汇，并把它们变得更具体、更贴近口语。[④]

从业的医生以医学论文为工具：论文被删减以便更好地记忆，或是互相参考以进行完善。阿布赛义德最开始写《论人体构造》手册时，从一篇序开始，简要回顾了希腊人、阿拉伯人、希伯来人、叙利亚人和印度人的医学文献。紧接着，回顾了世界与人类的创造，列举了人身上的十二个孔洞，对照了有同样特质的四季和四体液。之后，对人体进行从上部到下部、从中心到外围、从主要部位到次要部位的解剖学描述。

首先是头部以及所有头部的器官：大脑、眼睛、耳朵、鼻子、嘴和牙齿。然后是和大脑一样最重要的六个器官：心脏、肺、肝、脾脏、肾和胆囊。接下来是膀胱和睾丸组成的泌尿系统，胃和肠组成的消化系统。最后是骨头、神经和血管。结论则是概述了七种重要器官——大脑、心脏、肺、肝、脾脏、肾和胆囊的生理学理论，该理论大部分还是源自传统的资料。

① 即不能拆分为词根、前缀和后缀。——编者注

② 现今在亚美尼亚语中是“*ciacan*”（彩虹），该表达来自古希腊神话，并不是依据其自身外观。

③ 现今在亚美尼亚语中是“*ospneak*”（小透镜）。

④ 参见 S. Vardanian, *Histoire de la médecine en Arménie, de l'Antiquité à nos jours*, traduit par R. H. Kévorkian, pp. 164–178。

不同于身体其他可被意外移除或严重损伤的部位，这些器官对于人的生命是必不可少的。只要它们能保持基本特征，这些器官本身就能处于健康状态。和传统学说所述一样，例如，大脑必须是寒冷潮湿的，肝要湿热，心脏要又热又干。偶发的疾病可以通过药物治愈。但如果这些基本特征错乱了，比如大脑变得又热又干，肝变得又冷又干燥，心脏变得冷且潮湿，人就必死无疑了。

维持平衡源于机体运作，这取决于器官之间的双边关系。例如悬雍垂可防止食物进入咽部，使肺和胃分别发挥呼吸和消化功能。另外，心脏对生命和人的活动都是必不可少的，肺可以减轻心脏的热度。至于肝，它从胃中汲取养分，然后将养分分配到全身；它将清血送到心脏，将黑色灼热的血液送到脾脏，使酸性的血液流向胆囊，使浓稠的血液流向肾脏。接下来的章节则用来讲特定的器官：头和大脑，眼睛，耳朵，鼻子，嘴和牙齿，心脏，等等。

很明显，作者未曾自夸有创新性，相反，他试图向亚美尼亚人传达一种被伊斯兰世界普遍接受的学说：盖伦的教学和解剖学观察。[①] 尽管阿布赛义德的专论陈述非常简短，他仍然在作品里强调，这不是一个完全自主的写作，而更多是一个口头表达的补充，也就是说，这是一篇主要基于实践、总结口头教学的备忘录。

在此类摘要的背景下，慢慢出现了一些阿拉伯语的重要参考书，其中至少有两本在姆赫塔尔·赫拉西写的论著《论眼睛的结构与形成》[②] 残卷开头被提及，它们以孔纳什（*K' unnaš*）——即传统教学的“概要”（Compen-

---

① 164~168年，盖伦在罗马写下他的论著《论尸体解剖》（*De anatomia mortuorum*），整理了他在亚历山大里亚四年培训期间进行的只针对动物的解剖学研究。事实上，在伟大的亚历山大里亚解剖学家希罗斐鲁斯和埃拉西斯特拉图斯的时代，解剖人的尸体一度成为可能（可能是因为古埃及制作木乃伊的做法），但在帝国时期已不再被允许（我们不能说是“被禁止”，因为找不到此类法律）。多位学者提出假设，认为在奇里乞亚亚美尼亚王国可以解剖尸体或活体解剖被判处死刑的人，但这一假设的证词——特别是13世纪尤汉内斯·普卢兹·埃尔兹尼卡奇（Yovhannēs Pluz Erznkac' i）和瓦拉姆·拉布努尼（Vahram Rabbuni）的证词——纯粹是文学作品，因此事实可能和这些学者的假设相反，瓦尔达妮安和笔者均认为，解剖尸体或活体解剖被判处死刑的人并没有得到批准。S. Vardanian, *Histoire de la médecine en Arménie, de l'Antiquité à nos jours*, traduit par R. H. Kévorkian, pp. 47-49.

② *De la structure et de la formation des yeux.*

dium）——和“药典”（*Axrapatin*,[①] Pharmacopée）命名。阿布赛义德有没有在其他地方评论或者补足这些传统文集？存世写本中，没有任何此类书籍由他冠名。

六　姆赫塔尔·赫拉西和格雷戈里：从解剖学到传染病理论

从姆赫塔尔·赫拉西流传在世的几篇文献中，我们认识到，传统教学和技艺之外有一种能够阐述丰富科学理论的有力思想。1617 年，他的论著《论眼睛的结构与形成》由塞巴斯特的医生阿萨尔[②]（Asar of Sebaste）添进阿布赛义德的文本中，即便我们在更晚期的作者[③]笔下发现了论著的其他片段，但目前尚不清楚这是一篇简短的专论还是从更庞大的合集[④]中分出来的章节。

姆赫塔尔·赫拉西在 1160 年前后写道：“所有希望治愈眼睛的医生，首先必须知道它们的解剖结构……这就是为什么我姆赫塔尔决定简要回顾一下眼睛的解剖，它们有多少膜，也就是包膜，构成眼睛的液体有多少，肌肉有多少。我还将论述‘视觉精神’：它来自何处以及它如何通过称为视神经的两条纤维。”[⑤] 我们也拥有[⑥]姆赫塔尔·赫拉西的另一论著，即《关于各种疾病的药物成分》。[⑦]

1184 年，为了应对疟疾和其他传染性发热（那些在奇里乞亚沿海平原

① 变体：“*Matrapatin*”或“*Mafradan*”。有时，人们认为这个阿拉伯语词来源于希腊语“γραφίδιον”。这里不能把它理解成“小笔”（即“小作”），而是要将其看作一种重要药方，并延伸为描述药物疗效和药方剂量的大型汇编。

② 远离家乡（塞巴斯特位于今土耳其）的难民，逃到了当时波兰—立陶宛联邦的利沃夫。

③ 1292 年，阿哈隆（Aharon）的儿子斯泰潘奥斯（Step‘anos）医生编纂了一本《选集》（*Florilège*, *Calik*），其中包含了当时所有亚美尼亚—奇里乞亚医生的摘要。不幸的是，这个选集并没有在 1915 年的种族灭绝中幸存下来，只有序言—封皮被保存下来。参见 S. Vardanian, *Histoire de la médecine en Arménie, de l'Antiquité à nos jours*, traduit par R. H. Kévorkian, p. 108。

④ 也许是病理观察集合，现今已经遗失了。参见 S. Vardanian, *Histoire de la médecine en Arménie, de l'Antiquité à nos jours*, traduit par R. H. Kévorkian, p. 87。

⑤ S. Vardanyan éd., *Išox, Livre sur la nature*, p. 118 和 S. Vardanian, *Histoire de la médecine en Arménie, de l'Antiquité à nos jours*, traduit par R. H. Kévorkian, pp. 88-89。

⑥ M 416, Maténadaran 藏。

⑦ *Sur la composition des médicaments pour différentes sortes de maladies*, S. Vardanian, *Histoire de la médecine en Arménie, de l'Antiquité à nos jours*, traduit par R. H. Kévorkian, p. 113.

的沼泽地区肆虐的疾病）带来的毁灭性后果，公共援助领域的首要当权者大教长格里戈尔·克莱（Grigor Tłay）鼓励姆赫塔尔·赫拉西提供常规治疗措施。姆赫塔尔·赫拉西撰写了《发热安慰剂》① 这一论著作为回应。

盖伦和伊本·思南（Ibn Sinan）将短暂性发热（fièvres éphémères，三日热）与腐坏性发热（fièvres putrides）进行区分，与他们不同，这位亚美尼亚大师（即姆赫塔尔·赫拉西）排除了后一类，用两类发热（*ǰermn*）替代，分别是“乏力”（*halewmaš*）和“发霉”（*borbosayin*）。对于短暂性发热（*miōreay*），他保留了传统的实践方法，但精练了临床症状的描述。通过研究乏力类发热，他熟悉了各种形式的结核病，并从精神上或生理上的极端疲劳、营养不良和气候中找寻原因。至于霉菌性发热（fièvres moisissantes），他将它们归咎于活跃的传染媒介，他称之为霉菌（moisissures、*borbos*）。从某种程度上可以说他是细菌学理论的先行者。

在姆赫塔尔·赫拉西论著的第30章，他认为这种相同的因果关系适用于癌症肿瘤。据他而言，过量的黑胆汁引起了身体某个特定部位霉菌的固化，从而诱发“一种阿拉伯语中称为‘撒拉坦’（*Saratan*）的疾病，古希腊语中称为‘癌’（*garginos*、carcinome），也就是‘螃蟹’（crabe）”。②

毫无疑问，格雷戈里（Grigoris）是姆赫塔尔·赫拉西最杰出的亚美尼亚—奇里乞亚弟子和继任者，他给我们留下两部以亚美尼亚文写就的重要作品：《人的特性与疾病研究》③ 和《药典》（*Pharmacopée*）。④ 第一本书包括三个部分：关于传染病和良性或恶性的皮肤肿瘤；关于从上至下分类的

---

① *Consolation des fièvres*. 参见 E. Seidel, trad., *Mechithars des Meisterarztes aus Her, Trost bei Fiebern*, Leipzig: Johann Ambrosius Barth, 1908。

② S. Vardanian, *Histoire de la médecine en Arménie, de l'Antiquité à nos jours*, traduit par R. H. Kévorkian, pp. 91-94.（为何 cancer=crabe？这涉及词源学和古希腊医学词汇中的隐喻。古希腊语“karkinos”有 crabe、cancer 等含义。除了词源学上的关联，希波克拉底率先将“癌症”和“螃蟹”相提并论，他认为，肿瘤的中心是一个呈圆形的结构，周围有类似于蟹腿的射线延伸。盖伦在一篇论著中也提出，我们在乳房中看到的肿瘤就像螃蟹一样。——译者注）（关于古希腊医学中解剖学和病理学词汇的隐喻，参见 Françoise Skoda, *Médecine ancienne et métaphore: le vocabulaire de l'anatomie et de la pathologie en grec ancien*, Louvain: Peeters Publishers, 1988。——编者注）

③ *Examen de la nature de l'homme et de ses maladies*. A. Kcoyan éd., *Grigoris, Examen de la nature de l'homme et de ses maladies*, Érévan: Maténadaran, 1962（亚美尼亚文）。

④ M 415, Maténadaran 藏。

体内疾病；关于诊断和预测。[①] 格雷戈里支持人体整体性的论点：一旦一个器官（呼吸、消化、神经）受到影响，这种疾病的侵袭会影响所有其他器官，而所有的身体器官都受大脑支配。[②]

格雷戈里毫不犹豫地修改了姆赫塔尔·赫拉西的理论，例如将结核病归类为霉菌发热，将其定性为一种传染性疾病，这种疾病尤其威胁 18 岁和 25 岁之间的人，以及所有与病人接触的人。他的《药典》研习了他老师的《药典》，并附有补充性的详细信息。

七　阿米尔多夫拉特：奥斯曼帝国的临床和药物治疗

1375 年，奇里乞亚亚美尼亚王国被马穆鲁克骑兵毁灭后，从 1386 年到 1399 年，大亚美尼亚被帖木儿的入侵所摧毁，其后遭受到土库曼部落的奴役。当奥斯曼人占领君士坦丁堡时，拜占庭帝国——高加索基督徒们最后的依靠——于 1453 年灭亡。

作为民族苦难的见证者，来自阿马西亚的医生阿米尔多夫拉特（Amirdovlat‘）一生都没有停止过游历苦行。不仅是为了逃避大领主们的阴谋和战争的困境，为了去发现稀有书籍，使它们免于被毁坏，为了尽可能多地增加对患者的临床观察；更是为了保留道德和思想上的独立，而这种独立是他勇敢地从事他的职业所必需的。

因此，他在《医学的用处》（*Utilité de la médecine*）的序言中写道：

> 因为那些毫无信仰或法律概念的人、异教徒、法官、君主和王子，我遭受了许多不幸和痛苦。多年来，我过着流亡的生活，看到了我们时代的好与坏，我忍受着艰辛，我经历了富有和贫穷，我从一个国家漂泊到另一个国家，实践着我的医学，我凭借我的知识尝试过许多药

---

① S. Vardanian, *Histoire de la médecine en Arménie, de l'Antiquité à nos jours*, traduit par R. H. Kévorkian, p. 110.

② Bellier Paul, "Médecine et médecins arméniens entre le XIe et le XVe siècle," dans *L'Arménie et Byzance. Histoire et culture, actes du colloque organisé à Paris par le Centre de recherches d'histoire et de la civilization byzantines*, pp. 32–33.

物和治疗措施，我曾帮助过病人——高官或王子，将军或官员，城市居民或贫苦的人们，年长的或年轻的。①

阿米尔多夫拉特的出生年份不详。他的家乡阿马西亚（Amasie，在今土耳其），是本都王国国王米特里达梯六世（Mithridates VI of Pontus）时期的旧首都。完成学业后，阿米尔多夫拉特立刻踏上了实践医学的道路，从一个城市到另一个城市，他穿越整个小亚细亚，直到保加利亚，后者于 1393 年被奥斯曼帝国的巴耶塞特一世（Bayazıt Yıldırım）征服。在君士坦丁堡，穆罕默德二世法提赫（Mehmet II Fatih）想要宣扬自己是文学和艺术保护者的名声。阿米尔多夫拉特穿过海峡并定居在首都，在那里他很快被认为是一位非常有才华的哲人医生。他的名气为他叩开了苏丹宫殿的大门，在那里他治愈了穆罕默德一个妻子的不孕症。苏丹任用他并授予其威望的头衔，例如皇宫"外科医生"、"首席卫生官"和"首席眼科医生"。②

苏丹给了阿米尔多夫拉特所要求的所有书籍，不仅有医学著作，还包括哲学和神学著作。阿米尔多夫拉特下令让抄写员内尔塞斯（Nersēs）抄写叙利亚的米海尔（Michel le Syrien）和阿尼的塞缪尔（Samuēl d'Ani）的编年史，用于教育他的小儿子阿米蒂奇（Amiret' il）。他终身都是一个充满热情的藏书家。③ 1459 年，阿米尔多夫拉特写了他的第一部著作《医学研究》，④ 十年后他完成了《医学汇编》⑤ 作为前作的补充。这两部作品的合并版流传至今，名字改为了《医学的用处》（*Ōgut bžškut'ean*, *Utilité de la médecine*）。人们在其中找到了解剖学、卫生学、症候学和治疗学的论述，以及关于 200 种疾病的描述和治疗方法。不幸的是，因厌倦了宫廷的阴谋，

---

① S. Vardanian, *Histoire de la médecine en Arménie, de l'Antiquité à nos jours*, traduit par R. H. Kévorkian, pp. 134-135.

② Bellier Paul, "Médecine et médecins arméniens entre le XIe et le XVe siècle," dans *L' Arménie et Byzance. Histoire et Culture, actes du colloque organisé à Paris par le Centre de recherches d' histoire et de la civilization byzantines*, p. 33.

③ 在 M 1921（Matenadaran 藏）的版本中，包含了亚里士多德和神学家格里戈尔・塔特瓦茨伊（Grigor Tat' ewac' i, 1349—1412）的作品，抄写员安德里亚斯（Andrēas）证明他于 1492 年在阿马西亚（Amasie）为阿米尔多夫拉特抄写了这些文本，因为阿米尔多夫拉特对书籍和知识的热情，堪称"新托勒密"（nouveau Ptolémée）。

④ *Usumn bžškut' ean, l'Étude de la médecine.*

⑤ *Girk' bžškut' ean tumari, Répertoire de la médecin.*

以及因受王子的青睐而招来穆斯林的仇恨，1469 年完成《医学汇编》之后不久，这位亚美尼亚大师就回到了游历的旅程中。

黑死病突然袭击了巴尔干半岛，威胁着君士坦丁堡。苏丹逃离首都，在山上避难。苏丹让人寻找致力于救治瘟疫受害者的阿米尔多夫拉特，把他留在自己身边直至 1481 年去世。在第二次逗留君士坦丁堡期间，这位大师在 1474 年编写了普及手册，接着是他的第二部《药典》（*Pharmacopée*）。最后，1478 年至 1482 年，他完成了论及医学总体的巨著。在前言中，对于那些想要通过阅读该书来增长知识的医学同行们，他用诗文的形式写下劝诫：

> 成为智慧的追随者！
> 如果你不学习，你只是一个无知的医生；
> 如果你是聪慧的，请重视我的文字。
> 我的书名为《对无知者无用》（*Inutile aux ignorants*）。①

苏丹去世后，阿米尔多夫拉特回到了自己的家乡，他在那里继续教书，直到他的生命终止。马蒂罗斯（Martiros）是其代表作抄本②的装饰画师，认为他的逝世日期是 1496 年 12 月 8 日。长久以来，在颠沛流离与苦难中，阿米尔多夫拉特致力于建立一个“内部城堡”，③继承全世界的智者医师——希波克拉底的法定后人们——的精神。他在《医学的用处》开头写道：“要知道，兄弟，这本书不是我的话语，而是那些古代先贤、学识渊博的修行者和追随他们的哲学家们的话语，也是希波克拉底和盖伦等所有医生的话语。”④

① H. S. Anasyan, *Bibliologie arménienne*, Vol. 1, Érévan: Académie arménienne des sciences, 1959, col. 661. 同一作者记录了七部归于阿米尔多夫拉特名下的不同作品（Vol. 1, col. 651-667）。

② Ms Or 3712，大不列颠图书馆藏。引自 S. Vardanian, *Histoire de la médecine en Arménie, de l'Antiquité à nos jours*, traduit par R. H. Kévorkian, p. 130。

③ 此处参考皮埃尔·哈多特的标题。参见 Pierre Hadot, *La citadelle intérieure. Introduction aux pensées de Marc Aurèle*, Paris: Fayard, 1992。

④ 接下来是一长串阿拉伯语、希腊语和拉丁语名，这些名字被转录成亚美尼亚语而经常变得无法识别。参见 S. Vardanian, *Histoire de la médecine en Arménie, de l'Antiquité à nos jours*, traduit par R. H. Kévorkian, p. 134。

除了盖伦和后来传统的话语之外，那个时代的亚美尼亚医生对希波克拉底有什么了解呢？阿米尔多夫拉特在他的亲笔①手稿中，用传奇故事般的笔触介绍《论预后》（*Pronostice*）的选段："逝世的那天，希波克拉底命人将他关于医学预后的学说写在黄金叶上，锁在一个象牙盒子里，因为他不想将其透露给无知的人。有一天，一位尊崇这位伟大医生的国王在其坟墓前沉思。毫无疑问，这是马其顿人的国王帕迪卡二世（Perdikkas II），前不久得到过他的治疗。国王看到坟墓的简陋程度非常生气，他命令建造一座宏伟的陵墓，并将医生的遗体转移过去。但是当坟墓被打开时，人们看到身体完好无损。紧接着人们发现了带有黄金叶的象牙盒，它揭示了《论预后》的秘密。"② 另一份 1700 年的亚美尼亚手稿③包含了④被归于希波克拉底的几篇作品的节选。⑤

八　从迈蒙尼德《药典》到《对无知者无用》

我们很幸运地见证了阿米尔多夫拉特第一部《药典》的构思。正如我们在 1469 年由大师自己撰写的手稿⑥的开场白中所读到的那样，这是某罕见文献发现的结果。这位杰出的医生讲述了他偶然看到一本名为《明哈奇

---

① M 266，Maténadaran 藏，对开页 162-213v。参见 Ō. Eganyan，A. Zeyt‘ unyan，and P. Ant‘ abyan，*Grand catalogue des manuscrits arméniens du Maténadaran Maštoc'*，Vol. 1，Érévan：Maténadaran，1984，col. 1115-1116（亚美尼亚文）。

② S. Vardanian，*Histoire de la médecine en Arménie, de l'Antiquité à nos jours*，traduit par R. H. Kévorkian，p. 44.

③ M 5622，Maténadaran 藏。

④ 瓦尔达妮安也提到过《论摄生》（*Sur la diète*，直译为《论饮食疗法》）的摘要，但没有提到具体的编号。S. Vardanian，*Histoire de la médecine en Arménie, de l'Antiquité à nos jours*，traduit par R. H. Kévorkian，p. 44。[根据瓦尔达妮安原文可知她指的是 *Περί διαίτης*（*peri diaitês*），即《论摄生》（*Du régime*）。——编者注]

⑤ Eganyan、Zeyt‘ unyan、Ant‘ abyan 对该手稿的描述非常模糊，并没有显示这一观点。这些摘录可能位于手稿的结尾，总标题为"医学问答"（Questions et réponses sur la médecine）。Eganyan Ō.，Zeyt‘ unyan A.，Ant‘ abyan P‘.，*Catalogue des manuscrits du Matenadaran Maštoc‘*，Vol. 2，1970，col. 149-150.（第一套 *Catalogue des manuscrits du Matenadaran Maštoc‘* 于 1965~1970 年发行，共 2 卷；自 1984 年开始发行第二套 *Catalogue des manuscrits du Matenadaran Maštoc‘*，已出版 7 卷。——编者注）。

⑥ M 8871，1459 年，Maténadaran 藏，其中也包含《医学研究》（*l'Étude de la médecine*）。

药剂商店》[①] 的阿拉伯语著作，意识到该书的作者正是摩西·本·迈蒙（Musi bin Maymoun），也就是著名的迈蒙尼德（Maïmonide，1135-1204）——萨拉丁的私人医生。他决定将其翻译成亚美尼亚语，然而，在他看来，该书对每种药物所给出的解释都不充分。据他说，迈蒙尼德未能完全记录“药剂的功效、性质和效果”。[②]

于是阿米尔多夫拉特改写的亚美尼亚版《药典》采取双面格式，形成六列概要表。[③] 在左边，前五列主要为了复述迈蒙尼德作品中的要点，不同的是，阿米尔多夫拉特用其他四种语言（亚美尼亚语、古希腊语、法兰克语和波斯语）解释了药用物质的阿拉伯语名称。然后他描述了每种物质的外观（*orpēsēn*），根据以下因素描述了最值得推荐的种类（*ałēkn*）：其来源，基于四种基本特质（热冷干湿）的性质（*bnut‘ iwn*）及其度量（*č‘ ap‘ n*），也就是开药方的剂量。

相反，第六列是阿米尔多夫拉特的个人作品，写满整个右页，解释了“药物的功效”（*dełerun zawrut‘ iwn*，«vertu des remèdes»），囊括了杰出大师（迪奥斯科里德斯、盖伦、阿维森纳等）的语录和处方。全书约 350 个条目，按字母排序，[④] 分为 25 个章节，内容涉及一些简单的治疗物质。[⑤] 同样类型的摘要内容也出现在《医学研究》中，其中图（例如眼睛和视神经的图）与理论陈述相对应。

还应该指出的是，阿米尔多夫拉特对多语种的使用吸引着国际读者，这体现了奥斯曼帝国扩张所引起的开放性思想。正如从前在阿拉伯哈里发地区一样，科学交流几乎从广阔领土的一端立即传到另一端。亚美尼亚大师宣称他不仅从同胞那里，而且从阿拉伯人、波斯人、土耳其人和一些拉

---

① *La boutique*（*d'apothicaire*）*de Minhač*.

② H. S. Anasyan, *Bibliologie arménienne*, Vol. 1, col. 662-663.

③ 尽管瓦尔达妮安一书中的图 23、图 24 太小而且难以辨认，但它们仍有助于理解整体的情况。参见 S. Vardanian, *Histoire de la médecine en Arménie, de l'Antiquité à nos jours*, traduit par R. H. Kévorkian, p. 132。古文字学专辑错过了这份特殊文件，这真是令人遗憾，参见 M. E. Stone, D. Kouymjian, and H. Lehmann, *Album of Armenian Paleography*, Aarhus: Aarhus University Press, 2002。

④ 由于添加了 *ō* 和 *f*（在 5 世纪 36 个字母的基础上添加了 2 个字母），这一时期的亚美尼亚字母数为 38。

⑤ 阿米尔多夫拉特单独阐述了复杂的药剂，多见于《对无知者无用》中。

丁人那里学到了东西。①

然而，在《对无知者无用》② 的序言中，他肯定了自己对亚美尼亚—奇里乞亚学派的依恋和忠诚："医生姆赫塔尔、阿哈隆（Aharon）和他的儿子斯泰潘奥斯（Step' anos），以及他们的后人——医生科斯利、萨尔吉斯、雅科布、戴林、西玛沃和瓦兰③——写了很多关于药物的功效和用途的书。"他声称，自己只是凭借在君士坦丁堡获得的书籍，在他的旅行中收集了前人所忽略的信息，使相关内容变得更完善和系统化了。④

书的主体由 3378 项说明组成，按字母顺序排列，包括对一千种药用植物、250 种来自动物的药、150 种来自矿物的药和各种各样的治疗处方的描述。阿米尔多夫拉特自己参加了手术，在《医学的用处》和《疾病的迹象》（*Signes de la maladie*）⑤ 中，都详细描述了这些手术。然而，他赞成优先使用药物治疗，把手术作为最后的手段。理论方面，与奇里乞亚学派相比他没有创新。阿米尔多夫拉特作品的成功在于它信息完整，以及给从业人员提供了两条道路：在《医学的用处》中从疾病讲述到治疗，在药理学概论⑥中从药物讲述到治疗应用。

在卡塔尔酋长的收藏中，有阿米尔多夫拉特本人的星盘。⑦ 问题在于，阿米尔多夫拉特的占星术是否与他的医学实践联系在一起。人们已经注意到，医生阿布赛义德在每个器官的描述中补充了一个星相学后记。例如，他告诉我们，大脑寒冷潮湿，有月亮为"一家之主"（*tanutēr*），而心脏温暖干

---

① H. S. Anasyan, *Bibliologie arménienne*, Vol. 1, col. 662.

② 由 Basmadjian（=Basmačean）于 1926 年出版的亚美尼亚语版本，之前是亚美尼亚语和法语的学术序言，提供了大量的索引。此外，还有 Vardanjan 的俄语译本。参见 K. J. Basmadjian éd., *Amirdovlat' Amasiac' i, Inutile aux ignorants, ou Dictionnaire des substances médicinales*, Vienne: Mékhitaristes, 1926（亚美尼亚文）；S. Vardanjan trad., *Amirdovlat Amasiaci, Inutile aux ignorants*, Moscou, 1990（俄文）。

③ Čošli, Sargis, Yakob, Dełin, Simawon, Vahram.

④ H. S. Anasyan, *Bibliologie arménienne*, Vol. 1, col. 664.

⑤ BnF arménien 247，法国国家图书馆藏，对开页 640~681。亦见 Raymond H. Kévorkian, Ter Stépanian Armèn, *Manuscrits arméniens de la Bibliothèque Nationale de France, Catalogue*, Paris: Bibliothèque nationale de France: Fondation Calouste Gulbenkian, 1998, col. 814 和参考书目。

⑥《药典》和《对无知者无用》。

⑦ 瓦尔达妮安书中的图 27，参见 S. Vardanian, *Histoire de la médecine en Arménie, de l'Antiquité à nos jours*, traduit par R. H. Kévorkian, p. 136。

燥，有太阳作为天上的保护者，“两者相辅相成，它们的性质互相对立”。[①]

这些言论似乎来源于医疗占星术传统，[②] 即将星相学应用于治疗，这种疗法旨在通过增强对每个人保护星的影响来强化患者受损伤的器官，或者反过来，凭借石头、植物和其他被认为有一致性或相反性的物质的功效，攻击它们天上的敌人。然而，阿米尔多夫拉特已知的著作并未提及这些理论。因此，我们可以假设他对占星术的兴趣与医学没有直接关系。

结　论

从 5 世纪的起源到 15 世纪末，亚美尼亚的医学思想忠实于体液学说，尤其是盖伦对此的解释。首先是对人的研究，关于身体构成和器官功能理论的有效治疗应用仅在幼发拉底行省有发现，然后是在 12～14 世纪的奇里乞亚亚美尼亚王国，其应用有赖于通常由叙利亚人传播的阿拉伯医学。

直到 15 世纪末，来自阿马西亚的阿米尔多夫拉特仍在不断发展临床观察和药理学。最值得注意的革新理论是传染性发热的分类和姆赫塔尔·赫拉西（1184 年）提出的霉变假设，该假设由格雷戈里在 13 世纪末或 14 世纪初完善。在此之后，临床观察和药理学的发展出现停滞，原因之一可能在于针对解剖学的禁令。在该领域，所有亚美尼亚的原始资料最终都依赖于盖伦的教诲。

16～18 世纪，奥斯曼帝国的亚美尼亚医生，例如塞巴斯特学派（l'école de Sébaste）的阿萨尔、布尼亚特和约万萨普，[③] 以及阿马西亚的加尔斯特（Galust d'Amasie）和欧多西亚的波索德（Pōłos de T‘ok‘at‘），他们的价值并不体现在个人思想上，而是体现在他们引用的众多可靠的亚美尼亚—奇里乞亚学派如今已失传的原始资料上。伊斯法罕（Ispahan）[④] 的《药典图册》（*Pharmacopée illustrée*）有大约 1500 条说明，其提供的信息甚至连人们

---

① S. Vardanian, *Histoire de la médecine en Arménie, de l'Antiquité à nos jours*, traduit par R. H. Kévorkian, p. 130.

② A. -J. Festugière, *La Révélation d'Hermès Trismégiste, Vol. 1: L'astrologie et les sciences occultes*, Paris: J. Gabalda, 1942, pp. 121-186.

③ Asar, Buniat‘ et Yovasap‘.

④ M 6594，17～18 世纪，Maténadaran 藏。

已从阿米尔多夫拉特的《对无知者无用》中获取的一半都不及。19 世纪 20 年代，亚美尼亚的医生开始在欧洲或俄罗斯接受西医教育。

高瑾 译；杨李琼、谷操 校

［让-皮埃尔·马艾（Jean-Pierre Mahé），
法国高等研究应用学院（EPHE）荣誉退休教授；
高瑾，上海对外经贸大学法语专业学士；
杨李琼，法国索邦大学古典学博士研究生；
谷操，南京师范大学社会发展学院暨西欧研究中心讲师］

（责任编辑：黄运）

印度医学中的概念和实践

——以《妙闻集》和《遮罗迦集》为例

〔法〕皮埃尔-西尔万·菲利奥扎

摘 要 印度历史上出现了很多医学体系：起源于印度远古时期的阿育吠陀（又名“生命吠陀”），在公元前最后几个世纪与希腊医学的一些交流，公元初期起源自泰米尔纳德邦（Tamilnāḍu）的悉达医学体系（*siddha*）。最古老的当属阿育吠陀，文献几乎全部用梵语写成。吠陀文献基本上是宗教性质的，在这些文献中，第一次出现了解剖及医学词汇，并论述了关于人体体质的理论观念，尤其是关于宇宙及人体原质连续相关性的想法。公元前后，两本伟大的医学专著——《妙闻集》（*Suśruta-Saṃhitā*）和《遮罗迦集》（*Caraka-Saṃhitā*）论证了古代阿育吠陀。这两部文献是观察和理论相结合形成的医疗活动成果。此外，还提出了一种认识论，以供医生使用。本文将先介绍印度医学史，并针对以下主题介绍这两部著作中的观念：第一，关于身体和人体构成的概念，这些概念是同时期形成的数论（Saṃkhya）和胜论（Vaiśeṣika）哲学体系在医学上的体现；第二，关于三元素的生理学理论，即风、痰、胆，医生认为这三种元素与健康和疾病状态相关；第三，在文化和宗教背景下的医学认识论和伦理学。

关键词 阿育吠陀医学 吠陀梵文 《妙闻集》 《遮罗迦集》 哲学生理学

公元前 1000 年前后，印度的知识精英逐渐建构起关于人体构成、健康及医学的知识（*veda*），这被称为“阿育吠陀”。① 如今，该术语通常被误用，经常用来指代面向所谓替代医学使用人群的商业化医学。这与现代印度人使用的阿育吠陀毫不相关，与古代的阿育吠陀更是相去甚远。实际上，阿育吠陀建立在观察和理论的基础上，一直都是一种结合了学术与实践的学科。它历史悠久，始终适应着时事，也一如既往地适应如今的生活方式，而且一直都与其他医学互通有无。

此篇文章的讨论仅限于古代时期。在公元前后两部医学概论——《妙闻集》与《遮罗迦集》——成书之前，我们只能通过有限的材料来窥探这段没有明确史料的英雄时代。在这 1000 年的创造活动中，阿育吠陀是唯一使用的体系。在印度历史中出现了很多医学，阿育吠陀起源于印度远古时期，悉达医学出现于公元后不久。在这两种医学体系的发展过程中，中世纪开始出现了医疗化学（iatrochimie）。出现于 13 世纪的尤那尼（*ūnānī*）医学体系起源于阿拉伯，西医的使用始于 19 世纪。如今，适应时代的阿育吠陀深受患者青睐。

一　阿育吠陀的吠陀梵文起源

古代关于阿育吠陀的文献主要用梵文撰写。印度最古老的文学经典是吠陀（前 1500~前 1000），用古语写成，由四部吠陀“本集”组成，分别是《梨俱吠陀》、《夜柔吠陀》、《娑摩吠陀》和《阿闼婆吠陀》。这些著作以宗教为灵感，适用于祭司阶层施行复杂祭礼。之后的 1000 年出现了很多评论

① 印度医学史上最佳著作的作者既是医学工作者，也是东方学学者。关于古代印度医学及其与希腊医学的关系，参见 Jean Filliozat, *La doctrine classique de la médecine indienne. Ses origines et ses parallèles grecs*, Paris: Imprimerie Nationale, 1949（1975 年由 École française d'Êxtrême-Orient 再版）。关于印度医学文献，参见 G. Jan Meulenbeld, *History of Indian Medical Literature*, 3 Vols., Groningen: Egbert Forsten, 1999; P. V. Sharma, *History of Medicine in India, from Antiquity to 1000 A. D.*, New Delhi: Indian National Science Academy, 1992。（古代阿育吠陀的分布范围涉及整个南亚地区，不仅限于今印度。——编者注）［印度正统的六派哲学分别是最占主流地位的吠檀多和数论、胜论、正理论、弥曼差、瑜伽。数论承认吠陀的权威，认为宇宙由两大本原——补卢沙（最高精神）和原质（原初原质）——组成；胜论学派创始人为羯那陀（Kanada），理论载于《胜论经》（*Vaiśeṣika-sūtra*）中，认为有一个最高实体，是它控制着原质微粒—极微及其形成万物的组合。——译者注］

文献，尤其是奥义书（*upaniṣad*），这奠定了印度哲学的思辨基础。吠陀支[①]也由此出现。这些补充文献供专业人士用作实用手册，助其理解文献或施行仪式。这些补充文献有理有据，初步体现了科学精神。它们共分为六支，四支关于语言，有语音学、语法学、词汇学、韵律学，另有两支关于宗教仪轨及天文学，没有关于医学的文献。在妙闻仙人与遮罗迦的著作出现之前，没有值得提及的医学论作。但这两本文献（《妙闻集》与《遮罗迦集》）包含了大量的知识，这些知识只可能是数个世纪以来医学研究及经验积累的成果。因此，肯定有一种医学独立发展于吠陀梵文记录的宗教领域之外。这两部著作的成功及根本经典的地位可能掩盖了此前的医学文献。

在吠陀梵文文献中，我们只能找到医学术语，有时也有一些介于巫术与医学间的疗法记载。在四部吠陀本集中，出现了初步的关于体外可观察部位的解剖术语，偶尔提及疾病及病变现象（咳嗽、头疼、刺痛、发热）。有些症状被称作其他症状的“兄弟”或“堂（表）兄弟”，这不仅显示出初步的孤立观察，还显示出对构成某种疾病的一组症状的观察。最早的疗法可能出现在《阿闼婆吠陀》中，这部文献记录了很多用于治疗的咒语及颂歌。比如说，治疗被称作白癜风（*kilāsa*）的疾病。该病的主要症状是皮肤脱色，因而需要使用靛蓝酊剂。这不禁让我们思考，这是一种真实的经验配方，还是一种伴随咒语的仪式？人们可能相信深色靛蓝可以抵消皮肤反常的浅色。那么，这就是一种感应巫术。

医学不属于宗教范畴。在吠陀梵语中，医生是“*bhiṣaj*”，在最古老的时期就已出现。它在阿维斯陀语中有一个对应的词：“*baēšaza*”。因此，它先于吠陀时期存在，这证实了该职业的古老性。《夜柔吠陀》中记载的一个神话告诉我们，医生不属于宗教祭司阶层。祭品之首被截断，众神请求双马童（Aśvinau）这对双子神医（或称“半神之医”）的帮助。双马童要求与众神共饮苏摩甘醇（*graha*），以此作为续首的条件：

> 众神说：“这两个生物在人间行走，他们不洁，他们是医生。”这也是为什么婆罗门不得行医，因为［医生］不洁，不适于祭祀。在为

① 吠陀的补充文献，“*vedāṅga*”（auxiliaire du Veda）。

> 双马童用圣火［赞歌］（［l'hymne］*bahiṣpavamāna*）施行净礼后，他们将饮甘醇的酒杯给了双马童。[1]

在宗教领域，常用神祇或咒语的力量来治疗病痛。宗教文献只告诉我们这一点，但并不否认人们常用的非宗教的医学实践的存在。

吠陀梵文文献中很少涉及医学实践，但其表达了有关人的本质的理论概念，这些思想进入医生的实践文化中，并决定了后来医学理论的形成。颂歌诗人初创了一种医学哲学，这建立在从不同层次、不同方面来思考事物的思维方式的基础之上。奥义书思想家常将不同实体按照三个层次分类，即宇宙、语言和人，[2] 由此丰富了这些初步的思考。比如说，吠陀本集中多处记载从宇宙和人类层面共同思考风这一元素。暴风场景中我们很容易观察到风的力量，也让这一元素被认为是宇宙中所有运行活动的驱动源。很容易观察到的天体运行也被认为是风这一元素所致。人体生理运作在内部，因而更难被认知。内部活动最先被观察到的就是呼吸，被称作普拉纳（*prāṇa*）。由于风和呼吸的类同，吠陀梵语时代的思想家逐渐构思出二者本质的同源性。风和呼吸的特点类似，是人体生理生命运行的驱动。[3]《阿闼婆吠陀》中有一首关于神之风普拉纳的颂歌，充分体现了宇宙与人之间的关联：

> 向普拉纳致意，它拥有一切力量，是万物之主，一切因它而成。普拉纳啊，向怒号的你致意，向雷鸣的你致意。普拉纳啊，向闪鸣的你致意，向下雨的你致意…… 据说，普拉纳是摩多利首（Mātariśvan），普拉纳也被称作风。一切已出生、即将出生的都在普拉纳之中，一切

---

① tau devā abruvan | apūtau vā imau manuṣyacarau || bhiṣajā iti tasmād brāhmaṇena bheṣajaṃ na kāryam apūto hy eṣo'medhyo yo tau bahiṣpavamānena pavayitvā tābhyām etam āśvinam agṛhṇan (*Taittirīyasaṃhitā* VI. 4. 9. 1-2).

② 参见 Pierre-Sylvain Filliozat, "Homologies du monde, de la parole et de l'homme dans les religions de l'Inde (des Veda aux Tantra)," dans Philippe Gignoux éd., *Ressembler au monde: Nouveaux documents sur la théorie du macro-microcosme dans l'antiquité orientale*, Turnhout: Brepols, 1999, pp. 11-40。

③ 让·菲利奥扎（Jean Filliozat）使用这种说法以说明普拉纳不仅仅是呼吸。参见 Jean Filliozat, "La force organique et la force cosmique dans la philosophie médicale de l'Inde et dans le Veda," *Revue Philosophique*, nov.-déc. 1943, p. 417。

因普拉纳而成。[①]

在这里，风和普拉纳被明确地等同起来。它们有时被神化。普拉纳是一个远远超于呼吸的概念，它指的是人体中的宇宙力量，这种力量是一切生命活动的源泉。

这个上古时期出现的概念（普拉纳）——《阿闼婆吠陀》被认为出现在公元前1000年前后——在之后的哲学思想中被沿用，并在历史中被借用到其他科学概念中，成为阿育吠陀体系的基础。按照同样的思维方式，火和水这两种宇宙元素衍生出人体生理的另外两个元素，即“*pitta*”（这个术语常被翻译为“胆”，“bile”）和“*śleṣman*”（常被翻译为“痰”，“phlegme”）。《夜柔吠陀》中第一次将火与胆类同：

火啊，你是水中的胆。[②]

这个为了让火神降临于地的咒语将火与水类同，因为胆汁是液体，也因为按照从不同层面思考事物的方式，雷电或天之火即为人体之胆。因为胆被认为是人体器官中液体成分的热源。

将不同层面加以比较使人们推理出它们之间的联系。著名的《原人歌》（*Puruṣasūkta*）甚至得出小宇宙衍生出大宇宙的结论：

月生于心，日生于眼，因陀罗（Indra）与火生于嘴，风生于呼吸。[③]

---

① prāṇāya namo yasya sarvam idaṃ vaśe|yo bhūtaḥ sarvasyeśvaro yasmintsarvaṃ pratiṣṭhitam ‖ XI. 24. 2. 1. namas te prāṇa krandāya namas te stanayitnave|namas te prāṇa vidyute namas te prāṅa var ṣate ‖ XI. 24. 2. 2. prāṇam āhur mātariśvānaṃ vāto ha prāṇa ucyate|prāṇe ha bhūtaṃ bhavyaṃ ca prāṇe sarvaṃ pratiṣṭhitam ‖ XI. 24. 2. 15.

② agne pittam apām asi ‖（*Taittirīyasaṃhitā* IV. 6. 1. 2）. 参见 Jean Filliozat, *L'Inde classique. Manuel des études indiennes*, Vol. 2, Paris: École française d'Éxtrême-Orient, 1996, p. 142。

③ 此前有人将它译为“彼之胸脯，生成月亮；彼之眼睛，显出太阳；口中吐出，雷神火天；气息呼出，伐尤风神”。作者认为，“因陀罗”是指代众神之王的专有名词，天上的闪电（*vajra*）是其标志，而不是他名字的含义。——译者注 candramā manaso jātaś cakṣoḥ sūryo ajāyata|mukhād indraś cāgniś ca prāṇād vāyur ajāyata ‖ *Ṛgveda* X. 90. 13.

这节诗体现了“原人”（*puruṣa*）身体部位的神化现象，将人类上升到宇宙层面。“原人”成为“千头千眼，又具千足；包摄大地，十指以外……”的生物。

最古老的奥义书之一，即《歌者奥义书》，[①] 将祭祀颂歌（*sāman*）的伴奏歌曲分成五部分，与六个宇宙不同构成实体体系对应：宇宙五部分、暴雨五阶段、五种水、一年五季、五种动物及五种生命力量。五种生命力量被统称为普拉纳，这个术语有广义及狭义之分。就像风在宇宙中的作用一样，它在人体中起到驱动生理运行的作用。它同时是五种生命力量（即普拉纳、言、视、听、思）之一。普拉纳在此起到呼吸运行的驱动作用。其他四种生命力量也有同样的驱动作用。

《歌者奥义书》的另一节解析普拉纳，[②] 将其分为五个部分。摄取食物被看作包含五种祭品的祭祀，嘴被视作火。这五种祭品由五种普拉纳构成，即命根气（*prāṇa*）、遍行气（*vyāna*）、下行气（*apāna*）、平行气（*samāna*）、上行气（*udāna*）。一旦祭品满足了这五种普拉纳，也满足了生命运行、神祇及元素，便构成了以下实体网：

普拉纳	功能	神祇	元素
命根气	视	阿底提耶—日神（Āditya-Soleil）	天（ciel）
遍行气	听	坎德拉马斯—月神（Candramas-Lune）	方向（directions）
下行气	言	阿耆尼—火神（Agni-Feu）	地（terre）
平行气	思	巴尔加鲁耶—雨神（Parjanya-Orage）	闪电（éclair）
上行气	/	伐由—风神（Vāyu-Vent）	空（vide）

五种普拉纳的名称由词根“*AN*”及后缀“*a*”组成一个施事名词“*ana*”（souffle），使用时必须加上动词前缀表示运动类型，“*pra*”（命根）、“*vi*”（遍行）、“*apa*”（下行）、“*sam*”（平行）、“*ud*”（上行）。

这奠定了阿育吠陀经典医学体系的基础。人体生理运行的驱动，即普拉纳这个理论概念建立在对自然界中风力及生理能量的观察基础之上。这种同源现象有时有神秘色彩，只能在宗教祭祀背景下理解。但我们也能找

① La *Chāndogya-Upaniṣad* 写于公元前 1000 年至公元前 800 年。

② La *Chāndogya-Upaniṣad*, V. 19–24.

到某些文献，这些文献试图用可观察的事实来证明这种现象。《歌者奥义书》中有一段父子间的对话，父亲在观察的基础上为孩子进行解释：

> 父亲对孩子说："亲爱的孩子，人是由十六个部分组成的。十五天不要吃饭，可以喝水。喝水的话，就一直有水组成的普拉纳。"孩子十五天没吃饭。之后，他来到父亲身边，问道："我应该说些什么？赞美诗（*ṛc*）、祭祠（*yajus*）和典礼的圣歌（*sāman*）。"他说："我想不起这些了。"父亲说："……亲爱的孩子，十六个部分中，你只剩下一个部分了。只有这一个部分的话，你便无法记起吠陀。去吃点饭，然后我向你解释。"孩子吃了饭，重新找回了记忆。父亲解释道："这个留下来的部分被食物唤醒，开始闪耀了。通过这个部分，你又记起了吠陀。事实上，我亲爱的孩子，思想由食物构成，生命之风由水构成，言语由火构成。"①

在这篇优美的文章中，我们读到水在身体中占据的极重要的地位，而缺少固体食物则会导致思想机能降低。这些都是可以观察到的事实。但在这份3000年前撰写的文献中不只有简单的观察，父亲所做的是教学实验。他创造了一个情境，重现了各种事实：水维持人体生存，固体食物缺乏导致思想及记忆缺失。在这里，观察、实验和理论构成了正确的科学的方法。

二 《妙闻集》与《遮罗迦集》②

在这种文化背景下，一群医生，也就是各自领域的阿阇黎（导师，*ācārya*）于公元前后完成了两部吠陀本集的编撰，即妙闻仙人与遮罗迦的

---

① La *Chāndogya-Upaniṣad*, VII. 1–6.

② 这两部著作最好的版本是：Suśruta, *The Suśrutasaṃhitā of Suśruta with Various Readings and Appendix etc.*, edited by Vaidya Jādavji Trikamji Āchārya and Nārāyaṇ Rām Āchārya Kāvyatīrth, Bombay: Nirnaya Sagar Press, 1945; Caraka, *The Charakasaṃhitā by Agniveśa revised by Charaka and Dṛidhabala with the Āyurveda-Dīpikā Commentary of Chakrapāṇidatta*, edited by Vaidya Jādavji Trikamji Āchārya, third edition, Bombay: Nirnaya Sagar Press, 1941。欧洲语言的译本很多并非直译。在这些翻译中，医学术语及相关信息常常被过度现代化，此篇文章中引用的片段均由笔者翻译。

“集”（*saṃhitā*，*collections*）。我们称其为阿育吠陀的经典教义，因为此时，医学因其高质量、方法论和丰富性位列印度科学遗产。这些文献奠定了医学学科的基础，因为这是第一批专注于该学科的文献，在此之后，印度医学史有意识地将其列为研究及创新的基础。

“吠陀本集”（*saṃhitā*，阴性）这一术语的本义是“丛书”，表明了其内容的连续性。该词最初指与神相关的文学作品，因为它只用来指四部吠陀，即《梨俱吠陀》、《夜柔吠陀》、《娑摩吠陀》和《阿闼婆吠陀》。这两本医学丛书是非宗教作品，但也被认为源于神，每一本都涉及关于神的知识降临于人间的传说。自此衍生的大量专题著作均宣称以人类为源头。

我们将著作编撰时间定于公元初年，是以之后医学著作的发展为参考，而非按照其本身的数据材料。两本著作均无法推算确定的年代。哪怕编撰时间确定，我们也无法确定其中想法出现的年代。我们发现两本著作的形式均为圣哲间的对话，或者更宽泛地说，均为不同老师的教导汇集。

妙闻是一位智者的名字。他并不被认为是以他的名字命名的医学“丛书”的作者。医学是永恒的，也就是说没有明确的开端，由宇宙创始者梵天（Brahmā）展示。在该神话中，我们可以读到一种深层含义，证实了自然的健康状态是人类固有的，也证实了疾病与之并存。一则关于传承的神话解释了神灵显现与人间环境的关系。梵天被定性为本初神“自生”（Svayaṃbhū），是永恒的阿育吠陀的第一位阐述者。他将知识传给生主（Prajāpati），生主传给众神之神因陀罗，因陀罗传给与人类关系紧密的神双马童，然后又传给昙梵陀利（Dhanvantari）。后者是一位仙人，生于海洋波涛之中，手持装满长生不老的甘露瓶。这使得他成为医学的保护者，是他将这知识传播到人间的。他化身为迦尸（Kāśī）的国王，名叫德罕温塔里（Divodāsa）。一群圣哲在他身旁，记录他的教导。妙闻仙人在这些圣哲弟子中脱颖而出。

昙梵陀利-德罕温塔里认为阿育吠陀是《阿闼婆吠陀》的辅助，是本初神“于生物诞生前”（*anutpadyaiva prajāḥ*）展现的知识。这个观点很有意思，知识被认为先于人类存在。在印度民间文化中，在无限循环的重生链中，出生被看作一种苦难。妙闻仙人因此补充道，人类诞生后，梵天看到了他们的苦难，或听到了人类中圣哲的控诉及请求，因此向他们传授了先于他们存在的知识。因此，严格意义上没有创造一说，只有在圣哲的要求下向人类的展示。妙闻仙人所扮演的角色是德罕温塔里的教导记录者。正如著作最后所言，妙闻仙人所做的，并非著作内容的构思，而是医学教导的汇集。他是古老知识的编纂者，可能是他确定了著作或者说是对伟大导师的思想的报告的格式，以诗句形式表述长段的内容。在著作中，散文与诗句交替出现，因为这最初是一种口头教学。这是印度口头教学方式的特点，为记忆服务，并增加多样化的记忆格式。老师与弟子间的关系体现在整部著作中。整部吠陀本集被分成若干“章节”（*adhyāya*），开头都是：“那么，我们开始宣读关于……的章节，正如让人敬仰的德罕温塔里所说……”

据说，梵天按照八个部分（*aṣṭāṅga*）介绍阿育吠陀：“*śalya*”（即外科手术）、“*śālākya*”（即眼科和耳鼻喉科）、“*kāyacikitsā*”（即内科学）、“*bhūtavidyā*”（即巫术）、“*kaumārabhṛtya*”（即育儿法）、“*agadatantra*”（即毒理学）、“*rasāyana*”（即返老还童）、“*vājīkaraṇa*”（即壮阳剂制作）。吠陀本集对这些不同领域均有所涉及，但并非按顺序一一称述，而是在不同章节中有不同程度的涉及。事实上，我们只能将其与现代西医大致地一一对应，它们不可能是根据医生实践的领域而区分的。医生要研究所有领域，并进行所有类型的治疗。

此众多章节常常很短，被分为五部，最后由另一位名叫龙树（Nagarjuna）的圣哲加入“后来”（*Uttaratantra*）一部。印度文学史上有多位龙树，其中包括著名的龙树菩萨，他是中观学派（Mādhyamaka）的创始者，也有著有药剂制作短著的龙树，即6世纪出现的大名鼎鼎的《百医方》（*Yoga śataka*）的作者。后者可能是《妙闻集》的审阅者。

乍看之下，这两本著作有很多相似之处。但若深入研究，它们各自的独特性便会显现出来。它们之所以相似，是因为它们都在同样的科学及文化背景下研究人体及其病痛这一共同主题。实际上，它们相互补充，印度医学传统将其视为迈向知识之路的第一步。妙闻仙人强调实践，尤其是外科，遮罗迦则更关注认识论及伦理学，但也从未忽视实践。从形式上看，两本文献相似，都是散文与诗句间杂，也都是老师对弟子的教导。在遮罗迦的著作中，有时会出现大师间真实的对话或辩论。而且，两本著作的风格有显著的不同。妙闻仙人的表达欢快、明晰、自然，遮罗迦更加严肃、清楚、深入地表达同样的想法。

遮罗迦的著作像妙闻仙人的著作一样，都自赋神话起源。在其著作中，创世主神梵天将医学知识传与创世副神，即“万物之主”生主，这就证实了医学与世界及生物同时出现。生主传与双马童、因陀罗、人类圣哲巴拉瓦伽（Bharadvāja），后者又传与其他圣哲，其中有阿特里雅·不奈婆修（Ātreya Punarvasu）仙人，他的弟子有如火氏（Agniveśa）、毗卢（Bhela）、迦图卡纳（Jatūkarṇa）、波罗奢罗（Parāśara）、哈里达（Hārīta）、克萨拉帕尼（Kṣ ārapāṇi）。虽然我们不清楚他们生活的时代，不过这些弟子和他们的老师可被看作真实存在的历史人物。他们被认为是先于他们存在的口传知识的编纂者。这一推断很可能是真实的，因为我们可以看出其著作与吠陀时期观察到的事实和构思出的想法一脉相承。如今流传下来三本他们的文献，有如火氏的著作，又名《如火氏本续》（*Agniveśa-Tantra*）；毗卢的著作，又名《毗卢集》（*Bhela-Saṃhitā*）；哈里达的著作，又名《哈里达集》（*Hārīta-Saṃhitā*）。如火氏的著作最长，修订后被命名为《遮罗迦集》，特里达巴罗（Dṛḍhabala）也在此著作中增添了一些内容。毗卢的著作部分失传，也不像前者那样成功。哈里达的著作则短得多，而且毫无疑问在后世被大幅修改。这三部著作代表了我们可称作阿特里雅·不奈婆修的传统。如火氏的著作在历史中最受青睐，不过很难确定遮罗迦和特里达巴罗修改的内容或时代。

遮罗迦的名字为人们熟知。一种说法是，根据一本中国文献，他是2世纪迦腻色伽（Kaniṣka）王的宫廷医生，文献中提到了医生的名字，但没提到他的著作。另一种说法是，遮罗迦是个普通名词，意为“江湖医生”（itinérant），泛指不同类别的流动宗教人士，其中包括治疗师，甚至医生。《如火氏本续》被迦腻色伽王的医生或一名甚至多名江湖医生修订过。与迦腻色伽王的关系为此书提供了唯一的断代标志。哪怕这一关系是准确的，我们也无法确认如火氏生活的时代，因为我们不知道其先于遮罗迦多少年，更无法确定阿特里雅·不奈婆修仙人的时代。知道《遮罗迦集》大概在公元前后成书就已足够，因为其语言与风格特点与那一时代相符。这是一本知识巨著，与2世纪波颠阇利（Patañjali）的著作《大疏》（*Mahābhāṣya*）完全相似。印度传统也记载了这一事实，认为波颠阇利参与修正了遮罗迦的著作。

该著作包括120个“章节”（*adhyāya*），这些章节分为八部分，称作“部”（*sthāna*）。每个章节都以一个包括主题的标准句式开始，“那么，我们要讲述关于……的章节”（比如第一个章节是“关于长寿”），然后是“从前，让人敬仰的阿特里雅仙人这样说过……”。[①] 章节这样结尾：“在遮罗迦修改后的如火氏的论著里，在‘定律一部’（Lieu des principes）中，第一个章节（名为‘关于长寿’）结束了。”

从这两本著作中，我们可以提炼出一些总体的概念与观念，对我们而言，似乎这也是古代阿育吠陀的共同基础。[②]

三　古代阿育吠陀的总体概念

古代有这样一种说法，医学有“四条战线：疾病、病因、健康、疗法”。[③] 这包括对人体的描述、对健康状况及疾病的描述、对其病因的了解及对其可能的疗法的掌握。

阿育吠陀这个术语与此相关。这个术语由“吠陀”（*veda*，知识）和“阿育”（*āyus*,[④] 生命及生命长度）组成。“阿育”及“吠陀”是古老的术语，不过一直到妙闻仙人及遮罗迦的时代，复合词“阿育吠陀”才常被用来指医学知识。在印度文化中，当身体及精神状态正常，且没有意外事故时，人类理想的寿命为100年。在特别条件下，寿命可延长至120年。按照其生活方式及灵魂力量，圣雄甘地本来可以活这么久，但他被刺杀了。

身体与灵魂不可分割。不过，在对阿育吠陀的原始定义中，遮罗迦对人体做了更丰富、新颖的分析：

> 好与坏、舒适与病痛、阿育（*āyus*）、对生命有害及有益、［大致］时

---

① athāto dīrghajīvitīyam adhyāyaṃ vyākhyāsyāmaḥ ‖ iti ha smāha bhagavān ātreyaḥ ‖ I. 1-2.

② 参见 Jean Filliozat, *La doctrine classique de la médecine indienne. Ses origines et ses parallèles grecs*。这部著作详述了吠陀梵语时代便已出现的大量医学知识，而且展现了医学领域中思想的一脉相承。

③ *Yogabhāṣ ya* de Vyāsa commentaire sur *Yogasūtra* II. 15：cikitsāśāstraṃ caturvyūhaṃ rogo rogahetur ārogyaṃ bhaiṣajyam |.

④ 这个词单独使用时写作“*āyus*”，在复合词中就变成“*āyur*”，如“*āyurveda*”。

长及［精细］时长，这些就是关于阿育（生命）的知识。身体（*śarīra*）、认知及行动能力（*indriya*）、心理现象（*sattva*）及自我（*ātman*）的结合被称作阿育（*āyus*），其同义词有“［身体］持有者或载体”（*dhāri*）、“生命因子”（*jīvita*）、“永远向前”（*nityaga*）、“持续性”（*anubandha*）。①

这里再次出现了印度思想中基础而原始的观念：有生命的人由四部分构成。西方认为人由两部分构成，即身体与灵魂二分法，而印度思想中则有遮罗迦提出的四个部分。前三个部分，即身体（*śarīra*）、认知及行动能力（*indriya*）、心理现象（*sattva*、*citta* 等）是同一种原质的连续体，这种庞大又精细的原质被称作“*prakṛti*”，主要特点是永远在变化。这三个部分与自我（*ātman*）一分为二。“*ātman*”是个自反代词。只要有意识，自我总是可以观照到自身的。“自我”永恒不变，其唯一的本质是觉知，它也是身体与精神不断变化中永恒不变的见证者。这就是为什么印度思想将身心原质与觉知一分为二，也是印度自古以来就出现身心现象的原因。阿育吠陀中体现了这种观念。古代瑜伽通过身体姿势与呼吸来控制精神，也是这种观念的体现，之后的疗法或康复瑜伽也由此发展起来。

像宇宙一样，人体也由五个“基础元素”（*mahābhūta*）——地（*pṛthivī*）、水（*ap*）、火（*tejas*）、风（*vāyu*）、空（*ākāśa*）构成。在西方，自古代起，前四种元素就被熟知。因为没有更好的翻译，我们只能将第五种元素翻译为“空”，这种元素的作用是为其他元素提供空间。

阿育吠陀将这五种元素重组为七种其他元素，称作身体构成元素（*dhatu*）。② 它们按照以下环节相生：津液（*rasa*③）、血（*rakta*）、肉（*māṃsa*）、

① hitāhitaṃ sukhaṃ duḥkham āyus tasya hitāhitam | mānaṃ ca tac ca yatroktam āyurvedaḥ sa ucyate ‖ śārīrendriyasattvātmasaṃyogo dhāri jīvitam | nityagaś cānubandhaś ca paryāyair āyur ucyate ‖ *Caraka*, I. 1. 41–42 ‖ 笔者的翻译与 Cakrapāṇi 的评论相符。

② 在法语中，我们可以将“*dhatu*”译为“élément constitutif du corps”（身体的构成元素）。但是，笔者更倾向于保留阿育吠陀中的原始术语，在法语中我们找不到与之完全对应的术语。

③ “*rasa*”一词有诸多含义，在印度医学文献中，这是一个很难翻译的术语，因为在西方古代医学中似乎不存在一个类似的概念。笔者将它译为“（生命）津液”（*suc*［vital］），这沿用了笔者的父亲让·菲利奥扎（Jean Filliozat）的译文“身体津液”（suc organique），并根据特定的语境用“生命”（vital）取代了“身体”（organique）。

脂（*medas*[①]）、骨（*asthi*）、髓（*majjan*）、精（*śukra*）。[②] 津液存在于食物中，是食物在火的作用下被消化后形成的精华。它位处心脏，由此向四面八方延伸出 24 条管道，10 条向上，10 条向下，4 条横向，“每天它满足、增长、维持这些管道，使整个身体持续运行”。[③] 由此，我们再次看到在吠陀时代便已被强调的食物的重要性。除此之外，还有对生命机制的解释，即食物被消化产生的精华促进人体元素形成。

这七种人体原质及其饮食的观念尚不足以解释生命的机制。阿特里雅·不奈婆修仙人加入了觉知现象，并将其定为五种元素以外的第六种元素。[④] 通过这第六种元素，我们可以理解用“神我”（*purusa*）指代人类的观念。觉知的组成部分在人的定义中变得如此重要，“神我”这个词也被用来单纯指代觉知。这个事实与印度思想中将变化的身心原质和不变的觉知一分为二的思想一脉相承。另外，用与觉知相关的身体或单独的觉知来定义人，也促进了觉知的永恒性及它在身心结合体消逝时仍继续存在的观念的形成。

在关于心脏的描述中，遮罗迦将另一个元素，即活力素（*ojas*）也看作高等实体：

> 六种元素组成的身体、认知、感官及其五个实体、自我及其特性、心理现象及其感知到的事物均建立在心脏的基础之上。心脏被认为是这些实体的基础，就如构架中柱是搁栅的基础一样。击打它，人会晕厥。如果它受损，人会死亡。生命及所有感觉认知均以它为基础。它是高等活力素（*ojas*）的所在之处，觉知在此聚集。医生们将其称作“心脏”（*hṛdaya*）、“大”（*mahat*）、“目标”（*artha*）。因为有它，最初的十条管道有了强大的根源。这些管道遍布身体各部，输送活力素

① “*meda*”一词则由原来以“s”结尾的“*medas*”一词演变而来。

② rasād raktaṃ tato māṃsaṃ māṃsān medaḥ prajāyate | medaso'sthi tato majjā majjñaḥ śuktraṃ tu jāyate ‖ Suśruta, *Sūtrasthāna* XIV. 10.

③ …āhārasya samyakpariṇatasya yas tejobhūtaḥ sāraḥ paramasūkṣmaḥ sa rasa ity ucyate | tasya hṛdayaṃ sthānam | sa hṛdayāc caturviṃś atidhamanīr anupraviśyordhvagā daśa daśādhogāminyaś catasraś ca tiryaggāḥ kṛtsnaṃ śarīram aharahas tarpayati vardhayati dhārayati yāpayati… | Suśruta, *Sūtrasthāna* XIV. 3.

④ khādayaś cetanāṣaṣṭhā dhātavaḥ puruṣaḥ smṛtaḥ | Caraka, *Śārīrasthāna* I. 16.

（*ojas*）。由于有这种力量，所有获取营养的实体均得以存在；没有这种力量，所有生命均不能延续。它是胚胎开始形成时的精华，它是最初便存在的生命津液。早些时候，它渗透到心脏，使其开始跳动。若它被毁灭，生命也被毁灭；它依靠心脏，是支撑之力；它是身体津液（*rasa*）的液体（*sneha*）；① 呼吸在此形成……②

有些说法表明“*ojas*”是一个实体。大部分说法觉得它是一种力量、生命的活力。同样，妙闻仙人也将其看作力量和实体：

从津液到精液的［七］原质的高等力量是什么？根据我们自有文献的结论来看，这实际上是所谓的“*ojas*”或“*bala*”（这两个术语是同义词，都指力量或活力）。这种力量可以使肉体稳定、积聚，所有行动自如，嗓音清澈，面色明亮，所有外部和内部器官都可以正常发挥其功能。因此才说：“*ojas*”由柔软、液态、白、冷、紧凑、可移动、分离、细粉状的原质组成，是所有呼吸的高等中心。③

阿育吠陀与医学的相通之处在于将三个“主要元素”即风、火、水放在首要位置。事实上，这三种元素通过恶变，会滋生病痛，并需要治疗。

---

① “*sneha*”一词有“油”和“脂肪”之意，它也是一个更普遍的术语，适用于任何流体甚至液体。在这个意义上，它被用于哲学流派（例如胜论学派）和医学中。

② ṣaḍaṅgam aṅgaṃ vijñānam indriyāṇy arthapañcakam | ātmā ca saguṇaś cetaś cintyaṃ ca hṛdi saṃśritam ‖ pratiṣṭhārthaṃ hi bhāvānām eṣām hṛdayam iṣyate | gopānasīnām āgārakarṇikevārthacintakaiḥ ‖ tasyopaghātān mūrcchāyaṃ bhedān maraṇam ṛcchati | yad dhi tat sparśavijñānaṃ dhāri tat tatra saṃśritam ‖ tat parasyaujasaḥ sthānaṃ tatra caitanyasaṃgrahaḥ | hṛdayaṃ mahad arthaś ca tasmād uktaṃ cikitsakaiḥ ‖ tena mūlena mahatā mahāmūlā matā daśa | ojovahāḥ śarīre'smin vidhamyante samantataḥ ‖ yenaujasā vartayanti prīṇitāḥ sarvadehinaḥ | yad ṛte sarvabhūtānāṃ jīvitaṃ nāvatiṣṭhate ‖ yat sāram ādau garbhasya yat tadgarbharasād rasaḥ | saṃvartamānaṃ hṛdayaṃ samāviśati yat purā ‖ yasya nāśāt tu nāśo'sti dhāri yad dhṛdayāśritam | yac charīrarasasnehaḥ prāṇā yatra pratiṣṭhitāḥ ‖ Caraka, *Sūtrasthāna* XXX. 4–11.

③ tatra rasādīnāṃ śukrāntānāṃ dhātūnāṃ yat paraṃ tejas tat khalv ojas tad balam ity ucyate sva śāstrasiddhāntāt | tatra balena sthiropacitamāṃsatā sarvaceṣṭāsv apratighātaḥ svaravarṇaprasādo bāhyānām ābhyantarāṇāṃ ca karaṇānām ātmakāryapratipattir bhavati | bhavanti cātra ojaḥ somātmakaṃ snigdhaṃ śuklaṃ śītaṃ sthiraṃ saram | viviktaṃ mṛdu mṛtsnaṃ ca prāṇāyatanam uttamam ‖ Suśruta, *Sūtra* XV. 19–21.

在阿育吠陀中，它们有专业名称，风是“普拉纳”（*prāṇa*），火是“胆”（*pitta*），水是“痰”（*kapha* 或 *śleṣman*）。它们处于平衡状态，即完全的健康状态时，构成“三界”（*tridhātu*）；它们处于恶变状态时，构成“三紊乱”（*tridoṣa*）。这是身体的三个支柱，自出生到死亡，身体与这三个元素紧紧相依。

按照它们的特定位点、功能及衍生的错乱，这三个元素分别被分为五类并加以分析。对于普拉纳，这个分析极为细致。① 我们已经论述过，普拉纳是五种气息的统称。第一种是命根气，存在于嘴中，将食物运往身体，并供呼吸运行。恶变后，常常导致嗝风、呼吸困难等。上行气的功能在于言语、歌唱等，这种独特的（上行）气从肚脐上升至嘴和鼻的发声点，并产生说话的声音，上行气尤其会导致身体锁骨以上的病痛。平行气处于胃部（未消化食物所处位置）和肠道（已消化食物所处位置），它与火结合，消化食物并分离产生的物质，恶变时会导致肿胀、消化不良、腹泻等。遍行气循环于整个身体输送液体，使汗液与血液流动，让五种运行成为可能，病变时会导致整个身体出现疾病。下行气处于已消化食物（消化或浸渍后残留物）所处位置，并在合适的时间，“下行”（排出）大便、小便、精液、胚胎、月经，病变时会导致膀胱、肛门的恶性病痛等。也有一些病痛由几个不同的气息共同恶变形成。比如精液异常症、多尿症由遍行气和下行气病变而形成。

“胆”也分五种。② 一种胆位于胃的中部，消化食物，从污浊液、尿液、粪便中分离有机液，被称为“消化火”（*pācaka*）。位于肝脏、脾中的胆将有机液着色，是“着色火”（*rañjaka*）。还有另一种位于心脏，被称为“实现火”（*sādhaka*），作用是让欲望实现。在眼睛中有另一种胆，被称为“可视火”（*ālocaka*），作用是识别颜色。在皮肤中有另一种胆，被称为“明亮火”（*bhrājaka*），作用是在洗浴、洒水、擦油等时，使活性物质发热，让暗沉的部位恢复光泽。

关于“痰”，作者们所言甚少，但还是将其分为五部分来分析。③ 主要

---

① 参见 Suśruta, *Nidāna* 1.11-20。

② 参见 Suśruta, *Sūtrasthāna* 1.10-11。

③ 参见 Suśruta, *Sūtrasthāna* 1.12-14。

的痰位于未消化食物所处的胃部，在与之对立的胆的位置上部，两者的关系如月亮与太阳。它的作用是湿化食物，将大块磨碎，促进消化。在胸膛中时，它让头与手臂保持在一起；它通过食物的能量来防止心脏衰竭。由于味觉器官的水溶特性，它于味觉正常时存在于舌根与喉咙。位于头部时，它通过提供液体，将能量供给感官器官。位于关节时，它通过让关节附着在一起来促进关节的发展。

三种体液的循环被构思在三种管道的系统之上，即“*sīrā*”“*dhamanī*”“*srotas*”。[①] 这些术语不易翻译成现代术语，梵语术语更多体现的是理论，而非解剖观察。“*sīrā*”这个术语常被用来指身体构成元素的流通。正常情况下，它负责一个特定的身体构成元素的流通。但病变情况下，一个身体构成元素会通过所有“*sīrā*”流通。它们的起点是肚脐，按照不同等级可将其分类计数，它们也有特定的位置和颜色。[②]

“*Dhamanī*”的起点也是肚脐，但按方向可将其与“*sīrā*”区分开来。向上的“*dhamanī*”从心脏开始分支，运送不同的身体构成元素，并保障言语、味觉、视觉、听觉、嗅觉、呼吸、笑、流泪等功能。向下的“*dhamanī*”保障消化，使食物由“未消化食物所处的”胃部流向“已消化食物所处的”肠道，流经“胆所处的”胆囊时转化为滋养的汁液，并散往身体各处。它们使粪便、精液、胚胎等排出。向四周的“*dhamanī*”分成无数管道，运输滋养身体的（生命）津液。它们将汗液排往皮肤，使其到达发根、毛孔等。反过来，它们也让油脂类药得以吸收，使沐浴达到效果等。

第三个术语，即“*srotas*”，泛指所有管道，有时被用来特指除“*sīrā*”

---

① 关于这些术语的中文翻译，仍存在很多争议。作者建议在正文中保留原文不译，因为它们不符合已知的现实，而是一种理论上的观点。或许我们可以这样理解：脉管（*sīrā*）；经络（*dhamanī*），与中医的“经络”极为相似，均属于人类对人体循环系统有充分了解之前的认识，但和中医“经络”不同；输管（*srotas*）。印度医学中相当于“脉”之概念的词语有几个，包括 *dhamani*、*sira*、*stotas*、*hira* 和 *snayu*。因（脉管）“被充满”（*dham-*），故称为 dhamani；因血液流动（*srvana*），故又称 *srotas*；由于是流动性的物质（*sarana*），所以又被称为 sira。G. Sen 取 *sira* 为静脉、*dhamani* 为动脉之说；B. Seal 云 *sira* 是动脉，*dhamani* 是静脉与神经；K. L. Bishagratna 认为 *dhamani* 是动脉、神经与导管，*sira* 指其他的血管。Kutumbiah 认为，*dhamani*、*sira* 等不过是口径不等的管腔而已，即粗的管道为 *dhamani*，其次为 *sira*，最细者为 *snayu*。参见廖育群《印度医学的“脉”与“穴”》，《中国科技史料》2001 年第 2 期，第 155 页。——编者注

② 参见 Suśruta，*Śarīrasthāna* 7。

和“*dhamanī*”以外的管道。这些管道自心脏出发，运送身体主要构成元素，即气息、食物、水、血液、精液、尿液等，它们特别重要，因为有些病变可以通过某条“*srotas*”的损伤来解释。

观察可以辨别出一些症状。理论可以研究疾病出现的时机（*nidāna*），其原因通常是身体外部事故、季节、恶劣的天气，或者是个体自身问题，比如不健康的行为。然后，阿育吠陀用三紊乱（*doṣa*）[①] 的理论框架来解释这个疾病。如果“不调”（*vaiṣamya*），身体构成元素变成紊乱（*doṣa*）。健康状况则是它们间的“均衡”（*sāmya*）状态。不调状态通常用过度、刺激、炎症形容，或相反的，用缺乏、衰弱等术语来描述。可能是一个身体构成元素的恶变，也可能是几个身体构成元素的共同恶变，最严重的疾病由三个身体构成元素的共同恶变导致。同理，健康状况被认为是“均衡”状况，所有身体构成元素没有过度，也没有缺乏。妙闻仙人对此的定义很著名：

> 如果一个人的紊乱（*doṣa*）、火、[七] 原质、排泄物、活动相互协调，自我、感官、精神状态良好，就可以说他很健康。[②]

治疗法建立在阿育吠陀的疾病观之上。阿育吠陀通常使用的方法是恢复三个身体构成元素和其他受损元素的均衡。所有物质均有其特性，要削弱疾病的某种特性，阿育吠陀会使用具有相反特性的物质。而且，经常使用的是植物物质，而非矿物质。其中关于医学物质特性的描述非常详细全面。阿育吠陀的作用是确定一个物质对某个身体构成元素或血液等产生的影响，确定一种植物“去除”或者“产生”三种身体构成元素中的一种，水—痰、火—胆、风—风。比如一种很常用的植物余甘子（āmalaka，*Emblica officinalis Gaertn.*），被认为可以“去除胆引起的紊乱，以及痰、汗液或脂肪引起的潮湿”。[③] 确定的标准是每种物质的特性、味道、影响和作用力。在这些确定的标准中，最重要的是味道。在印度文化中，通常有六种味道：

---

① 该词有“缺陷/不足”之义。身体构成元素平衡定义了良好的健康状态，当它们处于不平衡的情形时，就会成为“缺陷/不足”，这时健康状况就会发生改变。

② samadoṣāḥ samāgniś ca samadhātumalakriyāḥ | prasannātmendriyamanāḥ svastha ity abhidhīyate ‖ *Suśrutasaṃhitā Sūtrasthāna* 15. 41.

③ svedamedaḥkaphotkledapittarogavināśanam | Caraka.

甜、酸、咸、辛、苦、涩。每种物质拥有一种或几种不同的味道，比如余甘子："它拥有除咸味外所有的味道。"① 在医学文献中，我们可以找到六种味道的组合分析，尤其可以找到关于不同味道对身体的可能影响的描述。甜味滋养血液、肌体等，增强其力量，使其发热，与胆和风对立。酸味与风对立，使火更旺，尤其是消化火。咸味对痰好，与风对立。消化如同烹饪，使味道产生变化，辛变为甜，咸变为辛，涩变为酸。

一个例子足以展现这种典型治疗。食用难以消化的、油腻的、冷的食物，进食过度，餐后立刻睡觉都会导致痰不调。我们就会说它毁坏了消化火，或者使火变慢。需要用按以下方法调制的药剂中余甘子的作用来治疗：

> 取三种辛味物质和三种诃子植物（myrobalans）各一比瓦（*bilva*），在一帕拉（*pala*）糖蜜中调制药剂，并用此调制出酥油。消化火慢的人需要服用八帕拉在这种药剂中调制的酥油。②

一帕拉或比瓦大概是40克。三种辛味物质是黑胡椒、长胡椒和姜。三种诃子植物是余甘子、诃子（harītaka，*Terminalia chebule* Retz.）、毗黎勒（vibhītaka，*Terminalia bellerica* Roxb.），这三种诃子植物因为它们的特性和作用常常被合用。之后将黄油加热直至变成浅色液体，因此这种物质常用的翻译是"酥油"（*ghṛta*，*sarpis*，beurre clarifié），这是很常用的赋形剂。粗糖（糖蜜，*guḍa*，*mélasse*）是另一种赋形剂，由蔗糖加热直至形成糊状提炼而成。其他赋形剂有牛奶、油，有时也有酒精饮料。

大多数药物为口服。在特定情况下，某些制剂被规定用于涂油、浸泡、喷雾、灌肠。在"净化"（*śodhana*）一栏中提到了发汗、按摩。但这些医学实践在古代并不受重视。直到后来，其使用才得到普及，到了今天，成为流行的净化"五法"（*pañcakarman*）：服用催吐药剂（*vamana*）、服用泻药（*virecana*）、使用灌肠剂（*āsthāpana*）、头顶浇油（*śirodhārā*）、鼻腔冲洗（*nasya*）。

---

① vidyād āmalake sarvān rasān lavaṇavarjitān | Caraka.

② tryūṣaṇatriphalākalke bilvamātre guḍāt pale | sarpiṣo'ṣṭapalaṃ paktvā mātrāṃ mandānalaḥ pibet || *Caraka cikitsāsthāna* 15. 87 ||

也有预防性的阿育吠陀，通过调整饮食来维持健康状态。关于此领域的阿育吠陀文献非常丰富。其疗法常常在于重新建立健康的生活方式，甚至不需要诉诸药物。在此领域，理论不再重要，极为重要的是实践经验和文化。需注意的是，要把古代著作中物质的特点放在当时的文化和环境中去理解。这些医学著作用学术梵语写成，展示了非常精致的民间文化。据说，甘蔗糖用机器挤压和用牙齿咬噬产生的效果不同。在第一种情况下，甘蔗糖厚重、有力，产生痰；最开始冷，消化时发烫；常常用来驱除影响血液及胆的疾病。用牙齿咬噬，则甘蔗糖激发食欲，厚重、让人有饱腹感，给予力量，产生痰，对抗疲劳；它止血，治疗胆不调、呕吐及消化不良。过夜后，甘蔗糖会变酸、变厚重，破坏风，产生痰及胆，干燥，催泻，利尿。①

这些只适用于地处热带的具有印度传统生活习惯的人。在此，我们可以清楚地观察到文化因素会影响健康，甚至影响疾病的治愈。阿育吠陀是印度医学，扎根于印度的土地，而这片土地也为其提供需要的植物。阿育吠陀只适用于印度生活的框架之内。

尚不清楚外科手术师与医生这两个职业是否被区分开来。妙闻仙人和遮罗迦描述了一些外科手术实践，这些实践仿佛是由医生操作。他们没有叙述职业专业的划分。按照使用的一种工具，外科手术被命名为“śalya”，字面意思是“刺”，也就是所有进入不同类型身体组织的异物。妙闻仙人称“手”是外科医生的主要工具，也描述了101种非切割性工具（*yantra*），并按照用途将其分为六类——十字形、钳状、勺状、管状、棍状、辅助类型，分别可用于24种医学操作。然后，他描述了20种切割性工具（*śastra*），并解释了其用途及使用方式。在使用切割性工具进行消除脓肿等手术时，妙闻仙人给出了如下建议：

> 在使用刀具的手术之前，医生要让病人食用他想食用的食物。如果病人有饮酒的习惯，且不能忍受疼痛，就要让他喝烈性易醉的饮料。通过进食，（病人）不会晕倒；喝醉的人不会感觉到刀具带来的疼痛。

① 参见 A. Raison, *La Hārītasaṃhitā texte médical sanskrit*, Pondichéry: Institut français d'indologie, 1974, X. 4-7, pp. 112-113。

所以针对这些疾病进行手术时，要让病人进食。因为体内的生命之风可与外部之风相结合，共同维持物质躯体。①

在此我们可以看出对麻醉的重视，此段最后强调了手术会涉及整个身体和生理系统。

手术有时温和，有时猛烈：使用烧灼器，放血，使用水蛭，以及一系列使用切割性工具的手术，如穿耳洞、耳朵撕裂伤修复、鼻外观整形手术、伤口治疗、异物取出，贴膏药等。有些手术看起来极其大胆，可将异物放入体内，此举备受推崇。战争中，有时人们会将囚徒的鼻子割掉，这样在放走他们时，他们会带着引人注目的战败者标记。这只会鼓励外科医生尝试大胆的手术治疗，受害者也准备接受这些实验。古代鼻外观整形手术的成功便是证据。就像其他类型的病变一样，治疗的原则是手术中只使用活性生物材料。在鼻修复手术中，为了覆盖插入鼻孔的两个管道，需要从脸颊上撕下一块皮肤，并翻转成鼻子的形状，为了保持与有生命的物质的流通，皮肤的一部分仍与脸颊相连。在肠道缝合手术中，用大蚂蚁钳住伤口，并剪下大蚂蚁的身体，只留下头部，促进伤口愈合。大蚂蚁是一种有机物，腹部可以吸收，而线或金属夹却无法被吸收。

四 《遮罗迦集》的医学认识论

在遮罗迦的著作中有很多理论，这并不让我们吃惊。遮罗迦对于此学科进行了认识论的思考。

在这一点上，拥有认知能力的人应该承认不存在［感知范围之外的事物］，也要对此产生疑问。为何如此？能够感知到的事物很少，不能感

① prāk śastrakarmaṇaś ceṣṭaṃ bhojayed āturaṃ bhiṣak | madyapaṃ pāyayen madyaṃ tīkṣṇaṃ yo vedanāsahaḥ ‖ sūtra 17. 11 ‖ na mūrcchaty annasaṃyogān mattaḥ śastraṃ na budhyate | tasmād avaśyaṃ bhoktavyaṃ rogeṣūkteṣu karmaṇi ‖ 12 ‖ prāṇo hy ābhyantaro nṝṇāṃ bāhyaprāṇaguṇānvitaḥ |dhārayaty avirodhena śarīraṃ pāñcabhautikam ‖ 13 ‖

知到却可以借由传统、推理和“理论”（théorie）领会的事物很多。[1]

这肯定了人类拥有超越感官的思维能力。遮罗迦将感官按照传统合理地做出了界定，因为他已经知道自己继承了长久以来积累的知识，通过推理可以扩展认知能力，还通过“理论”对所有数据进行了排序。我们将梵语词“*yukti*”翻译为“理论”[2]（théorie），这个词的本义是“结合、套车”（union，attelage）。遮罗迦用了一些例子来阐释这个原始概念：

> 在水、劳作、种子和季节的共同作用下，会收获谷物，这是一个理论（*yukti*）。同样，六种元素的共同作用会使胚胎出现，燃料、搅棒及其旋转会使火出现，这些都是理论（*yukti*）。医学的四个支柱互相作用，以其完整的形式消除了疾病。
>
> 可以看到事物是由多种因素并发而产生的，并分为过去、现在和未来三阶段（trois temps），也正因这三阶段，人的三层［预期］被实现。这种思想应该被看作一种理论（*yukti*）。[3]

科学包括观察，但不止于感官数据。科学将数据聚合并配对，这些数据构成了因素综合体，并可以产生有用的效果。这个思考过程将一系列原因与其效果对应起来。这个思考过程被认为分为过去、现在和未来三阶段，是个普遍的真理。这种操作很有用，尤其是因为它可以预见未来的效果，比如通过观察种子、水、耕地和季节四个因素的结合，可以预见收获。这对医学尤其有用，与关注未来治疗的医生密切相关。

第二篇文献专门讨论了以下内容：医生的各种智力机能、培训、理论思考、实践方法论、教学、知识传承和辩论等。在可靠的知识来源、感知

① tatra buddhimān nāstikyabuddhiṃ jahyād vicikitsāṃ ca | kasmāt | pratyakṣaṃ hy alpam，analpam apratyakṣam asti yad āgamānumānayuktibhir upalabhyate ‖ *Carakasaṃhitā* I 11. 7.

② 也被译为“道理”或“理性”，此处采用作者的定义。——译者注

③ jalakarṣaṇabījartusaṃyogāt sasysaṃbhavaḥ | yuktiḥ ṣaḍḍhātusaṃyogād garbhāṇāṃ saṃbhavas tathā ‖ mathyamanthanamanthānasaṃyogād agnisaṃbhavaḥ | yuktiyuktā catuṣpādasaṃpad vyādhinibarhaṇī ‖ buddhiḥ paśyati yā bhāvān bahukāraṇayogajān | yuktis trikālā sā jñeyā trivargaḥ sādhyate yayā ‖ *Carakasaṃhitā* I. 11. 23-25.

及推理方法的基础之上，遮罗迦撰写了医学检查的模式：

在这一点上，好的思想给予我们启迪：我们要认识所有疾病，知道它由哪种刺激性因素引起，什么来源，怎样出现，什么性质，位处哪里，何种病痛，何种结构，何种声音、触感、颜色、味道和气味，何种并发症，如何出现、持续及衰退，如何预期，什么名称，何种关系；为了治疗这种疾病，需要何种介入或不采取某种行为——这就是我们从教育中所能获知的。①

然后是通过感知的方式对病患进行检查：

但是，医生希望得知疾病特点，他需要用除了味觉以外的所有感觉器官来研究病患身体的一切特征。比如，他要用耳听腹部的咕噜声、关节和指关节的噼啪声，以及身体发出的其他独特声响。他要用眼观察其社会阶层、体格、身高和脸色、身体的自然性和变化，以及其他尚未提到的视觉特征。至于患者的体味，需要用推理的方式得知，虽然这是感觉器官的对象。因为通过感官不可能得知这类信息。所以，要通过询问病人来得知病患的口中的味道，需要通过观察跳蚤离开的迹象来推理出身体缺乏气味，通过苍蝇靠近来推理出身体呈甜味。但关于血液和胆，若不能确定“这是生命纯血或是有胆的血”，② 他需要通过狗和乌鸦食用来推理出这是生命纯血，通过它们不食用推理出这是有胆（bile）的血。同样，他也需要推理出病患身体的其他气味。他需要用鼻闻病患身体正常的或病变的气味。对于正常和病变部位也可

① tatredam upadiśanti buddhimantaḥ—rogam ekaikam evaṃprakopanam evaṃyonim evamutthānam evamātmānam evamadhiṣṭhānam evaṃvedanam evaṃsaṃsthānam evaṃśabdasparśarūparasagandham evamupadravam evaṃvṛddhisthānakṣayasamanvitam evamudarkam evaṃnāmānam evaṃyogaṃ vidyāt; tasminn iyaṃ pratīkārārthā pravṛttir athavā nivṛttir ity upadeśāj jñāyate|V. 4. 6|

② 关于“*lohitapitta*”及“*dhārilohita*”这两个术语，参见 Rahul Peter Das, *Origin of the Life of a Human Being Conception and the Female according to Ancient Indian Medical and Sexological Literature*, Delhi：Motilal Banarssidass, 2003, p. 132sqq。

> 用手触摸。这就是通过感知、推理和教学观察研究病患。①

这个检查模式的撰写让我们了解遮罗迦时期的医学实践，以及当时日常生活的一些特点。有趣的是，我们可以直接看出一个人的社会阶层，因为当时的人们身着明确标志其社会阶层的衣服及标志，如佩戴的圣线（cordon brâhmanique）的股数，婆罗门的由六股线拧成，刹帝利的是四股，商贩的是两股，再如额头上的符号等。继续进行推理检查并关注以下几个方面将特别有启发性：在从事的活动和所处环境中观察整个人的身体、精神和道德。

> ［医生］需要通过推理来获知很多其他的信息。比如，他要通过消化能力来观察［病人的消化］火，通过体力、活动能力观察力气，通过对词句意思的理解来观察听力，通过无含义偏差来观察注意力，通过确定度来观察知识的掌握度，通过频繁接触来观察其热情（*rajas*）的程度和因为无知而导致迷失（*moha*）的程度，通过粗暴的态度来观察愤怒，通过卑微的态度来观察悲伤，通过喜悦来观察欢乐，通过其满足来观察幸福，通过沮丧的态度来观察恐惧，通过沮丧的缺席来观察决心，通过勇于进取的态度来观察胆量，通过有无错误来观察精神的恒定，通过祈祷来观察欲望，通过键入［记忆］来观察智力（*medhā*），通过提到一个名字来观察觉知（*saṃjñā*），通过提醒来观察记忆力，通过尴尬的气氛来观察羞耻心，通过重复的行动来观察应用，

---

① pratyakṣatas tu khalu rogatattvaṃ bubhutsuḥ sarvair indriyaiḥ sarvān indriyārthān āturaśarīragatān parīkṣeta, anyatra rasajñānāt; tad yathā antrakūjanaṃ saṃdhisphuṭanam aṅgulīparvaṇāṃ ca svaraviśeṣāṃś ca ye cānye'pi kecic charīropagatāḥ śabdāḥ syutāñ chrotreṇa parīkṣeta; varṇasaṃsthānapramāṇacchāyāḥ śarīraprakṛtivikāraucakṣurvaiṣayikāṇi yāni cānyāny anuktāni tāni cakṣuṣā parīkṣeta; rasaṃ tu khalv āturaśarīragatam indriyavaiṣayikam apy anumānād avagacchet, na hy asya pratyakṣeṇa grahaṇam upapadyate, tasmād āturaparipraśnenaivāturamukharasam vidyāt, yūkāpasarpaṇena tv asya śarīravairasyaṃ, makṣikopasarpaṇena śarīramādhuryaṃ, lohitapittasaṃdehe tu kiṃ dhārilohitaṃ lohitapittaṃ veti śvakālabhakṣaṇād dhārilohitam abhakṣaṇāl lohitapittam ity anumātavyam, evam anyāny apy āturaśarīragatān rasān anumimīta; gandhāṃs tu khalu sarvaśarīragatān āturasya prakṛtivaikārikān ghrāṇena parīkṣeta; sparśaṃ ca pāṇinā prakṛtivikṛtiyuktam|iti pratyakṣato'numānād upadeśataś ca parīkṣaṇam uktam|V. 4. 7|

通过远离一个物品的手势来观察反感，通过有无后果来观察是否假装，通过没有犹豫来观察坚定的性格，通过执行命令观察服从，分别通过年龄、地区、镇静剂和疼痛来观察生命阶段、饮食、健康状况和疾病出现，通过治疗法及其停止来观察隐形疾病，通过不良饮食习惯观察病痛的特定程度，通过不良征兆观察生命枯竭，通过病人对好的摄生法的热情观察到［病人］即将好转，通过没有无常来观察纯正（*sattva*）的特质；通过询问病患来了解其粪便的稠度、梦境、食欲、反感、欲望、舒适和疼痛。①

在这份冗长的单子中有许多术语，需要联系古代印度心理学的原始概念来解释。对物体的感知是由多个心理器官完成的，“精神”（*manas*）将注意力集中到物体并控制感觉器官，在关于物体类别、共相和作用等方面，“智力”（*buddhi*）进行最终的“确定”（*vyavasāya*）。通过了解不同级别的操作，医生获知病患的听力、感知能力和理性认知能力，很明显，这是根据针对患者的每次操作的结果推断出的。当他听懂了一个词语的意思时，医生可以得知病患听觉良好。有时候，医生在施行一种治疗法并停止治疗时，会用到一种经验。这种检查模式很抽象，但我们由此可以轻松想象出医生行医时面对病人的场景。

在“*śāstra*”这个术语之下，遮罗迦分析医生为获取和传承医学知识所进行的所有脑力劳作，这些知识之后被用于治疗病患。他提倡三种方式：个人学习、教学和与内行的研讨（此处指对话或访谈）。他对医生的思想文化很感兴趣，不仅是在一段时间的培训中，而且是在整个职业生涯中。

---

① ime tu khalv anye'py evam eva bhūyo'numānajñeyā bhavanti bhāvāḥ | tadyathā—agniṃ jaraṇaśaktyā parīkṣeta, balaṃ vyāyāma śaktyā, śrotrādīni śabdādyarthagrahaṇena, mano'rthāvyabhicaraṇena, vijñānaṃ vyavasāyena, raja ḥ saṅgena, moham avijñānena, krodham abhidroheṇa, śokaṃ dainyena, harṣam āmodena, prītiṃ toṣeṇa, bhayaṃ viṣādena, dhairyam aviṣādena, vīryam utthānena, avasthānam avibhrameṇa, śraddhām abhiprāyeṇa, medhāṃ grahaṇena, saṃjñāṃ nāmagrahaṇena, smṛtiṃ smaraṇena, hriyam apatrapaṇena, śīlam anuśīlanena, dveṣaṃ pratiṣedhena, upadhim anubandhena, dhṛ tim alaulyena, vaśyatāṃ vidheyatayā, vayobhaktisātmyavyādhisamutthānāni kāladeśopaśayavedanāviśeṣeṇa, gū ḍhaliṅgaṃ vyādhim upaśayānupaśayābhyām, doṣapramāṇaviśeṣam apacāraviśeṣeṇa, āyuṣaḥ kṣayam ariṣṭaiḥ , upasthitaśreyastvaṃ kalyāṇābhiniveśena, amalaṃ sattvam avikāreṇa, grahaṇyās tu mṛdudāruṇatvaṃ svapnadarśanam abhiprāyaṃ dviṣṭeṣṭasukhaduḥkhāni cāturaparipraśnenaiva vidyād iti || Vi. 4. 8 ||

> 健康状况良好的［医生］，空闲时，应该在早上或天亮之前起床，做必要的事，洗澡，祭拜神、仙人（*ṛṣi*）、母牛、婆罗门、老师、先人、悉达（*siddha*）和博学之士。他要在平整干净的地方舒适地坐好，重复诵读文献，思索先于声音，遵循顺序，用智慧理解其含义，以便改正自己的错误，看出别人的错误；同样，在中午、下午和夜间，他要自学，永不放弃。①

还有一个传承知识的方式是教学，在古代印度典范中，教学要在宗教和家庭的框架内实现。

通过提出“与内行讨论”（*tadvidyasaṃbhāṣā*）的方式，遮罗迦扩大了医生智力活动的范围。事实上，他将医生与所有印度学者相提并论。在对所有学科均有价值的详细陈述中，他分析了辩论的艺术，此辩论分为两种：交换想法的友好辩论（*saṃdhāya-saṃbhāṣā*）和为了打败对手的敌对辩论（*vigṛhya-saṃbhāṣā*）。

结 论

我们根据流传至今的文献资料，概括介绍了医疗概念与实践。这段美妙的医学认识论为我们的介绍画上句点。这是我们所拥有的唯一的关于古代的直接资料。毫无疑问也存在另一种直接资料，即对如今的阿育吠陀实践者进行调查。印度用口口相传的方式保存了其知识中最宝贵的部分，这些知识通过记忆代代相传。按这种方式，吠陀、吠陀梵文歌谣及梵文代代相传。也是按照这种方式，医学实践者无须打开妙闻仙人或遮罗迦的著作来寻找某个信息。他们从老师那里听到并记住了这些内容。妙闻仙人的名

① kalyaḥ kṛtakṣaṇaḥ prātar utthāyopavyūṣaṃ vā kṛtvāvaśyakam upaspṛśyodakaṃ devarṣigobrāhmaṇaguruvṛddhasiddhācāryebhyo namaskṛtya same śucau deśe sukhopaviṣṭo manaḥpuraḥsarābhir vāgbhiḥ sūtram anukrāman punaḥ punar āvartayed buddhyā samyag anupraviśyārthatattvaṃ svadoṣaparihārārthaṃ paradoṣapramāṇārthaṃ ca; evaṃ madhyaṃdine'parāhne rātrau ca śaśvad aparihāpayann adhyayanam abhyasyet | ity adhyayanavidhiḥ ‖ Vi. 8. 7 ‖

字本义就是“听得很好的人”（celui qui a bien entendu）。在此基础上，还有日常实践的经验积累。他们通过倾听老师，也倾听世界来学习知识，就像遮罗迦提到的那样：

kṛtsno hi loko buddhimatām ācāryaḥ

（对有理智天赋的人而言，世界随处都是智慧）

（《遮罗迦集》，*vimānasthāna* 8. 14）

张国川 译；杨李琼、谷操 校

［皮埃尔-西尔万·菲利奥扎（Pierre-Sylvain Filliozat），
法国社会科学高等研究院（EHESS）荣誉退休教授；
张国川，法国西布列塔尼大学文学博士；
杨李琼，法国索邦大学古典学博士研究生；
谷操，南京师范大学社会发展学院暨西欧研究中心讲师］

（责任编辑：黄运）

尼尼微出土宫廷信件所见新亚述宫廷医师研究

景天艺

摘　要　19世纪以来考古发掘出的楔形文字档案中记载了专供治疗者使用的医学配方和少量的药物指南。当时，医生的角色与当代医生相似，而对这一群体的研究对于了解当时的医疗状况和审视医生职业发展史具有重要意义。其中出土于尼尼微的泥板文书保存了数十封新亚述时期国王与宫廷医师之间的书信，这些信件生动地展现了宫廷医师们的医疗实践。通过对这些信件的解读，研究发现，当时的宫廷医生已能够使用各种科学的治疗方法，并享有一定的权利和自由。然而，在治疗过程中，新亚述医学还没有摆脱宗教的束缚，宫廷医生也还没有摆脱专制统治的桎梏，需要在王权的控制和监督下服务。

关键词　新亚述　尼尼微　宫廷医师　医学

随着对西亚地区的考古发掘及出土文献的释读，亚述学逐渐形成并发展起来。两次世界大战之后一些学者陆续公布了珍藏于大英博物馆的楔形文字医学文献，更是激起了人们的研究兴趣，开拓了新的学术视野。

对亚述医学的研究立足于楔形文字的整理和释读，英德两国的考古发现为相关研究提供了文献支持。此类文献一部分是英国考察队在发掘亚述首都尼尼微的遗址时，在著名的亚述国王阿淑尔巴尼拔（公元前 7 世纪）的图书馆里发现的，它们是有关医学原理的典籍；另一部分有关医疗方面的图片，是德国考古团在亚述帝国初期首都亚述古城（谢勒卡特城堡）发掘到的。[①] 在相关出土文献的基础上，国外学者主要围绕三个方面开展相关研究：其一，以 R. 坎贝尔 · 汤普森、伯格鲁德 · 弗朗西斯 · 克歇尔及约安 ·

① 温诚：《两河流域古代医学絮话》，《阿拉伯世界》1983 年第 1 期，第 13 页。

施克劳克为代表的一批国外学者对相关文献进行了整理；① 其二，一些国外学者聚焦通识类历史著作的书写，在前期考古发掘文献的基础上介绍古代两河流域医学的整体状况；② 其三，还有一些国外学者开展专题研究，着重考察医学与宗教之间的关系。③ 值得注意的是，对于该领域国内学术界表示出一定的研究兴趣并且产生了一批有影响力的学术成果。④

回顾国内外相关研究成果发现，已有相关研究大多聚焦于古代两河流域的长时段，鲜有涉及亚述医学的专著，对治疗者的研究相对较少。⑤ 本文以尼尼微出土的新亚述国王埃萨尔哈东（前 680~前 669）和阿淑尔巴尼拔

---

① R. Campbell Thompson, M. A., F. S. A., *Assyrian Medical Texts, from the Originals in the British Museum*, London: Humphrey Milford, Oxford University Press, 1923; Bergüder von Franz Köcher, *Babylonisch-assyrischeMedizin in Texten und Untersuchungen I–II*, Berlin: Walter de Gruyter, 1963; *Babylonisch-assyrischeMedizin in Texten und Untersuchungen III*, Berlin: Walter de Gruyter, 1964; *Babylonisch-assyrischeMedizin in Texten und Untersuchungen IV*, Berlin: Walter de Gruyter, 1971; *Babylonisch-assyrischeMedizin in Texten und Untersuchungen V–VI*, Berlin: Walter de Gruyter, 1980; R. Campbell Thompson, M. A., D. Litt., F. S. A., *Assyrian Medical Texts II*, Proc R Society Medicine, Royal Society of Medicine Press, 1926; JoAnn Scurlock, *Sourcebook for Ancient Mesopotamian Medicine*, Atlanta Georgia: SBL Press, 2014.

② Markham J. Geller, *Science, Technology, and Medicine in Ancient Cultures*, Vol. 2, Wiley-Blackwell, A John Wiley & Sons, Ltd., 2010; Daniel C. Snell ed., *A Companion to the Ancient Near East*, Oxford: Blackwell Published Ltd., 2005, pp. 302–315; 〔意〕阿尔图罗·卡斯蒂廖尼：《医学史》，程之范、甄橙译，译林出版社，2014；〔美〕洛伊斯·N. 玛格纳：《医学史》（第 2 版），刘学礼主译，上海人民出版社，2009；〔英〕罗伯特·玛格纳：《医学的历史》，李城译，希望出版社，2003。

③ C. Leonard Woolley, "Babylonian Prophylactical Figures," *Journal of the Royal Asiatic Society*, Vol. 48, No. 4 (Oct. 1926), pp. 689–713; JoAnn Scurlock, *Magico-medical Means of Treating Ghost-induced Illnesses in Ancient Mesopotamia*, Leiden, The Netherland: Koninklijke Brill NV, 2006; Barbara Böck, *The Healing Goddess Gula Towards an Understanding of Ancient Babylonian Medicine*, Leiden, The Netherland: Koninklijke Brill NV, 2014.

④ 温诚：《两河流域古代医学絮话》，《阿拉伯世界》1983 年第 1 期，第 13~16 页；刘健：《泥板里的世界——两河文明求实》，辽宁大学出版社，1996，第 175~176 页；于殿利、郑殿华：《巴比伦古文化探研》，江西人民出版社，1998，第 323~333 页；吴宇虹：《两河流域楔形文字文献中的狂犬和狂犬病》，《古代文明》2009 年第 4 期，第 35~47 页。

⑤ Morris Jastrow, "The Medicine of the Babylonians and Assyrians," *Proc R Society Medicine*, Vol. 7 (1914), pp. 108–176; Irving L. Finkel and Markham J. Geller, *Disease in Babylonia*, Leiden, the Netherland: Koninklijke Brill NV, 2007; Markham J. Geller, *Ancient Babylonian Medicine Theory and Practice*, Chichester/Malden: Wiley-Blackwell, A John Wiley & Sons, Ltd., 2010; Edith Ritter, "Magical-expert (= āšipu) and Physician (= asû) Notes on Two Complementary Professions in Babylonian Medicine," *Assyriological Studies*, No. 16 (1965), pp. 299–319.

（前668~前623）在位时期宫廷医师（*asû*）[①] 的书信为研究文本，意在通过分析与解读这些史料，展现这一时期医学发展的状况及宫廷医师的职责与境况。

一　尼尼微出土的宫廷信件

在已发现的亚述国王埃萨尔哈东和阿淑尔巴尼拔在位时期的宫廷医师书信中，主要讨论医学和治疗巫术等相关问题，此类书信形式的档案文献是库云吉克（Kouyunjik）遗址的重要组成部分。20世纪初，罗伯特·弗朗西斯·哈珀（Robert Francis Harper）初步完成了对大部分楔形文字书信的整理工作。[②] 1979年，西莫·帕尔波拉（Simo Parpola）又对来自库云吉克遗址的982封新亚述书信残片进行了整理编纂，[③] 至此库云吉克遗址发掘出土的新亚述信件几乎全部面世。

通过阅读亚述国王埃萨尔哈东以及阿淑尔巴尼拔统治时期的相关信件发现，主要有五类群体与国王保持密切往来，即占星师/书吏（*ṭupšarru*）、脏卜师/占卜师（*bârû*）、驱魔人/巫师（*āšipu*）、宫廷医师和哀歌吟唱者（*kalû*）。[④] 在新亚述时期的官僚体系中，宫廷医师是一个密切合作的专业群体，他们之中由一名杰出者担任首席医师（*rabasî*）。

帕尔波拉出版的《亚述与巴比伦学者的书信集》有近半数信件与医学治疗相关，这些书信也从侧面反映了王室的健康状况。其中医生撰写的24封书信是本文写作依据的重要史料，每封书信基本以固定格式开头：

---

① 本文的研究对象是新亚述时期王室信件中为王室提供治疗的行医者“asû”，属于特殊群体。在《周礼·天官》中记载“医师，掌医之政令”，与前者同为古时医治王室的群体，故将此特殊语境下的“asû”与之相对应地译为“医师”。此外为突出其是向王室提供服务的，文中也会表述为“宫廷医师”，其他语境下则译为“医生”。

② Robert Francis Harper, *Assyrian and Babylonian Letters Belong to the Kouyunjik Collections of the British Museum*, VOL. I-IX, the University of Chicago, Illinois, 1864-1914.

③ Simo Parpola, *Cuneiform Texts from Babylonian Tablets in the British Museum*, Vol. 53, British Museum Publication Limited, 1979.

④ Simo Parpola, *Letters from Assyrian and Babylonian Scholars*, Vol. X, Winona Lake, Indiana: Helsinki University Press, 2014, p. XIII.

致国王，我的君主，您的仆人×××（人名）。祝国王身体健康，我的君主！愿 *Ninurta* 和 *Gula* 赐予国王幸福和健康的身体，我的君主！

*a-na*LUGAL *be-lí-ia* /xxx /*lu-u* DI-*muad-dan-niš ad-dan-niš*/*a-na* LUGAL EN-*ia*^{d}MAŠ*u gu-la*/ *ṭu-ub* ŠÀ-*bi* *ṭu-ub*UZU/*a-na* LUGAL EN-*ia lid-di-nu*

根据书信所述内容可推测伊卡如（*Ikkaru*）对其他医师负责，需定期汇报情况。[①] 公元前627年之后便不再有他的书信，紧随其后的是乌拉德-纳那亚（*Urad-Nanaya*）的信件，且数量繁多，涉及的内容广泛，或可推断乌拉德-纳那亚接替了伊卡如，成为当时的首席医师。此外，还有巴尼（*Banî*）和纳布-塔布尼-乌舒尔（*Nabû-tabni-uṣ ur*）的书信及一些匿名信件，信中描述了一些疾病治疗的方法，从侧面反映了这一时期宫廷医师的生存状态。

二　新亚述宫廷医师的医学实践

迄今收录的与医疗相关的书信中内容多涉及宫廷医师在宫廷中的医疗活动，其中留存最多的是首席宫廷医师乌拉德-纳那亚的信件，由其进行的诊疗几乎涵盖当时出现的各类疾病。除此之外，相关文献也记载了其他宫廷医师的医学实践。

（一）乌拉德-纳那亚的医学实践

1. 对皮肤病的诊疗

在乌拉德-纳那亚的书信中，与皮肤病治疗相关的案例有三件。第一封书信提到乌拉德-纳那亚为国王治疗皮疹（*undū*）。他建议采用在皮肤上涂抹鸟类脂肪（MUŠEN）的简单疗法，并嘱咐国王定期用净水清洗双臂且水

① Simo Parpola, *Letters from Assyrian and Babylonian Scholars*, Vol. X, p. 267; *State Archives of Assyria* No. 10 330, http://oracc. museum. upenn. edu/saao/corpus，文中简称 SAA。

温不要太热，随后对病情进行了预后，认为只要遵照医嘱一天之内就能够痊愈。① 这一案例中的治疗方法无特别之处，因为鸟类脂肪（通常是鹅的脂肪）在医学文献中较为常见，用热水洗澡也曾出现过，② 但从这一系列医嘱中可以看出在当时的治疗中已开始注重个人卫生，并且已掌握了治疗这类疾病和预防复发的方法。从现代医学角度来看，一般皮疹患者不能受风，鸟类的脂肪起到了很好的隔绝作用。在另一件医治红疹的案例中使用了甜菜种子（NUMUN GAZI[1] . SAR），具体的使用方法因泥板损毁不能进行准确的判断，但提到需要用水（*mê*）送服或混合后外敷，随后又叮嘱要定期进行某项活动（此处损毁），根据下文的描述可推测出国王对此类活动感到不满，认为这是"令人郁闷的一天"。③ 这从侧面反映出当时行医者的职业操守，即便招致不满也要本着负责的态度大胆进谏。第三封书信描述了乌拉德-纳那亚为一名王室儿童治疗耳后皮肤病变（*sikru*）的过程。④ 他先用绷带（*šīrṭu*）包扎，并在里面附上具有吸附性的敷料（*tal'ītu*），这类敷料可能是一种软膏。随后他汇报了将绷带和敷料移除后进行观察的过程，发现大概有指甲盖大小的脓液并保证一周内即可完全康复。在亚述医学文献中常见的医治病人耳后流脓的案例（其中还包括血液或其他液体）普遍使用棉塞进行治疗，他却另辟蹊径地使用了其他的治疗方法。⑤ 此外他在开处方时一反常态，摒弃了专业医学用语苏美尔语的惯例，采用通俗易懂的阿卡德语，可能是为了让国王更准确地了解治疗方案。同时在书信的末尾乌拉德-纳那亚将医治成果归功于神灵并对治疗进行了预后，以此显示自己的治愈能力源自神灵，但也不排除借此获取国王对这种治疗方式认可的意图。

---

① Simo Parpola, *Letters from Assyrian and Babylonian Scholars*, Vol. X, p. 257; *State Archives of Assyria* No. 10 317.

② P. Herrero, *La thérapeutique mésopotamienne*, Paris, 1984, pp. 53&97.

③ Simo Parpola, *Letters from Assyrian and Babylonian Scholars*, Vol. X, p. 257; *State Archives of Assyria* No. 10 325.

④ Simo Parpola, *Letters from Assyrian and Babylonian Scholars*, Vol. X, p. 257; *State Archives of Assyria* No. 10 319.

⑤ Markham J. Geller, "Textes Médicaux du Louvre Nouvelle Edition," *Journal des Médecines Cunéiformes* (*JMC*), No. 10 (2007b), p. 4.

2. 对流鼻血的治疗

乌拉德-纳那亚在写给埃萨尔哈东的信件中还介绍了医治流鼻血的方法，[①] 建议用一种由压碎的 *martakal* 种子做成的棉塞进行医疗干预，这种药物也常见于其他疾病的治疗。在信中他同样使用了阿卡德语而非苏美尔语（Ú. IN. NU. UŠ），因为这种药物经常以阿卡德语形式出现在文献中。[②] 治疗过程中棉塞也会加入雪松汁并用红色羊毛包裹。雪松汁是医疗文献中医治耳疾时采用的另一种常见的药物，可以从另一篇由乌拉德-纳那亚的学徒抄录的记载治疗耳疾的药方中看到。在这个配方中介绍了 15 种包裹在棉塞中的植物，需要将其置入病人的耳中。[③] 抄录的药方内容和上述书信中治疗鼻血的药方几乎一样，只是在这封书信中以单一的药物配方取代 15 种不同成分，这种倾向于简单化的药物治疗或许能够彰显治疗者行医技能的高超。信中还反复建议在将棉塞插入鼻孔之前背诵一段相应的咒语，由此可以推知当时的医学和巫术尚未被严格区分，两者依旧是相互渗透、难以割裂的。

3. 对耳疾的诊疗

关于治疗耳疾的信件有两封，第一封介绍了烟熏疗法，第二封则更像是乌拉德-纳那亚敦促国王及时就医的劝谏信。为了给国王留下深刻印象并使其信服，乌拉德-纳那亚通常不会给出相同的医嘱，在一篇由学徒抄录的医学泥板中包含一份治疗耳疾的清单，罗列了“九种用于治疗耳疾的烟熏法”。[④] 针对埃萨尔哈东的耳疾，乌拉德-纳那亚推荐使用烟熏疗法，这个方法恰好是将药物引入患者体内的最有效的方法之一。在第一封书信的开篇他向国王汇报了王子的身体状况，随后使用苏美尔语为国王提供了两种可以滴入耳朵的药物（ŠEM. GIG 和 ŠEM. ^{d}MAŠ），通常情况下这两种药物会使用阿卡德语术语——*kanaktu* 和 *nikiptu*，但因该药物的阿卡德语表述常将其作为芳香剂而非药物，略显外行，故以苏美尔语代替常见的阿卡德语。在介绍了烟熏法后他接着说：“将［剩下的油］滴在［（一团）红羊毛上并将它插］入耳朵中。”他提到的“红色羊毛”表述为“*tabrību*”，但这种羊毛

① Simo Parpola, *Letters from Assyrian and Babylonian Scholars, Vol. X*, p. 259; *State Archives of Assyria* No. 10 321.

② Markham J. Geller, *Ancient Babylonian Medicine Theory and Practice*, p. 83.

③ Markham J. Geller, *Textes médicaux du Louvre nouvelle edition*, p. 18.

④ Markham J. Geller, *Textes médicaux du Louvre nouvelle edition*, p. 13.

的苏美尔语表述——（SÍG）HÉ. MID 更为常见，此处他不仅拒绝使用常用语，还采用了专业术语 *nabāsu* 或 *tabarru*（*tawarriwa/tabarriba*），[1] 或可推测乌拉德-纳那亚试图让国王觉得他采用新药或奇异的药物医治王室的疾病。在第二封信中乌拉德-纳那亚未明确提供治疗耳疾的方案，而是在信中告知国王所有的制剂都已完成，并劝告国王马上使用。[2] 信中虽未言明国王是否使用了他提供的药物，但从字里行间可以看出医师密切关注国王的身体状况，并不失时机地给予耐心的解释和说明。此外乌拉德-纳那亚在信件的末尾提出了其他的医治方案，虽信件内容已遗失，但从"*mūṣu-stone*"一词或可推断出另一种治疗方案需借助巫术才能达到预期的治疗效果。[3]

4. 对疟疾的诊疗

治疗疟疾的信件因前十行内容损毁严重，医治的细节已缺失。[4] 但在信中，乌拉德-纳那亚提到了为一名患者（可能是国王本人）通便的治疗方法，并写道："在整个医学文献中（看到的）描述如下：'（如果出现）呕吐伴随腹泻的症状，他将会痊愈。'"书信提及医学文献表明了医师提供的治疗是有据可依的，并以此来增强患者对自己的信任，提升患者的信心，同时引经据典也凸显了医师的博学以及对治疗认真负责的态度。

5. 对牙齿疾病的诊疗

乌拉德-纳那亚似乎也能够医治牙疾，在一封告假信中提到了针对牙痛的治疗方法。从这块泥板的背后能够获悉国王埃萨尔哈东正在经受牙痛的折磨——可能是一颗蛀牙，信中述说治疗牙痛的配方较多，却未点明具体的治疗方式。[5] 据其他文献记载，在配方中多推荐使用明矾等医治牙龈，[6]

---

① Markham J. Geller, *Ancient Babylonian Medicine Theory and Practice*, p. 84.

② Simo Parpola, *Letters from Assyrian and Babylonian Scholars*, Vol. X, p. 261; *State Archives of Assyria* No. 10 321.

③ Simo Parpola, *Letters from Assyrian and Babylonian Scholars*, Vol. X, pp. 261 - 262; *State Archives of Assyria* No. 10 321.

④ Simo Parpola, *Letters from Assyrian and Babylonian Scholars*, Vol. X, p. 262; *State Archives of Assyria* No. 10 321.

⑤ Simo Parpola, *Letters from Assyrian and Babylonian Scholars*, Vol. X, p. 258; *State Archives of Assyria* No. 10 320.

⑥ Markham J. Geller, *Ancient Babylonian Medicine Theory and Practice*, Wiley-Blackwell, A John Wiley & Sons, Ltd, 2010, p. 85.

但同时也依赖处理其他口腔问题的治疗仪式。① 他还劝解国王埃萨尔哈东无须担心王子阿淑尔-姆肯-帕鲁（*Aššur-mukin-palu*）的状况。乌拉德-纳那亚在治愈了王子后又开始对国王进行诊治，由此可推知其工作强度似与当代医生无异。

（二）其他宫廷医师的医学实践

1. 伊卡如对发烧的诊治

在另一名医师伊卡如的书信中提到治疗发烧的方法，② 从信中可了解到该医师使用了膏药、熏剂、药水及护身符。其书信的格式大致与首席医师乌拉德-纳那亚的相同，且留存数量仅次于乌拉德-纳那亚。开篇仍是一段祝祷词，随后伊卡如提及他早在国王尚未继位时便从其眼中察觉持续发烧的症状，国王可能一直承受着间歇性发烧的折磨，为此伊卡如努力寻求一种有效的方法来缓解国王的病痛。他提到自己前后三次送过不同的药物（膏药、熏剂、护符和药水），通常情况下这是应对发烧的主要措施，但始终未收到国王的回复，这似乎令他感到不安。在进行一系列劝导后，伊卡如开始汇报沙马什-舒姆-乌肯（*Šamaš-šumu-ukin*）接受治疗的情况。值得注意的是，在相关治疗中他提到以血液（*dāmu*）入药服下，这种治疗方式使患者的身体状况出现好转，但在当时有关血液的具体治疗功效却无从得知。书信的字里行间透露出医师在治疗的过程中付出的辛劳，在信件的最后伊卡如同样将治疗的良好效果归功于神灵纳布（*Nabû*）和生命女神。

2. 对外伤的诊治

另有一封佚名书信记录着医治外伤的方法，③ 因内容缺失严重无法准确判断患处。但从为患者剪发（*nugallib*）可推断伤口可能位于头部，医师用绷带（*ṣindi*）包扎患处，为医治患者彻夜未眠，遗憾的是具体的治疗方法因档案残缺无法知悉，但从可读的内容中反映出当时的君臣关系以及治疗者的职业精神。文末作者写道："现在，［我的王有什么］吩咐？"这一细节

① 此仪式参见 JoAnn Scurlock, *Sourcebook for Ancient Mesopotamian Medicine*, pp. 669-674。

② Simo Parpola, *Letters from Assyrian and Babylonian Scholars*, Vol. X, p. 266; *State Archives of Assyria* No. 10 328.

③ Simo Parpola, *Letters from Assyrian and Babylonian Scholars*, Vol. X, p. 269; *State Archives of Assyria* No. 10 335.

展现出医师唯恐在治疗过程中有所疏忽，在彻夜医治病患的间隙仍不忘询问国王的命令。此外也显示了医师谨慎负责的态度，做好本职工作，竭力为患者提供全面的治疗。

3. 关于诊治的规定

或许是因为当时的医学更多发轫于经验，在上述书信档案中发现新亚述医师对药物使用的剂量较少做出详细规定，但下文提到的这份佚名书信不仅明确指出了药物的使用剂量，而且对药物的使用方法做出了详细的说明。书信规定在服用药水时用笔尖蘸三滴放入祭酒容器中服用，[①] 但因书信后半部分残缺而无法进一步了解后续使用方法。

以上信件显示出新亚述的宫廷医师已掌握大量的医学术语，并能够正确地命名一些疾病。除了这些书信中涉及的疾病外，这一地区常见的疾病还有黄疸（*amurrikanu*）、癫痫（*bennu*）等，这在同时期的医学文献中已有所体现。同时这一时期已经能够对疾病的症状进行准确的分析并采取相应的治疗措施，此外还能对病情的发展及结果进行预后。

三　新亚述宫廷医师的职责与境况

从相关文献记载中可以看出宫廷医师们本着认真负责的态度，为王室成员的健康殚精竭虑。在一封判断国王疾病特质的书信中，乌拉德-纳那亚在国王问责时承认之前没有弄清病症，但说明如今已在努力地寻求疗法，并提出了多种治疗方案：首先在密封的信件中提供了一份药方（*egertu*），可由脏卜师（LÚ. HAL-MEŠ）对其进行占卜以检验疗效；接着推荐了连同信件一起送去的外用药水，这是国王之前已使用的药水，可消除病痛；随后又推荐了一种用于发汗的被称作“*ṣilbani*”的药物，这也是国王用过的药物，他还要求宫廷中的侍者能够按照之前的指示操作使用；在推荐了一系列药物治疗后，乌拉德-纳那亚又借助巫术，送去了一袋护身符（*mēlī*）供国王缠绕在颈部使用；最后他还给国王送去一份在病情紧急时使用的应急

① Simo Parpola, *Letters from Assyrian and Babylonian Scholars*, Vol. X, p. 270.

膏药。[①] 据了解这一时期国王埃萨尔哈东深受发烧的持续折磨，这封信件提到的擦剂和药膏是治疗这种疾病的一种常见方式，同时他也提供了其他的治疗方案，由此可推知尽管乌拉德-纳那亚确信自己已了解这类疾病的本质，但仍在不断尝试，希望能找到更加有效的药物组合。

作为一名宫廷医师同时还需要承受来自患者及其亲属的压力与责难，通常情况下饱受病痛折磨的患者急于康复，会对治疗失去耐心，这种现象在书信中亦有所体现。伊卡如在书信中提到："我已经彻夜陪护了他一天，（但是）他并未好转。国王，我的君主，应该知道他是一名患者；随后国王不应该再责备我们。我已经使用了两种或三种洗剂，（但）他（的状况）依旧没有任何改善。"[②] 这似乎是一封回信，从中可以看出在行医者实施治疗后患者病情依旧未见好转时，国王对行医者工作的质疑和不满，以及宫廷医师在面对这种情况时流露出的无助。在乌拉德-纳那亚的另一封信件中亦流露出身为宫廷医师承受着来自患者的巨大压力，这原本是他为告假所写，但在信件的前半部分还需对国王在来信中提到的治疗问题进行解答，并劝解国王不必担心王子阿淑尔-姆肯-帕鲁的健康问题，因为之前这种症状已经出现过两三次，且王子现在一切体征正常。[③]

此外，宫廷医师也需要为治疗过程中出现的问题承担相应的责任，这种现象在古巴比伦时期的《汉谟拉比法典》中已有所体现，该法典明文规定行医者收取诊金的标准及出现医疗事故后需要承担的后果，[④] 新亚述时期的文献虽无系统详细的叙述，但从书信中可获悉与之相关的信息。乌拉德-纳那亚在书信中表示"*hi-ta-a-a la-aššúlu*"（我并无过失），从中可判断这或许是一封回应国王追究医疗责任的书信，但因该信件的大部分内容损毁，只能从残存的文本中（*mi-i-nu šaḫi-ṭ a-a-a*：无论我的过失是什么）推测作

① Simo Parpola, *Letters from Assyrian and Babylonian Scholars*, Vol. X, p. 254; *State Archives of Assyria* No. 10 315.

② Simo Parpola, *Letters from Assyrian and Babylonian Scholars*, Vol. X, p. 267; *State Archives of Assyria* No. 10 328.

③ Simo Parpola, *Letters from Assyrian and Babylonian Scholars*, Vol. X, p. 258; *State Archives of Assyria* No. 10 320.

④ M. E. J. Rochardson, *Hanmmurabi's Laws: Text, Translation and Glossary*, London: T & T Clark International, 2000, pp. 106-107.

者或许在信中竭力解释治疗后出现状况的原因以避免遭受责罚。[①] 虽在通常情况下宫廷专家需要在神灵面前宣誓效忠，忌惮于此宫廷医师是不敢在国王面前撒谎的，但在一封类似的书信中，巴尼却就国王谴责他谎报纳布-纳丁-舒米（*Nabû-nadin-šumi*）的健康状况做出了诚信声明，[②] 但信中依旧未提他们犯错后应接受的惩罚。幸运的是一封请求奖赏的书信涉及了与之相关的内容，宫廷医师纳布-塔布尼-乌舒尔写道："如果国王知道我犯了错，请处死我！"[③] 据此可推知在医疗事故中他们或面临的严惩之一即为死刑。作为王室的服务者，从宫廷医师们不间断地记录病人的健康状况可以看出，他们的日常就是治病救人，同时还要承受来自外界的压力，并需要为自己的诊治结果承担责任。

同时，新亚述时期的医师面临来自两方面的竞争压力。一方面他们面临的最主要的竞争对手是同为治疗者的巫师（*āšipu*）。即便是作为一名首席医师，乌拉德-纳那亚依旧面临强劲的对手，在亚述宫廷中处于不利地位。他最直接的竞争对手就是与国王关系较为密切的巫师阿达德-舒姆-乌苏尔（*Adad-šumu-uṣur*），通常二者给出的医嘱具有一定的相似性。在一封写给国王的书信中，巫师阿达德-舒姆-乌苏尔针对国王口吐胆汁的症状提供治疗方案，并在报告中说国王的身体状况虽不容乐观，但经自上而下的"洁净"（*šēširūni* 催吐和通便）后，国王的身体状况将有所好转，[④] 很难将他在治疗中使用的专业术语与乌拉德-纳那亚的医嘱区分开。根据这些书信的日期（公元前669年6月）可以看出，国王同时向医师和巫师进行了咨询。为应对这一劲敌，乌拉德-纳那亚抓住时机在信中弹劾阿达德-舒姆-乌苏尔的错误，说他滥用职权阻止王子和沙马什-舒姆-乌肯（*Šamaš-šumu-ukin*）在7

① Simo Parpola, *Letters from Assyrian and Babylonian Scholars*, Vol. X, p. 256; *State Archives of Assyria* No. 10 317.

② Simo Parpola, *Letters from Assyrian and Babylonian Scholars*, Vol. X, p. 268; *State Archives of Assyria* No. 10 333.

③ Simo Parpola, *Letters from Assyrian and Babylonian Scholars*, Vol. X, p. 269; *State Archives of Assyria* No. 10 334.

④ Simo Parpola, *Letters from Assyrian and Babylonian Scholars*, Vol. X, p. 171; *State Archives of Assyria* No. 10 217.

月（*Tishri*）22日之前出行，两名专家就凶兆的解释产生了分歧。[①] 可以推测无论在什么情况下，乌拉德-纳那亚都可能会以国王的偏好为基础寻找对方的漏洞，这样做不仅能够不失时机地向国王示好，还可以有效打击竞争对手。

另一方面宫廷医师之间还存在内部的争斗。由于当时并不存在规范的资格认证或成为一名行医者所需的执照，有关的类似训练在实际的医疗实践中的推广程度也无从知晓，在这一群体中不乏医术不精和滥竽充数的人。乌拉德-纳那亚向国王汇报王子病情以及治疗流鼻血的信件中抱怨同僚的治疗方法，“他们错误地使用了那些棉塞”，批评其他从业者将棉塞放在了鼻软骨上导致血流不止，并在信中指出了棉塞的正确使用方法，告诉他们必须放在鼻孔中，这样做虽然可能会造成呼吸困难却能够有效地止血。[②] 这封书信是一件罕见的揭示医学管理的案例，毫无疑问地揭示了当时存在治疗不当的情况，也体现出乌拉德-纳那亚作为首席医师所具备的权威与能力。在另一封书信中乌拉德-纳那亚严厉批判了以次充好的现象，尽管在第一部分着重强调政治方面取得的成就，祝贺国王逮捕了一群违背条约的罪犯（*parriṣūte*）。[③] 根据王室占星师纳布-阿赫-埃瑞巴（*Nabū-ahhe-eriba*）写给国王的书信，其在汇报同僚提供了关于金星的错误信息时同样使用了该词语——将其称为“无知的人”，[④] 或可推断信中“*parriṣūte*”一词并非指法律意义上的罪犯，更可能指“骗子”。一般情况下乌拉德-纳那亚不会妄议政事，但会指责对手的无能和欺诈，会称那些曾经宣誓但之后提供低劣的专业建议和服务的同僚为“骗子”“庸医”。在信件的后半部分他向国王提供了两种具有疗效的名贵药物（Ú. GÍD = *šammu-arku* & Ú. PA. TI = *haṭṭi-balāṭi*），并描述了这些植物具有反符咒的功效（UŠ11. BÚR. DA-MEŠ = *ušburrudāni*），尤其适用于女性。但在医学文献中没有找到这两种植物的名称，这两种植

---

① Simo Parpola, *Letters from Assyrian and Babylonian Scholars*, Vol. X, p. 254; *State Archives of Assyria* No. 10 314.

② Simo Parpola, *Letters from Assyrian and Babylonian Scholars*, Vol. X, p. 260; *State Archives of Assyria* No. 10 322.

③ Simo Parpola, *Letters from Assyrian and Babylonian Scholars*, Vol. X, p. 50; *State Archives of Assyria* No. 10 67.

④ Simo Parpola, *Letters from Assyrian and Babylonian Scholars*, Vol. X, p. 54; *State Archives of Assyria* No. 10 72.

物的名字可能是虚构的，却具有预期的效果。[①] 他大胆地向国王推荐这些药物，一方面是为了向国王彰显自身所受到的专业化的训练，另一方面可能是为了给国王留下深刻的印象。

面对同业竞争，作为首席医师的乌拉德-纳那亚一方面要不失时机地弹劾竞争对手，另一方面也要展现自身丰富的医学知识与高超的诊治技能。由此推测，其他职位较低下的医师处境可能更加艰难。一旦被宫廷启用，身处政府机构涉及的权利和地位问题也随之而来，在医师的书信中也可以看到他们为维护自身的权益所做出的努力。

从信件中也能够观察当时宫廷医师拥有的权利，主要体现在宫廷医师享有的话语权。首先，宫廷医师能够针对治疗中产生的分歧提出异议并加以规范，这在首席医师乌拉德-纳那亚的两封书信（SAA 10 314 & 322）中得到了很好的体现。虽然医师基于自身积累的医学知识，对疾病的认知不同，导致采取的疗法不尽相同，但对明显的医疗错误还需要予以指正。在第一封书信中作者阐释了与巫师关于王子和沙马什-舒姆-乌肯在 7 月 22 日之前能否外出这项决议的分歧；第二封则是作者指出同僚在医治流鼻血中的错误，显然试图通过阻塞鼻翼来止血的方法最终导致的结果是血液回流，因为出血点未被覆盖，随后作者对此给予指导并规范了此类疾病的疗法，建议将鼻腔完全堵上。

其次，宫廷医师有条件对治疗的药物和方法加以总结归纳并记录下来，以供后世参考。在乌拉德-纳那亚写给埃萨尔哈东的书信中有一份治疗列表，叙述了多种疾病的治疗方法及预后，部分内容虽已遗失，但这是他应对麻风病（SAHAR. ŠUB. BA = *saharšuppē*）、瘫痪（*šim-mat* = *šimmat*）、失语症（KA. DIB. BI. DA = *kadabbedē*）、肾病（BIR = *kalīti*）以及眼疾（IGI. 2-MEŠ = ē*nāti*）等类似疑难杂症时使用方法的目录，从中能够看出他渊博的知识和丰富的治疗经验。[②] 他在信中将药物命名为 *napšalāti*、*quatari* 和 *mašaqīt*，即“药膏、熏剂和药剂”，这是在划分各种药物的使用方法，从而

① Markham J. Geller, *Ancient Babylonian Medicine Theory and Practice*, p. 81.

② Simo Parpola, *Letters from Assyrian and Babylonian Scholars*, Vol. X, p. 263; *State Archives of Assyria* No. 10 327.

将其研制成药水、绷带、膏药、栓剂等。他使用的烟熏疗法、膏药和清洗剂大部分适用于耳疾。除了利用这些药物进行治疗，在治疗过程中每一种治疗方式都辅以对应的仪式（*nēpešē*），为后世的诊疗提供了案例，积累了经验。

最后，在写给国王的书信中宫廷医师能够根据自己的需求提出合理的要求，或直白或隐晦地表达自己的不满之情。乌拉德-纳那亚在一封信件中向国王抱怨了自己的生活状态："我何曾自由过？我要照顾阿淑尔-姆肯-帕鲁，只要他［重新］恢复健康，我又要去照看国王［并保证他的］健康。"不停诊治病人似乎成了他生活的全部内容，为改变生活现状，在书信的末尾他向国王提出休息一整个月的请求。[①] 由于未找到与之对应的回信，告假的请求获准与否不得而知。在另一封信件中，纳布-塔布尼-乌舒尔向国王申诉自己遭受的不公，他提到同僚纳布-瑞巴-阿胡（*Nabû-riba-ahu*）获得了原本上一年许诺给自己的奖赏（*parzilli*），使得他感到既沮丧又惶恐，并请求国王能够抚慰他的心绪。[②] 显然这是一封请求奖赏的信件，虽在信中极尽表明自己的担忧（就好像是因为自己没有用心照顾国王才错失了奖赏），但字里行间流露出更多的是自己的不满之情，并要求国王能够信守承诺给予他应得的奖励。此外他们还能够就国家的不合理要求表达不满，在宫廷中任职需要面临徭役或称为"*ilku*-duty"的国家服务，乌拉德-纳那亚和一名书吏在他们各自的书信中都曾写信抱怨说，即使他们在朝廷任职也要承担强加给他们的这些任务（SAA 10 324 & 143）。

需要指出的是，在宫廷医师的信件中，多数内容与疾病的治疗相关，只有少数信件涉及医师向国王诉说私事。但这寥寥数封书信已能够反映出当时宫廷医师享有的话语权。作为宫廷的治疗专家，一方面王室成员需要听取他们的建议以维持健康，另一方面君臣间存在着一定程度的私交，这赋予了医师一定的权利，为医师表达自身诉求创造了便利。

---

① Simo Parpola, *Letters from Assyrian and Babylonian Scholars*, Vol. X, p. 258; *State Archives of Assyria* No. 10 320.

② Simo Parpola, *Letters from Assyrian and Babylonian Scholars*, Vol. X, p. 269; *State Archives of Assyria* No. 10 334.

结 论

诚如列维-布留尔所言：疾病永远被看成一种看不见的、触摸不到的因素造成的，而且这因素是以许多不同的方式来被想象的。① 古代苏美尔人相信整个世界到处都充满着一种神秘力量，它支配着发生于人、动物、植物和矿物之上的每一件事，一大群神和女神决定着疾病或健康，每种疾病都有着不同的恶魔在管理。有时疾病由恶魔所致，而有时疾病本身就是一个恶魔。关于疾病的来源，亚述医学承袭了苏美尔人的思想，仍未摆脱宗教的桎梏，对新亚述宫廷医师信件的分析可看出这一时期医学具有经验性与宗教性结合的特点。此外，信件中关于医事活动的记载也反映出新亚述时期宫廷医师已经能够识别多种药物的药性及功效，掌握了相当丰富的药物学知识。从治疗方法来看，除了传统的药物内服，新亚述时期还出现了熏剂、药膏、洗涤剂、栓剂等治疗药物。此外，在精细化诊疗方面也进一步提升，相关药剂此时已经标明用法和用量以及使用过程中的注意事项。但同时也应看到，除根据疾病的症状以及基于治疗的经验采取一些理性的治疗和预后外，此时带有宗教色彩的治疗依旧普遍，即使是宫廷医师的处方也会在药物治疗的同时辅以符咒等宗教力量进行的治疗。尼尼微发掘出土的宫廷医师信件也向我们展示了这一时期的医学现状和规模，这一时期已经为医学治疗提供相关的指导和教学，甚至在书吏学校开设相关课程培养医师。②

此外，信件也向后人展示了新亚述时期宫廷医师的生存与生活境况。新亚述时期，宫廷医师作为世俗人员行走于宫室之间提供治疗，巫师作为神职人员在神庙进行治疗，两者存在一定的竞争关系。除此之外，因当时没有正规的医师培训及行医资格的认证，宫廷医师还面临庸医以次充好的挑战，不仅使患者在治疗过程中对其水平产生怀疑，也使宫廷医师在一些民间故事中成为讽刺挖苦的对象。从信件还中了解到，有时宫廷医师还要承受急于痊愈的患者及其亲属带来的压力，并且要为自己所做出的诊断和

① 〔法〕列维-布留尔：《原始思维》，丁由译，商务印书馆，2017，第 294 页。

② Markham J. Geller, *Ancient Babylonian Medicine Theory and Practice*, p. 46.

救治承担相应的责任。但同时也可看到，新亚述时期的宫廷医师已享有一定的权利，不仅可以在救治患者的过程中针对不同的疗法发表自己的见解、提出异议，甚至还能够依据自身境况向国王提出申诉，申请合理的休假与奖惩等。

［景天艺，清华大学人文学院博士研究生］

（责任编辑：黄薇）

学术述评

走出未知旷野的经籍针药

——评《中国医学的起源》

姜　姗

> 只不过是说，反正对我而言，这里就像是布满深不见底沼泽的未知旷野一样……所以，姑且凭借前人足迹，一直向着似乎能行进的地方行进。
>
> ——山田庆儿《夜鸣之鸟：医学、咒术、传说》[①]

从时间的维度观看，历史、现状、前景，是处于发展中的学科大致具备的三个分期。而其中，“从哪里来”与“到哪里去”的发问之间，又往往存在间接的因果关联。库恩提出的范式（paradigm）理论[②]为现代科学的革命与转型提供了一套逻辑较清晰的解释模型，而如果把医学放在“科学”的范畴之中，似乎亦可从范式转移的视角重观世界医学史上发生的几次跨越。从“神灵医学”到“生物—心理—社会医学”模式的更迭，[③] 彰明了西方医学发展史的完整链条；而与之相较，诸多被冠以“补充与替代医学”（complementary and alternative medicine）之名的传统医学模式，看似仍踌躇于久远的故纸堆中，使人形成某种“落后”的印象。中医作为其中一员，

---

① 特别说明：本书评以该书日文原版为准，文章刊印之时，最新中译本（山田庆儿：《中国医学的起源》，韩健平、周敏译，广西科学技术出版社）即将付梓，受出版社之托，幸得先睹之快，故相关中文引用均参考该译本，所言读后之感，为抛砖引玉，资读者更多了解。山田慶兒『中国医学の起源』岩波書店、1999、491 頁。

② 托马斯·库恩：《科学革命的结构》（第 4 版），金吾伦、胡新和译，北京大学出版社，2003，第 8、10 页。

③ 张大庆主编《医学史》（第 3 版），北京大学医学出版社，2019，第 252~253 页。

也难逃现代医学冲击之下的诟病，甚至历史学家傅斯年也曾谓以“中世纪的阶段”并进行批驳。[①] 这种起自民国时期的所谓“中西医论争”，至今也未绝然平息。新中国成立以来，中医急于探寻自证的道路，或以“科学化”明其原理，或以“现代化”论其价值。一方面，过于将目光锁定在“到哪里去”的现代中医，常常迷惑于究竟什么值得研究；另一方面，固守文化与传统的“卫道士”，则拖拽着玄之又玄的古老华衣自陷于成规的囹圄。要远离这些热忱而致的极端，极需冷静理性的态度与沉潜扎实的功底。对于具有鲜明经验医学特征的中医来说，“从哪里来”，是通过梳理历史既存的医学经验，理解其诞生与演化规律，在基于文本功夫的去粗取精、去伪存真之后，判断“到哪里去”的发展方向，并在这种古今历史的书写之间，定位我们当下所处的境界。与历经清晰的范式转移的西方医学不同，中医学是一幅难以割裂过去、当下与未来的完整画卷。

此类冷静、理性、客观的反思，散见于多年来国内学者的中医理论、文献、历史研究成果之中；而国外的中医人文与社会科学研究者也不断为该领域提供着具有启发性的、新鲜的他者视角。相比来说，国内中医学者多具有中医相关学科背景，其讨论也更多从学科内部领地出发，具有明显的“内史”风格，主要偏重解决本学科内的问题；亦有其他学科背景的学者，将中医作为研究对象，从而提供了难得的来自哲学、历史等多学科角度的审视。而对于国外研究者来说，中医的外壳已然足具异文化特征，因而他们更倾向关注古代文献中的“趣味”文化与历史记录，从而成就了一批人类学、民族志、文化学等学科领域的研究作品。在这一围绕“中医”的多元学术群体中，日本的山田庆儿教授[②]兼具了海外、跨学科的他者视角，以及坚实的中医文献学、历史学功底，将关切置于中医内部，却也包罗了丰富的其他学科语境，实属难得。1999 年，岩波书店出版了山田庆儿的代表性著作『中国医学の起源』，基于其多年精选的研究成果，内含从“起源”到“古典”的逻辑架构。然而长期以来，或因学术语言之隔阂，或因学术团体之小众，日本学者的研究在国内的引介常常相对迟缓，不若与

① 傅斯年：《所谓“国医”》，《大公报》1934 年 8 月 5 日，第 2~3 版，星期论文。

② 山田庆儿，1932 年生人，福冈县人，日本科学史家，研究领域为东亚科学史，京都大学名誉教授，国际日本文化研究中心名誉教授。

英语世界的交流密切。庆幸的是，近期这一著作的中译本《中国医学的起源》即将付梓，可供汉语世界中医研究者、医史研究者一睹全书风貌。该中译本的主译者韩健平教授，为国内中医历史与思想研究领域专家，早年即有对山田庆儿作品的翻译经验。该书从内容到篇章设计，均有别于其他山田氏作品的汉语译著，故而历久弥新。从学术价值来讲，《中国医学的起源》原书虽成于20世纪末，于今日学术发展的视野来看，却并不过时。一方面，该书作者对中医文本与历史研究的方法学及论证方式在当时别开生面，在今天仍有沿用，虽有如天回医简等新文献面世，却并不影响讨论方式的延续；另一方面，从学术史角度来看，山田庆儿的著作是织就中医人文领域今日面貌不可缺失的一环，其风格与思考对国内外学者都有或多或少的启发与影响，如果缺少对这一时期、这一作者的研究作品的深入了解，恐怕难以形成对中医人文研究发展脉络的全面认识。因而笔者认为，该书大陆中译本于今日的问世，将为国内中医、医学史、医学哲学等相关领域学者带来迟到的新风，亦可成为了解日本中医文献与历史学者研究视角与动态的重要途径。

一　作者及其书

《中国医学的起源》作者山田庆儿，于1955年毕业于日本京都大学理学部宇宙物理学（天体物理学）系，毕业后转向攻读近代科学史，1959年硕士毕业后在京都大学人文科学研究所任讲师。山田庆儿书写了大量有关中国科技史、医学思想史的作品，其著作《夜鸣之鸟：医学、咒术、传说》（『夜鳴く鳥：医学・呪術・伝説』岩波書店、1990）、《中国医学思想的土壤》（『中国医学の思想的風土』潮出版社、1995）、《气的自然像》（『気の自然像』岩波書店、2002）等，不仅在日本学界，在中国研究者之中也具有相当影响。于山田庆儿90岁诞辰之际陆续出版的《山田庆儿著作集》（『山田慶児著作集』臨川書店、2021），更是汇总了其“从事科技史研究以来已出版和未出版的全部书稿”，以此可观山田氏研究之全貌。[①] 廖育群教

① 萨日娜、宝锁：《究东西之际 通古今之变——写在〈山田庆儿著作集〉出版之际》，《自然科学史研究》2022年第4期。

授专门撰写文章，对山田庆儿有关中医研究的过往及其严谨治学的态度进行了详尽的介绍，[①] 在此不再赘言。值得一提的是，也许正是山田氏特殊的学术背景，使其对于中医古代文本的考证，以及历史事件的论证方式，体现出有别于传统文献学的特殊风格，对此将于下文例证。

全书共分为两大部分。上篇冠以“起源”之名，也是该书占较大篇幅的主体部分，包含第一章至第四章，基于丰富的史料，对比考证了针灸、方药等中医治疗技法的缘起与早期历史；下篇名曰“古典”，包括第五章至第九章，虽名“古典”，实际解决的问题主要都落于长久被奉为圭臬的第一部系统的中医学专书——《黄帝内经》，从各个角度抓取线索再现《黄帝内经》的书写历史与构成。

“起源”部分，第一章“针灸的起源”，广征博引了从出土医籍文献到《黄帝内经》，从中国古代历史、哲学文本到海外汉学家的研究，探索几种主要的中医体表刺激疗法——针、砭石、灸的时间先后与起源演化经过，并于附篇详论《阴阳脉死候》中的经脉病候问题。第二章“汤液的起源”，结合文献数据统计分析，基于《五十二病方》《武威汉代医简》《史记·扁鹊仓公列传》《黄帝内经》相关文本中的原汤液、汤方、汤、火齐、汤液、醪醴等内容，书写了汤液派疗法的演化历史，解释了汤液在《伤寒杂病论》中的显在化。第三章“本草的起源”，以本草的古老传说为始，追溯本草何以由采药者之间的知识流传，逐渐书于竹帛，登堂入室，成为今日中医治疗占主体地位之学；并基于大量文本，论证了本草知识与流派的编纂与传承过程。第四章“最初的临床医书”，即马王堆出土古医方书《五十二病方》，作者基于该书所载诸病的病因、病位、病患群体等不同维度，将之分为 14 组病候群加以详述，并专门从其中较特殊的咒术疗法反观古人的疾病观念。

下篇“古典”部分，第五章“《黄帝内经》的成立”，也是作者在前言中建议“对中国古代医学史不太熟悉的读者”可优先阅读了解的章节，作者结合成书更早的出土文献，对《黄帝内经》中复杂的医学流派与不同文本内容的成形时间提出了假说，描画了早期医学理论的进化发展历程图，

---

① 参见廖育群《我所认识的山田庆儿先生》，《国际汉学》2000 年第 2 期，第 48~56 页。

并概述了作者自身从20世纪70年代末至撰述该书时的认识变化。第六章“九宫八风说与‘风’的病因论”，在前一章假说的基础上，作者以风论为主线，结合古代兵法与其他科技文献记载，推衍少师派在《黄帝内经》成书历史中的位置。第七章“计量解剖学与人体测量的思想”，是作者对中国古代解剖的深度研究，前一章中为论证“少师”一派的文本，已有对发声系统解剖的考量，而在这一章中，作者关联了历史上著名的王莽解剖事件与《黄帝内经》有关解剖的内容，参合后世《难经》及其他领域科技文本，继续推衍了《黄帝内经》中伯高一派的思想经过。第八章“诊断诸法与‘虚’的病理学”，是对古代诸多诊断法及其背后思维方式的全面梳理，包含了散载于《难经》中的几种古脉法，以及后来的揆度奇恒、阴阳、从容、雌雄、五中、人迎寸口脉法、终始、比类、明堂、问诊、人事，进一步论证《黄帝内经》中内因致病理论及其流派。第九章“三部九候法与古代医学形成的范式”，是对《黄帝内经》的收官学派——岐伯派医理成型过程的研究，基于《三部九候论》《九针论》等篇章，作者勾勒出一条诊断、病因论、治疗法的演化路线，这些理论的定型也就成为中国古代医学模式的定型。

自1999年首度出版之后，山田庆儿《中国医学的起源》一书即引起以日本学界为主的广泛关注。日本医史学家石田秀实于出版次年即撰述书评，介绍了该书中立、客观的研究风格，以及所引涉内容的丰富性。① 该书在日本学术群体中，被户田静男、和久田哲司、山田光男、寺泽捷年、小高修司等学者在多部研究中引用。② 相信随着此次在汉语世界的译介，这部作品也将在中国中医人文领域激起新声。

① 石田秀実「紹介：山田慶児『中国医学の起源』」『日本医史学雑誌』第46巻第2号、2000年、275-277頁。

② 戸田静男「『黄帝内経鍼灸甲乙経』巻七の「太陽中風感於寒湿発痓第四」についての考察」『漢方の臨床』第48巻第8号、2001年、1133-1136頁；和久田哲司「古代中国における手技療法の発祥と発展」『日本東洋医学雑誌』第53巻第1/2号、2002年、71-75頁；山田光男「史料 仏教医学に見られた薬物の変遷（1）アーユルヴェーダから正倉院まで」『薬史学雑誌』第41巻第2号、2006年、81-85頁；寺澤捷年「『傷寒論』の成立とその特異性」『日本東洋医学雑誌』第57巻第6号、2006年、799-804頁；小高修司「医書における『鬼（神）』について一諸子との比較を含めて」『日本医史学雑誌』第54巻第3号、2008年、265-274頁。

二　显微镜下的《黄帝内经》：历史与谱系

《黄帝内经》从古时起就是中医理论、文献、历史研究者通常会选择的起点，并非仅因这部医书被冠以“经”名而徒尊圭臬，且该书称“经”也有其必然性。一方面，单从《黄帝内经》内容来看，《素问》《灵枢》两卷分书医学观念、理论与实践技法，虽不乏文本的零星矛盾之处，各81篇齐整的医论已然构成中国医学相对自洽的体系；另一方面，中国的学问自古即有训诂考经的小学传统，因而后世医书多为对《黄帝内经》的增补、编纂，理论上的创新不多，经验也往往体现于医家医案的个别补充中。加之近年来出土文献的不断浮出，基于对陆续发现的马王堆帛书、张家山汉简、天回医简的文本研究，研究者发现更早时期的文本也多在《黄帝内经》中留有踪迹，得以窥见“内经时代”[①] 以前的医学知识面貌。因此，作为相对完整而承上启下的主干，《黄帝内经》在中医研究领域的意义可见一斑。这也是山田庆儿在书中反复追问、推敲的主要文本内容。

经典文献的价值已无须赘述，但对不同关切的研究者来说，同样的文本却有不同的意义。对理论研究者而言，《黄帝内经》意味着整套理论体系的源头与演化开端；从临床医家的视野来看，它近似于早期治疗技法与原则的指南；而对于山田庆儿来说，《黄帝内经》也许更像是将古代医学思想定位在历史时间轴上的化石。他在书中这样形容：“《黄帝内经》是形成过程中的古代医学在历史上留下的轨迹的集成。”[②] 而这一“化石”的复杂性在于，它就像一块被后人融化又重新聚合的仿制品：其中涵纳了不同时代、出于不同制作者之手的“真迹”，又掺入了后世的“黏合物”。而研究者需要做的，就是把看似整块的化石重新拆解、复原，使不同时段、不同作者的碎片回归其所属的时代之中，从而使那一时代的知识、科技成为符合历史真貌的聚合体。这就涉及《黄帝内经》的第一个研究向度——断代。

在山田庆儿前后，中国均有研究者屡次触及这一问题，或应该说，“成书何时”，往往是《黄帝内经》研究者首先进行的发问。无论如何，这部医

---

① “内经时代”之说借自赵洪钧《内经时代》，学苑出版社，2012。

② 山田慶兒『中国医学の起源』、454 頁。

经非一时、一人之作已是共识，如今不会再有人执上古圣人著书的神话之见。既非一时，则成书必定有时段的上限、下限。从既有研究来看，古今学者大多依据《内经》的主要部分内容进行断代，从而有黄帝遗书说、战国成书说、战国至秦汉成书说、西汉成书说、东汉成书说等不同认识。[①] 然而，其中不乏执着于将成书时间努力向前推移，抓取了毫厘的早期文本线索即妄下结论者。但亦有诸多学者关注到文本内容的不同风格，纵向引介古代考经学家之言，横向参照其他非医籍文本进行谨慎、深入的研究。[②]

山田庆儿对《黄帝内经》成书时间的探索则仿佛进行了一场局部解剖，其细致程度有如抽丝剥茧。作者以黄帝、岐伯、伯高、少俞、少师等问答组合进行流派划分，并基于这样的划分，分别以文风、内容等特点为线索逐一追溯几大流派的形成时代背景，做出大胆假设，小心求证，[③] 解释了诸多文本中存在矛盾的可能原因，从而让《黄帝内经》的“编书史”丰厚起来，具有画面感。这种生动性体现在对流派先后的考证中。作者认为，在诸多流派之中，从文本数量上看最大者应是岐伯派，这已是学界的普遍共识，“岐黄”之谓即与此相关；而“最先形成的可能是黄帝派”，除了因为古典文篇内容中的证据，作者还揣摩了问答组合的设定，即黄帝派文篇采取黄帝垂教弟子的形式，而其他四派采取的是黄帝乞教老师的形式，并指出有明显“要超越黄帝派的意图”。[④] 作者也留意到少师派的特殊性，其精彩的论证体现在该书的第六章中。作者首先提出少师一派的文本中有非常准确的对发声系统的描述，以及对乐器的类比，由此引出作者对“少师”一名的质询，发现该词也是古代音乐家的官名，而这一派别是存在于“贯通战争、音乐、占风与医学这四者的精神氛围中”的。笔者认为，作者对少师派提出的界定吻合了文本的专业性特征与内容倾向，从历史逻辑上也应比较符合当时撰写者的群体身份——“少师派或许是产生于医学外部而非内部，是从外部尝试医学理论化的、比较初期的派别吧”。[⑤] 对于《黄帝

① 参见孙非《〈黄帝内经〉年代学研究》，博士学位论文，北京中医药大学，2007，第 9~26 页。

② 参见龙伯坚《黄帝内经概论》，上海科学技术出版社，1980，第 12~24 页；廖育群《岐黄医道》，辽宁教育出版社，1991，第 51~76 页。

③ 此类工作亦见于上文所及中国研究者成果中。

④ 山田慶兒『中国医学の起源』、277-278 頁。

⑤ 山田慶兒『中国医学の起源』、318-319 頁。

内经》中伯高一派，诸多学者都注意到其文论中解剖知识的飞跃性发展。山田氏书中对这一部分的撰写，始于发生在新莽时期的一场著名的解剖事件——王莽解剖翟义党王孙庆。从历史记载中成为这场解剖执行人之一的"尚方"出发，作者就书写了十余页的考证，仅仅为了说明当时这一解剖应该并未留下专门的记录和描画；但同时，作者认为这场解剖的科学探索结果，应载于《黄帝内经》中伯高一派有关解剖的文本之中。对于这种相关性，亦有学者执此一说。[①] 除此之外，作者综合了文献中病因理论、阴阳五行思想、诊断诸法的运用与演变等线索，推衍出了最终定型的《黄帝内经》谱系图。

正如书中第五章的"追记"所言，可以看出作者对《黄帝内经》流派谱系的研究是一个历时漫长的过程，从初步确定黄帝派的原始性，到明确了五个派别中的初期二派（西汉）与后期三派（东汉），再到对少师派的重新理解，以及将伯高派定位于新莽时期，作者脑海中的流派谱系图也反复重绘，"伴随着研究的深入而被大幅修正，面貌不断发生各种各样的变化"[②]（见图 1）。可以说，在这一谱系图的变迁过程，甚至《中国医学的起源》整个下篇中，亦隐现作者自身对《黄帝内经》的探索、研究径路。

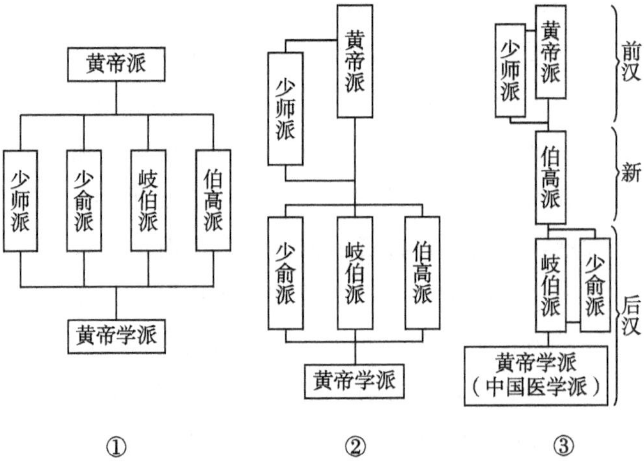

图 1　山田庆儿有关《黄帝内经》五个学派谱系关系的认识变化

资料来源：山田慶皃『中国医学の起源』、278、323、376 頁。

---

① 赵洪钧：《内经时代》，第 33 页。

② 山田慶皃『中国医学の起源』、280 頁。

仅由《黄帝内经》的断代研究，即可见该书写作过程中考据工作的严谨与精细。作者的结论多由逻辑性极强的说理与图示得出，这对于研究具有模糊性的中医知识来说，无论是在考证方法上，抑或书写风格上，即便从时隔二十余年的今日来看，依然颇具启发与借鉴意义。

三 走出神龛：书写古代医学的史诗

对古人来说，像《黄帝内经》这样的医经典籍，或著之玉版，以为重宝，[①] 或择吉日良兆，藏灵兰之室；[②] 即便后世有医家、注家不断增补、编修，也基本不偏离经典既定的体系。这种医经与其他医籍仿佛“经脉”之于“络脉”的关系，使中国医学史的传统书写往往囿于圣人立言、后人发挥的固有框架。其影响延续至现代，中医的历史就变成了一座收纳了古老医书的神龛，里面存放了不同历史时期、不同著者的“代表作”。经久之后，时刻模糊，著者成了圣人，记录经验的医书变为医学发展史上的铭碑。然而，当关在神龛里的医史愈渐割裂、散乱，光环也就此淡去。此时，“以经解经”的玄化已经难以自圆其说。把医经搬出神龛，放回历史的流线，置于“当时”切片里的社会、生活、文化、科技等更广博的语境之中，或有望提出合乎逻辑的理性判断。在《中国医学的起源》一书中，山田庆儿所做的正是这样一种“整体史观”视野[③]下的探究，对医学发展脉络中的存疑之处提出了诸多假说。他认为，“历史研究中假说的重要性，不仅是它如何说明事实，而且，也关系到激发历史学家的想象力，让他们描绘出具体的历史画像”。[④]

对于医学技术的发展史，山田庆儿勾勒了一条流畅的线。中医治疗技术发展至今，仍是以针灸之类的外治及汤药之流的内治为主体。对二者在历史上出现的先后，各家各有说辞，争议的终点往往回到出土的“可药用”植物与出土的“可针刺”工具之早晚。然而正如学者所言，“这些物品的

---

① 参见《灵枢经·玉版》，人民卫生出版社，2012，第105页。

② 参见《黄帝内经素问·灵兰秘典论》，人民卫生出版社，2012，第41页。

③ 参见吴于廑《世界历史上的游牧世界与农耕世界》，《云南社会科学》1983年第1期。

④ 山田慶兒『中国医学の起源』、60頁。

‘存在’与‘作为什么而存在’，并非同一概念”，[①] 从物质遗存角度对针药之发生早晚的探讨恐怕也有同样的问题。而该书中，山田庆儿却从文献理论层面，对两者谁先有理论上的提升进行了解答，认为以针灸技术首先书于竹帛的可能性为大。根据山田的研究，中医理论的构筑经历了“与针灸医学一同产生的理论，向药物疗法为中心的医学全体系基础理论的发展”，从而将针灸提升到“创造出中国医学的基本概念和思考框架”的位置。[②] 这一理论形成史的书写，可谓对持续至今的“重药轻针”倾向的反击。尽管如此，山田庆儿对针灸的“声援”也并未失客观。一直以来，在探讨《素问》篇成书时间时，国内研究者经过文本的比对判断，其“上不能早于扁鹊，下不能晚于仓公”，[③] 但何时可谓扁鹊，何时又谓仓公，似乎往往又回到《史记》载述的默认时间而未再考。在探讨针法与灸法的起源先后过程中，山田氏通过对《史记》中有关扁鹊记载的内容考证，提出其所代表的医学思想应较晚近，为司马迁所处时代的医学。在旁引诸多其他文献之后，否认了通常所言“针灸疗法的起源非常古老这种固有观念”，从而审慎地论证、得出结论，“灸法在战国中期已经存在，大概还能追溯到战国初期；针法则在战国时期仍未出现”，“言及针法的内容，在西汉的文献中才开始出现”。[④] 通常的技术发展逻辑，多是先有技术，后产生理论。有了针灸技术的运用，对于理论的酝酿，作者也提出了合理的推论，“针法派在理论上与技术上有两个不得不解决的大课题”。在理论方面，即“号称用一根针能治疗所有疾病的他们，必须创建出对所有疾病都有效的技术及其所依据的理论。在这第一个课题上执先鞭者，是灸法”。而在技术层面，针刺的危险度比灸法高。[⑤] 反观，也许正是出于这两方面的原因，灸法的理论建筑与实践普及都相对先行。

在对内治法的考证中，山田庆儿用两个篇章分别描绘了汤液与本草的起源，即如何煎煮药物，以及煎煮哪些药物。至此，中医的最主要治疗技

---

① 郑洪、应艳新：《先秦秦汉时期出土涉药物品研究述论》，《中医药历史与文化》2022 年第 1 期。

② 山田慶兒『中国医学の起源』、3 頁。

③ 龙伯坚：《黄帝内经概论》，第 16 页。

④ 山田慶兒『中国医学の起源』、16-17 頁。

⑤ 山田慶兒『中国医学の起源』、74 頁。

术、方法都已齐备。作者对汤液的关切始于《武威汉代医简》与《五十二病方》的出土，这两部医书丰富的汤液记录，恰好填补了作者一直以来疑惑的一段空白。古代汤液的标志性肇始，即成书于东汉年间的《伤寒杂病论》，因而“从东汉末至唐代，存在着一个可称为汤液时代的时期”。然而，作者也注意到，在《黄帝内经》中已有“五谷汤液”的记载，属于比较古老的汤液形式；及至《伤寒杂病论》，汤剂的大部分却都为水煮药物的溶出液。而上文的两部出土医书，则补充、连接了汤液史的两端。[①] 作者逐段分析了出土文献中出现过的各类汤剂，仔细考察了所确指之物与背后动因，提出酒煮、米汁等剂型的出现，是汤液概念形成的重要契机。[②] 经此，古代人对煎熬药物经过了复杂多样的尝试，最终形成了相对标准化的“汤液醪醴”之学。

依托医籍文献书写医学史，势必会遇到一些医学知识、技术、思想的突然“冒出”，难以连贯。补全这样的空隙则需要展开想象，去参看同一时段医学与其他古代科技的互动。为探索九针之说的起源，山田庆儿提出了农具、武器与针具相关的可能性，根据文字学考证，认为砭、砥、镵等器具与农具同源。而绘于汉画像石中的犁再次证明了针具与之外形上的极高相似性，即，都借用了花蕾和匙的形状。[③] 而在讨论脉的起源时，作者引入了《国语》中“脉其满眚”（脉满气结，更为灾疫）一句，并分析，“因为土中存在供气流通的脉，其流路要打开，所以如果不松土而使其流动畅通的话，则气郁结而作物不育”。[④] 其实，作者已然意识到，此处之“脉”是人体血脉的形象，但遗憾的是，其未直接将这种对身体的隐喻与对治疗器具的隐喻进行直接的再度关联，从而解释在农耕模型投射下的针刺原理。而这一巧妙的搭接，在后来中国学者的研究中得以实现。[⑤]

山田庆儿对历史的高度还原，不仅在于把散落的碎片疏通成流畅的链条，还在于对史料进行了相对客观的、自下而上的搭建。笔者认为，最有趣的篇章就是书中还原的本草学家参加元始五年中国首次全国“学术大会”

---

① 山田慶兒『中国医学の起源』、88-90 頁。

② 山田慶兒『中国医学の起源』、99-100 頁。

③ 山田慶兒『中国医学の起源』、21 頁。

④ 山田慶兒『中国医学の起源』、68 頁。

⑤ 参见张树剑《中国针灸思想史论》，社会科学文献出版社，2020，第 122~128 页。

的事件。被视为本草学始祖的《神农本草经》，在岐黄之道的子孙后辈心目中地位自不必多言。但山田氏却于序录中发觉了一处违和，即，为何专门讨论了与通篇本草主题无关的九道之论？对此，作者把本草之学的渊源与更大的历史语境进行比对，把视点落在了新莽时期召集各界学者到首都齐聚一事。当时，诸学派受令撰述自家学说，以达汇编统一的目的。作者提到，“无疑本草家们也将其知识书写成文字后公开。不管被写成的本草文本此前存在与否，古代中国首次召开的这次‘学术大会’，勿容置疑成了广为人知的本草书确立的契机”。作者就此做出如下推断：

> ……刘歆恐怕在整体上主持与指导了元始五年的“学术大会”。许多天文、图谶的专家也参加了该大会。本草家们从他们那里听到了占星术和九道论等内容，并知道刘歆也一直支持九道论。……本草家们，在这里找到了合适的根据。他们引入九道论，显然是在迎合刘歆。他们的天文知识不过是一知半解听来的一点点口耳之学，有力地旁证了这一点。①

山田氏在后文形容道：“我读这段文字时，眼前浮现出一边拼凑贫乏的知识，仰承王莽和刘歆等人鼻息，一边勉勉强强、磕磕绊绊地书写着文字的本草家的身影。书写《神农》的人们，在这之前应是与学问不太有缘分的采药者。”② 基于此，山田在反复推敲之后得出《神农本草经》的撰写者并非有一定学识的方士，而是采药者群体；甚至其书中托名“神农”，都是引借了《淮南子》中的说法，从而“创造了神农传说”。③

可以看出，走出神龛，既是山田庆儿对古代医书、医史的还原，也是他对于自己正在撰写的这部书的风格定位。因而书中对中医基本概念的来龙去脉都有所交代，减轻了其他领域读者的理解难度。作者力图让神祇光环下的事物复归本来的质朴面貌。当圣人首先是人，医经也更洽用于医。

---

① 山田慶兒『中国医学の起源』、210-211 頁。

② 山田慶兒『中国医学の起源』、212 頁。

③ 山田慶兒『中国医学の起源』、214 頁。

四 他者反观下的中医世界

当事物有了边界，自我与他者的对峙就将形成。当我们将“中医”拆解，对中医这一领域的内部群体来说，非中医者即是他者；对医的圈层来说，非医即是他者；对中国的语境而言，域外即是他者。深度、微观的学理探究固然重要，但跳脱出边界远望，往往会引出近距离观看时想象不到的惊喜视角。日本天体物理学科出身的山田庆儿对于中医的研究，正是这样一种难得的三重他者视界。

没有系统中医教育熏染，对于许多中医学者默会的常识与传统知识，山田庆儿则会一视同仁地从根基处提出质询，打破惯性的认知，从而使对问题的考察更加严谨确凿。而这些问题往往是对中医太过熟识者的盲区。如对于《素问·腹中论》所言“灸之则喑，石之则狂……石之则阳气虚”，其中的“石”，于中医学科背景的人看来，极易理所当然地理解为砭石之法，也就是以砭石刺破的意涵。甚至在王冰注解中，都将之理解为“石，谓以石针开破之”。但作者质疑此说，并发现了杨上善注中指称“手术器具”和“罨法器具”的两说矛盾之处，提出疑问：“形状和用途都不同的两类医疗器具，果真被用同一个名称来称呼吗？”后考证，此处所谓“石”应不是砭石，而是罨法专用的石制器具，起到温熨之效。原因在于，《黄帝内经》中并没有以“石”明确指称砭石的用例。① 这种对存在普遍共识的知识的重新发问，还体现在作者对马王堆帛书、《黄帝内经》以及本草学确立的考察之中，对此不再赘述，有待读者诸君未来在书中留意。② 此外，对于出土针具是否专门用于针灸的问题，山田表现出了有如考古研究者的慎重。他认为，如果没有其他确定的医疗用具、医书和针具一并埋藏，就无法将医疗用针与其他用途的针区别开。基于这样的原则，能“被确认为针法用针的汉代唯一的遗物，是从河北省满城县中山国靖王刘胜墓中，与刻有

① 《灵枢·痈疽》有“发于内踝，名曰走缓，其状痈也，色不变，数石其输，而止其寒热，不死。或可释为以石刺之”。因而此处所言“《黄帝内经》中并没有以‘石’明确指称砭石的用例”待考。

② 山田慶皃『中国医学の起源』、32-33、128-129、266、268-269 頁。

“医工”铭文的铜盆及其他医疗器具一同出土的金、银制的针”。[①] 这种似有置身事外之感的视角，不会裹挟为中医“发声”的敏感执念，却可为研究增加严谨、客观与冷静。而这种对出土针灸用具的严格判断，如今也是中医文物研究领域所持守的标准，从 2012 年出土的天回医简及伴随面世的髹漆人像的研究与判断中，即可见得。

对于古书中记载的一些特殊疗法，作为日本研究者的山田庆儿进行了颇为独特的关注与理解。在古代多部文献中都记载了用艾熏灸的治法，如对腹股沟疝气患者，可在阴囊处开口涂抹药汁、浇酒，之后在伤口上施灸。山田氏由此联想到《礼记》中所载的用牺牲祭祀的过程，认为二者惊人地相似，因而为这一疗法披上几分咒术的意味。他还由此结合《五十二病方》中的咒术疗法进行发挥，猜想古人认为此类病症的施灸点，正是疫鬼进入身体引致疾病的场所。他甚至在后文论及“脉”概念的出现时提出独到的假说：“所谓脉，原本是侵入体内疫鬼的通路，从而也是疾病暴露的进路，或说疾病所属的区域。”[②] 笔者由此联想到，在江户时代即开始广泛流行于日本民间的妖怪文化，是否也对作者的关注与猜测有所影响；而有关疾病、身体观与妖怪的附身之间微妙的历史文化关联，日本学者安井真奈美在 2022 年刚刚出版的新作《被盯上的身体：疾病、妖怪与性别》一书中，更展开了颇有趣味和深意的讨论[③]。此外，在《中国医学的起源》中，大量引用了同时代日本研究者的相关成果，因此阅读该书也将成为中国学者了解日本中医研究进向的一个便捷途径。

最后，书中多处体现出山田庆儿的物理学科背景特征。最显著的是，作者十分善用图表、公式，把本来混杂于文本中的理论进行逻辑化整理，除上文提到的《黄帝内经》的流派图，还绘制了本草学发展的地理分布“四边形”，勾画出“向西至青海、西藏，向南甚至到达越南的，药物的广大交易圈”。[④] 在对人体卫气运行理论进行精细分析时，则绘制了颇具现代数理意味的运行图（见图 2），使《黄帝内经》中复杂的卫气运行描述变得

① 山田慶兒『中国医学の起源』、12、54 頁。

② 山田慶兒『中国医学の起源』、66、71 頁。

③ 参见安井眞奈美『狙われた身体：病いと妖怪とジェンダー』平凡社、2022。

④ 山田慶兒『中国医学の起源』、152-153 頁。

简明清晰。与之相类，在探讨不同医经流派本草理论之间关联的研究中，作者绘制了“本草五味模式”图，[①] 通过形象的折线试图帮助读者更直观地看到诸多流派之间的相关性与相似性。书中还表现出鲜明的理性思想特征。作者辨识出隐含于医经中的“经脉”概念有两别，将指称血管者命名为“经血脉”，串联孔穴的命名为“经穴脉”，继而提出，伴随针刺技法从出血到不出血的变化，经穴脉的概念逐渐从原先的经血脉基础上显现。[②] 对于五行学说，作者也没有止步于对划分万物属性的五种类目的简单描述，而是更进一步，阐释五行这种分类理论能长久运用的原因：“分类之所以成为对认识有真正意义的东西，成为说明对象世界存在方式的东西，是因为它给出了同类间及异类间关系与作用的原理。”[③] 亦即五行的相生相克等互动性学说，才是其最重要的价值。

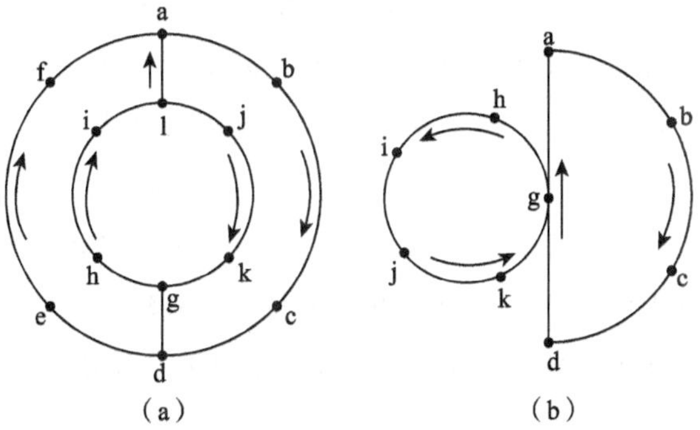

图 2　山田庆儿所绘卫气运行回路示意图

资料来源：山田慶兒『中国医学の起源』、360 頁。

理性的分析固然能使本就模糊的古代中医语言清晰化。但也应看到，正是因为这种模糊性，在有些情况下，似乎过于现代、科学、逻辑的框架反易成桎梏，难以对具有“流动性”的思想进行严格的框定。因而这一跨学科隐喻、转化的边界究竟在何处，似是未来仍可不断尝试、探究的议题。

① 山田慶兒『中国医学の起源』、199 頁。

② 山田慶兒『中国医学の起源』、71 頁。

③ 山田慶兒『中国医学の起源』、408 頁。

余 论

至此，也仅仅是笔者对山田庆儿先生《中国医学的起源》一书几方面特点的浅见，以及在阅读过程中深感惊喜或敬佩之处的简述。书中尚有太多值得深入挖掘、理解的创新性观点，以及丰富的文献史料，因篇幅所限恕不能枚举，也姑且算作给未来读者诸君的留白。

当山田先生对《黄帝内经》的最终成型系统书写完毕之时，有这样一段文字：

> 医师们不再借权威之口讲述，问答形式的著作让位于论述形式的著作。黄帝学派的医学已经不存在了，中国医学开始形成。在中国医学形成期历史中看到的正是这种模式：即便新要素出现，旧要素也持续存在而不会消失。旧要素或与新要素共生，或被新要素重新解释，或改变形态，或被其他模型置换，或被转移到另一个体系中，或有时跨时代复活。在这种意义上，没有任何东西消失，反而使整体不断变得丰富。尽管内部存在无数小的龟裂与断层，但它看起来，始终是一味的，连续的量的膨胀。只有这个模式，实际上才是贯穿中国医学历史的模式。①

每读至此，竟有不忍释卷之感。历史书写到这里，仿佛为中国医学的确立画上了句点，却也是后世医者出发的起点。而为了给之后已然愈加清晰的历史发展脉络续上一个合理通顺的前奏，山田先生旁征博引，秉续着陶弘景“读书万余卷，一事不知，以为深耻”的情怀。② 上段文字透出作者对中国医学经验性的认识，而经验的积累、延续则需要理论的抽象建构。作者亦发现，在这一经验与理论的互动、增补过程中，势必会出现抵牾，在五行学说、九宫八风等分类体系中已然显见。对此，作者提出了问题，尚未给出答案，却已有后来的理论研究者接续了这一征途。这也是作为医史学者的山田庆儿的关切：在文本中看到问题，在文本中寻找答案。

① 山田慶兒『中国医学の起源』、456-457 頁。
② 山田慶兒『中国医学の起源』、164 頁。

2018年，在一次笔者与李约瑟研究所梅建军教授的对谈中，梅建军教授提出了这样一个问题：海外的中医研究者与中国的中医研究者有怎样的不同？读了山田先生的这本书，或许这一问题的部分答案得以彰显。在上文提及的腹股沟疝气施灸治疗的记录中，作者注意到文献中有先在用砭刺开的伤口上施灸，后又在太阴、太阳脉进行施灸的做法，① 而后，却将关注继续落在咒术与灸法起源的历史问题，没有进一步联络其他针刺记载中的共性，从而提炼出针灸普遍具有的“近治”与“远治”作用规律。② 同样，对于针刺补泻中“方圆”的隐喻，作者找寻了全面的文献进行比对、分析，甚至触碰到中国文化意涵中方圆与动静的关联，③ 却始终未引申提及。对于实践来说这一理论背后的规律和意义，即实际是对不同程度针刺刺激的另一种描述。④ 而这些由后来的中国学者提出的更简化的规律与原则，才最终缩短了文本与临床实践之间的距离。因而读至此类文段，总有逼近最后一层窗纸，却终未捅破的喟叹。但这也确是文献与历史研究解决问题的范畴而致。

在理想的情况下，也许中医的研究应是一条由历史学者提出疑点、文献学者考证始源、理论学者提炼规律、实验学者验证效性、临床学者付诸实践的完整纽带。加入这一行列的研究者日增，在各司其职的同时形成关联更为密切的共同体。既可彼此开阔视野，避免坐井观天；又可将研究的意义落于自身领地，不致背负虚妄的质询。伴随更多诸如此书的译介工作，以及更广泛、自由的学术交流，或许这样的理想境界指日可待。

感谢廖育群老师最初对《中国医学的起源》的推荐，为我打开了一片未曾探索的精彩世界；感谢赵京生老师在本文的撰写与修正过程中提出的宝贵意见。

［姜姗，北京协和医学院助理研究员］

（责编：黄薇）

① 山田慶兒『中国医学の起源』、66頁。

② 参见赵京生《针意》，人民卫生出版社，2019，第84~89页。

③ 山田慶兒『中国医学の起源』、448-449頁。

④ 参见赵京生主编《针灸关键概念术语考论》，人民卫生出版社，2012，第375~377页。

冷战医疗史研究新作：美苏医疗合作在东欧*

——评《跨越铁幕的小儿麻痹症：匈牙利与流行病的冷战》

魏 崴

20世纪90年代以来，受医疗社会史研究潮流影响，冷战史学者开始将医疗疾病问题纳入研究范围，考察传染病的全球流行、医疗知识和技术的跨域流动及跨国疾病防治合作究竟在何种程度上影响冷战进程。① 其中，简·布里克曼（Jane Pacht Brickman）探讨了民间医疗团体如何参与冷战政治，以及麦卡锡主义和反共意识形态如何影响医学实践。② 马科斯·奎托（Marcos Cueto）认为20世纪50年代拉丁美洲推行的疟疾预防、根除工作，实际是美国政府、洛克菲勒基金会资以利用的政治工具。③ 克里斯汀·霍姆伯格（Christine Holmberg）等人收录了一系列聚焦欧洲、南亚、东亚、西非和美洲等地区防治传染病，并探讨疫苗与国家权力、国家认同之间关系的文章。④ 鲍

---

* 本文是国家社科基金重大项目“美国民权运动史”（项目批准号：22&ZD252）的阶段性成果之一。

① 相关研究成果参见 John Farley, *To Cast Out Disease: A History of the International Health Division of the Rockefeller Foundation, 1913-1951*, Oxford University Press, 2004; Ellen Leopold, *Under the Radar: Cancer and the Cold War*, Rutgers University Press, 2009; Eun Kyung Choi and Young-Gyung Paik, “A Vaccine for the Nation: South Korea's Development of a Hepatitis B vaccine and National Prevention Strategy Focused on Newborns,” in Christine Holmberg, Stuart Blume and Paul Greenough eds., *The Politics of Vaccination: A Global History*, Manchester University Press, 2017, pp. 99-118。

② Jane Pacht Brickman, “‘Medical McCarthyism’: The Physicians Forum and the Cold War,” *Journal of the History of Medicine and Allied Sciences*, Vol. 49, No. 3 (1994), pp. 380-418.

③ Marcos Cueto, *Cold War, Deadly Fevers Malaria Eradication in Mexico,* 1955-1975, Johns Hopkins University Press, 2007.

④ Christine Holmberg, Stuart Blume and Paul Greenough eds., *The Politics of Vaccination: A Global History*.

勃·莱因哈特（Bob H. Reinhardt）讲述了冷战时期美国政府主导的全球天花根除运动的进展及遇到的问题。① 安娜·盖尔泽（Anna Geltzer）讨论冷战塑造的形象和观念如何导致美苏在生物医学交流中产生误解。② 朱迪斯·纽曼（Judith L. Newman）讲述了美国利用儿童来进行秘密医学实验，推动医学的进步，以对抗来自苏联的威胁。③

综观现有研究成果，不难发现多数是以西方或后殖民主义视角研究冷战医疗疾病史问题，对位居冷战另一方的东欧国家的健康疾病、医疗卫生等问题往往着墨不多。而且，易受疾病侵扰的儿童群体在冷战时期具有何种社会价值和时代意义，也没有引起研究者的足够关注。2018 年，剑桥大学推出由多拉·瓦加（Dóra Vargha）④ 撰写的《跨越铁幕的小儿麻痹症：匈牙利与流行病的冷战》（以下简称《跨越铁幕》）一书，⑤ 将上述研究视野和问题意识融为一体，考察冷战双方围绕小儿麻痹症的防治等问题如何展开跨越意识形态的医疗合作，是以东欧视角重思冷战医疗疾病史的最新代表成果之一。该书一经出版就产生了较大反响，《医疗社会史》《医学史公报》《科学史协会期刊》等领域内权威期刊相继刊登书评肯定其学术价值。⑥

---

① Bob H. Reinhardt, *The End of A Global Pox: America and the Eradication of Smallpox in the Cold War*, North Carolina University Press, 2015.

② Anna Geltzer, "In a Distorted Mirror: The Cold War and U. S. -Soviet Biomedical Cooperation and (Mis) understanding, 1956-1977," *Journal of Cold War Studies*, Vol. 14, No. 3 (2012), pp, 39-63.

③ Judith L. Newman and Gregory J. Dober, *Against Their Will: The Secret History of Medical Experimentation on Children in Cold War America*, St. Martin's Press, 2013.

④ 多拉·瓦加的研究领域是冷战史、疾病史、儿童史，对冷战时期全球健康、疫苗、疾病、儿童、残疾等问题抱有浓厚兴趣。除了本书，多拉还发表了一些较有分量的学术成果，参见 Dóra Vargha, "Vaccination and the Communist State: Polio in Eastern Europe," in Christine Holmberg, Stuart Blume and Paul Greenough eds. , *The Politics of Vaccination: A Global History*, pp. 77-98; "Socialist Utopia in Practice: Everyday Life and Medical Authority in a Hungarian Polio Hospital," *Social History of Medicine*, Vol. 31, No. 2 (2018), pp. 373-391; "The Socialist World in Global Polio Eradication," *Revue d Etudes Comparatives Est Ouest*, Vol. 1, No. 1 (2018), pp. 71-94; "Between East and West: Polio Vaccination across the Iron Curtain in Cold War Hungary," *Bulletin of the History of Medicine*, Vol. 88, No. 2 (2014), pp. 319-343。

⑤ Dóra Vargha, *Polio Across the Iron Curtain: Hungary's Cold War with an Epidemic*, Cambridge University Press, 2018.

⑥ 学术界针对该书的书评参见 Donna Harsch, "Polio Across the Iron Curtain: Hungary's Cold War with an Epidemic by Dóra Vargha (review), " *Bulletin of the History of Medicine*, Baltimore Vol. 93, No. 4 (2019), pp. 633-634; Samantha Clarke, "Polio Across the Iron Curtain: Hungary's

本文将对此书的观点、内容进行初步评介，以探究其在冷战史、医疗社会史领域的学术价值和方法论贡献。

一 《跨越铁幕》里的故事

《跨越铁幕》以冷战时期暴发在匈牙利的小儿麻痹症疫情为切入点，将东欧社会主义国家在全球抗击小儿麻痹症疫情行动中发挥的作用置于关键位置，集中探讨东欧各国如何定义小儿麻痹症、制定防疫政策、推行疫苗接种计划以及如何将防疫问题政治化，分析为何在冷战时期政治对抗最为激烈的年代，铁幕两边的国家能够超越意识形态分歧，开展医疗合作，从而重新评估小儿麻痹症给国际社会造成的长期影响。①

以往的研究者认为，医疗疾病问题是国家内部事务，保持健康是公民个人的行为准则，因而总在民族国家框架内探讨疾病问题。但本书指出细菌和传染病可以跨越地理和政治疆界的特点，特别是小儿麻痹症具有全球传播特性，需要研究者跨越民族国家界限，关注公共卫生问题的跨国属性。因此，《跨越铁幕》一书试图构建疾病传播史新的解释框架：在匈牙利暴发的小儿麻痹症疫情，不仅是当地政府面临的巨大挑战，还逐渐演变成一场全球性的公共卫生危机。一方面，新生的匈牙利共产主义政权需要通过防治这种严重危害公共健康的传染性疾病来稳定政权，增强政府公信力；另一方面，传播范围日益扩大、危害程度日益加深的小儿麻痹症逐渐成为国际社会亟须面对的难题。②

面对这一公共卫生危机，在紧张的冷战政治斗争氛围之下，冷战双方如何开展“跨越铁幕”的医疗合作？以无线电通信为基础的通信网络成为关键。1956 年，匈牙利开始尝试通过无线电与国际社会取得联系，而西方

Cold War with an Epidemic by Dóra Vargha (review)," *Canadian Bulletin of Medical History*, Vol. 36, No. 2, 2019, pp. 500-503; Liza Piper, "Polio Across the Iron Curtain: Hungary's Cold War with an Epidemic by Dóra Vargha (review)," *A Journal of the History of Science Society*, Vol. 110, No. 4 (2019), pp. 860-861; Viola Lászlófi, "Polio Across the Iron Curtain: Hungary's Cold War with an Epidemic by Dóra Vargha (review)," *The Hungarian Historical Review*, Vol. 9, No. 4 (2020), pp. 756-761。

① Dóra Vargha, *Polio Across the Iron Curtain: Hungary's Cold War with an Epidemic*, pp. 3-4.

② Dóra Vargha, *Polio Across the Iron Curtain: Hungary's Cold War with an Epidemic*, pp. 65-112.

国家也通过电台对匈牙利的求助信息给出反馈。在了解匈牙利的需求之后，国际红十字会、国际预防传染病协会等非政府组织向匈牙利输送了稀缺的医疗物资，如铁肺等。这些设备和技术在匈牙利抗击疫情的过程中发挥了关键作用。而匈牙利的医疗人员也积极利用这样一种特殊契机寻求国际援助，解决国家公共卫生系统和医疗防护体系之间的结构性矛盾。

那么，匈牙利政府为何会搁置意识形态分歧，接受甚至主动寻求西方援助？除上述应对疫情的现实需要，还与社会主义国家形象的建构和核心价值密切相关。作者指出，在社会主义国家话语体系里，坚持“人民至上，生命至上”是自身意识形态的核心要义，保护公民生命健康权是“国家义不容辞的责任”。因此，在应对复杂多变的传染病疫情时，社会主义国家必须不惜一切代价保护民众，尤其是作为“国家和民族光明未来象征”的儿童的身体健康。① 在社会主义国家的宣传话语里，儿童是“比任何成年人都要优秀的、苏维埃国家终极的模范公民”。保护作为“未来模范公民”“国家重要人力资源”的儿童不受疾病侵害，就是在为社会主义现代化建设储备人才。这成为匈牙利政府“向不可能的盟友”求救的“理由”。② 另外，对于西方国家来说，以一种充满人文关怀的方式与社会主义国家接触，无疑可以增强西方国家在社会主义国家中的影响力，这同样在总体上符合他们的核心利益。总之，作者认为，围绕小儿麻痹症的防治，东西方国家并未产生较大分歧，而是在保护儿童这一共同需求之下，形成合作共识，并搭建起合作渠道。③

合作的必要性已被证实，合作的渠道也已建立，然而如何阻断小儿麻痹症疫情在全球的传播，成为冷战双方需要共同应对的难题。面对疫情防控的风险及不确定性，置身于纷繁复杂的冷战政治斗争中的匈牙利政府在等待国际救援的同时，开始运用国家行政权力强制防疫，使疫情防控成为与国家命途相关的政治问题。④ 国家制定严格的隔离和限行政策，推行疫苗

---

① Dóra Vargha, *Polio Across the Iron Curtain: Hungary's Cold War with an Epidemic*, pp. 38–44.

② Dóra Vargha, *Polio Across the Iron Curtain: Hungary's Cold War with an Epidemic*, p. 97.

③ Dóra Vargha, *Polio Across the Iron Curtain: Hungary's Cold War with an Epidemic*, pp. 40–41.

④ 近年来，疫苗史的政治维度受到国内外学者的关注。他们探讨国家与公民在疫苗问题上的政治角逐、国与国之间的疫苗分配，以及关于是否应该由国家强制推行疫苗接种计划的政治争议。相关研究成果参见李晶《美国公共卫生管理权与民众自由权利的博弈——基于

接种，并将家庭配合国家保护儿童的责任制度化。这些强制措施在防疫早期起到一定效果。然而，随着时间的推移，小儿麻痹症发展方向的“不可预测性”和防疫技术“在科学上的不确定性”，使动用国家行政权力防疫的混乱和效率低下等问题开始凸显。普通民众对小儿麻痹症的漠视、对州法规的遵守程度低于预期、接种疫苗的实际数量低于预期等问题，加剧了抗击疫情的困难。面对困境，医务人员开始寻找更灵活的预防和治疗传染病的方式，家长们也开始自主选择防疫办法。最终，在“公民个人健康权利”与“国家公共卫生管理权力”孰更具优先级的争论愈演愈烈的背景下，匈牙利的索尔克疫苗接种计划因管理混乱、疫苗技术不成熟以及民众抵制而宣告失败。此后，更优质的替代品萨宾疫苗开始推广，并帮助匈牙利成功战胜疫情。①

在全球共同的努力下，匈牙利的小儿麻痹症疫情最终消散，然而作者所要叙述的故事并未结束。因为，小儿麻痹症在社会层面的影响并未消失，成千上万患有后遗症的人不再得到国家的特别关注，沦为“隐形人”。② 小儿麻痹症患者与正常人间的隔阂也持久存在，他们无论是在“找工作、建立家庭还是选择朋友”时，往往都受到排斥。于是，这些“被遗忘的人”开始积极参与公民权利运动，力争享受平等的社会和经济福利，开启了一段边缘群体与国家权力相抗争的斗争史。③ 与此同时，全球范围内根除小儿麻痹症的行动正式开启。一些非洲、拉丁美洲国家沿用匈牙利的大规模疫苗接种模式，在“成功消灭”小儿麻痹症方面取得显著成效。然而，根除小儿麻痹症行动进展迅速的同时，反疫苗接种运动也开始在全球发酵。在冷战时期，对疫苗的怀疑和抵制，对国家强制接种的不信任，对个人健康权利与公共卫生安全孰轻孰重的争论，始终影响和塑造着根除小儿麻痹症

“雅各布森诉马萨诸塞州案”的解读》，《世界历史》2020 年第 5 期，第 33～44 页；David Oshinsky, *Polio: An American Story*, Oxford University Press, 2005；Gareth Millward, *Vaccinating Britain Mass Vaccination and the Public since the Second World War*, Manchester University Press, 2019；Elena Conis, *Vaccine Nation: America's Changing Relationship with Immunization*, Chicago University Press, 2015。

① Dóra Vargha, *Polio Across the Iron Curtain: Hungary's Cold War with an Epidemic*, pp. 123–139, 143–146.

② Dóra Vargha, *Polio Across the Iron Curtain: Hungary's Cold War with an Epidemic*, pp. 204–205.

③ Dóra Vargha, *Polio Across the Iron Curtain: Hungary's Cold War with an Epidemic*, pp. 200–203.

的公共卫生实践。[1]

总之，小儿麻痹症严重影响民众身体健康，严重打击战后世界各国人民对科学技术和医疗水平的信心，成为国际社会保持长治久安中极为不稳定的因素。为了使民众免遭小儿麻痹症的侵扰，铁幕两边的国家创造出一个较有“弹性”的跨国合作空间，并在通力合作的基础上，开发出能有效阻遏其传播的疫苗。因此，作者认为，根除小儿麻痹症的行动不仅仅是“美国故事”，因此应该重视东欧国家特别是匈牙利在其中发挥的作用。[2]

二 《跨越铁幕》的研究创新

如上所述，《跨越铁幕》一书从匈牙利的小儿麻痹症出发，展现了冷战双方跨越意识形态的医疗合作。与同类研究相比，该书虽然在研究主题和路径方面有颇多相似之处，但该书视野开阔、观点新颖，不仅在研究对象上有新的拓展，在研究视角和理论运用上也有独到之处。具体说来，有以下几点。

其一，该书将“儿童”这一群体置于分析冷战医疗合作的关键位置。作者指出，与流感、结核病等传染性疾病相比，小儿麻痹症的致死率相对较低，那么，为什么这样一种并不一定致命的疾病会在冷战防疫议程之中处于特殊位置，促成跨越意识形态阵营的国际合作？作者认为，这与它影响的群体（儿童）具有密切联系。对于一个现代国家来说，不论是发展生产，还是发动战争，都仰赖公民强健的体魄，而健康的儿童是拥有一个健康公民团体的基石。冷战时期，儿童作为未来社会“接班人”的属性变得更加明显，关注并保证儿童身体健康成为事关国家未来大局的头等大事之一。在社会主义国家的话语体系里，儿童是“国家的希望和民族的未来”，是“社会主义事业的接班人”。在资本主义国家的话语体系里，保护儿童就是保护国家未来潜在的“人力资本”，进而可以确保国家经济发展的潜在动力。因此，儿童才是“冷战合作的催化剂”，而这也是跨越意识形态分歧的医

① Dóra Vargha, *Polio Across the Iron Curtain: Hungary's Cold War with an Epidemic*, pp. 184-194.

② Dóra Vargha, *Polio Across the Iron Curtain: Hungary's Cold War with an Epidemic*, pp. 170-179.

疗合作得以顺利推进的重要原因。[①] 总之，作者认为小儿麻痹症危害儿童的特性，促使各国以保护儿童的名义跨越政治分歧，推动各国在科技、医疗卫生等领域开展深入合作，而这也反映了全球对儿童福利和健康的日益关注。[②]

其二，该书注意到了冷战时期卫生防疫问题政治化的倾向。随着现代国家的建立，地域联系日益密切，疾病从“个体性、地域性”的问题，转变为“社会性、超地域性”的问题。[③] 卫生问题也日益制度化、政治化。[④] 作者指出，面对严重的流行病，将自身定位为“通向光明和富有成效未来的唯一答案”的新生匈牙利政权，必须防止小儿麻痹症给人民带来严重的健康危害，因为这将削弱人们的共产主义理想信念。在匈牙利政府看来，一个有希望的国家必定能够在卫生防疫方面做到卓有成效，这是展现自身制度和生活方式优越性的良机。因此，防疫不仅是一项公共卫生任务，还是一种政治责任。有效阻遏小儿麻痹症疫情成为国家政治生活和意识形态话语中的重要内容。除了作为政治宣传话语，防治小儿麻痹症还体现在国家日常的行政管理职能之中。比如，加强意识形态教育，分发科学防疫宣传材料，制定疫情信息周报，向公众定期展现疫情地理传播路径和感染人数，设立专门部门负责儿童个人卫生和日常行为管理以及日常健康监测。[⑤] 由此，作者认为，针对小儿麻痹症的卫生防疫行为，是一种由国家主导的“政治性”行为。

其三，从方法论创新的角度来说，该书打破西方中心论的桎梏，采取“东欧视角”重新审视由西方国家主导的冷战全球公共卫生安全格局。传统医疗疾病史研究往往将美国和西欧在消灭疾病、拯救人类生命等行动中发挥的作用置于关键位置，却忽视其他国家在防治传染病过程中做出的贡献。[⑥] 这些研究大都以美国为中心，基于后殖民背景，以洛克菲勒基金会或

---

① Dóra Vargha, *Polio Across the Iron Curtain: Hungary's Cold War with an Epidemic*, p. 36.

② Dóra Vargha, *Polio Across the Iron Curtain: Hungary's Cold War with an Epidemic*, pp. 36–45.

③ 胡宜：《送医下乡：现代中国的疾病政治》，社会科学文献出版社，2011，第 3 页。

④ 〔日〕饭岛涉：《鼠疫与近代中国：卫生的制度化和社会变迁》，朴彦、余新忠、姜滨译，社会科学文献出版社，2019，第 336~337 页。

⑤ Dóra Vargha, *Polio Across the Iron Curtain: Hungary's Cold War with an Epidemic*, pp. 10–20.

⑥ 例如，大卫·奥辛斯基将小儿麻痹症的历史描述为一部“美国故事”，强调美国在疫情中受到的影响，以及在全球范围内根除小儿麻痹症行动中发挥的积极作用。与此类似，娜奥米·罗杰斯将二战时期美国应对小儿麻痹症的努力视为“美国医学的黄金时代”，参见 David Oshinsky, *Polio: An American Story*; Naomi Rogers, *Polio Wars: Sister Kenny and the Golden Age of American Medicine*, Oxford University Press, 2013。

世界卫生组织为主导，是一部领导人物和强大组织的历史。实际上，匈牙利同样饱受小儿麻痹症困扰，并在防治这种传染性疾病的行动中发挥了重要作用。该书正是以“东欧视角”切入，还原了这段鲜为人知的疾病史。20世纪50年代末，就在资本主义阵营和社会主义阵营的政治对抗如火如荼之时，匈牙利政府控制小儿麻痹症疫情的方法却得到了西方国家医疗专家的认可。这些医疗方法不仅通过医疗合作与交流的形式传播到其他国家，为各国争相效仿，还为医疗人员、医疗物资等在铁幕两边流动提供了便利。① 值得一提的是，以往的研究多强调由西向东的单向知识输出，而该书则把从东向西的双向信息流动放在突出位置。作者认为，以往所谓的“自由国际主义”叙事模式，已经不符合历史研究的现实需要，无法还原匈牙利病毒学家、医生、公共卫生官员甚至匈牙利家长成功利用国际资源，积极参与全球医疗设备和治疗方案“大交换”以应对小儿麻痹症疫情的历史真相。

另外，从纠正研究价值取向的角度来说，该书打破对东欧社会主义国家的刻板印象，肯定了匈牙利的防疫经验和贡献。一般来说，以西方为中心的研究往往刻意贬低东欧国家的防疫经验，有意忽视它们在全球抗疫中的贡献。② 在这些研究中，社会主义国家甚至作为反面典型存在，理由是东欧国家动用国家行政权力进行强制性防疫的做法，侵犯了公民所谓的个人自由权利，致使国家权力过度膨胀，减弱了社会团体和组织的活力，从而使国家对社会公民处于不平衡的支配状态。与此相反，作者认为匈牙利的防疫经验是值得肯定和借鉴的。尽管公民享有基本的生命健康权，对个人的健康自我负责，但是当遭遇严重的传染性疾病侵扰之时，个人自我保护的能力是非常有限的。此时，依靠国家行政力量强制抗疫模式的优越性就凸显出来。这种防疫模式具有强制力、约束性，能够集中力量办大事，统筹安排疾病救助、观念推广、设备管理、物资分发等方面的事务，从而能

---

① Dóra Vargha, *Polio Across the Iron Curtain: Hungary's Cold War with an Epidemic*, pp. 4-17.

② 例如，鲍勃·莱因哈特将全球天花根除运动与美国的国内外政策结合起来，认为美国的主导、推动在根除天花的全球医疗实践之中发挥了关键作用。参见 Bob H. Reinhardt, *The End of A Global Pox: America and the Eradication of Smallpox in the Cold War*。与此类似，大卫·奥辛斯基也将小儿麻痹症放在美国国内史的框架里进行研究。参见 David M. Oshinsky, *Polio: An American Story*。

够对有害防疫大局和公共卫生安全的行为进行制约，提高抗击疫情的效率。[①] 因此，研究者不应囿于对东欧社会主义国家的刻板印象，应当看到匈牙利政府政策的“灵活多变”以及面对严重疫情挑战时“令人惊讶的多样化治理方式”。匈牙利政府积极接受西方的医疗知识和援助，公开与持不同政见者合作，在与美国的疫苗外交中摒弃冷战意识形态成见，积极有效解决公民诉求并为儿童提供医疗护理，展现了社会主义国家更为务实的抗疫方式和治理模式。[②]

其四，该书还将“疾病的隐喻”概念引入研究中。“疾病的隐喻”是苏珊·桑塔格（Susan Sontag）提出的概念。桑塔格认为疾病不仅属于“美学和道德范畴”，还经常跨越种族和政治界线，成为“某一政治团体对付异己或敌对力量的修辞学工具”。[③] 因此，疾病是一种脱离了病人意识而存在的社会制度和社会现实的体现，是否患病往往与病患的品性或所处的社会状况相挂钩。健全社会往往与“公民身体健康”联系起来。[④] 作者借用这一隐喻，解析冷战宣传战话语蕴含的逻辑，即把不受病痛侵害的躯体与国家的强大联系起来：一个健康、没有疾病并且充满活力的公民群体，一定程度上反映国家的强大与行政管理体系的高效，而“无菌、清洁和有组织的家庭”成为一个“强大和成功国家的核心”。例如，苏联卫生学家就把现代性国家治理和健康生活联系起来，认为“规律的生活能带来健康的身体以及多产和幸福的人丁”，同时“强壮的身体产生平衡的头脑”，而平衡的头脑又选择“最理性、最公平、最不可避免的政治、社会和经济结构”（即社会主义制度）。[⑤] 冷战时期，“疾病的隐喻”被更加广泛地调动起来，即“把任何一种自己不赞成的状况都称作疾病”。通过致力于现代卫生事业的管理，匈牙利等社会主义国家在建构国家治理话语体系时，在卫生状况与社会制度间制造出一种逻辑关系——“健康的身体选择合适的制度，而合适的制度产生强健的体魄”。与此相反，西方国家则将东欧社会主义国家的政治状态比作一种疾病，用“遏制”和“感染”来形容与它的对抗和联系。特别

① Dóra Vargha, *Polio Across the Iron Curtain: Hungary's Cold War with an Epidemic*, pp. 113–146.

② Dóra Vargha, *Polio Across the Iron Curtain: Hungary's Cold War with an Epidemic*, pp. 210–211.

③ 〔美〕苏珊·桑塔格：《疾病的隐喻》，程巍译，上海译文出版社，2003，第65~77页。

④ 〔美〕苏珊·桑塔格：《疾病的隐喻》，第67页。

⑤ Dóra Vargha, *Polio Across the Iron Curtain: Hungary's Cold War with an Epidemic*, pp. 92–93.

是在界定它们之间的外交和经济关系时，这些隐喻经常被调动起来。通过强调共产主义与“疾病”的关系，并把罪恶都归咎于这一制度，西方国家希望构建出有助于遏制其“传播”的话语工具。因此，疾病隐喻的使用与意识形态斗争和跨阵营关系密不可分。然而，东欧抗击小儿麻痹症的行动取得初步成效后，“疾病”“感染”“遏制”等词语的使用不再被固定在隐喻层面。小儿麻痹症疫情在全球蔓延证实疾病与社会主义制度没有关联性，而东欧社会主义国家抗疫实践的成功也阻止了这种污名化倾向的蔓延。于是，疾病隐喻在很大程度上转化为在“铁幕上打洞的技术”，并开始推动双方从冷战对立走向合作共赢。[①] 总之，“疾病的隐喻”概念的使用，揭示了冷战疾病政治更深层次的逻辑机理，展现了冷战双方在疾病问题上的意识形态争夺。

其五，该书运用“后疾病史”视角，对长时段的传染病流行史进行了考察。惯常的疾病史研究往往在流行病的浪潮退却或是疾病被消灭之时便画上句号，因为流行性疾病“挑战民众对医疗体系和政治制度的信心”，撕裂社会结构，观者都渴望历史学家在书写这一段人间惨剧之时为其画上圆满的句号，即所谓“人类终将战胜病魔，消除一切痛苦与磨难”的胜利者叙事。[②] 在作者看来，一方面，从以史为鉴的角度来说，沉浸在战胜传染病的“虚假胜利”中，遗忘小儿麻痹症造成的严重后果是危险的，这不利于总结经验教训；另一方面，从历史研究价值取向角度来说，书写特定时期流行病史并不是为了满足读者对故事结局的期待，而是一个涉及历史书写的道德和人文关怀，以及历史研究的规范和旨趣的专业性问题。因此，疾病被消灭之后的历史，即疾病肆虐造成的精神创伤，抗击疫病给社会结构、社会制度、生活方式带来的深刻改变，以及防治疾病留下的社会文化遗产，同样是疾病史的重要部分，值得进一步研究。

因此，为了严守历史研究的矩度，不使研究对象和研究结果被选择性忽略，作者专设“小儿麻痹症结束之后”一章，在宏大的国际背景下探讨匈牙利小儿麻痹症疫情暴发后的社会、经济和文化状态，追溯幸存者的命运，同时探究小儿麻痹症留下的深刻烙印。实际上，以往的研究往往将传

① Dóra Vargha, *Polio Across the Iron Curtain: Hungary's Cold War with an Epidemic*, pp. 206-207.

② Dóra Vargha, *Polio Across the Iron Curtain: Hungary's Cold War with an Epidemic*, pp. 204-205.

染病大流行视作一个短暂的、有明确界限的时期，忽视其有可能带来的长期影响和后果。马克·谢尔（Marc Shell）通过展现那些长期遭受小儿麻痹症后遗症影响的人，以及传染病流行带来的长期社会后果，试图突破过往研究设定的界限。[①] 在马克研究的基础上，该书更进一步，除了展现在“后小儿麻痹症时代”患者的生活状态，还从政治、文化和社会生活各个层面探讨小儿麻痹症给社会结构带来的永久性影响。作者认为，疾病的结束，可能只是人们心中的目标或愿望，它承载着过去发生的事情，成为集体记忆甚至国家记忆的一部分。而且流行性疾病的短暂消失并不意味着故事结束，它是否仅仅从“急性向慢性”转化同样是一个值得深思的问题。伴随着人类社会对病痛的遗忘、对疾病认识的缺乏、对传染病防范意识的减弱，以及公共卫生系统对传染病日常监控的缺失，它是否还会以某种方式卷土重来，都是我们需要进一步思考的问题。[②] 总之，作者呼吁，应该打破传染病“大流行”设定的时空局限，超越惯常的流行病史叙事模式，重新审视传染病疫情发生后深刻的社会变化。

总体上而言，该书对传统的冷战史的基本认知框架形成了新的挑战并做出补充。著名冷战史学者乔尔吉·佩特里（György Péteri）曾提出“尼龙窗帘”（nylon curtain）理论，用以描述铁幕并非“东西方之间不可逾越的鸿沟”，而是能“相互渗透的尼龙窗帘”。而且，他认为，即便是在冷战中最封闭和孤立的时期，冷战双方仍存在经济、政治、文化的“跨境互动”。[③] 与此类似，该书认为冷战所蕴含的“渗透性”和“半开放状态”，使跨越铁幕的医疗合作与医学知识全球交流成为可能。例如，匈牙利医学科研人员经常“参加西方关于小儿麻痹症的学术会议，密切关注病毒学和医学治疗

① Marc Shell, *Polio and Its Aftermath: The Paralysis of Culture*, Harvard University Press, 2005, pp. 204–228.

② Dóra Vargha, *Polio Across the Iron Curtain: Hungary's Cold War with an Epidemic*, p. 204.

③ 对“铁幕”的解构参见 György Péteri, “Nylon Curtain: Transnational and Transsystemic Tendencies in The Cultural Life of State-Socialist Russia and East-Central Europe,” *Slavonica*, Vol. 10, No. 2 (2004), pp. 113–123; Michael David-Fox, “The Iron Curtain as a Semipermeable Membrane: Origins and Demise of the Stalinist Superiority Complex,” in Patryk Babiracki and Kenyon Zimmer eds., *Cold War Crossings: International Travel and Exchange across the Soviet Bloc, 1940s–1960s*, Texas University Press, 2014, pp. 15–18。

的全球发展趋势，偶尔还会在西方学术期刊上发表论文”。[①] 又如，匈牙利动用国家行政力量实施小儿麻痹症疫苗接种计划的抗疫模式，以及由此取得的防疫经验，对西方世界产生了较大的影响，这同样证明了铁幕并非“铁板一块”。而且，值得注意的是，不仅思想和知识跨越了铁幕，连医疗技术、设备、疫苗也以各种方式“穿过了这道看似不可逾越的墙”。由美国研发的小儿麻痹症疫苗在加拿大生产，然后集中运抵阿姆斯特丹，再由西德的飞行员驾驶瑞士飞机运往布达佩斯。“跨越铁幕”是该书的书名和问题核心，通过展现冷战双方在小儿麻痹症疫情中跨越铁幕的医疗卫生合作，为我们重新审视冷战政治对抗的烈度和广度提供了新的视角。总之，作者认为，匈牙利社会主义政权在面对流行病时，并非完全受意识形态左右，而是在对外交往中表现出惊人的灵活性，并展现了“将铁幕拉下来”，让“专家、疫苗和物资通过的奇特风景”。因此，应该以一种医学史的视角，延续冷战史领域对“铁幕”的解构。[②]

三 《跨越铁幕》的不足与启示

如上所述，《跨越铁幕》一书的优点和创新之处不胜枚举，但同样留有缺憾和可待商榷之处。首先，该书想在有限的篇幅内展现尽可能多的研究关怀，却导致针对某些问题的探讨流于肤浅和形式。例如，作者在第一章指出，小儿麻痹症导致的身体残疾与社会主义国家对“理想的生产性身体”的期待是不一致的。[③] 那么，这种不一致到底怎样影响了国家政权对待小儿麻痹症患者的方式，又是怎样影响了国家与公民之间的关系？作者并未展开讨论。此外，针对冷战时期匈牙利市民社会的兴起，对国家如何利用“清洁”“卫生”等话语来规训民众身体从而加强对民众日常生活的管理，

① Dóra Vargha, *Polio Across the Iron Curtain: Hungary's Cold War with an Epidemic*, p. 11.

② 正如威廉·斯旺森在他的文章中所指出的那样，冷战对抗中格外令人惊讶的一幕是：就在美苏这两个超级大国威胁称要将对方用核武器炸得粉碎之时，在医疗卫生领域，来自美国的科学家阿尔伯特·萨宾却求助来自所谓的“冷战假想敌国”苏联的科学家共同研发疫苗。参见 William Swanson, “Birth of a Cold War Vaccine,” *Scientific American*, Vol. 306, No. 4 (2012), pp. 66-69。

③ Dóra Vargha, *Polio Across the Iron Curtain: Hungary's Cold War with an Epidemic*, p. 5.

照料儿童的责任分配如何体现了性别不平等等问题，作者也只是浅尝辄止。该书的主题是“跨越铁幕”，研究对象是匈牙利小儿麻痹症疫情，却讲述了部分与主题和研究对象无关的细碎事件。这不仅会冲淡主题，还容易导致读者在令人头晕目眩的小事件和宏阔的国际背景的碰撞之下迷失方向。

其次，该书过于强调“跨越铁幕”的特殊性，过于强调冷战政治本身对医疗疾病问题的影响和塑造，却忽视了医疗疾病本身所具有的“超越冷战”的特点，以及防疫体制所具有的前冷战时代的成分和不同于冷战政治的逻辑。实际上，作者探讨的传染病、防疫合作、医疗护理、“后疾病”、残疾人受歧视等问题，也广泛存在于其他时段，抗击全球性传染病也并非冷战时期特有的现象。那么，冷战时期防疫政治相比其他时段，有着怎样的特点？冷战如何使对疾病的定义和防控政治化？小儿麻痹症在匈牙利被消除之后，冷战政治斗争对医疗合作还有哪些影响？这些问题都需要进一步讨论。

最后，对社会主义国家的批评充满意识形态色彩。尽管该书肯定了以匈牙利为代表的社会主义国家在防疫方面做出的贡献，却并未对社会主义制度进行客观评价。作者为了保持“政治正确”，延续了西方国家一贯对社会主义国家使用的批评话语，对社会主义制度进行无端指责，对社会主义国家的日常管理也是苛责求全。例如，作者直接将匈牙利定义为极权主义国家，认为其行政管理的混乱与索尔克疫苗接种计划的失败脱不了干系。实际上，这样一种先入为主的态度，本质上还是一种西方视野下的“他者”研究，不利于全面还原东欧视角的冷战医疗史。

尽管存在上述种种不足，但该书仍然不失为这一研究领域的最新力作之一。除了具体的研究创见，可以说，该书在给学术界持续带来启发和灵感方面贡献更大。因为它不仅关注作为疾病的小儿麻痹症本身，还关注社会制度对疾病政治的构建、行政当局对科学话语的控制，以及社会文化对小儿麻痹症的塑造等外化于疾病的现实政治问题。这种在冷战史研究中引入“医疗疾病”维度的做法，为冷战医疗史的研究开辟道路，也为进一步研究预留出空间。如何运用“东欧视角”重思全球疾病史？如何超越“民族国家史的框架”，推动跨国史视野下的医疗社会史研究？如何在医疗社会史研究中，将“普通民众”“边缘群体”纳入研究视野？如何从阶级、种族、性别维度出发考察医疗实践的社会变迁？如何看待西方个人主义传统与东欧国家主义倾向对公共卫生实践的影响？如何从疾病史视角切入，考察冷战双方既惊人又脆弱的合作关系？该书有助于我们进一步思考这些问题，以及补充和修正我们对冷战史、跨国史以及医疗社会史的认识。

此外，作者采用底层视角，通过运用大量口述史材料，将小儿麻痹症的受害者带到前台，还原了匈牙利抗击小儿麻痹症在社会个体层面的斗争。例如，作者通过讲述小儿麻痹症患者卡塔林·帕拉迪（Katalin Parádi）在1956年的匈牙利革命动荡中寻求从瘫痪中恢复的动人故事，使传统的对冷战意识形态冲突相对冰冷的叙事显得更具人性化色彩。作者通过大量个案，不仅展现了冷战政治对医疗实践的影响，还讲述了在政治变革和社会动荡中的个体如何在夹缝中求得生存的故事。这样一种从下往上看历史的视角，使整个研究更加丰富，更具层次感，也为后续研究的开展提供了方法论指引。

总之，冷战时期是资本主义阵营和社会主义阵营围绕意识形态分歧激烈对抗的年代，它往往引导研究者关注这一时期的冲突与竞争，却忽视可能存在的交流与合作，导致很多惊心动魄、有血有肉的历史隐而不现。因此，该书倡导从“东欧视角”切入，超越冷战本身的对抗与冲突意义，批判性地评估传染病、疫苗和冷战政治关系的实际意义和修辞意义，严肃对待冷战双方的意识形态斗争、冷战合作和医学实践之间的交叉关系，更加重视地方经验和全球知识之间的辩证联系，从而尝试书写更加丰富、多元的冷战历史。除了上述方法论贡献和史学研究导引，该书还蕴含着强烈的现实关怀。它讲述的冷战时期东西方超越意识形态分歧开展医疗合作的故事，对如何开展全球性医疗卫生合作，如何推进国家卫生保障体制现代化建设，以及国与国之间如何搁置政治与意识形态的分歧，建立科学防疫体制，共同应对全球性传染病的挑战，具有重要的借鉴意义。特别是在新冠肺炎疫情给全球带来巨大影响的时代，该书能够为国际社会搁置分歧、摒弃疾病政治、携手应对挑战提供一些经验借鉴和思考。因此，该书在未来很长一段时间内，都将持续给学术界带来灵感和启发。

［魏崴，武汉大学历史学院博士研究生］

（责编：郑彬彬）

CONTENTS & ABSTRACTS

Abstract: This article examines different aspects of "the origins of medicine" and discusses the differences in the styles of early Chinese medicine and related techniques. How, in the "times of manuscripts", were the same batch of bricks (family historical documents) being reconstructed within the realm of Chinese medicine into different new books (houses)? And how can the earliest time period be traced through reproducible medical literatures? This article argues that there is a connection between unearthed medical books and literatures handed down through generations. However, they belong to different categories and there is an issue of authenticity associated with the former. In other words, ancient medical books of dubious authenticity must be strictly distinguished from their contemporaneous authentic ones. Take for instance the multiple and divergent origins of the twelve meridians. Do such origins really exist and why does the fact of these origins exist? What are the insights that can be drawn from the concept of "complexion" in early Chinese medicine? This article mainly addresses the "mise en abyme" of the history of origins and the multiplicity of "periodization" in early medical history.

A New Understanding of the Origins of Ancient Babylonian Medicine

Markham J. Geller / 47

Abstract: The origins of Babylonian medicine have been poorly understood, because of confusion over the roles of magic within medicine and therapy. Treatments for illness were mainly divided between two professions, the "exorcist" (*ashipu*) and "physician" (*asû*), each with their own healing strategies involving incantations and medical prescriptions. While the earliest evidence from the second millennium BCE indicate clear distinctions between these complimentary approaches to therapy, by the first millennium BCE the divisions between the activities of the *ashipu* and *asû* begin to blur, since the training of the exorcist involved knowledge of medicine, while the prescriptions of the physician regularly incorporated incantations. However, recently published cuneiform catalogues of exorcism (*ashiputu*) and medicine (*asûtu*) show that healing therapies represented separate identifiable disciplines, which utilised incantations or recipes within discrete idiosyncratic methodologies. For instance, exorcism employed rituals such as fumigation but avoided the use of medical recipes, while medicine used non-magical incantations which were essentially etiological explanations of how disease originated or was caused by natural events. The picture which emerges indicates separate areas of expertise, which also included diagnostics and prognostics, which any practitioner was free to study or use when treating a patient.

Tradition and Evolution: The Origins of Medicine in Egypt and Its Interactions with the Outside World

Marie-Hélène Marganne / 70

Abstract: Renowned for its antiquity and brilliance, did Egyptian medicine influenced Western medicine and, if so, in what areas and ways? What happened when Greek medicine, inherited from Hippocrates, was imported into Egypt following the conquest of the country by Alexander the Great in 332 BCE? We will firstly compare Egyptian and Greek medical writings and the medical practices documented in Egypt and the Hellenic world. We will then examine, alongside the literary sources that form the "Medical School of Alexandria", the model of the Greek medical papyri (from the fourth/third centuries BC to the seventh century AD) that was to remain unrivalled for a long time, found in ever-increasing numbers in the Egyptian sands, as well as other archaeological sources, in order to answer these questions.

Hippocrates and the Birth of Western Medical Art

Abstract: This article analyzes the time when, in the second half of the fifth century BC, the first writings of Greek physicians were produced and transmitted to us under the name of Hippocrates, the Father of Medicine. At a time when medicine was becoming a technè, a Greek term that covers two still inseparable notions, art and science, physicians were no longer content to describe diseases, predict their evolution and enumerate remedies, but they now questioned, in a reflexive tendency, the purpose of their art and its methods, as well as its place in relation to other arts or sciences. By resituating this flourishing of medical literature within the intense intellectual activity that characterized all fields of knowledge in late fifth-century Greece, we will consider the range of problems raised by physicians, the liveliness of the polemics that arose and the different answers given, convergent or contradictory, for example regarding the role of climate and the balance of moods in the rational explanation of diseases or the need for the physician to know how to correctly interpret the signs in order to understand the nature of the disease, prognosticate its evolution, and thus better treat it. The most remarkable characteristic of this Hippocratic medicine is the high level of awareness of the physician's role in society: guarantor of medical secrecy, his action must in fact be primarily guided by the concern to "be useful or not to harm".

The Apogee of Ancient Western Medicine: Galen and His Legacy

Abstract: At the dawn of biomedicine, immunotherapy and nanorobotics, what lessons can contemporary readers hope to learn from reading the 20, 000 or so pages written by the Greek physician Galen of Pergamum in the second century AD? By focusing on Galen's dual training in medicine and philosophy, and by following him throughout his career, from Pergamum, where he was physician to the gladiators, to Rome, where he cared for the emperors, we will try to understand how the Galenic work, erected by its author as a true medical system embracing all disciplines, could reign, almost nearly fifteen centuries of medical history, in the East and in the West.

From Asclepius to Aesculapius: Medicine and the Doctor in Rome

Abstract: At the beginning of the third century B. C. , the serpent of Asclepius coming from Epidauros landed in Rome on the Tiberian Island. Following this legendary event, a temple was erected on the island to the god who now bears the Latin name of Aesculapius. This story marks the beginning of the rapidly dominating presence of Greek medicine and physicians in Roman society. As with the arts and sciences, Rome then began a process of acculturation with Greek medicine which, although in different forms, was nevertheless part of the same cultural mixing that founded, to name but a few examples, Latin philosophy or epic. This interaction is born from the encounter between scientific and rational Greek medicine, and Roman indigenous medicine made up of traditional and empirical recipes, often tinged with superstition and magic, as we know them from Cato and Pliny. The *De medicina* of Celsus (1st c. AD), the first Latin medical work that has come down to us, bears witness to this. This treatise constitutes, together with the *Hippocratic Corpus* and the monumental work of Galen, one of the three pillars writings of ancient medicine. Using an elaborate literary form, Celsus manifests the same Italic singularity that is so significant in the Latin literature based on his Greek models. To a lesser extent, this is also the case of for Scribonius Largus' treatise *De medicamentis*, which just post-dates Celsus. The Latin medical literature of the following centuries breaks with this cross-cultural originality, with some authors, such as Marcellus Empiricus or Gargilius Martialis, drawing almost exclusively on the popular recipes handed down by Pliny, while others, such as Cassius Felix or Caelius Aurelianus, were just as exclusively part of the Greek medical tradition.

Syriac Christianity and Medicine: The Translation Movement and The Original Works

Grigory Kessel / 174

Abstract: The field of Syriac medicine is perhaps one of the least investigated and explored domains within the Christian Syriac intellectual culture. Yet owing to its decisive role during the late antique period for the transfer of Greek medical knowledge to the Islamic world, it should occupy a very special position and the results of its study are appealing to both Classicists and historians of Greek and Islamic medicine. The study of Syriac medicine predominantly deals with medical literature, but also theories and practice as they evolved over centuries within changing social and historical contexts. The essay surveys the development of medicine within the Syriac Christianity, highlights the very special role it occupied and presents the close connections of Syriac medicine both with the western and eastern cultures and traditions.

The Birth of Arab Medicine and Its Development

Robert Alessi / 198

Abstract: Confronted from the outset with Syriac, Greek, Sassanid and Indian influences, Arab medicine of Bedouin origin offers, only two centuries after the death of the Prophet Muḥammad, an unprecedented example of the assimilation of an enormous amount of scientific writings. The complexity of the sources and, in some cases, their late occurrence of means that it is not easy to trace their beginnings. However, it should be noted that Arab historians sometimes draw upon ancient sources which they cite faithfully. Certainly, many texts are the basis of historical reconstructions. However, the comparative method and philological study of these same texts also allows us to obtain certain results, even in the case of the first doctors of Islam. Another characteristic trait of the origins of Arab medicine concerns the social and political status of the Christian physicians who surrounded the first Abbasid caliphs, which was far superior to that of Muslim physicians. These physicians were responsible for translations-mainly from Greek and Syriac into Arabic—as well as for a very large number of original scientific treatises. These intense activities also aroused jealousy and intrigue, as the biography of the most illustrious of these physicians, Ḥunayn ibn Isḥāq, brilliantly illustrates.

Accumulation and Appropriation: The Production of Rabbinic Medical Knowledge

Lennart Lehmhaus / 223

Abstract: This article provides an overview of pre-medieval Jewish engagement with medicine, and presents the current state of the research into ancient Jewish medical knowledge in an attempt to show how ancient Jewish traditions, especially the rabbinic compilations of the late antiquity, accumulated, appropriated, and produced knowledge about physiology, anatomy, therapies, remedies, and healthy lifestyles. This information, although generally scattered throughout a large textual corpus, forms often more coherent frameworks, clusters and lists that exhibit elaborated medical discussions, well integrated in their multi-layered epistemic contexts.

Armenian Medicine: Between Greek Theory and Syrian-Arab Practice (5th – 15th Centuries)

Jean-Pierre Mahé / 256

Abstract: The present contribution provides an overview of ten centuries of the history of Armenian medicine from the development of a rational theory of human constitution, based on the first translations of medical and other related texts, between the seventh and tenth centuries, to its first practical applications, first in Euphratensis and then in Cilician Armenia in the twelfth to fourteenth centuries, thanks to Arab medicine, often transmitted through Syrian intermediaries. It is thus possible to distinguish two major periods. In the first period which was marked by Byzantine heritage from the fifth to the ninth century, the authors are theorists who seek to systematize the links between the functioning of the world and that of the human organism (four humours, four elements, four ages...). The main texts of this first period are the Armenian Medical Anthology and the Treatise on the Four Humours and the Four Strings of the Lyre, which illustrates this convergence with anthropology and Christology (Gregory of Nazianzus, Nemesius of Emesa and pseudo-Gregory of Nazianzus). In the second period (from the tenth to fifteenth centuries), the authors of Euphratensis and Armenian Cilicia align themselves with the school of Syrian-Arab physicians. They are by now practitioners who seek to heal patients. They write in the vernacular. Their books are summaries that must be situated in an environment that is both scientific and institutional. At that time, the Catholicos of Armenia (Protector of the Poor) played the role of a true "director of public assistance". The treatise commissioned by him—improperly called "Consolation of Fevers"—is in fact an epidemiological manual. This work is accompanied by the flourishing of a whole corpus of anonymous literature (for instance, pharmacopoeia and iatromathematics), which the textbooks refer allusively to and which are not always easy to find.

Medicine in the Civilization of Ancient India

—Discussing Through *Suśruta-saṃhitā* and *Caraka-saṃhitā*

Pierre-Sylvain Filliozat / 284

Abstract: There have been several types of medicine throughout India's history: āyurveda known for its ancient foundations, some exchanges with Greek medicine in the last centuries before the Common Era and a system called siddha which originated in Tamil Naḍu from the beginning of the Christian era. Āyurveda is the earliest type of medicine to appear. The source that informs us about it is almost entirely written in Sanskrit. The fundamentally religious Vedic texts have an early anatomical and medical vocabulary and expressed theoretical ideas about the nature of the human person, including the idea of a continuity of the matter of the universe and that of the human body. Around the Christian era, the classical āyurveda is attested in two large, specifically medical works: *Suśruta-saṃhitā* and *Caraka-saṃhitā*. These two long texts are presented as the culmination of medical activity combining observation and theory. Moreover, they propose an epistemology for the use of physicians. After some historical contextualization, the article will examine the ideas presented in these two works on the following topics: Firstly, ideas about the constitution of the body and the human person which are often partial adaptations of medicine from the philosophical systems known as

Saṃkhya and Vaiśeṣika that were formed at the same time. Secondly, the physiological theory of the three elements-breath, phlegm, bile-considered by the physician in relation to the state of good health and illness. Thirdly, epistemology and deontology specific to the physician in his or her cultural and religious context.

The Study of the Neo-Assyrian Royal Physicians Based on the Royal Letters from Nineveh

Jing Tianyi / 310

Abstract: Since the 19th century, cuneiform documents excavated by archaeologists have recorded medical formulas and a small amount of drug guidelines specifically for use by therapists. At that time, the role of physicians was similar to that of contemporary doctors, and the study focusing on this group was of great significance for understanding the medical situation at that time and examining the history of the development of physicians' profession. Dozens of letters between Neo-Assyrian kings and court physicians were found in Nineveh provide rich historical materials for research. These letters record the treatment of the physicians at that time. Through the interpretation of the letters, the research finds that royal physicians at that time were able to use a variety of scientific treatment methods and enjoyed certain rights and freedom. However, in the process of treatment, Neo-Assyrian medicine has not yet been freed from the shackles of religion, and royal physicians still have not get rid of the constraint of autocratic rule, and need to serve under the control and supervision of the royal power.

Crossing the Unknown Field of Classics of Herbal Medicine and Acu-moxa: A Review on Keiji Yamada, *The Origin of Chinese Medicine*

Jiang Shan / 329

New Research on Cold War Medical History: US-Soviet Medical Cooperation in Eastern Europe: A Review on Dóra Vargha, *Polio Across the Iron Curtain: Hungary's Cold War with an Epidemic*

Wei Wei / 346

稿　约

《医疗社会史研究》(*International Medical Historical Review*) 创刊于2016年6月，由上海大学历史学系主办，社会科学文献出版社出版。集刊每年两辑，分别于6月、12月出版，设有"专题论文""档案选编""学术述评""学术书评"等栏目，并邀请相关领域的专家学者担任特约主编组织特定专题联缀各文。

《医疗社会史研究》为国内首份"医疗社会史"领域专业学术集刊，是"CSSCI来源集刊""中国人文社会科学集刊（AMI）入库集刊""中国人民大学复印报刊资料转载期刊"，多次荣获社会科学文献出版社"优秀集刊奖"，并被"中国知网（CNKI）""万方数据知识服务平台（WANFANG DATA）""集刊全文数据库"等全文收录。

集刊秉持"立足前沿、学科交叉、服务学界、资治现实"的办刊宗旨，旨在从医疗卫生与社会变迁的角度，探察揭示"自然"之无常，"人事"之复杂与"社会"之丰富。集刊鼓励多学科和跨学科的研究路径，倡导扎实的原始资料运用和多元的论证风格。既为学界交流提供一方平台，亦力求为现实世界提供启示。

集刊实行严格的双向匿名审稿制度，建立了一支广布海内外的权威专家匿名审稿队伍。同时，集刊还设立了由国内外权威专家组成的学术委员会与编辑委员会。

我们热诚希望国内外学界同仁不吝赐稿，文章题材不限，既欢迎观点新颖、论证严谨的长篇佳作，亦欢迎介绍国内外研究动态、书评、专访等方面的精粹短篇。

投稿注意事项：

1. 由于人力所限，来稿请一律使用 Word 文档通过 E-mail 投稿。

2. 投稿邮箱和本集刊联系方式：jshm2016@ 126. com。

3. 投稿邮件主题和 Word 文档命名须采用“作者姓名+作者身份+文章题目”的格式，并在文末附上作者的学术简历。

4. 来稿须遵守学术规范和学术伦理，无抄袭、剽窃等学术不端等行为。作者投稿须用实名。

5. 来稿须为尚未以任何形式公开发表的稿件，谢绝一稿多投。

6. 来稿字数原则上不少于 1. 2 万字，并附 300 字以内的中英文提要和 3—5 个中文关键词。

7. 本集刊实行专家匿名审稿制度，编辑部将在收稿 2 个月内告知作者结果。

8. 来稿一经本集刊采用并发表，编辑部将与作者签订《作者承诺书》《著作权许可使用协议》，以规范学术伦理和文章后续使用情况，并发放稿酬和寄送两本当期刊物。相关网络数据库平台的文章著作权与使用费包含于所付稿酬之中，编辑部不再另外支付费用。

9. 来稿发表后，作者自负文责，文章立论不代表本集刊观点。

图书在版编目（CIP）数据

医疗社会史研究．第十六辑，第Ⅷ卷．第 2 期 / 张勇安主编；（法）维罗尼可·布东-米洛（V. Boudon-Millot），闵凡祥，杨李琼特邀主编．-- 北京：社会科学文献出版社，2023.12（2024.8 重印）
ISBN 978-7-5228-2952-4

Ⅰ．①医… Ⅱ．①张… ②维… ③闵… ④杨… Ⅲ．①医学社会学-社会史学-研究 Ⅳ．①R-05

中国国家版本馆 CIP 数据核字（2023）第 245175 号

医疗社会史研究（第十六辑） 第Ⅷ卷 第 2 期

主　　编 / 张勇安
特邀主编 / 维罗尼可·布东-米洛（V. Boudon-Millot）
闵凡祥　杨李琼

出 版 人 / 冀祥德
责任编辑 / 李期耀
文稿编辑 / 卢　玥　梅怡萍　贾全胜
责任印制 / 王京美

出　　版 / 社会科学文献出版社·历史学分社（010）59367256
地址：北京市北三环中路甲 29 号院华龙大厦　邮编：100029
网址：www.ssap.com.cn
发　　行 / 社会科学文献出版社（010）59367028
印　　装 / 河北虎彩印刷有限公司

规　　格 / 开 本：787mm × 1092mm　1/16
印 张：23.5　字 数：368 千字
版　　次 / 2023 年 12 月第 1 版　2024 年 8 月第 2 次印刷
书　　号 / ISBN 978-7-5228-2952-4
定　　价 / 138.00 元

读者服务电话：4008918866